国家执业药师资格考试卓越速通宝典

药学专业知识（一）

2017

国家执业药师资格考试命题研究委员会　编写

科学出版社

北京

内 容 简 介

　　本书参照执业药师资格考试最新考试大纲和教材，精选教材重点知识，力求全面覆盖考点，依据命题规律精编试题。本书分为考点提炼、真题再现、强化练习、模拟测试四大模块。考点提炼精炼书本内容，减少复习压力，有效利用备考时间；真题再现部分"以点带题"，将考点与真题一一对应，帮助考生熟悉命题形式；强化练习则是"以题带点"，用精心编写的练习题强化考点，学以致用；模拟测试为每个章节末的模拟试题，用以检验学习的效果。经过多轮多层次的训练，帮助考生强化应试能力，提高应试技巧，顺利通过国家执业药师资格考试。

　　本书是执业药师资格考试应试人员的复习备考用书。

图书在版编目（CIP）数据

　　药学专业知识（一）：2017 / 国家执业药师资格考试命题研究委员会编写. —北京：科学出版社，2017.4
　　国家执业药师资格考试卓越速通宝典
　　ISBN 978-7-03-052483-6

　　Ⅰ. ①药… Ⅱ. ①国… Ⅲ. ①药物学–资格考试–自学参考资料 Ⅳ. ①R9

　　中国版本图书馆 CIP 数据核字（2017）第 069814 号

责任编辑：周　园　赵炜炜 / 责任校对：桂伟利
责任印制：赵　博 / 封面设计：范　唯

科 学 出 版 社 出版
北京东黄城根北街 16 号
邮政编码：100717
http://www.sciencep.com

北京市密东印刷有限公司 印刷
科学出版社发行　各地新华书店经销
*
2017 年 4 月第 一 版　　开本：787×1092　1/16
2017 年 4 月第一次印刷　　印张：16　1/4
字数：488 000

定价：55.00 元

（如有印装质量问题，我社负责调换）

前　言

根据国务院印发的《"十三五"国家药品安全规划》中对未来执业药师队伍的要求可知，到 2020 年，执业药师服务水平要显著提高。每万人口执业药师数须超过 4 人，所有零售药店主要管理者必须具备执业药师资格、营业时有执业药师指导合理用药。不难看出，国家对执业药师队伍的培养日益重视，执业资格证书行业前景不容小觑。然而，参加药师考试的考生，不可谓专业不精，知识不全，但面对考试，总显得束手无策，屡屡失败。如何破解学与考脱节的困境呢？药学相关知识厚重而渊博，全面而精深，执业药师资格考试，有规律、有重点、有方向，两者并不矛盾，只是需要打通知识与考试的通道。

"国家执业药师资格考试卓越速通宝典"应运而生。本丛书是一套由全国知名执业药师资格考试考前培训学校"环球卓越"策划，众多一线辅导专家倾情加盟，联袂为众多志在考取执业药师资格的考生量身定做的应试辅导丛书。本丛书参照最新考试大纲和教材，精选教材重点知识，力求全面覆盖考点，并结合历年考试的具体情况和新版大纲的修订内容精编部分试题，帮助考生全面掌握知识点，提高应试答题技巧，顺利通过国家执业药师资格考试。

本丛书特点如下：

一、名师执笔，实用性强

编写本丛书的作者常年活跃在教学一线，精研教材，深谙大纲，丛书内容是他们多年辅导经验的提炼和结晶，实用性非常强，专为执业药师考生定制。

二、体例独特，一书多用

本丛书体例为考点提炼、真题再现、强化练习、模拟测试。考点提炼是将原有的大篇幅的书本内容，提炼为精炼的考点，减小复习压力，更有效地利用备考时间；真题再现，则针对每个考点，将最近几年真题中相应的命题挑选出来与之对应，帮助考生熟悉命题形式；强化练习则是一点一题，用一组相关的练习题强化一个考点，学以致用；模拟测试为每个章节精心编写一套模拟试题，用以检验学习的效果。本丛书内容总结性和针对性很强，经过多轮多层次的训练，考生的应试能力得以大幅提升。

三、超值服务，锦上添花

文字内容有限，为了让考生全方位提升应试能力，本书随书附赠分册专属名师网络课堂，让读者结合图书，聆听名师的倾心讲解。轻轻一扫封面二维码，便可将本书变成行走的有声课堂。此外，更有海量资料赠送，真正物超所值。

为了保证编写质量，我们参考了诸多国内外文献，但并未一一注明。我们也引用了部分已出版过的试题和练习，因篇幅所限，也未能一一讲明出处。在此，我们谨对有关作者一并表示感谢。

书中可能还有些遗漏，敬请同行和广大读者指出，待再版时纠正。

国家执业药师资格考试命题研究委员会

2017 年 1 月

目　录

科 目 概 述

科目特点

药学专业知识（一）由 11 个章节组成，包含 4 个学科（药物化学、药剂学、药理学、药物分析），章节和学科之间有一定的联系，建议按照章节顺序进行复习。本门课程内容比较广，偏重基础理论知识，考点比较散，复习时以理解记忆为主。

章节	内容	分值
第一章	药物与药学专业知识	7~10
第二章	药物的结构与药物作用	10~13
第三章	药物固体制剂和液体制剂与临床应用	9~10
第四章	药物灭菌制剂和其他制剂与临床应用	5~8
第五章	药物递送系统与临床应用	6~11
第六章	生物药剂学	10~12
第七章	药效学	23~24
第八章	药品不良反应与药物滥用监控	5~10
第九章	药物体内动力学过程	9
第十章	药品质量与药品标准	5~6
第十一章	常用药物的结构特征与作用	18~20
合计		120 分

科目复习指导

【第一阶段】复习时间 60 天

复习内容：

第一章 药物与药学专业知识

第二章 药物的结构与药物作用

第三章 药物固体制剂和液体制剂与临床应用

第四章 药物灭菌制剂和其他制剂与临床应用

第五章 药物递送系统与临床应用

第六章 生物药剂学

第七章 药效学

解读：该阶段为各学科基础内容复习阶段，为之后的章节内容复习打基础。比如第一章为 4 个学科的综合概述，第二章是药物化学的基础内容，第三、四、五章是药剂学的基础内容。第七章药效学分值占比最高，应作为重点学习的章节。药物固体制剂和液体制剂、灭菌制剂、药物递送系统等章节，考点比相对集中，分值占比高，为易拿分的章节。最后为药物与药学专业知识，药物的结构与药物作用章节虽考点集中，但偏基础，需理解记忆，可在第一阶段复习的基础上，在第三阶段时强化记忆。

【第二阶段】复习时间 30 天

复习内容：

第八章 药品不良反应与药物滥用监控

第九章 药物体内动力学过程

第十章 药品质量与药品标准

第十一章 常用药物的结构特征与作用

解读：本章节中第八章、第十章分值占比相对不高，且难度较小，为易理解的章节。而第九章学习难度较高，复习时注意不要过多关注难点，应重点复习该章的主要考点。第十一章内容较多，分值占比也比较高，可放在最后集中学习记忆。

【第三阶段】复习时间 30 天

复习内容：该阶段为强化练习阶段，需大量做练习题，通过练习题来强化对知识点的掌握。同时通过模拟测试查缺补漏，检查复习中的盲点，进行最后的考前冲刺。

第一章 药物与药学专业知识

章节概述

本章作为《药学专业知识一》的基础章节，依据历年的考试分析来看，本章占用的分值约为 9 分左右。虽然分值为本科目的 7%，但是这个章节的掌握程度直接影响之后药剂学和药物化学部分的学习，尤其是第十一章药物结构特征的掌握，因此，本章应作为重点章节进行复习。

本章共计 3 个小节，分值主要集中在前 2 节，第 1 节是药物化学的基础内容，分值为 3 分；第 2 节为药剂学的基础内容，分值为 5 分，第 3 节是对整本书所包含的 4 个学科内容的介绍，分值为 1 分。复习时应重点复习第 1、2 节。

章节	内容	分值
第一节	药物与药学命名	3 分
第二节	药物剂型与制剂	5 分
第三节	药学专业知识	1 分
合计		9 分

第一节 药物与药学命名

考点 1 常见的化学结构

1. 基本概念 药物是指可以改变或查明机体的生理功能及病理状态，用以预防、治疗和诊断疾病的物质。

药品是指用于预防、治疗、诊断人疾病，有目的地调节人的生理功能并规定有适应证或者功能主治、用法和用量的物质，包括中药材、中药饮片、中成药、化学原料及其制剂、抗生素、生化药品、放射性药品、血清、疫苗、血液制品和诊断药品等。

2. 药物常见的化学结构及名称

（1）脂肪烃环、芳烃环（含 C、H）

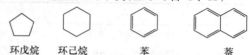

环戊烷   环己烷   苯   萘

（2）杂环（含 C、H、O、N、S）

1）五元杂环

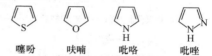

噻吩   呋喃   吡咯   吡唑

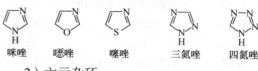

咪唑   噁唑   噻唑   三氮唑   四氮唑

2）六元杂环

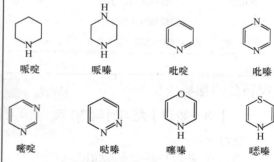

哌啶   哌嗪   吡啶   吡嗪

嘧啶   哒嗪   吗啉   噻嗪

3）稠合杂环

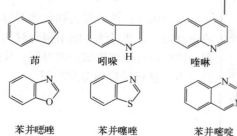

茚   吲哚   喹啉   异喹啉   苯并咪唑

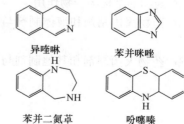

苯并噁唑   苯并噻唑   苯并嘧啶   苯并二氮䓬   吩噻嗪

4）碱基

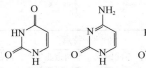 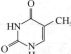 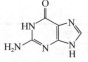 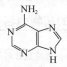

尿嘧啶　　　胞嘧啶　　　胸腺嘧啶　　　鸟嘌呤　　　腺嘌呤

5）甾体

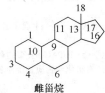

雌甾烷　　　　　雄甾烷　　　　　孕甾烷

【真 题 再 现】

最佳选择题

苯并咪唑的化学结构和编号正确的是（2015年，4）

A. B. C. D. E.

答案： D

解析： 咪唑是含有 2 个 N 原子的五元环，且 2 个 N 原子在间位。

【强 化 练 习】

最佳选择题

1. 如下药物化学结构骨架名称为（　　）

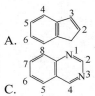

A. 环己烷　　　B. 苯　　　C. 环戊烷
D. 萘　　　　　E. 呋喃

2. 下列结构的化学名称为（　　）

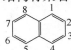

A. 哌啶　　　B. 吡啶　　C. 嘧啶
D. 吡咯　　　E. 哌嗪

3. 来源于天然产物的药物是（　　）

A. 氯苯那敏　　　B. 氨茶碱
C. 流感疫苗　　　D. 青霉素 G 钾
E. 美妥昔单抗

4. 如下药物化学结构骨架的名称为（　　）

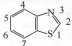

A. 环己烷　　B. 苯并噻唑　C. 苯并咪唑
D. 萘　　　　E. 呋喃

配伍选择题

A. B. C. D. E.

5. 呋喃的化学结构是（　　）
6. 咪唑的化学结构是（　　）
7. 吡咯的化学结构是（　　）

A. 化学合成药物　　　B. 天然药物
C. 生物技术药物　　　D. 中成药
E. 原料药

8. 通过化学方法得到的小分子药物为（　　）
9. 抗体、疫苗和重组蛋白质药物属于（　　）

多项选择题

10. 生物技术药物包括（　　）

A. 细胞因子　　　B. 抗生素　　　C. 疫苗
D. 重组蛋白质药物　　　E. 寡核苷酸药物

参考答案

最佳选择题：1. D　2. B　3. D　4. B
配伍选择题：5. B　6. D　7. C　8. A　9. C
多项选择题：10. ACDE

考点2 药物命名的特点

1. 常见的药物命名

名称	定义	特点
商品名	通常是针对药物的最终产品，即剂量和剂型已确定的含有一种或多种药物活性成分的药品	成分相同的药品，不同国家、不同企业生产，商品名不同 商品名由制药企业自己选择，可以注册和申请专利保护 不能暗示药物的疗效和用途，且应简易顺口
通用名	也称为国际非专利药品名称（INN），是世界卫生组织（WHO）推荐使用的名称	有活性的物质，而不是最终的药品，是药学研究人员和医务人员使用的共同名称。 不受专利和行政保护，一个药物只有一个通用名 是药典中使用的名称
化学名	根据其化学结构式来进行命名的，以一个母体为基本结构，然后将其他取代基的位置和名称标出	参考国际纯化学和应用化学会（IUPAC）公布的有机化合物命名原则及中国化学会公布的"有机化学物质系统命名原则（1980年）"进行命名 美国化学文献（CA）为药品化学命名的基本依据之一

2. 药物的结构和命名举例

通用名	化学名	化学结构	母核结构
氨苄西林	6-[D-（-）2-氨基-苯乙酰胺基]青霉烷酸		β-内酰胺环
环丙沙星	1-环丙基-6-氟-1，4-二氢-4-氧代-7-（1-哌嗪基）-3-喹啉羧酸		喹啉环
地西泮	1-甲基-5-苯基-7-氯-1，3-二氢-2H-1，4-苯并二氮杂䓬-2-酮		苯二氮杂䓬环
尼群地平	2，6-二甲基-4-（3-硝基苯基）-1，4-二氢-3，5-吡啶二甲酸甲乙酯		1，4-二氢吡啶环
萘普生	（+）-α-甲基-6-甲氧基-2-萘乙酸		萘环
氢化可的松	11β，17α，21-三羟基孕甾-4-烯-3，20-二酮		甾体
格列本脲	N-[2-[4-[[[（环己氨基）羰基]氨基]磺酰基]苯基]乙基]-2-甲氧基-5-氯苯甲酰胺		苯环

续表

通用名	化学名	化学结构	母核结构
阿托伐他汀	7-[2-（4-氟苯基）-3-苯基-4-（苯胺基羰基）-5-（2-异丙基）-1-吡咯基]-3，5-二羟基-庚酸	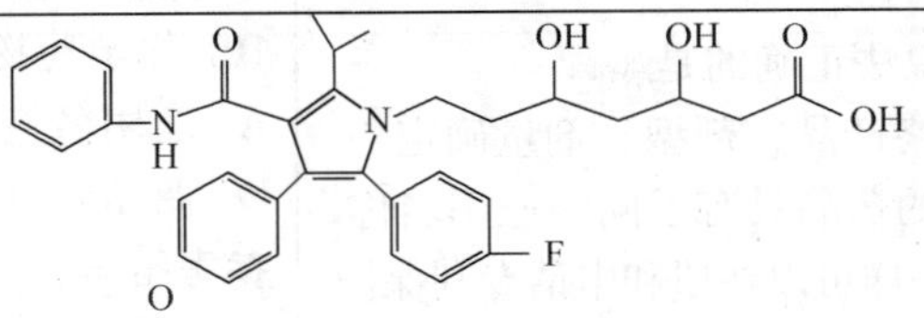	吡咯烷环
阿昔洛韦	9-（2-羟乙氧甲基）鸟嘌呤	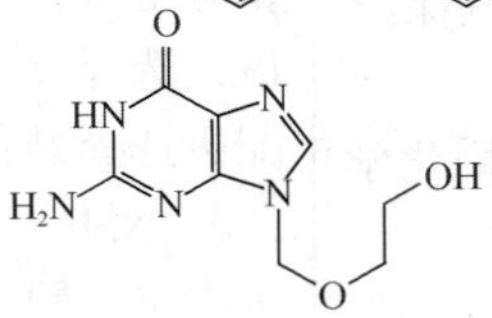	鸟嘌呤环
氯丙嗪	N，N-二甲基-2-氯-10H-吩噻嗪-10-丙胺	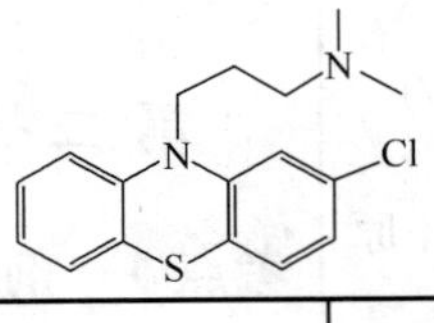	吩噻嗪环

【真题再现】

最佳选择题

1. 关于药品命名的说法，正确的是（2015年，1）

A. 药品不能申请商品名

B. 药品通用名可以申请专利和行政保护

C. 药品化学名是国际非专利药品名称

D. 制剂一般采用商品名加剂型名

E. 药典中使用的名称是通用名

答案：1. E

解析：A 选项中药品能申请商品名；B 选项中商品名可以申请专利和行政保护；C 选项中药品通用名是国际非专利药品名称；D 选项中制剂一般采用通用名加剂型名；E 选项是正确的。

2. 含有喹啉酮环母核结构的药物是（2016年，1）

A. 氨苄西林

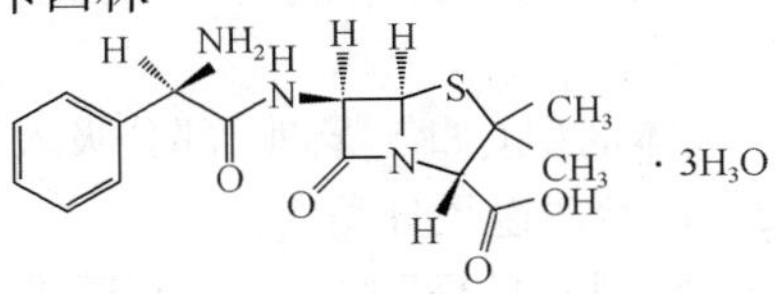

B. 环丙沙星

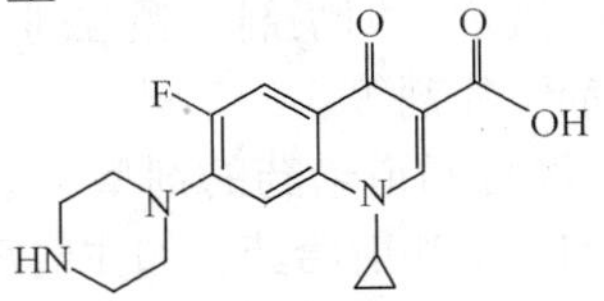

C. 尼群地平

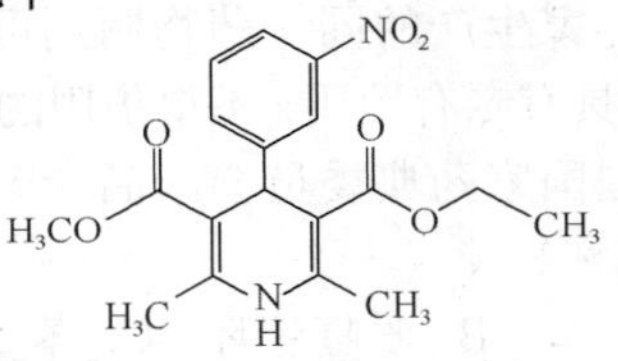

D. 格列本脲

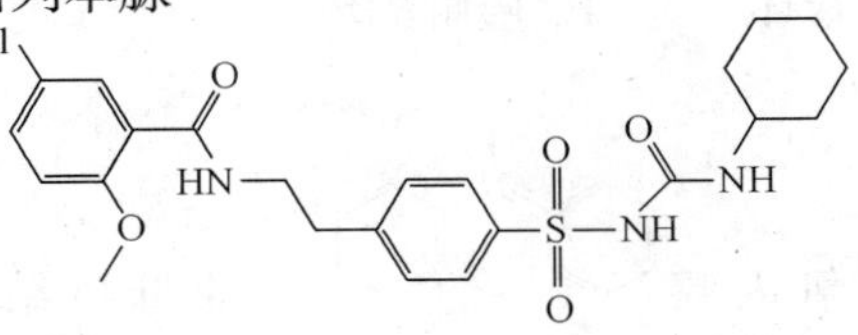

E. 阿昔洛韦

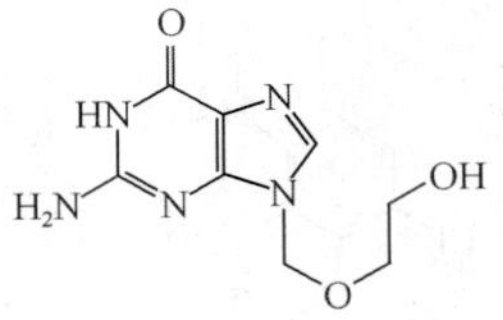

答案：2. B

解析：环丙沙星的母核是喹啉酮环。氨苄西林的母核是 β-内酰胺环；尼群地平的母核是 1，4-二氢吡啶环；格列本脲的母核是苯环；阿昔洛韦的母核是鸟嘌呤环。

配伍选择题

A. 甾体 B. 吩噻嗪环 C. 二氢吡啶环

D. 鸟嘌呤环 E. 喹啉酮环

3. 阿昔洛韦的母核结构是（2015年，41）

4. 醋酸氢化可的松的母核结构是（2015年，42）

答案：3. D 4. A

【强化练习】

最佳选择题

1. 关于通用名的说法正确的是（　　）

A. 通用名针对最终产品，剂型、剂量确定

B. 不同企业生产的药品具有不同的通用名称

C. 通用名同商标一样可以注册和申请专利保护

D. 一个药品只要一个通用名称

E. 通用名称一般参照国际纯化学和应用化学会的原则命名

配伍选择题

A. 药品　　B. 药品名称　C. 药品通用名

D. 药品商品名　　E. 国际非专利名

2. 由世界卫生组织（WHO）制定的药物（原料药）的国际通用名是（　　）

3. 不同厂家生产的同一药物制剂可以起不同的名称，具有专有性质，不得仿用的是（　　）

4. 按中国国家药典委员会药品命名原则制定的药品名称是（　　）

A. 甾体　　B. 吩噻嗪环　C. 苯二氮䓬环

D. 苯环　　E. 喹啉酮环

5. 氯丙嗪 的母核结构是（　　）

6. 地西泮 的母核结构是（　　）

7. 氢化可的松 的母核结构是（　　）

A. 药物的商品名称　　B. 药物的通用名称

C. 药物的化学名称　　D. 药物的商标

E. 药物的英文名称

8. 药典中使用的药物名称为（　　）

9. 可因不同企业生产而具有不同的药品名称为（　　）

多项选择题

10. 化学药物的名称包括（　　）

A. 通用名　　B. 化学名　　C. 专利名

D. 商品名　　E. 拉丁名

参考答案

最佳选择题：1. D

配伍选择题：2. E　3. D　4. C　5. B　6. C

7. A　8. B　9. A

多项选择题：10. ABD

第二节　药物剂型与制剂

考点1　剂型的分类

1. 常用术语

（1）剂型：适合于疾病的诊断、治疗或预防的需要而制备的不同给药形式，如片剂、胶囊剂、注射剂等。

（2）药物制剂：简称制剂，是指原料药物按照某种剂型制成一定规定并具有一定质量标准的具体品种。

（3）命名原则：制剂名=药物通用名+剂型名，如维生素C片、阿莫西林胶囊、鱼肝油胶丸。

2. 剂型的分类

（1）按形态分类

1）固体剂型（如散剂、丸剂、颗粒剂、胶囊剂、片剂等）。

2）半固体剂型（如软膏剂、糊剂等）。

3）液体剂型（如溶液剂、芳香水剂、注射剂等）。

4）气体剂型（如气雾剂、部分吸入剂等）。

（2）按给药途径分类

1）经胃肠道给药的剂型。有肝脏首过效应，如：溶液剂、糖浆剂、颗粒剂、胶囊剂、散剂、丸剂、片剂等。

2）不经胃肠道给药的剂型。避免肝脏首过效应，如：①注射给药：如注射剂，包括静脉注射、肌内注射、皮下注射及皮内注射等；②皮肤给药：如外用溶液剂、洗剂、软膏剂、贴剂、凝胶剂等；③口腔给药：如漱口剂、含片、舌下片剂、膜剂等；④鼻腔给药：如滴鼻

剂、喷雾剂、粉雾剂等；⑤肺部给药：如气雾剂、吸入剂、粉雾剂等；⑥眼部给药：如滴眼剂、眼膏剂、眼用凝胶、植入剂等；⑦直肠、阴道和尿道给药：如灌肠剂、栓剂等。

（3）按分散系统分类

1）真溶液类：如溶液剂、糖浆剂、甘油剂、溶液型注射剂等。

2）胶体溶液类：如溶胶剂、胶浆剂。

3）乳剂类：如口服乳剂、静脉乳剂、乳膏剂等。

4）混悬液类：如混悬型洗剂、口服混悬剂等。

5）气体分散类：如气雾剂、喷雾剂等。

6）固体分散类：如散剂、丸剂、胶囊剂、片剂等。

7）微粒类：粒径一般为微米级（如微囊、微球、脂质体等）或纳米级（如纳米囊、纳米粒、纳米脂质体等）改变药物在体内的吸收、分布，是靶向剂型。

（4）按制法分类：浸出制剂是用浸出方法制成的剂型（如流浸膏剂、酊剂等）；无菌制剂是用灭菌方法或无菌技术制成的剂型（如注射剂、滴眼剂等）。

（5）按作用时间分类：根据剂型作用快慢，分为速释、普通和缓控释制剂等。

3. 药物剂型的重要性

（1）可改变药物的作用性质：例如，硫酸镁口服剂型用作泻下药，5%硫酸镁注射液静脉滴注具有镇静、解痉作用。

（2）可调节药物的作用速度：剂型不同，可使药物的作用速度不同。例如注射剂、气雾剂等发挥药效很快，常用于急救；丸剂、缓控释制剂、植入剂等属长效制剂。

（3）可降低（或消除）药物的不良反应：例如，氨茶碱治疗哮喘效果很好，但有引起心跳加快的不良反应，若改用栓剂可消除该不良反应。

（4）可产生靶向作用：例如，静脉注射用脂质体在体内能被网状内皮系统的巨噬细胞吞噬，药物在肝、脾聚集发挥疗效。

（5）可提高药物的稳定性：同种主药制成固体制剂的稳定性高于液体制剂，对于主药易

发生降解的，可以考虑制成固体制剂。

（6）可影响疗效：药物晶型、药物粒子大小的不同可直接影响药物的释放，从而影响药物的治疗效果。

【真题再现】

最佳选择题

属于非经胃肠道给药的制剂是（2015年，3）

A. 维生素 C 片　　　　B. 西地碘含片

C. 盐酸环丙沙星胶囊　　D. 布洛芬混悬滴剂

E. 氯雷他定糖浆

答案： B

解析： 非经胃肠道给药的剂型如：①注射给药：如注射剂，包括静脉注射、肌内注射、皮下注射及皮内注射等；②皮肤给药：如外用溶液剂、洗剂、软膏剂、贴剂、凝胶剂等；③口腔给药：如漱口剂、含片、舌下片剂、膜剂等；④鼻腔给药：如滴鼻剂、喷雾剂、粉雾剂等；⑤肺部给药：如气雾剂、吸入剂、粉雾剂等；⑥眼部给药：如滴眼剂、眼膏剂、眼用凝胶、植入剂等；⑦直肠、阴道和尿道给药：如灌肠剂、栓剂等。

【强化练习】

最佳选择题

1. 下列关于剂型的表述错误的是（　　　　）

A. 剂型系指为适应治疗、诊断或预防的需要而制成的药物应用形式

B. 同一剂型可以有不同的药物

C. 同一药物也可制成多种剂型

D. 剂型系指某一药物的具体品种

E. 阿司匹林片、对乙酰氨基酚片、维生素 C 片、尼莫地平片等均为片剂剂型

多项选择题

2. 下列关于剂型重要性的叙述正确的是（　　　　）

A. 剂型可影响疗效

B. 剂型能改变药物的作用速度

C. 剂型可产生靶向作用

D. 剂型能改变药物作用性质

E. 剂型能降低药物不良反应

3. 下列剂型可以避免或减少肝脏首过效应的是（　　　　）

A. 胃溶片　　B. 舌下片剂　C. 气雾剂

D. 注射剂　　E. 糖浆剂

4. 下列剂型可用于肺部给药的是（　　）

A. 气雾剂　　B. 吸入剂　　C. 糖浆剂

D. 粉雾剂　　E. 片剂

5. 下列属于按照分散体系分类的是（　　）

A. 经胃肠道给药的剂型　B. 注射给药

C. 速释制剂　　　　　　D. 真溶液类剂型

E. 乳剂类剂型

参考答案

最佳选择题：1. D

多项选择题：2. ABCDE 3. BCD 4. ABD 5. DE

考点 2　药用辅料的作用

1. **赋形**　液体制剂中加入溶剂，片剂中加入稀释剂、黏合剂。

2. **使制备过程顺利进行**　如固体制剂中加入润滑剂以改善药物的粉体性质。

3. **提高药物的稳定性**　抗氧剂可提高易氧化药物的化学稳定性。

4. **提高药物疗效**　将胰酶制成肠溶衣片，不仅免受胃酸破坏，保证在肠中充分发挥作用。

5. **降低药物毒副作用**　以硬脂酸钠和虫蜡为基质制成的芸香草油肠溶滴丸，即可掩盖药物的不良臭味，也可避免对胃的刺激。

6. **调节药物作用**　选用不同的辅料，可使制剂具有速释性、缓释性、靶向性、生物降解性等。

7. **增加病人用药的顺应性**　口服液体制剂加入矫味剂

【真 题 再 现】

最佳选择题

药用辅料的作用有（2016 年，111）

A. 赋形　　　　B. 提高药物的稳定性

C. 降低药物的不良反应　D. 提高药物疗效

E. 增加病人用药的顺应性

答案：ABCDE

解析：药用辅料的作用：①赋形；②使制备过程顺利进行；③提高药物稳定性；④提高药物的疗效；⑤降低药物毒副作用；⑥调节药物作用；⑦增加病人的顺应性。

【强 化 练 习】

最佳选择题

有关药用辅料的功能不包括（　　）

A. 提高药物的稳定性　B. 赋予药物形态

C. 提高药物疗效　D. 改变药物作用性质

E. 增加病人用药的顺应性

参考答案

最佳选择题：D

考点 3　药物的稳定性变化

1. **药物的稳定性变化**

（1）化学不稳定性：化学不稳定性是指药物由于水解、氧化、还原、光解、异构化、聚合、脱羧，以及药物相互作用产生的化学反应，使药物含量（或效价）、色泽产生变化。

（2）物理不稳定性：物理不稳定性是指制剂的物理性能发生变化，如混悬剂中药物颗粒结块、结晶生长，乳剂的分层、破裂，胶体制剂的老化，片剂崩解度、溶出速度的改变等。

（3）生物不稳定性：由于微生物污染滋长，引起药物的酸败分解变质。

2. **药物的化学降解途径**　水解和氧化是药物降解的两个主要途径。

（1）水解：水解的药物主要有酯类（包括内酯）、酰胺类（包括内酰胺）等。

1）酯类药物的水解：含有酯键的药物在水溶液或吸收水分后易发生水解。酯类水解，往往使溶液的 pH 下降。

盐酸普鲁卡因的水解，酯键断开分解成对氨基苯甲酸与二乙氨基乙醇，对氨基苯甲酸可继续氧化生成有色物质。

属于这类水解的药物还有盐酸丁卡因、盐酸可卡因、溴丙胺太林、硫酸阿托品、氢溴酸后马托品等。

内酯在碱性条件下易水解开环。如毛果芸香碱、华法林钠。

2）酰胺药物的水解：青霉素类、头孢菌素类、氯霉素、巴比妥类等。此外，如利卡因、对乙酰氨基酚等也属于此类药物。

（2）氧化：酚类、烯醇类、芳胺类、吡唑酮类、噻嗪类药物较易氧化。

1）酚类药物：这类药物分子中具有酚羟基，

如肾上腺素、左旋多巴、吗啡、水杨酸钠等。

2）烯醇类：维生素 C。

3）其他类药物：磺胺嘧啶钠，吡唑酮类如氨基比林、安乃近，噻嗪类如盐酸氯丙嗪、盐酸异丙嗪等，含有碳碳双键的药物，如维生素 A 或维生素 D 的氧化是典型的游离基链式反应。

（3）异构化

1）光学异构化：左旋肾上腺素——外消旋化作用；毛果芸香碱——差向异构作用。

2）几何异构化：维生素 A——几何异构化。

（4）聚合：氨苄西林钠的水溶液在贮存过程中发生聚合反应；塞替派在水溶液中易聚合失效，以 PEG400 为溶剂可避免聚合。

（5）脱羧：对氨基水杨酸钠在光、热、水存在下易脱羧；普鲁卡因的水解产物对氨基苯甲酸的脱羧反应。

3. 影响稳定性变化的因素　影响稳定性变化的因素包括处方因素和外界因素。

（1）处方因素：pH、广义酸碱催化、溶剂、离子强度、表面活性剂、基质或赋形剂。

（2）外界因素：温度、光线、空气（氧）、金属离子、温度和水分、包装材料。

4. 药物稳定性试验方法　影响因素试验（高温、高湿、强光）、加速试验、长期试验（留样观察法）。

【真题再现】

配伍选择题

A. 水解　　　B. 聚合　　　C. 异构化

D. 氧化　　　E. 脱羧

盐酸普鲁卡因

（NH_2—⟨⟩—$COOCH_2CH_2N(C_2H_5)_2 \cdot HCl$）在水溶液中已发生降解，降解的过程，首先会在酯键处断开，生成对氨基苯甲酸与二乙氨基乙醇。对氨基苯甲酸还可以继续变化，生成有色物质。同时在一定条件下又能发生脱羧反应，生成有毒的苯胺。

1. 盐酸普鲁卡因在水溶液中发生第一步反应的反应类型是（2016 年，41）

2. 盐酸普鲁卡因溶液颜色变黄的原因是（2016 年，42）

答案：1. A　2. D

解析：1. 题盐酸普鲁卡因的酯键水解生成苯胺，苯胺可继续被氧化，这是盐酸普鲁卡因注射液变黄的主要原因。2. 题盐酸普鲁卡因的酯键水解生成苯胺，苯胺可继续被氧化，这是盐酸普鲁卡因注射液变黄的主要原因。

多项选择题

3. 提高药物稳定性的方法有（2015 年，111）

A. 对水溶液不稳定的药物，制成固体制剂

B. 为防止药物因受环境中氧气、光线等影响，制成微囊或包合物

C. 对遇湿不稳定的药物，制成包衣制剂

D. 对不稳定的有效成分，制成前体药物

E. 对生物制品，制成冻干粉制剂

答案：3. ABCDE

解析：药物制剂稳定化方法：①控制温度，②调节 pH，③改变溶剂，④控制水分及湿度，⑤遮光，⑥驱逐氧气，⑦加入抗氧剂或金属离子络合剂。

【强化练习】

最佳选择题

1. 影响药物制剂稳定性的处方因素不包括（　　　）

A. pH　　　　　　B. 广义酸碱催化

C. 光线　　　D. 溶剂　　　E. 离子强度

2. 易发生水解的药物为（　　　）

A. 酚类药物　　　B. 烯醇类药物

C. 杂环类药物　　　D. 磺胺类药物

E. 酯类与内酯类药物

3. 一般药物的稳定性试验包括（　　　）

A. 高温试验　　　B. 高湿度试验

C. 强光照射试验　　　D. 加速和长期试验

E. 以上答案全对

配伍选择题

A. 异构化反应　　　B. 水解反应

C. 聚合反应　　　D. 脱羧反应

E. 氧化反应

4. 毛果芸香碱在碱性 pH 时转化成异毛果芸香碱属于（　　）

5. 肾上腺素转化为肾上腺素红属于（　　）

6. 氨苄西林水溶液贮存过程中失效属于（　　）

参考答案

最佳选择题：1. C　2. E　3. E

配伍选择题：4. A　5. E　6. C

考点4　药物制剂配伍变化

1. 药物配伍使用的目的

（1）利用协同作用，以增强疗效：如复方阿司匹林片、复方降压片等。

（2）提高疗效，延缓或减少耐药性：如阿莫西林与克拉维酸配伍、磺胺药与甲氧苄啶联用。

（3）利用拮抗作用，以克服某些药物的不良反应：如用吗啡镇痛时常与阿托品配伍，以消除吗啡对中枢的抑制及对胆道、输尿管和支气管平滑肌的兴奋作用。

（4）预防或治疗并发症或多种疾病。

2. 药物配伍变化

（1）物理学的配伍变化

1）溶解度改变：例如氯霉素注射液（含乙醇、甘油或丙二醇等）加入 5%葡萄糖注射液中时往往析出氯霉素。

2）吸湿、潮解、液化与结块：①吸湿性强的药物或制剂如干浸膏、颗粒剂、酶、无机盐等相互配伍易发生吸湿潮解。②形成低共熔混合物。樟脑、冰片与薄荷脑混合液化形成低共熔物。③散剂、颗粒剂等吸湿后又逐渐干燥引起结块。

3）粒径或分散状态的改变：乳剂、混悬剂与其他药物配伍，粒径变粗、聚结分层。

（2）化学的配伍变化

1）浑浊或沉淀：① pH 改变产生沉淀：难溶性碱或难溶性酸制成的可溶性盐，它们的水溶液常因 pH 的改变而析出沉淀。酸性药物盐酸氯丙嗪与碱性药物异戊巴比妥钠；20%磺胺嘧啶钠注射液与10%葡萄糖注射液；水杨酸钠或苯巴比妥钠水溶液遇酸。② 水解产生沉淀：苯巴比妥钠水溶液、硫酸锌滴眼液。③ 生物碱盐溶液的沉淀：生物碱盐与鞣酸、碘、碘化钾、乌洛托品等相遇而沉淀。④ 复分解产生沉淀：硫酸镁与可溶性的钙盐、碳酸氢钠或某些碱性较强的溶液而沉淀

2）变色：维生素 C 与烟酰胺（橙红）；多巴胺与碳酸氢钠配伍后会变成粉红至紫色；氨茶碱或异烟肼与乳糖混合变成黄色。

3）产气：如碳酸盐、碳酸氢钠与酸类药物配伍发生中和反应，产生二氧化碳；溴化铵和利尿药配伍，产生氨气；乌洛托品与酸类或酸性药物配伍，产生甲醛。

4）发生爆炸：氯化钾与硫；高锰酸钾与甘油；强氧化剂与蔗糖或葡萄糖。

5）产生有毒物质：含朱砂的中药制剂与还原性的药物溴化钾、溴化钠、碘化钾、碘化钠、硫酸亚铁配伍。

6）分解破坏、疗效下降：如维生素 B_{12} 和维生素 C；乳酸环丙沙星与甲硝唑混合，甲硝唑的浓度下降；红霉素乳糖酸盐与葡萄糖氯化钠注射液配合，红霉素乳糖酸盐的效价降低。

（3）药理学的配伍变化

1）协同作用：两种以上药物合用，药效增加。如磺胺类药物与甲氧苄啶合用，疗效加强。

2）拮抗作用：两种以上药物合用，作用减弱或消失

3）增加毒副作用：异烟肼与麻黄碱或阿托品合用，副作用增强。

3. 注射剂的配伍变化　注射剂配伍变化的主要原因如下。

（1）溶剂组成改变：如地西泮注射液与 5%葡萄糖、0.9%氯化钠或 0.167mol/L 乳酸钠注射液配伍时，易析出沉淀。

（2）pH 的改变：新生霉素与 5%葡萄糖，诺氟沙星与氨苄西林配伍会发生沉淀；磺胺嘧啶钠、谷氨酸钠、氨茶碱等碱性药物可使肾上腺素变色。

（3）缓冲容量：5%硫喷妥钠 10ml 加入生理盐水或林格液 500ml 中不发生变化，但加入含乳酸盐的葡萄糖注射液会析出沉淀。

（4）离子作用：乳酸根离子会加速氨苄西林钠和青霉素 G 的水解。

（5）直接反应：四环素与含钙盐的输液在中性或碱性下，会产生不溶性螯合物。与 Fe^{2+} 形成红色、Al^{3+} 形成绿色的螯合物。

（6）盐析作用：两性霉素 B 注射液，只能加入 5%葡萄糖注射液中静脉注射。

（7）配合量：重酒石酸间羟胺注射液与氢化可的松琥珀酸钠注射液，在等渗氯化钠或 5%葡萄糖注射液中各为 100mg/L 时，观察不到变化。但浓度为 300mg/L 氢化可的松琥珀酸钠与 200mg/L 重酒石酸间羟胺混合时则出现沉淀。

（8）混合顺序：1g 氨茶碱与 300mg 烟酸配伍，先稀释氨茶碱在加烟酸可得澄明溶液，若两种药物先混合在吸湿会析出沉淀。

（9）反应时间：磺胺嘧啶钠注射液与葡萄糖输液混合后，约在 2 小时左右出现沉淀。

（10）氧与 CO_2 的影响：苯妥英钠、硫喷妥钠注射液因吸收二氧化碳导致 pH 下降，也有析出沉淀的可能。

（11）光敏感性：如两性霉素 B、磺胺嘧啶钠、维生素 B_1、四环素、雌性激素等对光敏感药物应避光。

（12）成分的纯度：如氯化钠原料中含有微量的钙盐，当与 2.5%枸橼酸钠注射液配伍时往往产生枸橼酸钙的悬浮微粒而浑浊。

【真题再现】

最佳选择题

1. 临床上药物可以配伍联合使用，若使用不当，可能出现配伍禁忌。下列药物配伍或联合使用，不合理的是（2016 年，2）

A. 磺胺甲噁唑与甲氧苄啶联合应用

B. 地西泮注射液与 0.9%的氯化钠注射液混合滴注

C. 硫酸亚铁片与维生素 C 片同时服用

D. 阿莫西林与克拉维酸联合应用

E. 氨苄西林溶于 5%葡萄糖注射液后在 4 小时内滴注

答案：1. B

解析：地西泮注射液与 0.9%氯化钠注射液配伍时，易析出沉淀。

2. 盐酸氯丙嗪注射液与异戊巴比妥钠注射液混合后产生沉淀的原因是（2016 年，3）

A. 水解   B. pH 的变化   C. 还原

D. 氧化   E. 聚合

答案：2. B

解析：pH 改变产生沉淀：由难溶性碱或难溶性酸制成的可溶性盐，它们的水溶液常因 pH 的改变而析出沉淀。酸性药物盐酸氯丙嗪注射液同碱性药物异戊巴比妥注射液混合，能发生沉淀反应。

配伍选择题

A. 药理学的配伍变化   B. 给药途径的变化

C. 适应证的变化   D. 物理学的配伍变化

E. 化学的配伍变化

3. 将氧霉素注射液加 5%葡萄糖注射液中，氧霉素从溶液中析出（2015 年，43）

4. 多巴胺注射液加入 5%碳酸氢钠溶液中主见变成粉红色（2015 年，44）

5. 异烟肼合用香豆素类药物抗凝血作用增强属于什么变化（2015 年，45）

答案：3. D   4. E   5. A

解析：3. 题中的配伍变化属于物理学的配伍变化中的溶解度的变化。4. 题中的配伍变化属于化学变化中变色反应。5. 题中的配伍变化属于药理学的配伍变化。

【强化练习】

最佳选择题

1. 常见药物制剂的化学配伍变化是（   ）

A. 溶解度改变   B. 分散状态改变

C. 粒径变化   D. 颜色变化   E. 潮解

2. 不属于药物制剂化学性配伍变化的是（   ）

A. 维生素 C 泡腾片放入水中产生大量气泡

B. 硫酸镁遇可溶性的钙盐产生沉淀

C. 两性霉素 B 加入复方氯化钠输液中，药物发生凝聚

D. 维生素 C 与烟酰胺混合变成橙红色

E. 多巴胺注射液与碳酸氢钠注射液配伍后会变成粉红至紫色

3. 氨苄西林在含乳酸钠的复方氯化钠输液中4小时后损失20%，是由于（　　）

A. 溶剂组成改变引起　　B. pH 值改变

C. 离子作用　　D. 配合量　　E. 混合顺序

配伍选择题

A. 改变尿液 pH，利于药物代谢

B. 产生协同作用，增强药效

C. 减少或延缓耐药性的产生

D. 形成可溶性复合物，利于吸收

E. 利用药物的拮抗作用，克服某些不良反应

4. 吗啡镇痛与阿托品联合使用的目的是（　　）

5. 阿莫西林与克拉维酸钾配伍使用的目的是（　　）

多项选择题

6. 药物配伍变化产生浑浊与沉淀的原因包括（　　）

A. pH 改变　　B. 发生水解　　C. 溶解度改变

D. 生物碱盐溶液的沉淀　　E. 药物复分解

7. 下列变化属于物理配伍变化的有（　　）

A. 在含有较多黏液质和蛋白质的水溶液中加入大量的醇后产生沉淀

B. 散剂、颗粒剂在吸湿后又逐渐干燥而结块

C. 混悬剂因久贮而发生颗粒粒径变大

D. 维生素 C 与烟酰胺混合后产生橙红色固体

E. 溴化铵与强碱性药物配伍时产生氨气

参考答案

最佳选择题：1. D　2. C　3. C

配伍选择题：4. E　5. C

多项选择题：6. ABCDE　7. ABC

第三节　药学专业知识

考点　新药的研究开发过程

新药的研究开发包括临床前药理毒理学研究和临床药理学研究，主要内容见下表。

类别	分类	说明
临床前药理毒理学研究	主要药效学研究	疗效
	一般药理学研究	安全药理学研究

续表

类别	分类	说明
	药物动力学研究	受试药在体内的动态变化规律
	毒理学研究	受试药的主要毒性反应
临床药理学研究	Ⅰ 期临床试验	人体安全性评价试验，一般 20～30 例健康成年志愿者
	Ⅱ 期临床试验	初步药效学评价试验，病例数大于 100 例
	Ⅲ 期临床试验	治疗作用确证，病例数大于 300 例
	Ⅳ 期临床试验	上市后的监测，在广泛使用条件下的考察药物的疗效和不良反应

【真题再现】

最佳选择题

1. 不属于新药临床前研究内容的是（2015年，2）

A. 药效学研究　　B. 一般药理学研究

C. 动物药动学研究　　D. 毒理学研究

E. 人体安全性评价研究

答案：1. E

解析：临床前药理毒理学研究：主要药效学研究，一般药理学研究，药动学研究，毒理学研究。

2. 新药Ⅳ期临床试验的目的是（2016年，4）

A. 在健康志愿者中检验受试药的安全性

B. 在患者中检验受试药的不良反应发生情况

C. 在患者中进行受试药的初步药效学评价

D. 扩大实验，在 300 例患者中评价受试药的有效性、安全性、利益与风险

E. 受试新药上市后在社会人群中继续进行安全性和有效性评价

答案：2. E

解析：Ⅳ期临床试验是受试新药上市后在社会人群大范围内继续进行的安全性和有效性评价，在广泛、长期使用的条件下考察其疗效和不良反应，该期对最终确立新药的临床价值有重要意义。

【强化练习】

最佳选择题

1. 药物化学研究的内容不包括（　　）

A. 化学结构　B. 理化性质　C. 制剂工艺

D. 构效关系　E. 体内代谢

多项选择题

2. 临床前药理毒理学研究包括（　　）

A. 主要药效学研究　　　B. 一般药理学研究

C. 药代动力学研究　　　D. 毒理学研究

E. Ⅰ期临床试验

参考答案

最佳选择题：1. C

多项选择题：2. ABCD

单 元 测 试

一、最佳选择题

1. 如下药物化学结构骨架的名称为（　　）

A. 环己烷　B. 苯

C. 环戊烷　D. 萘

E. 呋喃

2. 来源于天然产物的药物是（　　）

A. 氯苯那敏　　　B. 氨茶碱

C. 流感疫苗　D. 青霉素 G 钾　E. 美妥昔单抗

3. 为适应治疗或预防的需要而制成的药物应用形式称为（　　）

A. 调剂　　　B. 剂型　　　C. 方剂

D. 制剂　　　E. 药剂学

4. 药物剂型进行分类的方法不包括（　　）

A. 按给药途径分类　　　B. 按形态分类

C. 按制法分类　　　　　D. 按分散系统分类

E. 按药物种类分类

5. 下列属于按制法分类的药物剂型的是（　　）

A. 气体剂型　B. 固体剂型　C. 流浸膏剂

D. 半固体剂型　　　E. 液体剂型

6. 下列表述剂型重要性错误的是（　　）

A. 剂型决定药物的治疗作用

B. 剂型可改变药物作用性质

C. 剂型可改变药物的作用速度

D. 改变剂型可降低药物的不良反应

E. 剂型可产生靶向作用

7. 关于剂型的分类下列叙述错误的是（　　）

A. 糖浆剂为液体剂型

B. 溶胶剂为半固体剂型

C. 颗粒剂为固体剂型

D. 气雾剂为气体分散型

E. 吸入气雾剂、吸入粉雾剂为经呼吸道给药剂型

8. 下列属于制剂的是（　　）

A. 青霉素 V 钾片　　　B. 红霉素软膏剂

C. 维生素 C 注射剂　　　D. 云南白药气雾剂

E. 颗粒剂

9. 下列关于药用辅料的作用说法不正确的是（　　）

A. 提高药物的稳定性　B. 赋予药物形态

C. 提高药物疗效　D. 改变药物作用性质

E. 降低毒副作用

10. 酚类药物降解的主要途径是（　　）

A. 脱羧　　　B. 水解　　　C. 聚合

D. 氧化　　　E. 光学异构化

11. 盐酸普鲁卡因降解的主要途径是（　　）

A. 水解　　　B. 氧化　　　C. 脱羧

D. 聚合　　　E. 光学异构化

12. 较易发生水解反应而降解的药物是（　　）

A. 肾上腺素　　　B. 盐酸普鲁卡因

C. 维生素 C　　　D. 维生素 A

E. 对氨基水杨酸钠

13. 关于药物制剂稳定性的说法，错误的是（　　）

A. 运用化学动力学原理可以研究制剂中药物的降解速度

B. 药物稳定性试验中影响因素试验有高温、高湿、高强光试验

C. 药物制剂稳定性主要研究制剂的物理稳定性

D. 加速试验是在（40±2）℃、相对湿度（75±5）%条件下进行的

E. 长期试验是在（25±2）℃、相对湿度（60±10）%条件下进行的

14. 下列辅料中，属于抗氧剂的有（　　）

A. 焦亚硫酸钠　　　B. 硫代硫酸钠

C. 依地酸二钠　　　D. 维生素 C

E. 亚硫酸氢钠

15. 盐酸普鲁卡因降解的外界因素是（　　）

A. 温度　　　B. 溶剂　　　C. 表面活性剂

D. 离子强度　E. 填充剂

16. 影响药物制剂稳定性的环境因素包括（　　）

A. 温度　　　B. 溶剂　　　C. pH

D. 表面活性剂　　E. 辅料

17. 下列说法中错误的是（　　）

A. 加速试验可以预测药物的有效期

B. 留样观察试验可用于确定药物的有效期

C. 影响因素试验包括高温、高湿和强光照射试验

D. 留样观察试验的条件应与商品包装、密封于贮存条件一致

E. 留样观察在取得 12 个月的数据后可不必继续进行

18. 地西泮注射液与5%葡萄糖输液配伍时,析出沉淀的原因是（　　）

A. pH 改变　　　　B. 溶剂组成改变

C. 离子作用　D. 直接反应　E. 盐析作用

19. 下列配伍变化中,属于物理配伍变化的是（　　）

A. 水杨酸遇铁盐颜色变深

B. 硫酸镁遇可溶性的钙盐产生沉淀

C. 两性霉素 B 加入复方氯化钠输液中,药物发生凝聚

D. 维生素 C 与烟酰胺混合变成橙红色

E. 乌洛托品与酸性药物配伍产生甲醛

20. 红霉素乳糖酸盐与葡萄糖氯化钠注射液配合（pH 为 4.5）会（　　）

A. 变色　　　　　　B. 产气

C. 分散状态或粒径变化　　D. 发生爆炸

E. 分解破坏

21. 偏酸性的诺氟沙星与偏碱性的氨苄西林钠一经混合,立即出现沉淀是因为（　　）

A. 离子作用　B. pH 改变　　C. 混合顺序

D. 盐析作用　E. 溶剂组成改变

22. 临床药理学研究不包括（　　）

A. Ⅰ期临床试验　　B. Ⅱ期临床试验

C. Ⅲ期临床试验　　D. Ⅳ期临床试验

E. 动物试验

23. 药物分析学研究内容不包括（　　）

A. 药物的化学结构特征

B. 药物的结构鉴定、质量研究

C. 药物的稳定性研究

D. 药物的在线监测与分析技术研究

E. 药物在动物或人体内浓度分析方法的研究

二、配伍选择题

A. 药品　　　　B. 药物通用名

C. 药物商品名　　D. 药品名称

E. 药品化学名

24. 按国家药典委员会命名原则制定的药品名称是（　　）

25. 不同企业制定的,具有专有特性,不得仿用的是（　　）

26. 根据药物化学结构式进行命名的是（　　）

A. 药品通用名　　B. 化学名　　C. 拉丁名

D. 商品名　　　　E. 俗名

27. 对乙酰氨基酚属于（　　）

28. 泰诺属于（　　）

29. N-（4-羟基苯基）乙酰胺属于（　　）

A. 腔道给药　B. 黏膜给药　C. 注射给药

D. 皮肤给药　E. 呼吸道给药

30. 舌下片剂的给药途径属于（　　）

31. 滴眼剂的给药途径属于（　　）

32. 栓剂的给药途径属于（　　）

A. 按给药途径分类　　B. 按分散系统分类

C. 按制法分类　　　D. 按形态分类

E. 按作用时间分类

33. 这种分类方法与临床使用密切结合（　　）

34. 这种分类方法,便于应用物理化学的原理来阐明各类制剂特征（　　）

35. 这种分类方法能反映药物作用速度快慢（　　）

A. 溶液型　　B. 胶体溶液型

C. 固体分散型　　D. 气体分散型

E. 微粒分散型

36. 芳香水剂属于（　　）

37. 纳米粒属于（　　）

38. 醑剂属于（　　）

A. 水解　　　B. 氧化　　　C. 异构化

D. 聚合　　　E. 脱羧

39. 维生素 A 转化为 2,6-顺式维生素 A（　　）

40. 青霉素 G 钾在磷酸盐缓冲液中降解（　　）

41. 氯霉素在 pH7 有以下生成氨基物和二氯乙酸（　　）

42. 肾上腺素颜色变红（ ）
A. 采用棕色瓶密封包装
B. 产品冷藏保存
C. 制备过程中充入氮气
D. 处方中加入 EDTA
E. 调节溶液的 pH

43. 所制备的药物溶液对热极为敏感（ ）

44. 为避免氧气的存在而加速药物降解（ ）

45. 光照射可加速药物的氧化（ ）
A. 降低介电常数使注射液稳定
B. 防止药物水解
C. 防止药物氧化
D. 降低离子强度使药物稳定
E. 防止药物聚合

46. 苯巴比妥注射剂中加有 60%丙二醇的目的是（ ）

47. 硫酸锌滴眼剂中加入少量硼酸的目的是（ ）

48. 青霉素 G 钾制成粉针剂的目的是（ ）

49. 维生素 A 制成 β-环糊精包合物的目的是（ ）
A. 变色 B. 沉淀 C. 产气
D. 结块 E. 爆炸

50. 高锰酸钾与甘油混合研磨时，易发生（ ）

51. 生物碱与鞣酸溶液配伍，易发生（ ）

52. 水杨酸遇铁盐配伍，易发生（ ）
A. 10 例 B. 30 例 C. 100 例
D. 300 例 E. 500 例

53. Ⅰ期临床试验受试者数为（ ）

54. Ⅱ期临床试验受试者数为（ ）

55. Ⅲ期临床试验受试者数为（ ）

三、多项选择题

56. 非胃肠道给药的剂型有（ ）
A. 注射给药剂型 B. 呼吸道给药剂型
C. 皮肤给药剂型 D. 黏膜给药剂型
E. 阴道给药剂型

57. 属于固体制剂的有（ ）
A. 散剂 B. 膜剂 C. 合剂
D. 栓剂 E. 酊剂

58. 按分散系统分类，药物剂型可分为（ ）

A. 溶液型 B. 胶体溶液型
C. 固体分散型 D. 乳剂型 E. 混悬型

59. 下列关于剂型的叙述正确的是（ ）
A. 剂型系指为适应治疗、诊断或预防的需要而制成的药物应用形式
B. 同一剂型可以有不同的药物
C. 同一药物也可制成多种剂型
D. 剂型系指某一药物的具体品种
E. 阿司匹林胶囊、对乙酰氨基酚片、板蓝根颗粒等均为固体剂型

60. 药用辅料的一般要求应包括（ ）
A. 必须符合药用要求
B. 对人体无毒害作用
C. 化学性质稳定，不与主药及其他辅料发生作用
D. 残留溶剂、微生物限度应符合要求
E. 注射用药用辅料的热原或细菌内毒素、无菌等应符合要求

61. 药物化学降解的两条主要途径是（ ）
A. 聚合 B. 水解 C. 氧化
D. 异构化 E. 脱羧

62. 属于物理不稳定性的是（ ）
A. 氧化 B. 潮解 C. 乳剂的分层
D. 异构化 E. 微生物污染

63. 属于化学不稳定性的是（ ）
A. 氧化 B. 潮解 C. 异构化
D. 乳剂的分层 E. 微生物污染

64. 药物降解主要途径是水解的药物有（ ）
A. 酯类 B. 酚类 C. 烯醇类
D. 酰胺类 E. 芳胺类

65. 影响药物制剂稳定性的处方因素有（ ）
A. pH B. 抗氧剂 C. 温度
D. 光线 E. 金属离子螯合剂

66. 药物制剂稳定化的方法有（ ）
A. 对热敏感药物，控制温度
B. 对光敏感药物，遮光
C. 对遇湿不稳定的药物，制成包衣制剂
D. 对易氧化药物，驱逐氧气
E. 对生物制品，制成冻干粉制剂

67. 药物配伍使用的目的包括（ ）
A. 预期某些药物产生协同作用
B. 提高疗效，减小副作用

C. 减少或延缓耐药性的发生

D. 利用药物间的拮抗作用以克服某些副作用

E. 为预防或治疗并发症

68. 注射剂配伍变化的主要原因有（　　　）

A. 离子作用　B. 盐析作用　C. 成分的纯度

D. 溶剂组成改变　E. 混合顺序

参考答案

最佳选择题：1. B　2. D　3. B　4. C　5. E　6. A　7. B　8. E　9. D　10. D　11. A　12. B　13. C　14. C　15. A　16. A　17. E　18. B　19. C　20. E　21. B　22. E　23. A

配伍选择题：24. B　25. C　26. E　27. A　28. D　29. B　30. B　31. B　32. A　33. A　34. B　35. E　36. A　37. E　38. A　39. C　40. A　41. A　42. B　43. B　44. C　45. A　46. A　47. B　48. B　49. C　50. E　51. B　52. A　53. B　54. C　55. D

多项选择题：56. ABCDE　57. ABD　58. ABCDE　59. ABCE　60. ABCDE　61. BC　62. BC　63. AC　64. AD　65. ABE　66. ABCDE　67. ABCDE　68. ABCDE

第二章 药物的结构与药物作用

章 节 概 述

本章主要是药物的结构对药物活性的影响，及药物结构与代谢的关系。依据历年的考试分析来看，本章占用的分值约为 11 分左右，分值为整科目的 9%。本章是第十一章的基础，与十一章的内容联系紧密，作为重点章节进行复习。

本章共计 3 个小节，分值分布比较均匀，第 1 节 4 分，第 2 节 4 分，第 3 节 3 分。其中第 1 节中要掌握两个公式的运用及结论；第 2 节补充的典型官能团必须认识及药物结构对活性的影响；第 3 节二相代谢的分类及相应的例子需要掌握。

章节	内容	分值
第一节	药物理化性质与药物活性	4 分
第二节	药物结构与药物活性	4 分
第三节	药物化学结构与药物代谢	3 分
合计		11 分

第一节 药物理化性质与药物活性

考点 1 药物的溶解度、分配系数和渗透性对药效的影响

药物既具有脂溶性又有水溶性，足够的亲水性能够保证药物分子溶于水相，适宜的亲脂性保障药物对生物膜的渗透性。

1. 脂水分配系数 P

$$P = \frac{C_{\text{org}}}{C_{\text{w}}}$$

C_{org} 表示药物在生物非水相或正辛醇中的浓度；C_{w} 表示药物在水中的浓度。

（1）抛物线的规律：脂溶性较低时，随着脂溶性增大，药物的吸收性提高，当达到最大脂溶性后，再增大脂溶性，则药物的吸收性降低。

（2）药物分子结构的改变对 P 的影响：

1）水溶性增大：官能团形成氢键能力强和离子化程度高（羟基、季铵等）。

2）脂溶性增大：含非极性结构（烃基、卤素原子、脂环、硫原子、烷氧基等）。

2. 生物药剂学系统根据药物溶解性和肠壁渗透性的不同组合将药物分为四类，见下表。

分类		体内吸收	代表药
第Ⅰ类	高水溶解性、高渗透性的两亲性分子药物	取决于胃排空速率	普萘洛尔、依那普利、地尔硫䓬
第Ⅱ类	低水溶解性、高渗透性的亲脂性分子药物	取决于溶解速率	双氯芬酸、卡马西平、匹罗昔康
第Ⅲ类	高水溶解性、低渗透性的水溶性分子药物	受渗透效率影响	雷尼替丁、纳多洛尔、阿替洛尔
第Ⅳ类	低水溶解性、低渗透性的疏水性分子药物	体内吸收比较困难	特非那定、酮洛芬、呋塞米

【真 题 再 现】

最佳选择题

1. 关于脂溶性的说法错误的是（2016 年，5）

A. 弱酸性药物在酸性胃液中解离度低，易在胃中吸收

B. 药物脂溶性越大，吸收越好

C. 脂水分配系数 P（lg$P$）用于评价药物的脂溶性

D. 由于肠道比胃的 PH 高，所以弱碱性药物在肠道中比在胃中容易洗手

E. 由于体内不同的不为的 PH 不同，所以同一药物在体内不同不为的解离不同程度

答案：1. B

解析：一般情况下，当药物的脂溶性较低时，随着脂溶性增大，药物的吸收性提高，当达到最大脂溶性后，再增大脂溶性，则药物的吸收性降低，吸收性和脂溶性呈近似抛物线的变化

规律。

配伍选择题

A. 渗透效率　　B. 溶解速率

C. 胃排空速度　D. 解离度　E. 酸碱度

生物药剂学分类系统根据药物溶解性和肠壁渗透性的不同组合将药物分为四类

2. 阿替洛尔属于第Ⅲ类，是高水溶性、低渗透性的水溶性分子药物，其体内吸收取决于（2015年，46）

3. 卡马西平属于第Ⅱ类，是低水溶性、高渗透性的亲脂性分子药物，其体内吸收取决于（2015年，47）

答案：2. A　3. B

解析：2. 题第Ⅲ类是高水溶解性、低渗透性的水溶性分子药物，其体内吸收受渗透效率影响，代表药物有雷尼替丁、纳多洛尔、阿替洛尔。3. 题第Ⅱ类是低水溶解性、高渗透性的亲脂性分子药物，其体内吸收取决于溶解速率，代表药物有双氯芬酸、卡马西平、匹罗昔康。

【强化练习】

最佳选择题

1. 作用于中枢神经系统的药物，需要（　　）

A. 较大的水溶性　B. 较大的解离度

C. 较小的脂溶性　D. 较大的脂溶性

E. 无影响

2. 吸入性的全身麻醉药其麻醉活性与哪个因素有关（　　）

A. 溶解度　B. 脂水分配系数　C. 渗透性

D. 酸碱性　E. 解离度

配伍选择题

A. 普萘洛尔　B. 卡马西平　C. 雷尼替丁

D. 呋塞米　　E. 特非那定

生物药剂学分类系统根据药物溶解性和肠壁渗透性的不同组合将药物分为四类，上述药品中

3. 体内吸收取决于胃排空速率（　　）

4. 体内吸收取决于溶解速率（　　）

5. 体内吸收受渗透速率的影响（　　）

参考答案

最佳选择题：1. D　2. B

配伍选择题：3. A　4. B　5. C

考点 2　药物的酸碱性、解离度和 pK_a 对药效的影响

有机药物多数为弱酸或弱碱，由于体内不同部位 pH 不同，影响药物的解离程度，使解离形式和非解离形式药物的比例发生变化。

酸性药物：$\lg \dfrac{[HA]}{[A^-]} = pK_a - pH$

碱性药物：$\lg \dfrac{[B]}{[HB^+]} = pH - pK_a$

pK_a 为药物的解离常数；pH 为体液介质的pH；

[HA]和[B]为非解离型酸性和碱性药物的浓度；$[A^-]$和$[HB^+]$为解离型酸性和碱性药物的浓度。

由上式可知，酸性药物的 pK_a 大于消化道体液 pH 时（$pK_a>pH$），分子型药物所占比例高；当 $pK_a=pH$ 时，非解离型和解离型药物各占一半。

结论："酸酸碱碱促吸收，酸碱碱酸促排泄"。

根据药物的 pK_a 可以决定药物在胃肠道的吸收情况，也可计算药物在胃肠液中离子型和分子型的比率。举例如下表所示。

药物酸碱性	在体内的变化	代表药物
弱酸性药物	胃液中（pH 低）呈非解离型，易吸收	水杨酸、巴比妥类
弱碱性药物	胃液中（pH 低）呈解离型，难吸收	奎宁、麻黄碱、氨苯砜、地西泮
	肠液中（pH 高）呈非解离型，易吸收	
碱性极弱的药物	酸性中解离少，易吸收	咖啡因、茶碱
强碱性药物	胃肠中多是离子化的，消化道吸收很差	胍乙啶
完全离子化药物		季铵盐类、磺酸类

改变化学结构，有时会对弱酸或弱碱性药物的解离常数产生较大的影响，从而影响生物活性。

【真题再现】

最佳选择题

1. 有机药物多数为弱酸或弱碱,在体液中只能部分解离,以解离的形式非解离的形式同时存在于体液中,当 pH=pK_a 时,分子型和离子型药物所占的比例分别为(2015 年,8)

A. 90%和 10%   B. 10%和 90%

C. 50%和 50%   D. 33.3%和 66.7%

E. 66.7%和 33.3%

答案:1. C

解析:根据酸性药物在体内的解离程度公式 lg[HA]/[A⁻] =pK_a–pH,当 pH=pK_a 时,非解离型和解离型药物各占一半。

2. 在胃中(人体胃液 pH 为 0.9～1.5)最容易吸收的药物是(2016 年,7)

A. 奎宁(弱碱 pK_a =8.4)

B. 卡那霉素(弱碱 pK_a =7.2)

C. 地西泮(弱碱 pK_a =3.3)

D. 苯巴比妥(弱酸 pK_a =7.4)

E. 阿司匹林(弱酸 pK_a =3.5)

答案:2. D

解析:弱酸性药物在胃中易吸收,ABC 均为弱碱性药物,可以排除。

根据酸性药物公式:lg [HA]/[A⁻] = pK_a–pH,酸性药物 pK_a 大于 pH 时,分子型药物所占比例越高,越易吸收,苯巴比妥药物的 pK_a 更大,最易吸收。

配伍选择题

A. 解离多、重吸收少、排泄快

B. 解离少、重吸收多、排泄慢

C. 解离多、重吸收多、排泄慢

D. 解离少、重吸收少、排泄快

E. 解离多、重吸收多、排泄快

3. 在肾小管中,弱酸性药物在酸性尿中的特点是(2016 年,43)

4. 在肾小管中,弱酸性药物在碱性尿中的特点是(2016 年,44)

5. 在肾小管中,弱碱性药物在酸性尿中的特点是(2016 年,45)

答案:3. B   4. A   5. A

解析:酸酸碱碱促吸收,酸碱碱酸促排泄。弱

酸性药物在酸性环境中呈现解离形式,很难被吸收;而在碱性环境中,呈现非解离形式,容易被吸收。

【强化练习】

最佳选择题

1. 酸性药物在体液中的解离程度可用公式来计算。已知苯巴比妥的 pKa 约为 7.4,在生理 pH 为 7.4 的情况下,其以分子形式存在的比例是( )

A. 30%   B. 40%   C. 50%

D. 75%   E. 90%

2. 关于药物的解离度对药效的影响,叙述正确的是( )

A. 解离度越小,活性越好

B. 解离度越大,活性越好

C. 解离度越小,活性越低

D. 解离度越大,活性越低

E. 解离度适当,活性越好

3. 以下说法正确的是( )

A. 酸性药物在胃中解离型药物量增加

B. 酸性药物在小肠解离型药物量增加

C. 碱性药物在胃中吸收增加

D. 碱性药物在胃中非解离型药物量增加

E. 酸性药物在小肠吸收增加

4. 巴比妥类药物解离度与药物的 pK_a 和环境 pH 有关。在生理 pH=7.4 时,分子形式和离子形式比例接近的巴比妥类药物是( )

A. 异戊巴比妥(pK_a=7.9)

B. 硫喷妥(pK_a=7.6)

C. 戊巴比妥(pK_a=8.0)

D. 海索比妥(pK_a=8.4)

E. 苯巴比妥(pK_a=7.3)

多项选择题

5. 以下药物易在胃中吸收的是( )

A. 茶碱   B. 麻黄碱   C. 水杨酸

D. 苯巴比妥   E. 地西泮

参考答案

最佳选择题:1. C   2. E   3. B   4. E

多项选择题:5. ACD

第二节 药物结构与药物活性

考点 1 药物典型官能团对生物活性的影响

药物典型官能团对生物活性的影响见下表。

官能团	作用	对生物活性的影响
烃基 —R	改变溶解度、解离度、分配系数，位阻增大，稳定性增大	环戊巴比妥引入甲基生成海索比妥，不易解离
卤素 —X	强吸电子基，影响电荷分布、脂溶性及作用时间	安定作用：氟奋乃静＞奋乃静
羟基 —OH	增强与受体结合力，水溶性增大，改变活性	脂肪链上：活性和毒性下降 芳环上：酸性、活性和毒性增强 酰化/酯化/成醚：活性降低
巯基 —SH	形成氢键能力比羟基低，但脂溶性高，更易吸收	解毒药：与重金属形成不溶性硫醇盐加成反应、与酶的吡啶环结合
醚和硫醚 —O—/ —S—	醚类在脂-水交界处定向排布，易通过生物膜	不同点：硫醚类可氧化成亚砜或砜，极性增大
磺酸、羧酸和酯 —SO₃H/ —CO₂H/ —CO₂R	磺酸基——水溶性解离度增大，不易吸收，仅有磺酸基一般无活性；羧酸——水溶性解离度较磺酸小	羧酸成酯：脂溶性增大，易吸收 酯类前药：增加吸收，减少刺激
酰胺 —CONH—	易与生物大分子形成氢键，增强与受体的结合能力	构成受体或酶的蛋白质和多肽结构中含有大量的酰胺键
胺类 —NH₂/ —NH—/ —N—	N上未共用电子：碱性、氢键接受体（与多种受体结合）	活性：伯胺＞仲胺＞叔胺 季铵：作用强，水溶性大，难透过生物膜，无中枢作用

【真题再现】

最佳选择题

1. 酸类药物成酯后，其理化性质变化是（2016年，5）

A. 脂溶性增大，易离子化

B. 脂溶性增大，不易通过生物膜

C. 脂溶性增大，刺激性增加

D. 脂溶性增大，易吸收

E. 脂溶性增大，与碱性药物作用强

答案：1. D

解析：羧酸成酯可增大脂溶性，易于吸收。

配伍选择题

A. 羟基　　B. 硫醚　　　C. 羧酸

D. 卤素　　E. 酰胺

2. 可氧化成亚砜或砜，使极性增强的官能团是（2016年，46）

3. 有较强的吸电子性，可增加脂溶性及药物作用时间的官能团是（2016年，47）

4. 可与酯类成酯，使脂溶性增大，利于吸收的官能团是（2016年，48）

答案：2. B　3. D　4. C

解析：2. 题硫醚可氧化成亚砜或砜，使极性增强；3. 题卤素有较强的吸电子性，可增加脂溶性及药物作用时间；4. 题羧酸可与酯类成酯，使脂溶性增大，利于吸收。

【强化练习】

最佳选择题

1. 在药物分子中引入哪种基团可使亲脂性增加（　　）

A. 羟基　　B. 烃基　　　C. 氨基

D. 羧基　　E. 磺酸基

2. 为了增加药物吸收，降低药物的酸性，可将羧酸类药物制成（　　）

A. 磺酸类药物　　　　B. 醇类药物

C. 盐类药物　D. 醚类药物　E. 酯类药物

3. 可被氧化成亚砜或砜的药物为（　　）

A. 酰胺类　　B. 胺类　C. 酯类

D. 硫醚类　　E. 醚类

配伍选择题

A. 卤素　　B. 羟基　　　C. 巯基

D. 硫醚　　E. 酰胺

4. 二巯丙醇可作为解毒药是因为含有（　　）

5. 可被氧化成亚砜或砜的是（　　）

6. 易与生物大分子形成氢键，增强与受体的结合能力的是（　　）

A. 烃基　　B. 羧基　　　C. 羟基

D. 氨基　　　E. 羧基

7. 引入该基团后使酸性和解离度增加的是（　　　）

8. 引入该基团后使碱性增加的是（　　　）

9. 引入该基团后使脂溶性明显增加的是（　　　）

A. 增加药物的水溶性，并增加解离度

B. 可与生物大分子形成氢键，增加与受体的结合力

C. 增加药物的亲水性，并增加其与受体的结合力

D. 明显增加药物的亲脂性，并降低解离度

E. 影响药物的电荷分布及作用时间

10. 药物分子中引入羟基（　　　）

11. 药物分子中引入酰胺基（　　　）

12. 药物分子中引入卤素（　　　）

13. 药物分子中引入磺酸基（　　　）

多项选择题

14. 药物结构中引入哪些基团，脂溶性增大（　　　）

A. 烃基　　　B. 羟基　　　C. 羧基

D. 卤素原子　E. 脂肪环

参考答案

最佳选择题：1. B　2. E　3. D

配伍选择题：4. C　5. D　6. E　7. E　8. D

9. A　10. C　11. B　12. E　13. A

多项选择题：14. ADE

考点2　药物化学结构对药物转运、转运体及不良反应的影响

（一）药物化学结构对药物转运、转运体的影响

1. 小肠上皮细胞的寡肽药物转运体（PEPT1）是介导药物吸收的摄取性转运体。底物为二肽、三肽类药物。

二肽类药物：抗肿瘤药乌苯美司、β内酰胺类抗生素、ACEI、伐昔洛韦。

三肽类药物：头孢氨苄。

β-内酰胺、ACEI 互相之间、同类之间不宜合用，影响彼此吸收达不到疗效，还可能增加毒性反应。

2. 吸收较差的药物可通过结构修饰增加

转运体转运，从而增加药物的吸收。如阿昔洛韦 用 L-缬氨酸酯化得到伐昔洛韦（前药），通 PEPT1 吸收增加（D 型不识别）。

3. 肾近端小管上皮细胞的转运体 P-糖蛋白（P-gp）。如底物为地高辛，抑制剂为奎尼丁，奎尼丁抑制 P-gp，使地高辛经 P-gp 的外排性分泌受到抑制，重吸收增加，血药浓度明显升高。

（二）药物化学结构对药物不良反应的影响

1. **对细胞色素 P450 的作用**　细胞色素 P450（CYP450）是一组结构和功能相关的超家族基因编码的同工酶。主要分布于肝脏。90%以上的药物代谢都要通过肝微粒体酶的细胞色素。

（1）CYP 抑制剂：酮康唑、异烟肼、地尔硫䓬、丙咪嗪、尼卡地平。

（2）CYP 诱导剂：如对乙酰氨基酚，经 CYP2E1 代谢产生氢醌，与谷胱甘肽作用后排泄；乙醇为诱导剂，使 CYP2E1 活性增加，氢醌的量增加，谷胱甘肽耗竭，与生物大分子结合产生毒性。

2. **对心脏快速延迟整流钾离子通道（hERG）的影响**　目前发现，许多作用各异、结构多样的药物对 hERGK$^+$通道具有抑制作用，引起 Q-T 间期延长，诱发尖端扭转型室性心动过速，产生心脏不良反应。

此通道抑制剂涵盖范围极广，最常见为心脏用药：抗心律失常、抗心绞痛、强心药等。

【强化练习】

最佳选择题

1. 药物与受体结合时采取的构象为（　　　）

A. 反式构象　　　B. 最低能量构象

C. 优势构象　　　D. 扭曲构象

E. 药效构象

2. 由于奎尼丁抑制了肾近端小管上皮细胞的转运体 P-糖蛋白（P-gp）作用，奎尼丁与哪种药物不能同时给药（　　　）

A. 地高辛　　B. 阿司匹林　C. 阿莫西林

D. 四环素　　E. 奥美拉唑

3. 以下药物哪项不是 herG K$^+$抑制剂（　　　）

A. 奎尼丁　　B. 地高辛　　C. 肾上腺素

D. 螺内酯　　E. 丙咪嗪

4. 参与药物代谢的细胞色素 P450 亚型中数量最多的是（　　　）

A. CYP2A6　　B. CYP1A2　　C. CYP2C9

D. CYP2D6　　E. CYP3A4

多项选择题

5. 以下药物属于 PEPT1 底物的是（　　　）

A. 乌苯美司　　B. 氨苄西林　　C. 伐昔洛韦

D. 卡托普利　　E. 头孢氨苄

6. 对细胞色素 P450 有抑制作用的药物有（　　　）

A. 酮康唑　　B. 乙醇　　C. 地尔硫䓬

D. 丙咪嗪　　E. 尼卡地平

参考答案

最佳选择题：1. E　2. A　3. C　4. E

多项选择题：5. ABCDE　6. ACDE

考点 3　药物与作用靶标结合的化学本质

1. 共价键键合类型　不可逆的结合形式。多发生在化学治疗药物的作用机制上。如烷化剂类抗肿瘤药物，与 DNA 中鸟嘌呤碱基形成共价结合键，产生细胞毒活。

2. 非共价键键合类型　可逆的结合形式。键合形式有：范德华力、氢键、疏水键、静电引力、电荷转移复合物、偶极相互作用力。

（1）氢键：分子中与非碳的杂原子以共价键相连的氢原子和含有孤对电子的 O、N、S 等原子之间形成的弱化学键。

药物与生物大分子间通过氢键相结合，如磺酰胺类利尿药通过氢键与碳酸酐酶的结合，类似于碳酸与碳酸酐酶的结合。

药物自身分子间和分子内氢键，如水杨酸甲酯由于形成分子内氢键，用于肌肉疼痛。对羟基苯甲酸甲酯无分子内氢键，则抑菌。

（2）离子-偶极/偶极-偶极：碳原子和其他电负性较大的原子（N、O、S、卤素）成键时，由于电负性较大原子的诱导作用使得电荷分布不均匀，导致电子的不对称分布，产生电偶极。

药物分子的偶极受到来自于生物大分子的离子或其他电偶极基团的相互吸引，而产生相互作用。常见于羰基类（乙酰胆碱与受体）。

（3）电荷转移复合物：缺电子的电子接受体和富电子的电子供给体相结合时，电子将在两者之间转移。实质是分子间的偶极-偶极相互作用。如氯喹插入到疟原虫 DNA 碱基对间形成电荷转移复合物。

（4）疏水性相互作用：药物和生物大分子中非极性链部分亲脂能力相近，结合比较紧密，导致两者周围围绕的、能量较高的水分子层破坏，形成无序状态的水分子结构，导致体系的能量降低。

（5）范德华引力：来自于分子间暂时偶极产生的相互吸引；暂时偶极来自非极性分子中不同原子产生的暂时不对称的电荷分布。

【真题再现】

最佳选择题

1. 以共价键方式与靶点结合的药物是（2016年，6）

A. 尼群地平　　B. 乙酰胆碱　　C. 氯喹

D. 环磷酰胺　　E. 普鲁卡因

答案：1. D

解析：烷化剂类抗肿瘤药物，与 DNA 中鸟嘌呤碱基形成共价结合键，产生细胞毒活性。环磷酰胺是氮介类烷化剂。

配伍选择题

A. 共价键　　　　B. 氢键

C. 离子-偶极和偶极-偶极相互作用

D. 范德华引力　　　E. 疏水性相互作用

2. 乙酰胆碱与受体的作用，形成的主要键合类型是（2015年，48）

3. 烷化剂环磷酰胺与 DNA 碱基之间形成的主要键合类型是（2015年，49）

4. 碳酸与碳酸苷酶的结合，形成的主要键合类型是（2015年，50）

答案：2. C　3. A　4. B

解析：2. 题离子-偶极/偶极-偶极：碳原子和其他电负性较大的原子（N、O、S、卤素）成键时，由于电负性较大原子的诱导作用使得电荷分布不均匀，导致电子的不对称分布，产生电偶极。药物分子的偶极受到来自于生物大分子的离子或其他电偶极基团的相互吸引，而产生相互作用。特点：比静电作用弱很多；常见于羰基类（乙酰胆碱与受体）。3. 题共价键键合类型：不可逆的结合形式。多发生在化学治疗药物的作用机制上（比如烷化剂类抗肿瘤药物，与 DNA 中鸟嘌呤碱基形成共价结合键，产生细胞毒活性）。4. 题氢键的生成主要是由于药物分子含有孤对电子的 O、N、S 等原子和与非 C 的杂原子以共价键相连的氢原子之间形成的弱化学键。药物与生物大分子通过氢键相结合的例子在药物的作用中比比皆是，如磺酰胺类利尿药通过氢键和碳酸酐酶结合，其结合位点与碳酸和碳酸酐酶的结合位点相同。

【强 化 练 习】

最佳选择题

1. 盐酸普鲁卡因与药物受体的作用方式不包括（ ）

A. 静电作用　B. 偶极作用　C. 范德华力

D. 共价键　E. 疏水作用

2. 离子-偶极，偶极-偶极相互作用通常见于（ ）

A. 胺类化合物　　B. 羰基化合物

C. 芳香环　　D. 羟基化合物

E. 巯基化合物

3. 水杨酸甲酯与对羟基苯甲酸甲酯的生物活性不同是因为前者可以形成（ ）

A. 范德华力　B. 疏水性相互作用

C. 电荷转移复合物　　D. 分子内氢键

E. 离子-偶极作用

4. 药物与生物大分子的作用时，不可逆的结合形式有（ ）

A. 范德华力　　　B. 共价键

C. 电荷转移复合物 D. 偶极-偶极相互作用

E. 氢键

多项选择题

5. 以下属于非共价键键合类型的是（ ）

A. 范德华力　B. 氢键　C. 疏水键

D. 静电引力　E. 偶极相互作用力

6. 可逆的结合方式在药物与受体之间表现为（ ）

A. 范德华力　　　B. 疏水键　　C. 氢键

D. 离子键　　　E. 离子偶极

参考答案

最佳选择题：1. C　2. B　3. D　4. B

多项选择题：5. ABCDE　6. ABCDE

考点 4　药物的手性特征及其对药物作用本质的影响

1. 对映异构体之间具有等同的药理活

性和强度，此类药物手性中心不涉及活性中心，属静态手性类药物。如普罗帕酮、氟卡尼。

普罗帕酮

氟卡尼

2. 对映异构体之间药理活性相同，但强弱不同。如：①氯苯那敏（右旋＞左旋）；②芳基烷酸类抗炎药如：萘普生[（＋）-（S）->（－）-（R）-]，且 R 型体内可转化为 S 型。

3. 对映异构体中一个有活性，一个没有活性。如：①L-甲基多巴；②（S）-氨己烯酸。

D-甲基多巴

L-甲基多巴

4. 对映异构体之间产生相反的活性。对受体均有一定的亲和力，但通常只有一种对映体具有活性，另一对映体反而起拮抗剂的作用，如下表所示。

药物	对映体/药理作用	对映体/相反作用
哌西那朵	（＋）/阿片受体激动药，镇痛作用	（－）/阿片受体拮抗药
扎考必利	（R）/5-HT3 受体拮抗药，抗精神病	（S）/5-HT3 受体激动药
依托唑啉	（－）/利尿	（＋）/抗利尿
异丙肾上腺素	（R）/β-受体激动作用	（S）/β-受体拮抗作用

5. 对映异构体之间产生不同类型的药理活性。如：①右丙氧芬（镇痛）——左丙氧芬（镇咳）；②右美沙芬（镇咳）——左美沙芬（镇痛）；③奎宁（抗疟）——奎尼丁（抗心律失常）。

6. 一种对映体具有药理活性，另一对映体具有毒性作用，如下表所示。

药物	对映体/药理作用	对映体/相反作用
氯胺酮	（S）-对映体，安眠镇痛	（R）-体，术后幻觉
乙胺丁醇	（D）-对映体，抗结核	（L）-体，活性弱，毒性强
青霉胺	（－）-对映体，免疫抑制，抗风湿	（＋）-体，致癌
四咪唑	（S）-对映体，广谱驱虫药	（R）-体，呕吐
米安色林	（S）-对映体，抗忧郁	（R）-体，细胞毒作用
左旋多巴	（S）-对映体，抗震颤麻痹	（R）-体，竞争性拮抗剂

【真题再现】

多项选择题

下列药物中，属于手性药物的是（2016年，112）

A. 氯胺酮

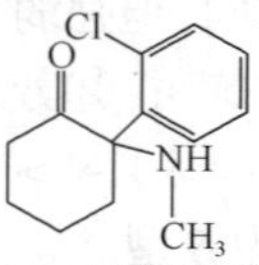

B. 乙胺丁醇

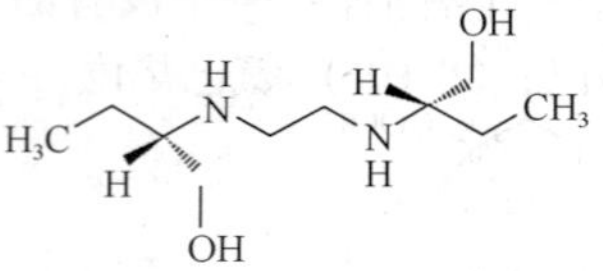

C. 氨氯地平

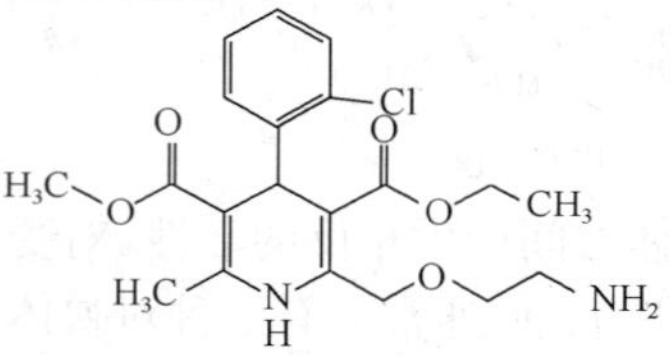

D. 普鲁卡因

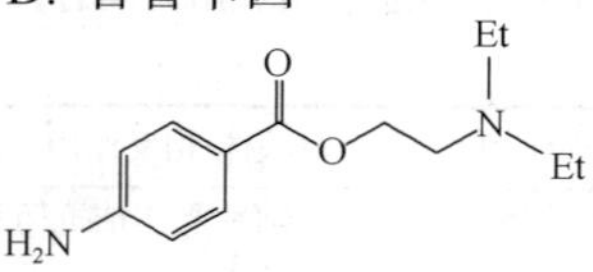

E. 阿司匹林

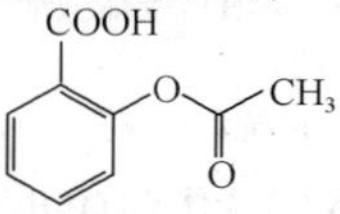

答案：ABC

【强化练习】

配伍选择题

A. 普罗帕酮　　B. 氯苯那敏

C. 丙氧酚　　　D. 丙胺卡因

E. 异丙肾上腺素

1. 对映异构体之间产生强弱不同的药理活性的是（　B　）

2. 对映异构体之间产生相反的活性的是（　　）

3. 对映异构体之间产生不同类型的药理活性的是（　　）

4. 一种对映异构体具有药理活性，另一对映体具有毒性作用（　　）

5. 对映异构体之间具有等同的药理活性和强度（　　）

多项选择题

6. 以下属于药理作用相反的对映体药物的是（　　）

A. 哌西那朵　　B. 青霉胺　　　C. 扎考必利

D. 依托唑啉　　E. 米安色林

7. 手性药物的对映异构体之间可能（　　）

A. 具有等同的药理活性

B. 产生相同的药理活性，但强弱不同

C. 一个有活性，一个没有活性

D. 产生相反的活性

E. 产生不同类型的药理活性

参考答案

配伍选择题：1. B　2. E　3. C　4. D　5. A

多项选择题：6. ACD　7. ABCDE

第三节　药物化学结构与药物代谢

药物代谢是通过生物转化将药物（通常是非极性分子）转变成极性分子，再通过人体的正常系统排泄至体外的过程。

1. **第Ⅰ相生物转化**（官能团化反应）　体内酶对药物分子进行的氧化、还原、水解、羟基化等反应，在药物分子中引入或使药物分子暴露出极性基团（羟基、羧基、巯基、氨基）。

2. **第Ⅱ相生物结合**　将第Ⅰ相中药物产生的极性基团与体内的内源性成分（葡萄糖醛酸、硫酸、甘氨酸或谷胱甘肽）经共价键结合，生成极性大、易溶于水和易排出体外的结合物。

考点 1 药物结构与第 Ⅰ 相生物转化的规律

1. 含芳环的药物 含芳环药物的氧化是以生成酚的代谢产物为主,特征如下:

(1)供电子取代基促进反应进行,生成酚羟基位置在取代基的对位或邻位。

(2)吸电子基则削弱反应进行,生成酚羟基在间位。

(3)通常发生在立体位阻较小的部位。

(4)如果药物分子中含有两个芳环时,一般只有一个芳环发生氧化代谢。如苯妥英在体内代谢后生成羟基苯妥英失去生物活性。

(5)芳环羟基化反应还受立体异构体的影响:S-(-)华法林的主要代谢产物是芳环 7-羟基化物,而华法林的 R-(+)-异构体的代谢产物为侧链酮基的还原化合物。

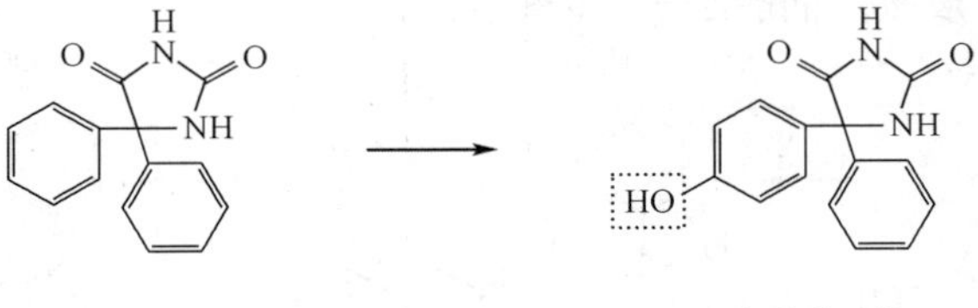

苯妥英 　　　　　羟基苯妥英

2. 烯烃和炔烃的药物 烯烃化合物会被代谢生成环氧化合物,环氧化合物可以被转化为二羟基化合物,或者将体内生物大分子如蛋白质、核酸等烷基化,从而产生毒性,导致组织坏死和致癌作用。如抗惊厥药物卡马西平,在体内代谢生成 10,11-环氧化物,该代谢物是卡马西平产生抗惊厥作用的活性成分,是代谢活化产物。该环氧化合物经进一步代谢,被环氧化物水解酶立体选择性水解产生 10S,11S-二羟基化合物,经由尿排出体外。

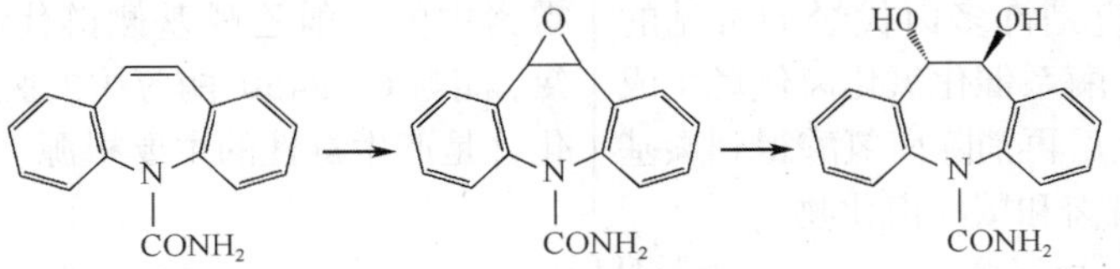

卡马西平 　卡马西平10,11-环氧化物 　10S,11S-二羟基卡马西平

3. 含饱和碳原子的药物

(1)长碳链的烷烃常在碳链末端甲基上氧化生成羟基,羟基化合物可被脱氢酶进一步氧化生成羧基,称为 ω-氧化;氧化还会发生在碳链末端倒数第二位碳原子上,称 ω-1 氧化。

如抗癫痫药丙戊酸钠,经 ω-氧化生成 ω-羟基丙戊酸钠和丙基戊二酸钠;经 ω-1 氧化生成 2-丙基-4 羟基戊酸钠。

(2)除了 ω-和 ω-1 氧化外,还会在有支链碳原子上发生氧化,主要生成羟基化合物。

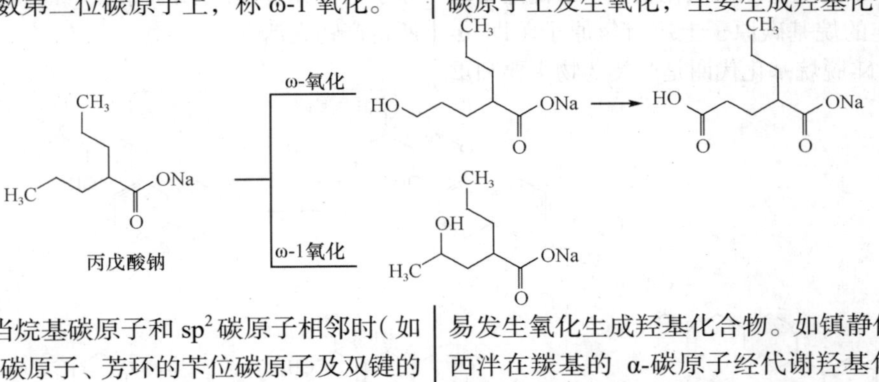

丙戊酸钠 ω-氧化 ω-1氧化

(3)当烷基碳原子和 sp^2 碳原子相邻时(如羰基的 α-碳原子、芳环的苄位碳原子及双键的 α-碳原子),由于受到 sp^2 碳原子的作用,使其活化反应性增强,在 CYP450 酶系的催化下,

易发生氧化生成羟基化合物。如镇静催眠药地西泮在羰基的 α-碳原子经代谢羟基化后生成替马西泮或发生 N-脱甲基和 α-碳原子羟基化代谢生成奥沙西泮,两者均为活性代谢产物。

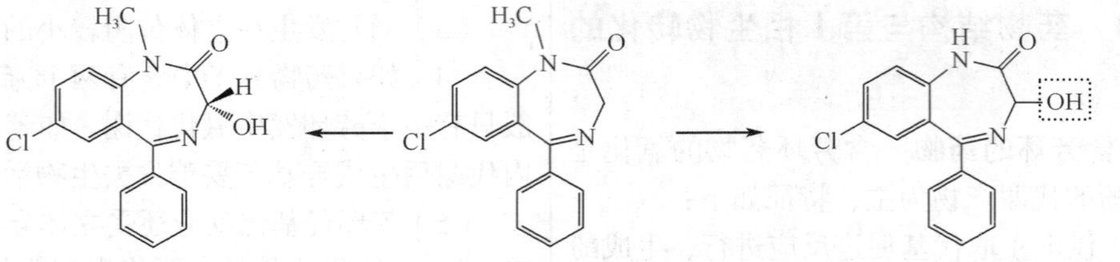

替马西泮　　　　　　　　　地西泮　　　　　　　　　奥沙西泮

（4）芳环和芳杂环的苄位，以及烯丙位的碳原子易被氧化生成苄醇或烯丙醇。对于伯醇会进一步脱氢氧化生成羧酸，仲醇会进一步氧化生成酮。如降血糖药甲苯磺丁脲的代谢，先生成苄醇，最后形成羧酸失去降血糖活性。

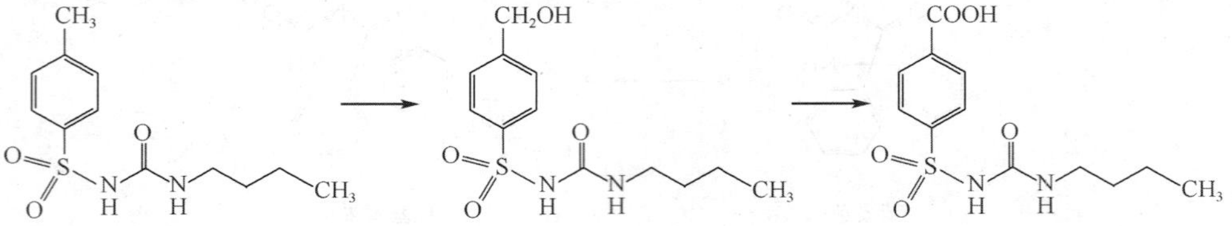

甲苯磺丁脲　　　　　　　　　　　　　　　　　　　　失去活性

4. 含卤素的药物　在体内一部分卤代烃和谷胱甘肽或硫醚氨酸形成结合物排出体外，其余的在体内经氧化脱卤素（卤代烃最常见）反应和还原脱卤素反应进行代谢。

氧化脱卤素反应是许多卤代烃的常见的代谢途径。CYP450 酶系催化氧化卤代烃生成过渡态的偕卤醇，然后再消除卤氢酸得到羰基化合物（醛、酮、酰卤和羰酰卤化物）。

这一反应的规则：①被代谢的分子中至少有一个卤素和一个 α-氢原子；②卤越多越易代谢：偕三卤代烃（氯仿），比相应的偕二卤代烃及单卤代烃更容易被氧化代谢。如抗生素氯霉素中的二氯乙酰基侧链代谢氧化后生成酰氯，能与 CYP450 酶等中的脱辅基蛋白发生酰化，是产生毒性的主要根源。

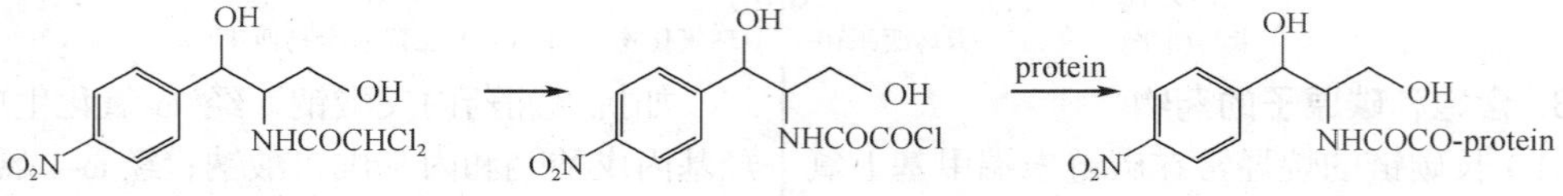

氯霉素

5. 胺类药物

（1）N-脱烷基化和氧化脱氨：条件是与氮原子相连的烷基碳原子上应有氢原子（即 α-氢原子）N-脱烷基化代谢是此类药物主要和重要的代谢途径之一，发生在与氮原子相连的碳原子上。如普萘洛尔的代谢，经由两条途径，所得产物无活性。

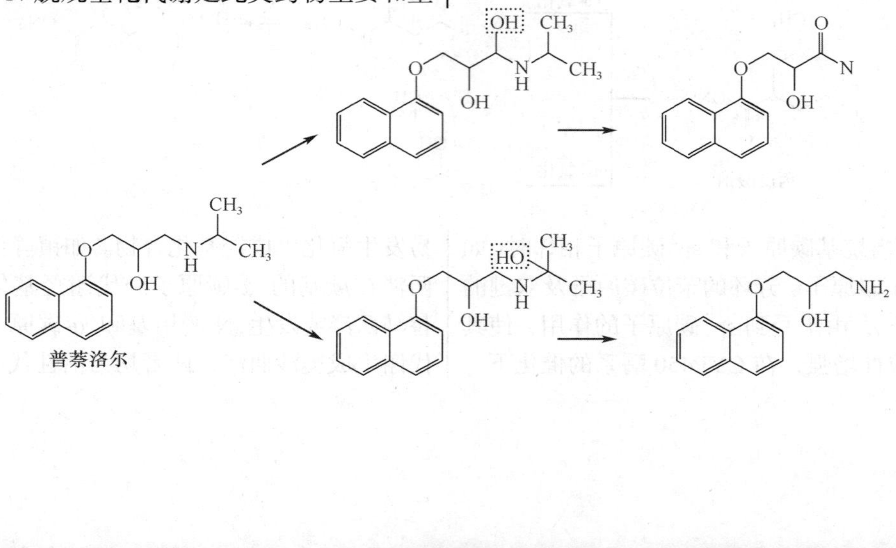

普萘洛尔

代谢的特点：①N-脱烷基化的基团——甲基、乙基、丙基、异丙基、丁基、烯丙基和苄基，及其他含 α-氢原子基团。②体积越小，越易脱去。③反应速度：叔胺＞仲胺。叔胺和仲

胺氧化代谢后产生两种以上产物，而伯胺代谢后，只有一种产物。如利多卡因在进入血脑屏障后产生的脱乙基化代谢产物会引起中枢神经系统的副作用。

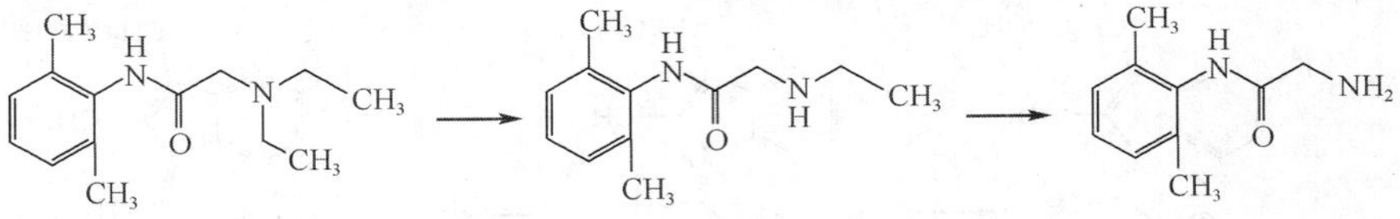

利多卡因

（2）N-氧化反应：胺类体内经氧化代谢生成稳定的 N-氧化物主要是叔胺和含氮芳杂环，而伯胺和仲胺较少。伯胺和仲胺结构中如果无 α-氢原子，则氧化代谢生成羟基胺、亚硝基或硝基化合物。

6. 含氧的药物

（1）醚类药物：在微粒体混合功能酶的催化下，进行 O-脱烷基化反应，生成醇或酚，以及羰基化合物。大部分是芳香醚：可待因、吲哚美辛、维拉帕米、多巴胺、非那西汀等。

代谢的特点：①烷基链越长，分支越多，O-脱烷基化速度越慢；②较长的碳链还会发生ω-和 ω-1 氧化。

（2）醇和醛的氧化：醇在体内醇脱氢酶的催化下，脱氢氧化得到相应的羰基化合物。

特点：①醇脱氢酶是双功能酶，较高 pH（约 pH10）下有利于醇的氧化；较低 pH（约 pH7）下有利于醛的还原（比例很少）；②伯醇、伯胺代谢生成醛是药物毒性根源；③处于苄位的甲基也可经氧化生成醇、醛、羧酸代谢物。

（3）酮的还原：在酮还原酶的作用，生成仲醇。脂肪族和芳香族不对称酮羰基在酶的催化下，立体专一性还原生成一个手性羟基，主要是 S-构型，即使有其他手性中心存在亦是如

此。如镇痛药 S-（＋）-美沙酮经代谢后生成 3S,6S-α-（－）-美沙醇。

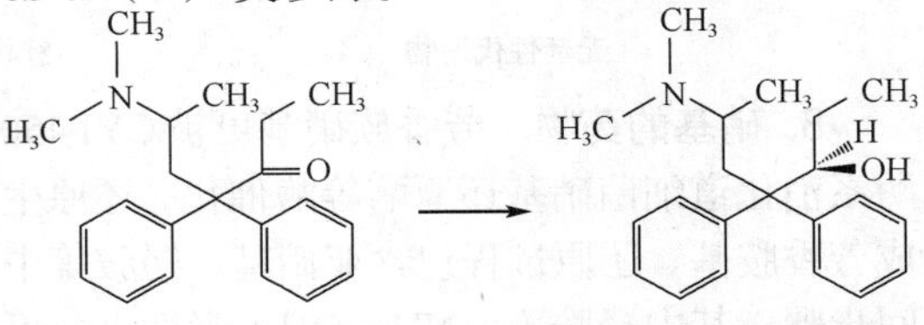

(S)-(+)-美沙酮   3S,6S-α-(-)-美沙醇

7. 含硫的药物

（1）硫醚的 S-脱烷基：芳香或脂肪族的硫醚通常在酶的作用下，氧化生成巯基和羰基化合物。如抗肿瘤活性的药物 6-甲基巯嘌呤经氧化代谢，脱 S-甲基得 6-巯基嘌呤。

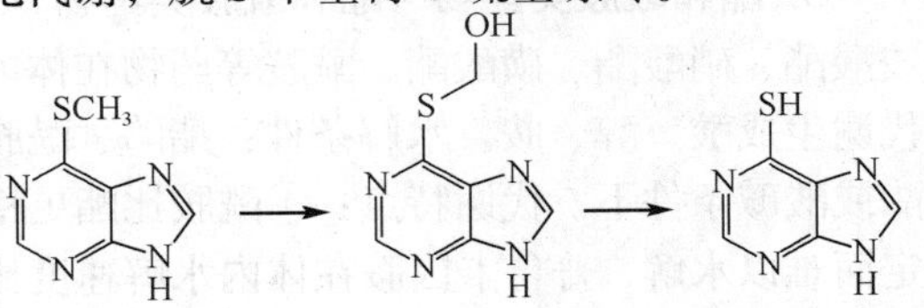

6-甲基巯嘌呤   6-巯基嘌呤

（2）硫醚的 S-氧化反应：在黄素单加氧酶或 CYP450 酶的作用下，氧化生成亚砜，亚砜还会被进一步氧化生成砜。如驱虫药阿苯达唑经氧化生成亚砜化合物，其生物活性比氧化代谢前提高。

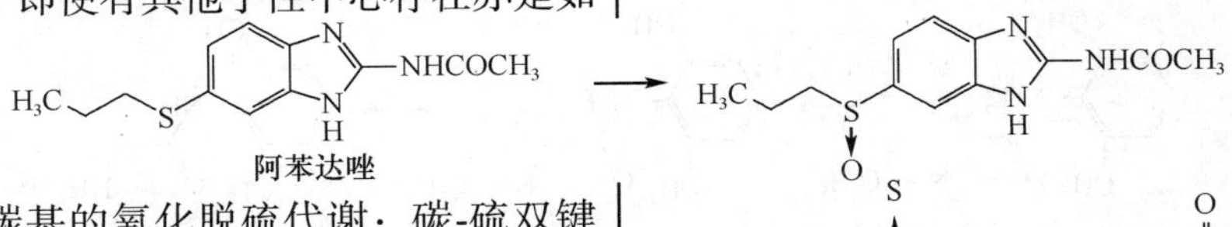

阿苯达唑

（3）硫羰基的氧化脱硫代谢：碳-硫双键（C＝S）和磷-硫双键（P＝S）的化合物经氧化代谢后生成碳-氧双键（C＝O）和磷-氧双键（P＝O）。如硫喷妥经氧化脱硫生成戊巴比妥。抗肿瘤药物塞替派在体内被脱硫代谢生成替哌。

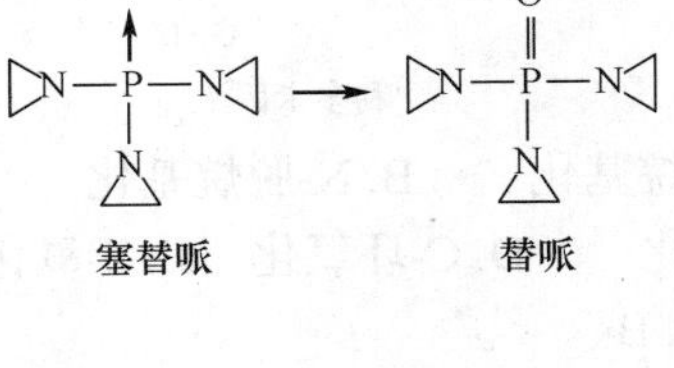

塞替哌   替哌

（4）亚砜类的代谢：亚砜类药物可能经过氧化成砜或还原成硫醚。如非甾体抗炎药舒林酸，属前体药物，体外无效，进入体内后经还原代谢，生成硫醚类活性代谢物发挥活性，减少对胃肠道刺激的副作用。舒林酸另一条代谢途径是氧化生成砜类无活性的代谢物。

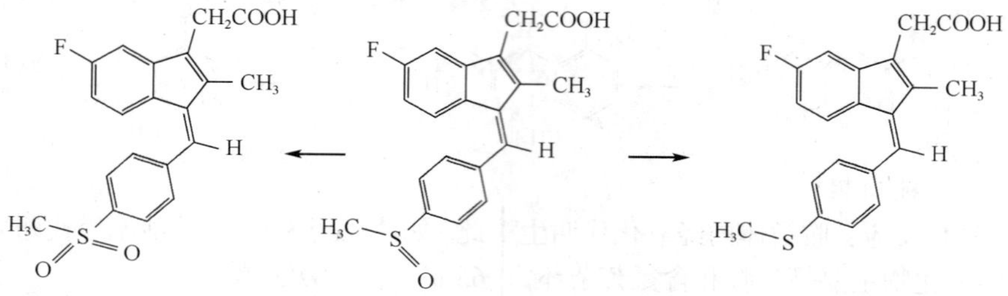

无活性代谢物　　　　舒林酸　　　　活性代谢物

8. 硝基的药物　芳香族硝基可被CYP450酶系消化道细菌硝基还原酶等酶催化，还原生成芳香胺基。还原过程包含亚硝基、羟胺等中间步骤。其中羟胺（—NH—OH）毒性大，可致癌和产生细胞毒性（硝基苯长期使用会引起高铁血红蛋白症，就是因为中间产物苯基羟胺所致）。如氯霉素中的对硝基苯基经生物转化还原生成对氨基苯化合物。

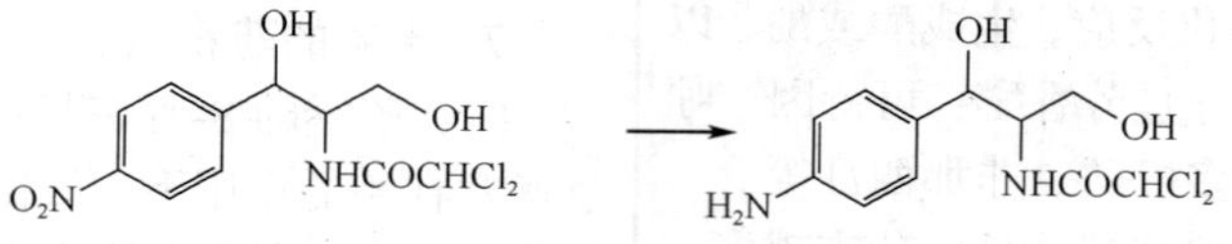

氯霉素

9. 酯和酰胺类药物　酯和酰胺类药物，如羧酸酯、硝酸酯、磺酸酯、酰胺等药物在体内代谢生成酸、醇、胺。水解条件：酯酶、酰胺酶或酸碱条件下。代谢特点：①酰胺比酯更稳定而难以水解，普鲁卡因胺在体内水解速度比普鲁卡因慢。②酰胺也可N-氧化为羟胺（致癌毒性高）：非那西汀毒性来自其 N-羟基化代谢物（已淘汰）。③酯酶和酰胺酶的水解也有立体专一性：丙胺卡因在体内只有 R-（-）异构体被水解。邻甲苯胺→N-氧化物，引起高铁血红蛋白症的，这是所有含苯胺类药物共有的毒副作用。

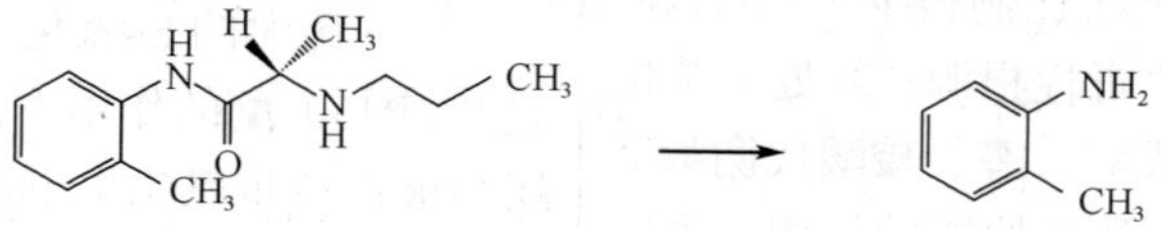

(-)-(R)-丙胺卡因　　　　　　邻甲苯胺

【真题再现】

最佳选择题

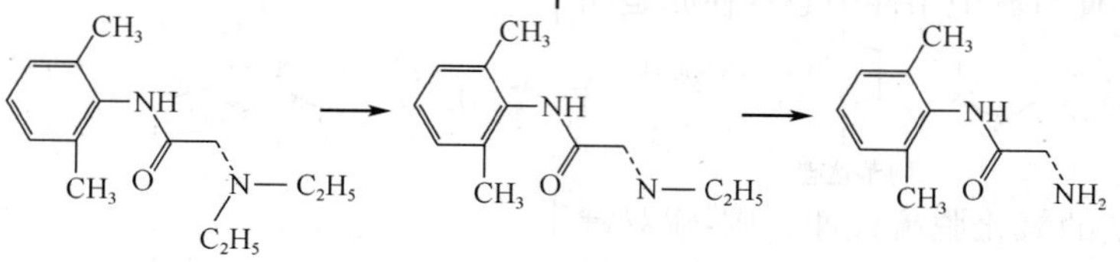

利多卡因

A. O-脱烷基化　　　B. N-脱烷基化
C. N-氧化　　D. C-环氧化　　E. S-氧化
答案：1. B

1. 利多卡因在体内代谢如下，其发生的第Ⅰ相生化转化反应是（2015 年，6）

多项选择题

2. 属于第Ⅱ相生物转化的反应有（2015 年，112）

A. 对乙酰氨基酚和葡萄糖醛酸的结合反应

B. 沙丁胺醇和硫酸的结合反应

C. 白消安和谷胱甘肽的结合反应

D. 对氨基水杨酸的乙酰化结合反应

E. 尖端扭转型室性心律失常

答案：2. ABCDE

解析：药物结构与第Ⅱ相生物转化的规律：①与葡萄糖醛酸的结合反应；②与硫酸的结合反应；③与氨基酸的结合反应；④与谷胱甘肽的结合反应；⑤乙酰化结合反应；⑥甲基化结合反应。

【强 化 练 习】

最佳选择题

1. 含芳环的药物在体内主要发生（　　）

A. 还原代谢　B. 氧化代谢　C. 水解代谢

D. 开环代谢　E. 甲基化代谢

2. 含硝基的药物在体内主要发生（　　）

A. 还原代谢　B. 氧化代谢　C. 甲基化代谢

D. 开环代谢　E. 水解代谢

3. 不属于药物代谢第Ⅰ相生物转化中的化学反应是（　　）

A. 氧化　　B. 还原　　　C. 水解

D. 羟基化　　E. 与葡萄糖醛酸结合

4. 非那西汀的毒性是由于产生了哪种物质引起的（　　）

A. N-烃基化代谢物　　　B. N-羧基化代谢物

C. N-羟基化代谢物　　　D. N-氢化代谢物

E. N-氨基化代谢物

5. 不属于药物的官能团化反应的是（　　）

A. 醇类的氧化反应　　B. 芳环的羟基化

C. 胺类的N-脱烷基化反应

D. 氨基的乙酰化反应

E. 醚类的O-脱烷基化反应

配伍选择题

A. 苯妥英　　B. 炔雌醇　　C. 卡马西平

D. 丙戊酸钠　E. 氯霉素

关于药物的第Ⅰ相生物转化

6. 生成羟基化合物失去生物活性（　　）

7. 生成环氧化合物后转化为二羟基化合物的是（　　）

8. 形成烯酮中间体的是（　　）

9. 发生ω-氧化和ω-1氧化的是（　　）

10. 经过脱卤素代谢的是（　　）

多项选择题

11. 以下关于第Ⅰ相生物转化的正确说法是（　　）

A. 也称为药物的官能团化反应

B. 是体内的酶对药物分子进行的氧化、还原、水解、羟基化等反应

C. 与体内的内源性成分结合

D. 对药物在体内的活性影响较Ⅱ相生物转化小

E. 有些药物经第Ⅰ相反应后，无需进行第Ⅱ相的结合反应

参考答案

最佳选择题：1. B　2. A　3. E　4. C　5. D

配伍选择题：6. A　7. C　8. B　9. D　10. E

多项选择题：11. ABE

考点 2　药物结构与第Ⅱ相生物转化的规律

1. **与葡萄糖醛酸的结合反应**　药物代谢中最普遍的结合反应，生成的结合产物含有可解离的羧基（pK_a 3.2）和多个羟基，无生物活性，易溶于水和排出体外。葡萄糖醛酸的结合反应共有四种类型：O、N、S 和 C 的葡萄糖醛苷化。对于新生儿由于体内肝脏尿苷二磷酸葡萄糖醛酸转移酶活性尚未健全，因此会引起代谢上的问题，导致药物在体内聚集产生毒性，如新生儿体内肝脏尿苷二磷酸葡萄糖醛酸（UDPGA）转移酶活性不健全，导致葡萄糖醛酸缺乏，氯霉素无法代谢，引起"灰婴综合征"。

2. **与硫酸的结合反应**　在磺基转移酶的催化下，由体内活化型的硫酸化剂 3'-磷酸腺苷-5'磷酰硫酸（PAPS）提供活性硫酸基，使底物形成硫酸酯。

参与结合的基团主要有：羟基、氨基和羟氨基。只有酚羟基化合物和胺类化合物能生成稳定的硫酸酯化物。酚羟基在形成硫酸酯化物时，亲和力高，反应迅速。而脂肪醇则反应性低，且形成的硫酸酯易水解成为起始物。

3. **与氨基酸的结合反应**　与氨基酸的结合反应是体内许多羧酸类药物和代谢物主要的结合反应。羧酸类药物（芳香羧酸、芳乙酸、杂环羧酸）和氨基酸（甘氨酸最常见）生成酰

胺类药物。如苯甲酸和水杨酸在体内结合生成马尿酸和水杨酰甘氨酸。

4. 与谷胱甘肽的结合反应 谷胱甘肽是由谷氨酸-半胱氨酸-甘氨酸组成的含硫醇基（巯基—SH）的三肽化合物。在体内起到清除代谢产生的有害亲电性物质的作用（与酰卤结合反应是体内解毒的反应）。

谷胱甘肽的结合反应有亲核取代反应（SN2）、酰化反应、Michael 加成反应及还原反应。

如抗肿瘤药物白消安与谷胱甘肽的结合，由于甲磺酸酯是较好的离去基团，先和巯基生成硫醚的结合物，然后生成的硫醚和分子中的另一个甲磺酸酯基团作用环合形成氢化噻吩。

$$H_3CO_2SO \text{—} OSO_2CH_3 \longrightarrow H_3CO_2SO \text{—} SG \longrightarrow \text{（氢化噻吩）} S\text{-}G$$

白消安

5. 乙酰化结合反应 乙酰化结合对象是含伯氨基（包括脂肪胺和芳香胺）、氨基酸、磺酰胺、肼、酰肼等基团。乙酰化反应是将体内亲水性的氨基结合形成水溶性小的酰胺，该反应是体内外来物去活化的反应。如抗结核药对氨基水杨酸经乙酰化反应后得到对乙酰氨基水杨酸。

化蛋白质、核酸等生物大分子的活性也起到重要作用。

甲基化反应同乙酰化反应一样，也是降低被结合物极性和亲水性，降低体内外来物的活性。

参加甲基化反应的集团是酚羟基、氨基、巯基等。酚羟基的甲基化反应主要是儿茶酚胺结构药物，如肾上腺素、去甲肾上腺素、多巴胺等。且甲基化反应具有区域选择性（仅仅发生在 3-位的酚羟基）和化学选择性（仅对邻二酚羟基）。非邻二酚羟基结构的药物如特布他林不发生甲基化反应。如肾上腺素经甲基化后生成 3-O-甲基肾上腺素。

$$H_2N\text{—} \text{（苯环）} \begin{smallmatrix}OH\\COOH\end{smallmatrix} \longrightarrow H_3C\text{—}CO\text{—}NH\text{—} \text{（苯环）} \begin{smallmatrix}OH\\COOH\end{smallmatrix}$$

对氨基水杨酸　　　　　　　对乙酰氨基水杨酸

6. 甲基化结合反应 甲基化反应是药物代谢中较为少见的代谢途径，但是对一些内源性物质如肾上腺素、褪黑激素等的代谢非常重要，对分解某些生物活性胺以及调节活

$$HO\text{—}(HO)\text{（苯环）}\overset{OH}{\underset{}{CH}}\text{—}CH_2\text{—}NH\text{—}CH_3 \longrightarrow H_3CO\text{—}(HO)\text{（苯环）}\overset{OH}{\underset{}{CH}}\text{—}CH_2\text{—}NH\text{—}CH_3$$

肾上腺素　　　　　　　　3-O-甲基肾上腺素

解析：药物结构与第Ⅱ相生物转化的规律：①与葡萄糖醛酸的结合反应；②与硫酸的结合反应；③与氨基酸的结合反应；④与谷胱甘肽的结合反应；⑤乙酰化结合反应；⑥甲基化结合反应

【真题再现】

最佳选择题

1. 不属于葡萄糖醛酸结合反应的类型是（2016年，7）

A. O-葡萄糖醛苷化　　　B. C-葡萄糖醛苷化
C. N-葡萄糖醛苷化　　　D. S-葡萄糖醛苷化
E. P-葡萄糖醛苷化

答案：1. E

解析：葡萄糖醛酸的结合反应共有四种类型：O、N、S 和 C 的葡萄糖醛苷化。

2. 属于药物代谢第Ⅱ相反应的是（2016年，8）

A. 氧化　　　B. 脱卤素　　　C. 水解
D. 还原　　　E. 乙酰化

答案：2. E

配伍选择题

A. 甲基化的结合反应
B. 与硫酸的结合反应
C. 与谷胱甘肽的结合反应
D. 与葡萄糖醛酸的结合反应
E. 与氨基酸的结合反应

3. 含有甲磺酸酯结构的抗肿瘤药物白消安，在体内的Ⅱ相代谢反应是（2016年，49）

4. 含有儿茶酚胺结构的肾上腺素，在体内发生

COMT 失活代谢反应是（2016年，50）

答案：3. C　4. A

解析：3. 题抗肿瘤药物白消安与谷胱甘肽的结合，由于甲磺酸酯是较好的离去基团，先和巯基生成硫醚的结合物，然后生成的硫醚和分子中的另一个甲磺酸酯基团作用环合形成氢化噻吩。酚羟基的甲基化反应主要对象是具儿茶酚胺结构的活性物质，如肾上腺素、去甲肾上腺素、多巴胺等。4. 题抗肿瘤药物白消安与谷胱甘肽的结合，由于甲磺酸酯是较好的离去基团，先和巯基生成硫醚的结合物，然后生成的硫醚和分子中的另一个甲磺酸酯基团作用环合形成氢化噻吩。酚羟基的甲基化反应主要对象是具儿茶酚胺结构的活性物质，如肾上腺素、去甲肾上腺素、多巴胺等。

【强 化 练 习】

1. 以下哪种药物是要与 GSH 结合反应（　　　）

A. 对氨基水杨酸　B. 肾上腺素　C. 氯霉素

D. 苯甲酸　　E. 白消安

2. 乙酰化反应是含哪种基团的药物的主要代谢途径（　　　）

A. 伯氨基　　B. 氰基　C. 硝基

D. 季铵基　　E. 巯基

3. 水杨酸在体内与哪种物质结合发生第Ⅱ相生物结合（　　　）

A. 葡萄糖醛酸　　B. 硫酸　C. 氨基酸

D. 谷胱甘肽　　E. 甲基

4. 以下哪种反应会使亲水性减小（　　　）

A. 与葡萄糖醛酸结合反应

B. 与硫酸的结合反应

C. 与氨基酸的结合反应

D. 与谷胱甘肽的结合反应

E. 乙酰化结合反应

5. 下列不属于第Ⅱ相结合反应的是（　　　）

A. O、N、S 和 C 的葡萄糖醛苷化

B. 核苷类药物的磷酸化

C. 儿茶酚的间位羟基形成甲氧基

D. 酚羟基的硫酸酯化

E. 苯甲酸形成马尿酸

多项选择题

6. 不可以进行乙酰化结合代谢反应的药物有（　　　）

A. 对氨基水杨酸　　B. 布洛芬

C. 氯贝丁酯　　D. 异烟肼

E. 磺胺嘧啶

7. 参与硫酸酯化结合过程的基团主要有（　　　）

A. 羟基　　B. 羧基　　C. 氨基

D. 磺酸基　　E. 羟氨基

8. 下列结合反应使药物分子水溶性增加的有（　　　）

A. 与氨基酸的结合反应

B. 乙酰化结合反应

C. 与葡萄糖醛酸的结合反应

D. 与硫酸的结合反应

E. 甲基化结合反应

9. 属于第Ⅱ相生物转化的反应有（　　　）

A. 对乙酰氨基酚和葡萄糖醛酸的结合反应

B. 沙丁胺醇和硫酸的结合反应

C. 白消安和谷胱甘肽的结合反应

D. 对氨基水杨酸的乙酰化结合反应

E. 肾上腺素的甲基化结合反应

10. 药物在体内的代谢反应有（　　　）

A. 氧化反应　B. 还原反应　C. 水解反应

D. 乙酰化反应　　E. 甲基化反应

参考答案

最佳选择题：1. E　2. A　3. C　4. E　5. B

多项选择题：6. BC　7. ACE　8. ACD　9. ABCDE　10. ABCDE

单 元 测 试

一、最佳选择题

1. 关于药物的分配系数对药效的影响叙述正确的是（　　　）

A. 分配系数越小、药效越好

B. 分配系数越大、药效越好

C. 分配系数越小、药效越差

D. 分配系数越大、药效越差

E. 分配系数适当、药效为好

2. 药物的亲脂性与生物活性的关系是（　　　）

A. 增强亲脂性，有利于吸收，活性增强

B. 降低亲脂性，不利于吸收，活性减弱

C. 增强亲脂性，使作用时间缩短

D. 降低亲脂性，使作用时间延长

E. 适度的亲脂性有最佳活性

3. 在药物分子中引入哪种基团可使亲水性增加（　　　）

A. 苯基　　　B. 卤素　　　C. 烃基

D. 羟基　　　E. 酯基

4. 药物分子中使脂溶性明显增加的基团是（　　　）

A. 烃基　　　B. 磺酸基　　　C. 羟基

D. 氨基　　　E. 羧基

5. 可使药物分子酸性显著增加的基团是（　　　）

A. 羟基　　　B. 烃基　　　C. 氨基

D. 羧基　　　E. 卤素

6. 下列以共价键方式结合的抗肿瘤药物是（　　　）

A. 乙酰胆碱　B. 尼群地平　C. 氯喹

D. 普鲁卡因　E. 环磷酰胺

7. 盐酸普鲁卡因与药物受体的作用方式不包括（　　　）

A. 静电作用　B. 偶极作用　C. 共价键

D. 范德华力　E. 疏水作用

8. 离子-偶极，偶极-偶极相互作用常见于（　　　）

A. 胺类化合物　　　B. 羰基化合物

C. 芳香环　　　　　D. 羟基化合物

E. 巯基化合物

9. 抗过敏药马来酸氯苯那敏右旋体的活性高于左旋体是由于（　　　）

A. 具有等同的药理活性和强度

B. 产生相同的药理活性，但强弱不同

C. 一个有活性，一个没有活性

D. 产生相反的活性

E. 产生不同类型的药理活性

10. 对映异构体之间具有相反活性的是（　　　）

A. 丙胺卡因　B. 盐酸美沙酮

C. 依托唑啉　D. 丙氧芬　　E. 氯霉素

11. 对映异构体之间具有不同类型药理活性的是（　　　）

A. 丙胺卡因　　　B. 盐酸美沙酮

C. 依托唑啉　　　D. 丙氧芬

E. 氯霉素

12. 对映异构体之间，一个有活性，另一个无活性的是（　　　）

A. 丙胺卡因　　　B. 盐酸美沙酮

C. 依托唑啉　　　D. 丙氧芬

E. 氯霉素

13. 影响手性药物对映体之间活性差异的因素是（　　　）

A. 解离度　　　B. 分配系数　C. 立体构型

D. 空间构象　　E. 电子云密度分布

14. 第Ⅰ相生物转化代谢中发生的反应是（　　　）

A. 氧化反应　B. 重排反应　C. 卤代反应

D. 甲基化反应　　　E. 乙基化反应

15. 第Ⅱ相生物结合代谢中发生的反应是（　　　）

A. 氧化反应　B. 重排反应　C. 卤代反应

D. 甲基化反应　　　E. 乙基化反应

16. 普鲁卡因主要发生（　　　）

A. 还原代谢　　　　B. 水解代谢

C. N-脱乙基代谢　　D. S-氧化代谢

E. 氧化脱卤代谢

17. 阿苯达唑可发生（　　　）

A. 还原代谢　　　　B. 水解代谢

C. N-脱乙基代谢　　D. S-氧化代谢

E. 氧化脱卤代谢

18. 利多卡因主要发生（　　　）

A. 还原代谢　　　　B. 水解代谢

C. N-脱乙基代谢　　D. S-氧化代谢

E. 氧化脱卤代谢

19. 吗啡的代谢为（　　　）

A. N-去烷基再脱氨基

B. 酚羟基的葡萄糖醛苷化

C. 亚砜基氧化为砜基或还原为硫醚

D. 羟基化与N-去甲基化

E. 双键的环氧化再选择性水解

20. 地西泮的代谢为（　　　）

A. N-去烷基再脱氨基

B. 酚羟基的葡萄糖醛苷化

C. 亚砜基氧化为砜基或还原为硫醚

D. 羟基化与 N-去甲基化

E. 双键的环氧化再选择性水解

21. 卡马西平的代谢为（　　）

A. N-去烷基再脱氨基

B. 酚羟基的葡萄糖醛苷化

C. 亚砜基氧化为砜基或还原为硫醚

D. 羟基化与 N-去甲基化

E. 双键的环氧化再选择性水解

22. 舒林酸的代谢为（　　）

A. N-去烷基再脱氨基

B. 酚羟基的葡萄糖醛苷化

C. 亚砜基氧化为砜基或还原为硫醚

D. 羟基化与 N-去甲基化

E. 双键的环氧化再选择性水解

23. 第 Ⅱ 相生物结合中参与反应的体内内源性物质成分不包括（　　）

A. 葡萄糖醛酸　　B. 硫酸　C. 甘氨酸

D. Na^+-K^+-ATP 酶　E. 谷胱甘肽

24. 下列不符合药物代谢中的结合反应特点的是（　　）

A. 在酶催化下进行

B. 无需酶的催化即可进行

C. 形成水溶性代谢物，有利于排泄

D. 形成共价键的过程

E. 形成极性更大的化合物

25. 醚类药物在体内主要发生（　　）

A. 还原代谢　B. 水解代谢　C. 脱烃基代谢

D. 羟基化代谢　　　E. 甲基化代谢

二、配伍选择题

A. 渗透效率　B. 溶解速率　C. 胃排空速度

D. 解离度　　E. 酸碱度

生物药剂学分类系统根据药物溶解性和肠壁渗透性的不同组合将药物分为四类

26. 纳多洛尔属于第 Ⅲ 类，是高水溶性、低渗透性的水溶性分子药物，其体内吸收取决于（　　）

27. 匹罗昔康属于第 Ⅱ 类，是低水溶性、高渗透性的亲脂性分子药物，其体内吸收取决于（　　）

28. 依那普利属于第 Ⅰ 类，是高水溶性、高渗透性的两亲性分子药物，其体内吸收取决于（　　）

A. 解离度　　B. 分配系数　C. 立体构型

D. 分子结构　E. 电子云密度分布

29. 影响手性药物对映异构体之间活性差异的因素是（　　）

30. 影响结构非特异性全身麻醉药活性的因素是（　　）

A. 弱酸性药物　　　B. 弱碱性药物

C. 强碱性药物　　　D. 两性药物

E. 中性药物

31. 在胃中易吸收的药物是（　　）

32. 在肠道中易吸收的药物是（　　）

33. 在消化道难以吸收的药物是（　　）

A. 药效构象　B. 分配系数　C. 手性药物

D. 结构特异性药物　　　E. 结构非特异性药物

34. 含有手性中心的药物是（　　）

35. 药物与受体相互结合时的构象是（　　）

36. 药效主要受物理化学性质的影响是（　　）

37. 药效主要受化学结构的影响是（　　）

A. 还原代谢　B. 水解代谢　C. N-脱乙基代谢

D. S-氧化代谢　　　E. 氧化脱卤素代谢

38. 美沙酮可发生（　　）

39. 普鲁卡因主要发生（　　）

40. 利多卡因主要发生（　　）

41. 氯霉素可发生（　　）

三、多项选择题

42. 可能影响药效的因素有（　　）

A. 药物的脂水分配系数　B. 药物的解离度

C. 药物形成氢键的能力

D. 药物与受体的亲和力

E. 药物的电子云密度分布

43. 关于药物物理化学性质的说法，正确的是（　　）

A. 弱酸性药物在酸性胃液中解离度低，易在胃中吸收

B. 药物的脂溶性越高，药物在体内的吸收越好

C. 药物的脂水分配系数值（$\lg P$）用于恒量药物的脂溶性

D. 由于肠道比胃的 pH 高，所以弱碱性药物在肠道中比胃中容易吸收

E. 由于体内不同部位 pH 不同，所以同一药物在体内不同部位的解离度不同

44. 在药物结构中引入哪些基团或原子，可导致药物的脂溶性增大（　　）

A. 烷烃基　　B. 氨基　C. 脂环烃基

D. 羧基　　　E. 卤素原子

45. 药物与生物大分子的作用时，可逆的结合形式有（　　）

A. 疏水键　　B. 共价键　　C. 范德华力

D. 偶极-偶极相互作用　　E. 氢键

46. 影响结构非特异性药物活性的因素有（　　）

A. 溶解度　　B. 分配系数　C. 几何异构体

D. 光学异构体　　E. 解离度

47. 以下关于第 I 相生物转化的正确说法是（　　）

A. 也称药物的官能团化反应

B. 是体内的酶对药物分子进行的氧化、还原、水解、羟基化等反应

C. 与体内的内源性成分结合

D. 对药物在体内的活性影响较 II 相生物转化小

E. 有些药物经第 I 相反应后，无需进行第 II 相结合反应

48. 药物在体内代谢的反应有（　　）

A. 氧化反应　B. 还原反应　C. 水解反应

D. 葡萄糖醛苷化反应　E. 乙酰化反应

49. 胺类药物的代谢途径包括（　　）

A. N-脱烷基化反应　　　B. N-氧化反应

C. 加成反应　　　　D. 氧化脱氨反应

E. N-酰化反应

50. 药物代谢中的第 I 相生物转化包括（　　）

A. 氧化反应　B. 还原反应　C. 水解反应

D. 结合反应　E. 脱烷基反应

51. 葡萄糖醛酸结合反应的类型有（　　）

A. O 的葡萄糖醛苷化　　B. C 的葡萄糖醛苷化

C. N 的葡萄糖醛苷化　　D. S 的葡萄糖醛苷化

E. Cl 的葡萄糖醛苷化

52. 属于第 II 相生物结合代谢的反应有（　　）

A. 葡萄糖醛酸的结合　　B. 与硫酸的结合

C. 与氨基酸的结合　　　D. 与蛋白质的结合

E. 乙酰化结合

53. 通过结合代谢使药物去活性并产生水溶性代谢物的有（　　）

A. 与葡萄糖醛酸结合　　B. 与硫酸结合

C. 甲基化结合　　　　D. 乙酰化结合

E. 与氨基酸结合

参考答案

最佳选择题：1. E　2. E　3. C　4. A　5. D　6. E　7. C　8. B　9. B　10. C　11. D　12. E　13. C　14. A　15. D　16. B　17. D　18. C　19. B　20. D　21. E　22. C　23. D　24. B　25. C

配伍选择题：26. A　27. B　28. C　29. C　30. B　31. A　32. B　33. C　34. C　35. A　36. E　37. D　38. A　39. B　40. C　41. A

多项选择题：42. ABCDE　43. ACDE　44. ACE　45. ACDE　46. ABE　47. ABE　48. ABCDE　49. ABDE　50. ABCE　51. ABCD　52. ABCE　53. ABE

第三章 药物固体制剂和液体制剂与临床应用

章 节 概 述

本章主要介绍了四种固体制剂和四类液体制剂各自的分类、特点、质量要求和临床要求与注意事项。依据历年的考试分析来看，本章占用的分值约为 9 分左右，分值为整科目的 7%。本章为第四章药物灭菌制剂和其他制剂与临床应用和第五章药物递送系统与临床应用的复习提供方法和经验。应作为重点章节进行复习。

本章共计 2 个小节，第 1 节 4 分，第 2 节 5 分。这 2 节分别介绍了四种剂型，第 1 节中片剂的质量要求、辅料等内容应重点复习，第 2 节中液体制剂的分类、特点和附加剂应重点复习。

章节	内容	分值
第一节	固体制剂	4 分
第二节	液体制剂	5 分
合计		9 分

第一节 固 体 制 剂

考点 1 散剂

1. 固体制剂具有以下共同特点

（1）物理、化学稳定性好，生产工艺较成熟，生产成本较低。

（2）制备过程的前处理需经历相同的单元操作。

（3）药物在体内需先溶解后再吸收进入血液循环。

（4）剂量较易控制。

（5）贮存、运输、服用以及携带方便。

2. 散剂的特点

（1）粒径小、比表面积大、易分散、起效快。

（2）外用时其覆盖面大，且兼具保护、收敛等作用。

（3）制备工艺简单，剂量易于控制，便于特殊群体如婴幼儿与老人服用。

（4）包装、贮存、运输及携带较方便。

（5）但是，由于散剂的分散度较大，往往对制剂的吸湿性、化学活性、气味、刺激性、挥发性等性质影响较大，故对光、湿、热敏感的药物一般不宜制成散剂。

3. 散剂的质量要求

（1）供制散剂的药物均应粉碎。除另有规定外，口服散剂应为细粉（过六号筛），局部用散剂应为最细粉（过七号筛）。

（2）散剂应干燥、疏松、混合均匀、色泽一致。制备含有毒性药、贵重药或药物剂量小的散剂时，应采用配研法混匀并过筛。

（3）散剂可单剂量包（分）装和多剂量包装，多剂量包装者应附分剂量的用具。含有毒性药的口服散剂应单剂量包装。

（4）散剂中可含或不含辅料。口服散剂需要时亦可加矫味剂、芳香剂、着色剂等。

（5）除另有规定外，散剂应密闭贮存。含挥发性药物或易吸潮药物的散剂应密封贮存。

此外，散剂的质量检查项目还有：

（1）外用散剂和用于烧伤或严重创伤的中药外用散剂通过七号筛的粉末重量不得少于 95%（最细粉）。

（2）中药散剂中一般含水量不得过 9.0%。

（3）除中药散剂外，105℃干燥至恒重，减失重量不得过 2.0%。

（4）用于烧伤、严重创伤或临床必需无菌的局部用散剂应符合无菌要求。

4. 散剂的临床应用与注意事项

（1）临床应用：外用或局部外用散剂适宜于溃疡、外伤的治疗；内服散剂一般为细粉，以便儿童以及老人服用，服用时不宜过急，单次服用剂量适量，服药后不宜过多饮水，以免药物过度稀释导致药效差等。

（2）注意事项：内服散剂应温水送服，服用后半小时内不可进食，服用剂量过大时应分次服用以免引起呛咳；服用不便的中药散剂可加蜂蜜调和送服或装入胶囊吞服。对于温胃止痛的散剂不需用水送服，应直接吞服以利于延长药物在胃内的滞留时间。

【真题再现】

最佳选择题

关于散剂特点的说法，错误的是（2015年，9）

A. 粒径小、比表面积大

B. 易分散、起效快

C. 尤其适宜湿敏感药物

D. 包装、贮存、运输、携带较方便

E. 便于婴幼儿、老人服用

答案：C

解析：散剂的特点：①粒径小、比表面积大、易分散、起效快；②外用时其覆盖面大，且兼具保护、收敛等作用；③制备工艺简单，剂量易于控制，便于特殊群体如婴幼儿与老人服用；④包装、贮存、运输及携带较方便。但是，由于散剂的分散度较大，往往对制剂的吸湿性、化学活性、气味、刺激性、挥发性等性质影响较大，故对光、湿、热敏感的药物一般不宜制成散剂。

【强化练习】

最佳选择题

1. 关于散剂的临床应用与注意事项的说法错误的是（　　）

A. 服用散剂后应多饮水

B. 服用后 0.5h 内不可进食

C. 服用剂量过大时应分次服用以免引起呛咳

D. 服用不便的中药散剂可加蜂蜜调和送服或装入胶囊吞服

E. 温胃止痛的散剂直接吞服以延长药物在胃内的滞留时间

2. 以下哪种散剂需要单剂量包装（　　）

A. 含有毒性药的局部用散剂

B. 含有毒性药的口服散剂

C. 含有贵重药的局部用散剂

D. 含有贵重药的口服散剂

E. 儿科散剂

3. 口服散剂应为（　　）

A. 极细粉　　B. 最细粉　　C. 细粉

D. 中粉　　　E. 粗粉

4. 中药散剂的含水量要求（　　）

A. ≤9.0%　　B. ≤7.0%　　C. ≤5.0%

D. ≤2.0%　　E. ≤1.0%

5. 下列散剂特点叙述错误的是（　　）

A. 粒径较小，较其他固体制剂更稳定

B. 制备工艺简单，剂量易于控制，便于婴幼儿服用

C. 贮存，运输携带比较方便

D. 粉碎程度大，比表面积大，易于分散，起效快

E. 外用覆盖面积大，具有保护和收敛等作用

多项选择题

6. 固体制剂中不属于速释制剂的有（　　）

A. 速溶片　　B. 固体分散片

C. 渗透泵片　D. 速崩片　　E. 缓释片

7. 药典中规定散剂检查的项目是（　　）

A. 粒度　　　B. 外观均匀度

C. 干燥失重　D. 装量差异　E. 卫生学检查

8. 以下属于局部用散剂的是（　　）

A. 乌贝散　　　　B. 五白散

C. 布拉酵母菌散　D. 冰花散

E. 蒙脱石散

9. 以下需要采用配研法混匀的散剂包括（　　）

A. 含毒性药　　　　B. 含贵重药

C. 药物剂量小的散剂　D. 中药散剂

E. 创伤用散剂

参考答案

最佳选择题：1. A　2. B　3. C　4. A　5. A

多项选择题：6. CE　7. ABCDE　8. BD　9. ABC

考点2　颗粒剂

1. **颗粒剂的特点**　与散剂相比，颗粒剂还具有以下特点：

（1）分散性、附着性、团聚性、引湿性等较小。

（2）服用方便，并可加入添加剂如着色剂和矫味剂，提高病人服药的顺应性。

（3）通过采用不同性质的材料对颗粒进行包衣，可使颗粒具有防潮性、缓释性、肠

溶性等。

（4）通过制成颗粒剂，可有效防止复方散剂各组分由于粒度或密度差异而产生离析。

2. 颗粒剂的质量要求

（1）药物与辅料应均匀混合。

（2）凡属挥发性药物或遇热不稳定的药物在制备过程应注意控制适宜的温度条件，凡遇光不稳定的药物应遮光操作。

（3）除另有规定外，挥发油应均匀喷入干燥颗粒中，密闭至规定时间或用包合等技术处理后加入。

（4）根据需要颗粒剂可加入适宜的辅料，如稀释剂、黏合剂、分散剂、着色剂以及矫味剂等。

（5）为了防潮、掩盖药物的不良气味等，也对颗粒进行包薄膜衣。必要时，对包衣颗粒应检查残留溶剂。

（6）颗粒剂应干燥、颗粒均匀、色泽一致，无吸潮、软化、结块、潮解等现象。

（7）颗粒剂的微生物限度应符合要求。

（8）根据原料药物和制剂的特性，颗粒剂的溶出度、释放度、含量均匀度等应符合要求。

（9）除另有规定外，颗粒剂应密封，置干燥处贮存，防止受潮。

此外，颗粒剂的质量检查项目还有：

（1）颗粒剂一般不能通过一号筛与能通过五号筛的总和不得过15%。

（2）除另有规定外，中药颗粒剂中一般水分含量不得过8.0%。

（3）一般化学药品和生物制品颗粒剂照干燥失重测定法测定于105℃干燥至恒重，含糖颗粒应在80℃减压干燥，减失重量不得超过2.0%。

（4）除混悬颗粒以及已规定检查溶出度或释放度的颗粒剂可不进行溶化性检查外，可溶性颗粒剂应全部溶化或轻微浑浊，泡腾颗粒5分钟内颗粒均应完全分散或溶解在水中，均不得有异物。

3. 颗粒剂的注意事项

（1）可溶型、泡腾型颗粒剂应加温开水冲服，切忌放入口中用水送服。

（2）混悬型颗粒剂冲服如有部分药物不溶解也应该一并服用。

（3）中药颗粒剂不宜用铁质或铝制容器冲服，以免影响疗效。

【强化练习】

最佳选择题

1. 关于颗粒剂的表述错误的是（　　　）

A. 是指药物与适宜的辅料混合制成的具有一定粒度的干燥颗粒状制剂

B. 应用和携带比较方便，溶出和吸收速度较快

C. 都要溶解在水中服用

D. 分为可溶型颗粒剂、混悬型颗粒剂、泡腾型颗粒剂等

E. 有肠溶颗粒剂、缓释颗粒剂、控释颗粒剂等

2. 以下不属于颗粒剂的质量检查项目的是（　　　）

A. 粒度　　　B. 干燥失重　C. 装量

D. 无菌和微生物限度　E. 硬度

3. 关于颗粒剂的说法不正确的是（　　　）

A. 颗粒剂系指药物与适宜的辅料混合制成的具有一定粒度的干燥颗粒状制剂

B. 颗粒剂已收载于《中国药典》

C. 颗粒剂适合儿童和老人应用

D. 泡腾型颗粒剂可直接放入口中送服

E. 肠溶、缓释、控释颗粒剂服用时应保证制剂释药结构的完整性

4. 关于颗粒剂质量要求叙述不正确的是（　　　）

A. 为了防潮、掩盖药物的不良气味等，可对颗粒进行包薄膜衣

B. 颗粒剂的微生物限度应符合要求

C. 中药颗粒剂中一般水分含量不得过9.0%

D. 泡腾颗粒剂5分钟内颗粒均应完全分散或溶解在水中且不得有异物

E. 一般化学药品和生物制品颗粒剂照干燥失重测定法测定于105℃干燥至恒重，含糖颗粒应在80℃减压干燥

5. 关于颗粒剂的表述错误的是（　　　）

A. 分散性、附着性较散剂小

B. 吸湿性、聚集性较散剂小

C. 颗粒剂可包衣或制成缓释制剂

D. 泡腾性颗粒中的药物应当是难溶性的，泡腾后形成混悬

E. 可适当加入芳香剂、矫味剂、着色剂

6. 关于颗粒剂的质量要求说法错误的是（　　）

A. 不能通过一号筛与能通过五号筛的总和不得过 15%

B. 中药颗粒剂中水分含量不得过 8.0%

C. 化学药品颗粒剂干燥减失重量不得超过 5.0%

D. 混悬颗粒、检查溶出度或释放度的颗粒剂可不进行溶化性检查

E. 泡腾颗粒剂 5min 内颗粒均应完全分散或溶解在水中

配伍选择题

A. 泡腾颗粒　　B. 可溶颗粒

C. 混悬颗粒　　D. 缓释颗粒

E. 肠溶颗粒

7. 在酸性条件下基本不释放药物的颗粒是（　　）

8. 含碳酸氢钠和有机酸的颗粒是（　　）

A. 溶解度　　　B. 崩解度　　　C. 溶化性

D. 融变时限　　E. 卫生学检查

以下有关质量检查要求

9. 颗粒剂需检查，散剂不用检查的项目（　　）

10. 颗粒剂、散剂均需检查的项目（　　）

参考答案

最佳选择题：1. C　2. E　3. D　4. C　5. D　6. D

配伍选择题：7. E　8. A　9. C　10. E

考点 3　片剂

1. 片剂的特点

（1）片剂的优点

1）以片数为剂量单位，剂量准确、服用方便。

2）受外界空气、水分、光线等影响较小，

化学性质更稳定。

3）生产机械化、自动化程度高，生产成本低、产量大，售价较低。

4）种类较多，可满足不同临床医疗需要，如速效（分散片）、长效（缓释片）、口腔疾病（含片）、阴道疾病（阴道片）等，应用广泛。

5）运输、使用、携带方便。

（2）片剂的缺点

1）幼儿及昏迷患者等不易吞服。

2）制备工序较其他固体制剂多，技术难度更高。

3）某些含挥发性成分的片剂，贮存期内含量会下降。

2. 片剂的质量要求

（1）硬度适中，一般认为普通片剂的硬度在 50N 以上为宜。

（2）脆碎度反映片剂的抗磨损和抗振动能力，小于 1% 为合格片剂。

（3）符合片重差异的要求，含量准确，具体要求见下表。

《中国药典》规定的片重差异限度	
片剂的平均质量（g）	片重差异限度（%）
<0.30	±7.5
≥0.30	±5.0

（4）色泽均匀，外观光洁。

（5）符合崩解度或溶出度的要求，分散片、可溶片为 3 分钟；舌下片、泡腾片为 5 分钟；普通片剂的崩解时限是 15 分钟；薄膜衣片为 30 分钟；肠溶衣片要求在盐酸溶液中 2 小时内不得有裂缝、崩解或软化现象，在 pH6.8 磷酸盐缓冲液中 1 小时内全部溶解并通过筛网等。

（6）小剂量的药物或作用比较剧烈的药物，应符合含量均匀度的要求。

3. 片剂的辅料

分类		作用	种类
片剂的常用辅料	稀释剂/填充剂（主药剂量小于 50 mg）		①淀粉；②蔗糖；③糊精；④乳糖；⑤预胶化淀粉（可压性淀粉）；⑥微晶纤维素（MCC）；⑦无机盐类；⑧甘露醇（常用于咀嚼片、有矫味作用）
	润湿剂和黏合剂		润湿剂：水、乙醇

续表

分类	作用	种类
片剂包衣材料	黏合剂	①淀粉浆；②甲基纤维素（MC）；③羟丙基纤维素（HPC）；④羟丙基甲基纤维素（HPMC）；⑤羟甲基纤维素钠（CMC-Na）；⑥乙基纤维素（EC）；⑦聚维酮（PVP）；⑧明胶（可用于口含片）；⑨聚乙二醇（PEG）
	崩解剂	不需加崩解剂的片剂：①缓、控释片；②口含片；③咀嚼片；④舌下片
		常用的崩解剂有：①干淀粉；②羧甲淀粉钠（CMS-Na）；③低取代羟丙基纤维素（L-HPC）；④交联羧甲基纤维素钠（CCMC-Na）；⑤交联聚维酮（PVPP）；⑥泡腾崩解剂（碳酸氢钠和枸橼酸组合成的混合物，也可用柠檬酸、富马酸与碳酸钠、碳酸钾、碳酸氢钾）
	润滑剂	①硬脂酸镁（MS）；②微粉硅胶；③滑石粉；④氢化植物油；⑤聚乙二醇类；⑥十二烷基硫酸钠
	糖包衣材料	片芯→隔离层（玉米朊乙醇溶液、邻苯二甲酸醋酸纤维素乙醇溶液、明胶浆）→粉衣层（滑石粉、蔗糖粉、明胶、阿拉伯胶、蔗糖水溶液）→糖衣层（蔗糖衣膜）→有色糖衣层
	薄膜包衣材料	胃溶型：①羟丙基甲基纤维素（HPMC）；②羟丙基纤维素（HPC）；③丙烯酸树脂Ⅳ号；④聚乙烯吡咯烷酮（PVP）；⑤聚乙烯缩乙醛二乙氨乙酸（AEA） 肠溶型：①虫胶；②醋酸纤维素酞酸酯（CAP）；③丙烯酸树脂Ⅰ、Ⅱ、Ⅲ号；④丙甲纤维素酞酸酯（HPMCP） 水溶型：乙基纤维素（EC）、醋酸纤维素
		水溶性增塑剂：丙二醇、甘油、聚乙二醇 非水溶性增塑剂：甘油三醋酸酯、乙酰化甘油酸酯、邻苯二甲酸酯
		释放剂（致孔剂）：蔗糖、氯化钠、表面活性剂、PEG
		遮光剂：二氧化钛

4. 片剂制备中的常见问题及原因

（1）裂片：片剂发生裂开的现象称为裂片，主要有顶裂和腰裂两种形式。产生裂片的处方因素有：①物料中细粉太多，压缩时空气不能及时排出，导致压片后气体膨胀而裂片；②物料的塑性较差，结合力弱。

产生裂片的原因除处方因素外，还有工艺因素。

（2）松片：片剂硬度不够，稍加触动即散碎的现象称为松片。主要原因是黏性力差，压缩压力不足等。

（3）崩解迟缓：影响崩解的主要原因是：①片剂的压力过大，导致内部空隙小，影响水分渗入；②增塑性物料或黏合剂使片剂的结合力过强；③崩解剂性能较差。

（4）溶出超限：主要原因是：①片剂不崩解；②颗粒过硬；③药物的溶解度差等。

（5）含量不均匀 主要原因是片重差异超限、药物的混合度差、可溶性成分的迁移等。小剂量药物更易出现含量不均匀的问题。

5. 注意事项

（1）口服片剂

1）服药方法：肠溶衣片、双层糖衣片需整片服用，不可嚼服和掰开服用。有些药物由于本身质原因也不可嚼服，例如普罗帕酮片可引起局部麻醉，因此不能嚼服。而咀嚼片嚼服有利于更快的发挥药效，提高药物生物利用度。

2）服药次数及时间：为了更好地发挥药物疗效、减轻或避免不良反应的发生，必须严格按照医嘱或药品使用说明书上规定的服药次数和时间用药物。如驱虫药需在半空腹或空腹时服用，抗酸药、胃肠解痉药多数需在餐前服用，也可在症状发作时服用。需餐前服用的药物还有收敛药、肠道抗感染药、利胆药、盐类泻药、催眠药、缓泻药等。

3）服药溶液：服药溶液最好是白开水，

水有加速药物在胃肠道的溶解、润滑保护食管、冲淡食物和胃酸对药物的破坏以及减少胃肠道刺激的作用。选用其他常见液体服药时应慎重。茶叶中含有鞣酸、咖啡因及其他植物成分，可能会与一些药物发生相互作用。酒精及含酒精类饮料对中枢神经系统有抑制作用。

4）服药姿势：最好采用坐位或站位服药，服药后，稍微活动一下再卧床休息。躺服会使药物黏附于食管，不仅影响疗效还可能引起咳嗽或局部炎症等反应。

（2）口腔用片剂：①舌下片：置于舌下，使之缓慢溶解于唾液，不可掰开、吞服。10分钟内禁止饮水或饮食。②含片：含片能在局部发挥持久的疗效，服用时，置于舌底，使其自然溶化分解。5岁以下幼儿服用含片时，最好选用圈式中空的含片。

（3）阴道片及阴道泡腾片：①使用前清洗双手及阴道内、外分泌物；②临睡前使用；③给药后1～2小时内尽量不排尿，以免影响药效；④用药期间避免性生活；⑤避开经期使用。

【真题再现】

最佳选择题

1. 最适宜做片剂崩解剂辅料的是（2016年，9）

A. 微晶纤维素　　B. 甘露醇

C. 羧甲基淀粉钠　D. 糊精　E. 羟丙纤维素

答案：1. C

解析：羧甲基淀粉钠是一种高效崩解剂。

配伍选择题

A. 气雾剂　　B. 醑剂　C. 泡腾片

D. 口腔贴片　E. 栓剂

2. 主要辅料是碳酸氢钠和有机酸的剂型是（2015年，52）

答案：2. C

解析：泡腾片系指含有碳酸氢钠和有机酸，遇水可产生气体而呈泡腾状的片剂。泡腾片中的药物应是易溶性的，加水产生气泡后应能溶解。有机酸一般用枸橼酸、酒石酸、富马酸等。

A. 丙二醇　　B. 醋酸纤维素酞酸酯

C. 醋酸纤维素　D. 蔗糖　　E. 乙基纤维素

片剂的薄膜包衣材料通常由高分子成膜材料组成，并可添加增塑剂、致孔剂（释放调节剂）、着色剂与遮光剂等

3. 常用的致孔剂是（2015年，53）

4. 常用的增塑剂是（2015年，54）

答案：3. D　4. A

解析：3. 题增塑剂系指用来改变高分子薄膜的物理机械性质，使其更柔顺，增加可塑性的物质。主要有水溶性增塑剂（如丙二醇、甘油、聚乙二醇等）和非水溶性增塑剂（如甘油三醋酸酯、乙酰化甘油酸酯、邻苯二甲酸酯等）。

4. 题释放调节剂也称致孔剂，致孔剂一般为水溶性物质，用于改善水不溶性薄膜衣的释药速度。常见的致孔剂有蔗糖、氯化钠、表面活性剂和PEG等。

A. 3分钟　　B. 5分钟　　　C. 15分钟

D. 30分钟　　E. 60分钟

5. 普通片剂的崩解时限是（2016年，51）

6. 泡腾片的崩解时限是（2016年，52）

7. 薄膜包衣片的崩解时限是（2016年，53）

答案：5. C　6. B　7. D

解析：普通片剂的崩解时限是15分钟；分散片、可溶片为3分钟；舌下片、泡腾片为5分钟；薄膜衣片为30分钟。

【强化练习】

最佳选择题

1. 片剂硬度不够，运输时出现散碎的现象称为（　　）

A. 崩解迟缓　B. 片重差异大

C. 黏冲　　D. 含量不均匀　　E. 松片

2. 片剂质量要求不包括（　　）

A. 硬度适中　B. 符合融变时限的要求

C. 符合崩解度或溶出度的要求

D. 符合重量差异的要求，含量准确

E. 小剂量的药物或作用比较剧烈的药物，应符合含量均匀度的要求

3. 作为片剂填充剂的是（　　）

A. HPMC　　　　B. 羧甲淀粉钠

C. 聚乙二醇　　　D. 微晶纤维素

E. 低取代羟丙基纤维素

4. 下列辅料中不作崩解剂使用的是（　　）

A. 干淀粉　　B. 羧甲淀粉钠

C. 交联聚维酮　D. 微粉硅胶

E. 柠檬酸

5. 不作为薄膜包衣高分子包衣材料使用的是（   ）

A. 聚乙二醇　　　B. 羟丙基纤维素

C. 羟丙基甲基纤维素　D. 聚乙烯吡咯烷酮

E. 乙基纤维素

6. 以下为肠溶型薄膜衣材料的是（   ）

A. 醋酸纤维素　　B. 乙基纤维素

C. 丙烯酸树脂Ⅳ号

D. 醋酸纤维素酞酸酯

E. 羟丙基纤维素

7. 下列辅料中不可作为片剂润滑剂的是（   ）

A. 微粉硅胶　　　B. 甲基纤维素

C. 月桂醇硫酸镁　D. 滑石粉

E. 氢化植物油

8. 片剂辅料中的崩解剂是（   ）

A. 乙基纤维素　　B. 交联羧甲基纤维素钠

C. 微粉硅胶　D. 甲基纤维素　E. 乳糖

9. 片剂中首选的润湿剂是（   ）

A. 蒸馏水　B. 乙醇　　C. 聚乙二醇

D. 乙基纤维素　　E. 羧甲基纤维素

10. 主要用于片剂的黏合剂是（   ）

A. 羧甲基淀粉钠　B. 乙基纤维素

C. 交联聚维酮　　　D. 干淀粉

E. 微粉硅胶

11. 不是包衣目的的叙述为（   ）

A. 改善片剂的外观和便于识别

B. 增加药物的稳定性

C. 定位或快速释放药物

D. 隔绝配伍变化

E. 掩盖药物的不良臭味

12. 以下为水不溶型薄膜衣材料的是（   ）

A. 羟丙基纤维素

B. 丙烯酸树脂Ⅳ号

C. 醋酸纤维素

D. 丙烯酸树脂Ⅱ号

E. 丙烯酸树脂Ⅰ号

13. 下列辅料中，崩解剂是（   ）

A. PEG　　　　B. HPMC　　　C. PVP

D. CMC-Na　E. CCMC-Na

14. 淀粉可以作为下列辅料，其中有一项除外

（   ）

A. 填充剂　　B. 稀释剂　　C. 黏合剂

D. 崩解剂　　E. 润滑剂

15. 以下为胃溶型薄膜衣材料的是（   ）

A. 乙基纤维素　　B. PVP　C. 醋酸纤维素

D. 丙烯酸树脂Ⅱ号　　E. 丙烯酸树脂Ⅰ号

配伍选择题

A. 二氧化钛　B. CAP　C. 丙二醇

D. 吐温 80　　E. 司盘 80

16. 在包衣液的处方中，可作为增塑剂的是（   ）

17. 在包衣液的处方中，可作为遮光剂的是（   ）

18. 在包衣液的处方中，可作为肠溶衣材料的是（   ）

A. 崩解剂　　B. 黏合剂　　C. 填充剂

D. 填充剂兼崩解剂　　E. 润滑剂

19. 羧甲基淀粉钠是（   ）

20. 糊精是（   ）

21. 羧甲基纤维素钠是（   ）

A. 裂片　　　B. 松片　　　C. 崩解迟缓

D. 溶出超限　E. 含量不均匀

22. 药物的溶解度差会引起（   ）

23. 可溶性成分的迁移会引起（   ）

24. 片剂的结合力过强会引起（   ）

25. 黏性力差，压缩压力不足会引起（   ）

26. 物料中细粉太多会引起（   ）

A. 30min　　　B. 20min　　　C. 15min

D. 3min　　　E. 5min

27. 薄膜包衣片的崩解时间（   ）

28. 舌下片的崩解时间（   ）

29. 分散片的崩解时间（   ）

综合分析题

　　盐酸西替利嗪咀嚼片处方：盐酸西替利嗪 5g,甘露醇 192.5g,乳糖 70g,微晶纤维素 61g,预胶化淀粉 10g, 硬脂酸镁 17.5g, 8%聚维酮乙醇溶液 100ml, 苹果酸适量, 阿司帕坦适量, 制成 1000 片。

30. 可用于处方中矫味剂的是（   ）

A. 硬脂酸镁　　　　B. 乳糖

C. 微晶纤维素　　　D. 阿司帕坦

E. 聚维酮乙醇溶液

31. 处方中压片用填充剂是（　　）

A. 甘露醇　　B. 苹果酸　　C. 硬脂酸镁

D. 聚维酮乙醇溶液　　E. 阿司帕坦

参考答案

最佳选择题：1. E　2. B　3. D　4. D　5. A　6. D　7. B　8. B　9. A　10. C　11. C　12. C　13. E　14. E　15. C

配伍选择题：16. C　17. A　18. B　19. A　20. C　21. B　22. D　23. E　24. C　25. B　26. A　27. A　28. E　29. D

综合分析题：30. D　31. A

考点4　胶囊剂

胶囊剂指原料药物与适宜辅料充填于空心胶囊或密封于软质囊材中的固体制剂。可分为硬胶囊、软胶囊（胶丸）、缓释胶囊、控释胶囊和肠溶胶囊。

1. 胶囊剂的特点

（1）胶囊剂的优点

1）掩盖药物的不良嗅味，提高药物稳定性：药物在胶囊壳的保护下，免于空气、光线等的干扰，掩蔽药物的不良嗅味，保护性质不稳定的药物，以维持药物的稳定性。

2）起效快、生物利用度高：药物以粉末或颗粒状态直接填装于囊壳中，不同于片剂、丸剂等剂型，胶囊剂未经机械挤压等过程，使该制剂在目标位置迅速分散、释放和吸收，快速起效，提高生物利用度。

3）帮助液态药物固体剂型化：可以把难以制成丸剂、片剂等固体制剂的液态药物或含油量高的药物充填于软质胶囊中，制成方便携带、服用和剂量明确的软胶囊。

4）药物缓释、控释和定位释放：将药物制成缓释、控释的颗粒，按需装入胶囊中，起到缓控释的作用；肠溶胶囊壳装载药物，可在小肠处定位释放；可制成定位在直肠或阴道的腔道给药的胶囊剂。

（2）胶囊剂的局限性

1）胶囊壳多以明胶为原料制备，受温度和湿度影响较大。以湿度为例，相对湿度较低易导致胶囊壳龟裂、减重；相对湿度较高胶囊壳易变形、增重。因此在制备、贮存时应该妥善处理。

2）生产成本相对较高。胶囊剂是把药物制备成粉末、颗粒、小片、小丸等后，填充于囊壳中。相比于上述几种剂型，其增加了制备的工艺程序和生产成本。

3）婴幼儿和老人等特殊群体，口服此剂型的制剂有一定困难。

4）胶囊剂型对内容物具有一定的要求，一些药物不适宜制备成胶囊剂。例如：①会导致囊壁溶化的水溶液或稀乙醇溶液药物；②会导致囊壁软化的风化性药物，会导致囊壁脆裂的强吸湿性药物；③导致明胶变性的醛类药物；④会导致囊材软化或溶解的含有挥发性、小分子有机物的液体药物；⑤会导致囊壁变软的 O/W 型乳剂药物。

2. 胶囊剂的质量要求

（1）胶囊剂应外观整洁，不得有黏结、变形、渗漏或囊壳破裂现象，且不能有异臭。

（2）中药硬胶囊应做水分检查，除另有规定外，中药硬胶囊水分含量不得过 9.0%。硬胶囊内容物为液体或半固体者不检查水分。

（3）胶囊剂需要进行装量差异的检查，根据胶囊剂装量差异检查法，求出每粒内容物的装量与平均装量。每粒装量与平均装量相比较（有标示装量的胶囊剂，每粒装量应与标示装量比较），超出装量差异限度的不得多于 2 粒，且不得有 1 粒超出限度 1 倍，装量差异限度要求见下表。凡规定检查含量均匀度的胶囊剂，一般不再进行装量差异的检查。

（4）胶囊剂需要进行崩解时限的检查。凡规定检查溶出度或释放度的胶囊剂，不再进行崩解时限的检查。

胶囊剂装量差异限度要求	
平均装量或标示装量	装量差异限度
0.30g 以下	±10%
0.30g 及 0.30g 以上	±7.5%（中药±10%）

（5）除另有规定外，胶囊剂应密封贮存，其存放环境温度不高于 30℃，湿度应适宜，防止受潮、发霉、变质。肠溶或结肠溶明胶胶囊，应在密闭，10℃～25℃，相对湿度 35%～65%

条件下保存。

3. 胶囊剂的临床应用与注意事项

（1）临床应用：服用的最佳姿势为站立服用，低头咽，整粒吞服。水温度不能超过40℃，水量100ml，避免胶囊悬浮在会厌上部，引起呛咳。

（2）注意事项：干吞易导致胶囊吸水后附着在食管上，造成局部药物浓度过高危害食管，造成黏膜损伤甚至溃疡。胶囊剂须整粒吞服，避免被掩盖的异味散发，确保服用剂量准确，在提高患者顺应性的同时，发挥最佳药效。

【强化练习】

最佳选择题

1. 以下不属于胶囊剂的优点的是（　　）
A. 起效快、生物利用度高
B. 帮助液态药物固体剂型化
C. 可将药物缓释、控释和定位释放
D. 掩盖药物的不良嗅味，提高药物稳定性
E. 改变药物药理作用，提高疗效

2. 关于胶囊剂的说法中不正确的是（　　）
A. 中药硬胶囊水分含量不得过9.0%
B. 硬胶囊内容物为液体或半固体者不检查水分
C. 每粒装量与平均装量相比较，超出装量差异限度的不得多于2粒，且不得有1粒超出限度1倍
D. 硬胶囊崩解时限为1小时
E. 肠溶胶囊在人工肠液中进行检查，1小时内应全部崩解

3. 下列适合制成胶囊剂的药物是（　　）
A. 易风化的药物　　B. 吸湿性的药物
C. 药物的稀醇水溶液　　D. 具有臭味的药物
E. 油性药物的O/W乳状液

4. 关于胶囊剂的贮存，以下说法错误的是（　　）
A. 胶囊剂应密封贮存
B. 存放温度不高于30℃
C. 肠溶胶囊应密闭保存
D. 肠溶胶囊存放温度10～25℃
E. 肠溶胶囊存放相对湿度55%～85%

5. 某胶囊剂的平均装量为0.2g，它的装量差异限度为（　　）
A. ±10%　　　　B. ±8%　　　　C. ±7.5%
D. ±5%　　　　E. ±3%

6. 中药硬胶囊的水分含量要求是（　　）
A. ≤5.0%　　　　B. ≤7.0%　　　　C. ≤9.0%
D. ≤11.0%　　　　E. ≤15.0%

配伍选择题

A. 15min　　B. 30min　　C. 1h
D. 1.5h　　E. 2h

7. 硬胶囊的崩解时限（　　）
8. 软胶囊的崩解时限（　　）
9. 肠溶胶囊在人工肠液中的崩解时限（　　）

综合分析题

克拉霉素胶囊处方：克拉霉素250g，淀粉32g，低取代羟丙基纤维素 6g，微粉硅胶4.5g，硬脂酸镁1.5g，淀粉浆（10%）适量，制成1000粒。

10. 处方中的低取代羟丙基纤维素的缩写是（　　）
A. HPC　　　　B. L-HPC　　　　C. MC
D. PEG　　　　E. PVPP

11. 处方中微粉硅胶的作用是（　　）
A. 黏合剂　　B. 崩解剂　　C. 润滑剂
D. 填充剂　　E. 润湿剂

12. 处方中低取代羟丙基纤维素的作用是（　　）
A. 黏合剂　　B. 崩解剂　　C. 润滑剂
D. 填充剂　　E. 润湿剂

参考答案

最佳选择题：1.E　2.D　3.D　4.E　5.A　6.C
配伍选择题：7.B　8.C　9.C
综合分析题：10.B　11.C　12.B

第二节　液体制剂

考点1　液体制剂

1. 液体制剂的分类

（1）按分散系统分类：根据药物的分散状态，液体制剂可分为均相分散系统、非均相分散系统。在均相分散系统中药物以分子或离子状态分散，如低分子溶液剂、高分子溶液剂；在非均相分散系统中药物以微粒、小液滴、胶

粒分散，如溶胶剂、乳剂、混悬剂。按分散系统分类见下表。

类型		分散相大小（nm）	特征
低分子溶液剂		<1	真溶液；无界面，热力学稳定体系；扩散快，能透过滤纸和某些半透膜
胶体溶液	高分子溶液剂	1~100	真溶液；热力学稳定体系；扩散慢，能透过滤纸，不能透过半透膜
	溶胶剂		胶态分散形成多相体系；有界面，热力学不稳定体系；扩散慢，能透过滤纸而不能透过半透膜
乳剂		>100	液体微粒分散形成多相体系，动力学和热力学均不稳定体系；有界面，显微镜下可见；为非均相系统
混悬剂		>500	固体微粒分散形成多相体系，动力学和热力学均不稳定体系；有界面，显微镜下可见；为非均相系统

（2）按给药途径分类：液体制剂可分为以下几类：

1）内服液体制剂：经胃肠道给药、吸收发挥全身治疗作用，如糖浆剂、乳剂、混悬液等。

2）外用液体制剂：皮肤用液体制剂：如洗剂、搽剂等；五官科用液体制剂：如洗耳剂、滴耳剂、洗鼻剂、滴鼻剂、含漱剂等；直肠、阴道、尿道用液体制剂：如灌肠剂、灌洗剂等。

2. 液体制剂的特点

（1）液体制剂的优点

1）药物以分子或微粒状态分散在介质中，分散程度高，吸收快，作用较迅速。

2）给药途径广泛，可以内服、外用。

3）易于分剂量，使用方便，尤其适用于婴幼儿和老年患者。

4）药物分散于溶剂中，能减少某些药物的刺激性，通过调节液体制剂的浓度，避免固体药物（溴化物、碘化物等）口服后由于局部浓度过高引起胃肠道刺激作用。

（2）液体制剂的缺点

1）药物分散度较大，易引起药物的化学降解，从而导致失效。

2）液体制剂体积较大，携带运输不方便。

3）非均相液体制剂的药物分散度大，分散粒子具有很大的比表面积，易产生一系列物理稳定性问题。

4）水性液体制剂容易霉变，需加入防腐剂。

3. 液体制剂的溶剂

1）极性溶剂：水、甘油、二甲基亚砜。

2）半极性溶剂：乙醇、丙二醇、聚乙二醇。

3）非极性溶剂：脂肪油、液状石蜡、油酸乙酯、乙酸乙酯。

4. 液体制剂常见的附加剂

（1）增溶剂：能增加难溶性药物溶解度的表面活性剂（HLB15~18），如聚山梨酯、聚氧乙烯脂肪酸酯

（2）助溶剂：难溶性药物与第三种物质在溶剂中形成可溶性分子络合物、缔合物或复盐，以增加药物在溶剂中的溶解度。这第三种物质称为助溶剂。常用的助溶剂：苯甲酸、碘化钾、酰胺或胺类化合物（如乙二胺）、聚乙烯吡咯烷酮（PVP）。

（3）潜溶剂：潜溶剂系指能形成氢键以增加难溶性药物溶解度的混合溶剂。能与水形成潜溶剂的有乙醇、丙二醇、甘油、聚乙二醇等。如甲硝唑在水中的溶解度为 10%（W/V），使用水-乙醇混合溶剂，则溶解度提高 5 倍。

（4）防腐剂：又称抑菌剂，系指具有抑菌作用，能抑制微生物生长繁殖的物质。

常用的防腐剂有：

1）苯甲酸与苯甲酸钠：一般用量为0.25%~0.4%，水中的溶解度为0.29%，在 pH4 的介质中作用最好，适用于内服和外用制剂作防腐剂。

2）对羟基苯甲酸酯类：亦称尼泊金类，有甲、乙、丙、丁四种酯。本品与苯甲酸（0.25%：0.05%~0.1%）联合使用对防治霉

变、发酵效果最佳。尼泊金类与聚山梨酯类配伍时，由于分子间络合作用，尼泊金类的溶解度增加，但游离型减少，防腐能力减低，因此在含聚山梨酯类的药液中不宜选用本类防腐剂。本品适用于内服液体制剂作防腐剂。

3）山梨酸与山梨酸钾：常用浓度为0.15%～0.25%，对细菌和霉菌均有较强抑菌效力，需在酸性溶液中使用，在pH4时防腐效果最好。在含有聚山梨酯的液体制剂中仍有较好的防腐效力。

4）苯扎溴铵：又称新洁尔灭，为阳离子型表面活性剂。本品无刺激性，溶于水、乙醇。在酸性、碱性条件下稳定，能够耐受热压灭菌，常用量为0.02%～0.2%，多外用。

5）其他防腐剂：乙醇、苯酚、甲酸、三氯叔丁醇、苯甲醇、硝酸苯汞、硫柳汞、甘油、氯仿、桉油、桂皮油、薄荷油等均可作防腐剂使用。

（5）矫味剂

1）甜味剂

A. 天然甜味剂：蔗糖、单糖浆、橙皮糖浆、桂皮糖浆、山梨醇、甘露醇。

B. 合成甜味剂：糖精钠、阿司帕坦。

2）芳香剂

A. 天然香料：柠檬、薄荷挥发油、薄荷水、桂皮水。

B. 人造香料：苹果香精、香蕉香精。

3）胶浆剂：如阿拉伯胶、羧甲基纤维素钠、琼脂、明胶、甲基纤维素的胶浆。

4）泡腾剂：二氧化碳能麻痹味蕾起矫味作用。

（6）着色剂

1）天然色素：常用的植物性色素中：黄色的有胡萝卜素、姜黄等；绿色的有叶绿酸铜钠盐；红色的有胭脂红、苏木等；棕色的有焦糖；蓝色的有乌饭树叶、松叶兰等。常用的矿物性色素是棕红色的氧化铁。

2）合成色素：我国批准的合成色素有胭脂红、柠檬黄、苋菜红等，通常将其配成1%的贮备液使用。

【真题再现】

最佳选择题

1. 关于非无菌液体制剂特点的说法，错误的是（2016年，10）

A. 分散度大，吸收慢

B. 给药途径广，可内服也可外用

C. 易引起药物的化学降解

D. 携带运输不方便

E. 易霉变，常需加入防腐剂

答案：1. A

解析：液体制剂的优点：①药物以分子或微粒状态分散在介质中，分散程度高，吸收快，作用较迅速。②给药途径广泛，可以内服、外用。③易于分剂量，使用方便，尤其适用于婴幼儿和老年患者。④药物分散在溶剂中，能避免固体药物引起的胃肠道刺激作用。

缺点：①药物分散程度较大，易引起药物的化学降解，导致失活。②液体制剂体积较大，携带运输不方便。③水性液体制剂容易霉变，需加入防腐剂。

2. 为提高难溶性药物的溶解度常需要使用潜溶剂。不能与水形成潜溶剂的物质是（2016年，12）。

A. 乙醇　　　B. 丙乙醇　　　C. 胆固醇

D. 聚乙二醇　E. 甘油

答案：2. C

解析：能与水形成潜溶剂的有乙醇、丙二醇、甘油、聚乙二醇。胆固醇是类脂类物质，不溶于水，不能与水形成潜溶剂。

配伍选择题

A. 潜溶剂　　B. 增溶剂　　C. 絮凝剂

D. 消泡剂　　E. 助溶剂

3. 制备甾体激素类药物溶液时，加入的表面活性剂是作为（2015年，55）

4. 苯甲酸钠的存在下咖啡因溶解度显著增加，加入的苯甲酸钠是作为（2015年，56）

5. 苯巴比妥在90%的乙醇溶液中溶解度最大，92%的乙醇溶液是作为（2015年，57）

答案：3. B　4. E　5. A

解析：3. 题增溶剂是指难溶性药物在表面活性剂的作用下，在溶剂中增加溶解度并形成溶液的过程。4. 题助溶剂是指难溶性药物与加入的第三种物质在溶剂中形成可溶性分子间的络合物、缔合物或复盐等，以增加药物在溶剂中的溶解度。这第三种物质称为助溶剂。助溶剂多为某些有机酸及其盐类如苯甲酸、碘化钾等。5. 题潜溶剂系指能形成氢键以增加难溶性药物溶解度的混合溶剂。能与水形成潜溶剂的有乙醇、丙二醇、甘油、聚乙二醇等。

A. 增溶剂　　B. 防腐剂　　C. 矫味剂

D. 着色剂　　E. 潜溶剂

6. 液体制剂中，苯甲酸属于（2016年，56）

7. 液体制剂中，薄荷挥发油属于（2016年，57）

答案：6. A　7. C

解析：6. 题增溶剂的最适 HLB 值为 15～18，常用增溶剂为聚山梨酯类、聚氧乙烯脂肪酸酯类等。7. 题常用芳香剂分为天然香料、人工香料。天然香料包括由植物中提取的芳香性挥发油，如柠檬、薄荷挥发油等，以及它们的制剂，如薄荷水、桂皮水等。

多项选择题

8. 按分散系统分类，下列属于非均相液体药剂的是（2015年，113）

A. 低分子液体药剂　　B. 高分子液体药剂

C. 溶胶剂　　D. 混悬剂　　E. 乳剂

答案：8. CDE

解析：分散系统分类：根据药物的分散状态，液体制剂可分为均相分散系统、非均相分散系统。在均相分散系统中药物以分子或离子状态分散，如低分子溶液剂、高分子溶液剂；在非均相分散系统中药物以微粒、小液滴、胶粒分散，如溶胶剂、乳剂、混悬剂。

【强 化 练 习】

最佳选择题

1. 下列关于液体制剂分类叙述错误的是（　　）

A. 混悬剂属于非均相液体制剂

B. 低分子溶液剂属于均相液体制剂

C. 溶胶剂属于均相液体制剂

D. 乳剂属于非均相液体制剂

E. 高分子溶液剂属于均相液体制剂

2. 关于液体制剂附加剂说法错误的是（　　）

A. 能形成氢键以增加难溶性药物溶解度的混合溶剂叫做潜溶剂

B. 常用的助溶剂有苯甲酸、碘化钾

C. 对羟基苯甲酸酯类适用于内服液体制剂作防腐剂

D. 苯扎溴铵又称洁尔灭

E. 矫味剂主要分为甜味剂、芳香剂、胶浆剂、泡腾剂

3. 下列不属于液体制剂常用辅料的是（　　）

A. 增溶剂　　B. 助溶剂　　C. 黏合剂

D. 防腐剂　　E. 潜溶剂

4. 溶胶剂分散相大小范围是（　　）

A. 1～100nm　　B. 0.1～10nm

C. 1～1000nm　　D. 10～1000nm

E. 0.1～100nm

5. 下列溶剂属于极性溶剂的是（　　）

A. 脂肪油　　B. 聚乙二醇

C. 二甲基亚砜　　D. 液状石蜡　　E. 乙醇

配伍选择题

A. 非极性溶剂　　B. 半极性溶剂

C. 矫味剂　　D. 防腐剂　　E. 极性溶剂

下属液体药剂附加剂的作用为

6. 乙醇（　　）

7. 油酸乙酯（　　）

8. 苯甲酸钠（　　）

参考答案

最佳选择题：1. C　2. D　3. C　4. A　5. C

配伍选择题：6. B　7. A　8. D

考点 2　表面活性剂

1. 表面活性剂的分类（见下表）

阴离子	高级脂肪酸盐（肥皂类）（$RCOO^-$）$_nM^{n+}$	硬脂酸、油酸、月桂酸等	碱金属皂	O/W 型乳化剂
			碱土金属皂	W/O 型乳化剂
			有机胺皂	O/W 型乳化剂

续表

阴离子	硫酸化物 ROSO$_3^-$M^{n+}	硫酸化蓖麻油（土耳其红油）		
		十二烷基硫酸钠（月桂醇硫酸钠）		O/W 型乳化剂
	磺酸化物 RSO$_3^-$M^{n+}	脂肪族	二辛基琥珀酸磺酸钠（阿洛索-OT）	
		烷基芳基	十二烷基苯磺酸钠	
		烷基萘磺酸化物		
阳离子	苯扎氯铵（洁尔灭）；苯扎溴铵（新洁尔灭）			
两性离子	天然	卵磷脂、豆磷脂	注射用乳剂的主要乳化剂、脂质体的主要原料	
	合成	氨基酸型、甜菜碱型		
非离子	脂肪酸山梨坦类	失水山梨醇脂肪酸酯		司盘
	聚山梨酯	聚氧乙烯脱水山梨醇脂肪酸酯		吐温
	聚氧乙烯脂肪酸酯	聚乙二醇+长链脂肪酸		卖泽
	聚氧乙烯脂肪醇醚类	聚乙二醇+脂肪醇		苄泽
	聚氧乙烯-聚氧丙烯共聚物	泊洛沙姆		普朗尼克

2. 表面活性剂的应用

（1）增溶剂。

（2）乳化剂：一般来说，亲水亲油平衡值（HLB）值在 3～8 的表面活性剂适用作取 W/O 型乳化剂；HLB 值在 8～16 的表面活性剂可用作 O/W 型乳化剂。

（3）润湿剂：促进液体在固体表面铺展或渗透的作用称为润湿作用，能起润湿作用的表面活性剂称为润湿剂。润湿剂的最适 HLB 值通常为 7～9。

（4）起泡剂和消泡剂。

（5）去污剂：去污剂的最适 HLB 值为 13～16，去污能力以非离子表面活性剂最强，其次是阴离子表面活性剂。

（6）消毒剂及杀菌剂。

【强化练习】

最佳选择题

1. 关于表面活性剂的说法，错误的是（　　）

A. 表面活性剂分子是一种既亲水又亲油的两亲性分子

B. 非离子表面活性剂毒性低、不解离、不受溶液 pH 的影响，可用于内服制剂、外用制剂

C. 表面活性剂的毒性顺序为：阴离子表面活性剂>阳离子表面活性剂>非离子表面活性剂

D. 聚氧乙烯-聚氧丙烯共聚物属于非离子表面活性剂，商品名为普朗尼克

E. 阳离子表面活性剂由于其毒性和刺激性比较大，故不作内服乳剂的乳化剂用

2. 关于表面活性剂的叙述中正确的是（　　）

A. 能使溶液表面张力降低的物质

B. 能使溶液表面张力增高的物质

C. 能使溶液表面张力不改变的物质

D. 能使溶液表面张力显著增高的物质

E. 能使溶液表面张力显著降低的物质

3. 以下不属于非离子表面活性剂的是（　　）

A. 土耳其红油　　　B. 普朗尼克

C. 吐温-80　　D. 司盘-80　　E. 卖泽

4. 司盘类表面活性剂的化学名称为（　　）

A. 山梨醇脂肪酸酯类

B. 硬脂酸甘油酯类

C. 失水山梨醇脂肪酸酯类

D. 聚氧乙烯脂肪酸酯类

E. 聚氧乙烯失水山梨醇脂肪酸酯类

5. 表面活性剂具有溶血作用，下列说法或溶血性排序正确的是（　　）

A. 非离子表面活性剂溶血性最强

B. 聚氧乙烯芳基醚＞聚氧乙烯脂肪酸酯＞吐温

C. 阴离子表面活性剂溶血性比较弱

D. 阳离子表面活性剂溶血性比较弱

E. 聚氧乙烯脂肪酸酯＞吐温 40＞聚氧乙烯芳基醚

6. 适宜作润湿剂的表面活性剂的 HLB 值范围为（　　）

A. 3～8　　　B. 7～9　　　C. 8～16

D. 13～18　　E. 16～20

7. 吐温类表面活性剂溶血性质的正确顺序是（　　）

A. 吐温 20＞吐温 40＞吐温 60＞吐温 80

B. 吐温 20＞吐温 60＞吐温 40＞吐温 80

C. 吐温 40＞吐温 20＞吐温 60＞吐温 80

D. 吐温 60＞吐温 40＞吐温 20＞吐温 80

E. 吐温 80＞吐温 60＞吐温 40＞吐温 20

配伍选择题

A. 1～3　　　B. 3～8　　　C. 8～16

D. 7～9　　　E. 13～16

8. 适合做 W/O 型乳化剂的是（　　）

9. 适合做 O/W 型乳化剂的是（　　）

A. 十二烷基硫酸钠　　B. 聚山梨酯 80

C. 苯扎溴铵　D. 卵磷脂　E. 二甲基亚砜

10. 以上辅料中，属于非离子型表面活性剂的是（　　）

11. 以上辅料中，属于阴离子型表面活性剂的是（　　）

12. 以上辅料中，属于阳离子型表面活性剂的是（　　）

13. 以上辅料中，属于两性离子型表面活性剂的是（　　）

多项选择题

14. 表面活性剂可用作（　　）

A. 稀释剂　　B. 增溶剂　　C. 乳化剂

D. 润湿剂　　E. 絮凝剂

参考答案

最佳选择题：1. C　2. A　3. A　4. C　5. B　6.

B　7. B

配伍选择题：8. B　9. C　10. B　11. A　12. C

13. D

多项选择题：14. BCD

考点 3　低分子溶剂

1. 低分子溶液剂的分类

（1）溶液剂系指药物溶解于溶剂中形成的澄明液体制剂。

（2）芳香水剂系指芳香挥发性药物（多为挥发油）的饱和或近饱和水溶液，亦可用水与乙醇的混合溶剂制成浓芳香水剂。

（3）醑剂系指挥发性药物的浓乙醇溶液。

（4）甘油剂系指药物溶于甘油中制成的专供外用的溶液剂。

（5）糖浆剂系指含有药物的浓蔗糖水溶液，供口服使用。

（6）搽剂系指原料药物用乙醇、油或适宜的溶剂制成的溶液、乳状液或混悬液，供无破损皮肤揉擦用的液体制剂。

（7）涂剂系指含原料药物的水性或油性溶液、乳状液、混悬液，供临用前用消毒纱布或棉球等柔软物料蘸取涂于皮肤或口腔与喉部新膜的液体制剂。

（8）涂膜剂系指原料药物溶解或分散于含有膜材料溶剂中，涂搽患处后形成薄膜的外用液体制剂。

（9）洗剂系指含原料药物的溶液、乳状液、混悬液，供清洗或涂抹无破损皮肤或腔道用的液体制剂。

（10）灌肠剂系指灌注于直肠的水性、油性溶液、乳状液和混悬液，以治疗、诊断或营养为目的的液体制剂。

2. 涂膜剂的辅料

（1）常用的成膜材料有聚乙烯醇（PVA）、聚乙烯吡咯烷酮、乙基纤维素和聚乙烯醇缩甲乙醛。

（2）增塑剂有甘油、丙二醇、乙酸甘油酯。

（3）溶剂为乙醇。

【真题再现】

最佳选择题

不属于低分子溶液剂的是（2015 年，10）

A. 碘甘油　　　　B. 复方薄荷脑醑

C. 布洛芬混悬滴剂　D. 复方磷酸可待因糖浆

E. 对乙酰氨基酚口服溶液

答案：C

解析：低分子溶液剂，系指小分子药物以分子或离子状态分散在溶剂中形成的均匀的可供内服或外用的液体制剂。包括溶液剂、糖浆剂、芳香水剂、涂剂和醑剂等。

【强化练习】

最佳选择题

1. 下列说法正确的是（　　　）

A. 搽剂常用的溶剂是水

B. 涂剂大多为消毒或消炎药物的甘油溶液，也可用乙醇、植物油等作溶剂

C. 洗剂可大量配制以备用

D. 涂膜剂可用于皮肤、口腔与喉部

E. 甘油剂可供内服或外用

2. 下列说法错误的是（　　　）

A. 溶液剂在生产过程中所加入的添加剂均不得影响主药的性能，也不得干扰药品检验

B. 芳香水剂大多易分解、变质甚至霉变，所以不宜大量配制和久贮

C. 醑剂中药物浓度一般为 5%～20%

D. 甘油剂吸湿性较大，应密闭保存

E. 涂剂系指原料药物用乙醇、油或适宜的溶剂制成的溶液、乳状液或混悬液，供无破损皮肤揉擦用的液体制剂

3. 以下关于芳香水剂的说法不正确的是（　　　）

A. 芳香水剂系指芳香挥发性药物（多为挥发油）的饱和或近饱和水溶液

B. 可用水与乙醇的混合溶剂制成浓芳香水剂

C. 芳香水剂应为澄明水溶液

D. 为方便使用，芳香水剂可以大量配制

E. 芳香性植物药材经水蒸气蒸馏法制得的内服澄明液体制剂称为露剂

配伍选择题

A. 洗剂　　　B. 搽剂　　　C. 含漱剂

D. 灌肠剂　　E. 涂剂

4. 以治疗、诊断或营养为目的的液体制剂是（　　　）

5. 用纱布、棉花蘸取后涂搽皮肤或口腔黏膜的液体制剂是（　　　）

6. 供清洗或涂抹无破损皮肤或腔道用的液体制剂是（　　　）

7. 专供揉搽无破损皮肤表面用的液体制剂是（　　　）

综合分析题

对乙酰氨基酚口服液处方：对乙酰氨基酚 30g，聚乙二醇 400 70ml，L-半胱氨酸盐酸盐 0.3g，糖浆 200ml，甜蜜素 1g，香精 1ml，8%羟苯丙酯∶乙酯（1∶1），乙醇溶液 4ml，纯水加至 1000ml。

8. 甜蜜素的作用是（　　　）

A. 矫味剂　　　B. 芳香剂　　　C. 助溶剂

D. 稳定剂　　　E. pH 调节剂

9. 以下关于该药品说法不正确的是（　　　）

A. 香精为芳香剂

B. 聚乙二醇 400 为稳定剂和助溶剂

C. 对乙酰氨基酚在碱性条件下稳定

D. 为加快药物溶解可适当加热

E. 临床多用于解除儿童高热

参考答案

最佳选择题：1. B　2. E　3. D

配伍选择题：4. D　5. E　6. A　7. B

综合分析题：8. A　9. C

考点 4　高分子溶液剂与溶胶剂

1. 高分子溶液剂的特点

（1）荷电性：溶液中的高分子化合物会因解离而带电，有的带正电，有的带负电，有时电荷会受 pH 的影响。因为在溶液中带电荷，所以有电泳现象，用电泳法可测得高分子化合物所带电荷的种类。

（2）渗透压：高分子溶液的渗透压较高，大小与浓度有关。

（3）黏度：高分子溶液是黏稠性流体，黏稠与高分子化合物的分子量有关。

（4）高分子的聚结特性：高分子化合物中的大量亲水基，能与水形成牢固的水化膜，阻滞高分子的凝聚，使高分子化合物保持在稳定状态。当溶液中加入电解质、脱水剂时水化膜发生变化，出现聚集沉淀。

（5）胶凝性：一些高分子水溶液，如明胶水溶液，在温热条件下呈黏稠流动的液体，当温度降低时则形成网状结构，成为不流动的半固体称为凝胶，这个过程称为胶凝，凝胶失去水分形成干燥固体，称为干胶。

2. 溶胶剂的特点

（1）胶粒间有相互聚结，从而降低其表面能的趋势，具有结构不稳定性；但带相同表面电荷的胶粒之间的静电斥力使胶粒不易聚结，具有静电稳定性，这是溶胶剂稳定的主要因素。

（2）溶胶剂中的胶粒在分散介质中有布朗运动。使在重力场中不易沉降，具有动力学稳定性，但又会促使胶粒相互碰撞，增加聚结的机会，一旦聚结变大，布朗运动减弱，动力学稳定性降低，导致聚沉发生。

（3）光学性质，由于 Tyndall 效应，从侧面可见到浑浊发亮的圆锥形光束，这是由于胶粒的光散射所致。溶胶剂的浑浊程度用浊度表示，浊度愈大表明光散射愈强。溶胶剂的颜色与光线的吸收和散射有密切关系，不同溶胶剂对特定波长的吸收，使溶胶剂产生不同的颜色，氯化金溶胶呈深红色，碘化银溶胶呈黄色，蛋白银溶胶呈棕色。

（4）由于双电层离子有较强水化作用而在胶粒周围形成水化膜，ζ电位越高，扩散层越厚，水化膜越厚在一定程度上增大了胶粒的稳定性。

【强化练习】

最佳选择题

1. 下列与高分子溶液性质无关的是（　　）

A. 高分子溶液具有高黏度、高渗透压

B. 高分子溶液有陈化现象

C. 疏水性高分子溶液剂又称胶浆剂

D. 蛋白质高分子溶液带电性质与 pH 有关

E. 高分子溶液可产生胶凝

2. 下列叙述与溶胶剂不相符的是（　　）

A. 由于胶粒的光散射可产生丁达尔效应

B. 具有双电层结构

C. 属于热力学稳定体系

D. 是固体药物以多分子分散在水中形成的

E. 药物微粒在 1～100nm 之间

3. 以下不属于高分子溶液剂的特点的是（　　）

A. 荷电性　　　　　B. 胶凝性

C. 高分子的聚结特性　　D. 丁达尔效应

E. 渗透压较高

4. 纳米银溶胶中枸橼酸钠的作用是（　　）

A. 还原剂　　B. 氧化剂　　C. 矫味剂

D. 芳香剂　　E. 助溶剂

5. 固体药物以多分子聚集体形式分散在水中形成的非均相液体制剂（　　）

A. 高分子溶液剂　　B. 低分子溶液剂

C. 溶胶剂　　D. 混悬剂　　E. 乳剂

6. 下列关于溶胶的错误叙述是（　　）

A. 溶胶具有双电层结构

B. 溶胶属于热力学不稳定体系

C. 加入电解质可使溶胶发生聚沉

D. ζ电位越小，溶胶越稳定

E. 采用分散法制备疏水性溶胶

配伍选择题

　　胃蛋白酶合剂处方：胃蛋白酶 2g，单糖浆 1ml，5%羟苯乙酯乙醇液 1ml，橙皮酊 2ml，稀盐酸 2ml，纯化水加至 100ml。

7. 该处方中防腐剂是（　　）

A. 单糖浆　　B. 5%羟苯乙酯乙醇液

C. 橙皮酊　　D. 稀盐酸　　E. 纯化水

8. 稀盐酸的作用是（　　）

A. 等渗调节剂　　B. pH 调节剂

C. 助悬剂　　D. 增溶剂　　E. 润湿剂

多项选择题

9. 下列关于溶胶剂的正确表述是（　　）

A. 溶胶剂属于热力学不稳定体系

B. 溶胶剂中加入电解质会产生盐析作用

C. 溶胶粒子具有双电层结构

D. ζ电位越大，溶胶剂的稳定性越差

E. 溶胶粒子越小，布朗运动越激烈，因而沉降速度越小

参考答案

最佳选择题：1. C　2. C　3. D　4. A　5. C　6. D

配伍选择题：7. B　8. B

多项选择题：9. ABCE

考点5　混悬剂

混悬剂系指难溶性固体药物以微粒状态分散于分散介质中形成的非均相的液体制剂。

1. 混悬剂的特点

（1）有助于难溶性药物制成液体制剂，并提高药物的稳定性。混悬剂中的药物以固体微粒的形式存在，可以提高药物的稳定性。

（2）相比于固体制剂更加便于服用。混悬液属于粗分散体，可以掩盖药物的不良气味。

（3）产生长效作用，混悬剂中的难溶性药物的溶解度低，从而导致药物的溶出速度低，达到长效作用。

2. 混悬剂的质量要求

（1）沉降溶剂比F：F愈大混悬剂就愈稳定。

（2）重新分散性：优良的混悬剂在贮存后再振摇，沉降物应能很快重新分散。

（3）微粒大小。

（4）絮凝度β：β值越大，絮凝效果越好，混悬剂的稳定性越高。

（5）流变学。

3. 混悬剂常用的稳定剂

（1）润湿剂：磷脂类、泊洛沙姆、聚山梨酯类、脂肪酸山梨坦类等。

（2）助悬剂：助悬剂的种类主要包括

1）低分子助悬剂：如甘油、糖浆等，内服混悬剂使用糖浆兼有矫味作用，外用混悬剂常加甘油。

2）高分子助悬剂：常用的天然高分子助悬剂有：果胶、琼脂、白芨胶、西黄蓍胶、阿拉伯胶或海藻酸钠等。

合成或半合成高分子助悬剂：纤维素类，如甲基纤维素、羧甲基纤维素钠、羟丙基甲基纤维素、聚维酮、聚乙烯醇等。

3）硅皂土

4）触变胶。

（3）絮凝剂与反絮凝剂：如枸橼酸盐、枸橼酸氢盐、酒石酸盐、酒石酸氢盐、磷酸盐和氯化物（如三氯化铝）等。

【强 化 练 习】

最佳选择题

1. 以下说法错误的是（　　　）

A. 制备稳定的混悬剂,需控制ζ电位的最适宜范围是20～25mV

B. 助悬剂的种类主要有低分子助悬剂、高分子助悬剂、硅皂土、触变胶

C. 常用的润湿剂是HLB值在8～16之间的表面活性剂

D. 反絮凝剂的加入可使ζ电位升高

E. 助悬剂可增加混悬剂中分散介质的黏度

2. 下列属于低分子助悬剂的是（　　　）

A. 果胶　　　B. 琼脂　　C. 阿拉伯胶

D. 甘油　　　E. 聚维酮

3. 混悬剂中增加分散介质黏度的附加剂是（　　　）

A. 润湿剂　　B. 反絮凝剂　C. 絮凝剂

D. 稳定剂　　E. 助悬剂

4. 以下关于混悬剂的说法正确的是（　　　）

A. F值越小混悬剂越稳定

B. β值越小混悬剂越稳定

C. 混悬剂中微粒大小对其稳定性影响不大

D. 可用浊度仪测定混悬液的流变学

E. 优良的混悬剂在贮存后再振摇,沉降物应能很快重新分散

5. 下列哪种物质不属于混悬剂的助悬剂（　　　）

A. 硅皂土　　B. 触变胶　　C. 西黄蓍胶

D. 羧甲基纤维素钠　　E. 羧甲基淀粉钠

配伍选择题

A. 甘油　　　B. 枸橼酸　　C. 山梨醇

D. 羧甲基纤维素钠　　E. 布洛芬

6. 布洛芬口服混悬剂的助悬剂是（　　　）

7. 布洛芬口服混悬剂的pH调节剂是（　　　）

8. 布洛芬口服混悬剂的润湿剂是（　　　）

多项选择题

9. 混悬剂质量评价包括的项目是（　　　）

A. 溶解度的测定　　B. 微粒大小的测定

C. 沉降容积比的测定　　D. 絮凝度的测定

E. 重新分散试验

10. 下列物质能作混悬剂助悬剂的是

A. 西黄蓍胶　　B. 海藻酸钠　　C. 聚维酮

D. 羧甲基纤维素钠　　E. 硅皂土

11. 下列关于絮凝剂与反絮凝剂的叙述正确的是（　　　）

A. 在混悬剂中加入适量电解质可使 ζ 电位适当降低，称为絮凝剂

B. ζ 电位在 20～25mV 时混悬剂恰好产生絮凝作用

C. 同一电解质因用量不同在混悬剂中可以起絮凝作用或反絮凝作用

D. 絮凝剂离子的化合价与浓度对混悬剂的絮凝无影响

E. 枸橼酸盐、酒石酸盐可做絮凝剂使用

参考答案

最佳选择题：1. C　2. D　3. A　4. E　5. E

配伍选择题：6. D　7. B　8. A

多项选择题：9. BCDE　10. ABCDE　11. ABCE

考点6　乳剂

1. 乳化剂

（1）高分子化合物乳化剂：常见的有阿拉伯胶、西黄蓍胶、明胶、杏树胶、卵黄、果胶等。

（2）表面活性剂类乳化剂

（3）固体粉末乳化剂：常用的如硅皂土、氢氧化镁、氢氧化铝、二氧化硅、白陶土等，能被水更多润湿，可用于制备 O/W 型乳剂；而氢氧化钙、氢氧化锌、硬脂酸镁等，能被油更多润湿，可用于制备 W/O 型乳剂。

2. 乳剂的稳定性

（1）分层：又称乳析，是指乳剂放置后出现分散相粒子上浮或下沉的现象。分层的主要原因是由于分散相和分散介质之间的密度差造成的。

（2）絮凝：指乳剂中分散相的乳滴由于某些因素的作用使其荷电减少，ζ 电位降低，出现可逆性的聚集现象。若絮凝状态进一步发生变化也可引起乳剂的合并或破裂。

（3）合并与破裂：合并是指乳剂中乳滴周围的乳化膜出现部分破裂导致液滴合并变大的现象。破裂是指液滴合并进一步发展，最后使得乳剂形成油相和水相两相的现象。破裂是一个不可逆过程。

（4）转相：又称为转型，是指由于某些条件的变化而改变乳剂类型的现象。由 O/W 型转变成 W/O 型或发生相反的变化。转相通常

是由于乳化剂性质发生改变引起的。

（5）酸败：是指乳剂受外界因素及微生物的影响，使其中的油、乳化剂等发生变质的现象。可加入抗氧剂与防腐剂等防止或延缓酸败的发生。

【**真题再现**】

配伍选择题

A. 分散相乳滴 ζ（Zeta）电位降低

B. 分散相与连续存在有密度差

C. 乳化类型改变

D. 乳化剂失去乳化作用

E. 微生物的作用

乳化剂属于热力学不稳定的非均相分散体系。制成后，放置过程中容易出现分层、絮凝等不稳定现象。

1. 若出现的分层现象经振摇后能恢复原状，其原因是（2016年，54）

2. 若出现的絮凝现象经振摇后能恢复原状，其原因是（2017年，57）

答案：1. B　2. A

解析：1. 题分层主要原因是由于分散相和分散介质之间的密度差造成的；絮凝主要是分散相中的 ζ 电位降低，出现可逆的聚集现象。2. 题分层主要原因是由于分散相和分散介质之间的密度差造成的；絮凝主要是分散相中的 ζ 电位降低，出现可逆的聚集现象。

【**强化练习**】

最佳选择题

1. 下列不属于乳剂的不稳定现象的是（　　）

A. 分解　　B. 转相　　C. 酸败

D. 分层　　E. 破裂

2. 关于乳剂叙述错误的是（　　）

A. 油相、水相和乳化剂是构成乳剂的基本成分

B. 按分散系统的组成分类乳剂可分为单乳与复乳两类

C. 氢氧化钙、氢氧化锌、硬脂酸镁可用于制备 W/O 型乳剂

D. 破裂是一个不可逆过程

E. 转相通常是由 ζ 电位降低引起的

3. 以下对乳剂的叙述中不正确的是（　　）

A. 乳剂可能呈现分层现象

B. 乳剂属于热力学不稳定的非均相体系

C. 乳剂可能呈现絮凝现象

D. 乳剂不能外用

E. 静脉乳剂具有靶向性

配伍选择题

A. ζ电位降低

B. 分散相与连续相存在密度差

C. 微生物及光、热、空气等的作用

D. 乳化剂失去乳化作用

E. 乳化剂类型改变

造成下列乳剂不稳定现象的原因是

4. 分层（　　）

5. 转相（　　）

6. 酸败（　　）

7. 絮凝（　　）

8. 破裂（　　）

多项选择题

9. 乳剂属热力学不稳定非均相分散体系, 其可逆变化有（　　　）

A. 絮凝　　　B. 分层　　　C. 酸败

D. 合并　　　E. 破裂

10. 下列关于乳剂的特点, 下列说法正确的是（　　）

A. 乳剂的液滴的分散度很大, 有利于药物的吸收和药效的发挥, 提高生物利用度

B. 可增加难溶性药物的溶解度

C. 外用乳剂可改善药物对皮肤、黏膜的渗透性, 减少刺激性

D. 水包油型乳剂可掩盖药物的不良臭味

E. 静脉注射乳剂, 可使药物具有靶向作用, 提高疗效

参考答案

最佳选择题：1. A　2. E　3. D

配伍选择题：4. B　5. E　6. C　7. A　8. D

多项选择题：9. AB　10. ABCDE

单 元 测 试

一、最佳选择题

1. 需要进行外观均匀度检查的剂型是（　　）

A. 栓剂　　　B. 片剂　　　C. 散剂

D. 气雾剂　　E. 膜剂

2. 关于颗粒剂的表述错误的是（　　）

A. 颗粒剂是将药物与适宜的辅料混合而制成的颗粒状制剂

B. 颗粒剂一般可分为可溶性颗粒剂和混悬型颗粒剂

C. 颗粒剂溶出和吸收速度均较快

D. 应用携带比较方便

E. 可溶性颗粒剂加温水冲服, 不可放入口中用水送服

3. 颗粒剂、散剂均需检查的项目（　　）

A. 溶化性　　B. 融变时限　　C. 溶解度

D. 崩解度　　E. 卫生学检查

4. 片剂的填充剂（　　）

A. 聚乙烯吡咯烷酮溶液

B. L-羟丙基纤维素

C. 乳糖

D. 乙醇

E. 聚乙二醇 6000

5. 可作片剂的崩解剂的是（　　）

A. 交联聚乙烯吡咯烷酮　　B. 预胶化淀粉

C. 甘露醇　　　D. 聚乙二醇

E. 聚乙烯吡咯烷酮

6. 粉末直接压片的干黏合剂是（　　）

A. 乙基纤维素　　B. 甲基纤维素

C. 微晶纤维素　　D. 羟丙基纤维素

E. 微粉硅胶

7. 需进行崩解时限检查的剂型是（　　）

A. 栓剂　　　B. 片剂　　　C. 散剂

D. 气雾剂　　E. 膜剂

8. 可溶性成分的迁移将造成片剂的（　　）

A. 黏冲　　　B. 硬度不够　　C. 花斑

D. 含量不均匀　　E. 崩解迟缓

9. 下列辅料中, 崩解剂的是（　　）

A. PEG　　　B. HPMC　　　C. PVP

D. CMC-Na　　E. CCNa

10. 在片剂中兼有黏合作用和崩解作用的是（　　）

A. PEG　　　B. PVP　　　C. HPMC

D. MCC　　　E. L-HPC

11. 可作片剂的水溶性润滑剂的是（　　）

A. 滑石粉　　B. 聚乙二醇　　C. 硬脂酸镁

D. 硫酸钙　　E. 预胶化淀粉

12. 以下为肠溶型薄膜衣材料的是（   ）
A. 醋酸纤维素   B. 乙基纤维素
C. EudragitE   D. 邻苯二甲酸醋酸纤维素
E. 羟丙基纤维素

13. 片剂的物料的塑性较差会造成（   ）
A. 裂片   B. 黏冲   C. 片重差异超限
D. 均匀度不合格   E. 崩解超限

14. 除哪种材料外，以下均为胃溶型薄膜衣的材料（   ）
A. HPMC   B. HPC   C. EudragitE
D. PVP   E. PVA

15. 要求在 3 分钟内崩解或溶化的片剂是（   ）
A. 普通片   B. 舌下片   C. 糖衣片
D. 可溶片   E. 肠溶衣片

16. 要求在 15 分钟内崩解或溶化的片剂是（   ）
A. 普通片   B. 舌下片   C. 糖衣片
D. 可溶片   E. 肠溶衣片

17. 以丙烯酸树脂、羟丙甲纤维素包衣制成的片剂是（   ）
A. 糖衣片   B. 植入片   C. 薄膜衣片
D. 泡腾片   E. 口含片

18. 以碳酸氢钠和枸橼酸为崩解剂的片剂是（   ）
A. 糖衣片   B. 植入片   C. 薄膜衣片
D. 泡腾片   E. 口含片

19. 粉末直接压片时，既可作为稀释剂，又可作为黏合剂的辅料是（   ）
A. 甲基纤维素   B. 乙基纤维素
C. 微晶纤维素   D. 羟丙基纤维素
E. 羟丙甲纤维素

20. 下列辅料中，不可作为片剂润滑剂的是（   ）
A. 微粉硅胶   B. 蔗糖
C. 月桂醇硫酸钠   D. 滑石粉
E. 氢化植物油

21. 颗粒不够干燥或药物易吸湿（   ）
A. 裂片   B. 松片   C. 黏冲
D. 色斑   E. 片重差异超限

22. 片剂硬度过小会引起（   ）
A. 裂片   B. 松片   C. 黏冲

D. 色斑   E. 片重差异超限

23. 颗粒粗细相差悬殊或颗粒流动性差时会产生（   ）
A. 裂片   B. 松片   C. 黏冲
D. 色斑   E. 片重差异超限

24. 在包制薄膜衣的过程中，所加入的邻苯二甲酸二乙酯是（   ）
A. 矫味剂   B. 遮光剂   C. 防腐剂
D. 增塑剂   E. 抗氧剂

25. 有关片剂包衣错误的叙述是（   ）
A. 可以控制药物在胃肠道的释放速度
B. 滚转包衣法适用于包薄膜衣
C. 包隔离层是为了形成一道不透水的障碍，防止水分浸入片芯
D. 用聚乙烯吡咯烷酮包肠溶衣，具有包衣容易、抗胃酸性强的特点
E. 乙基纤维素为水分散体薄膜衣材料

26. 下列哪种片剂可避免肝脏的首过效应（   ）
A. 泡腾片   B. 咀嚼片   C. 舌下片
D. 分散片   E. 溶液片

27. 常用于空胶囊壳中的遮光剂是（   ）
A. 二氧化硅   B. 二氧化钛   C. 二氯甲烷
D. 聚乙二醇 400   E. 聚乙烯吡咯烷酮

28. 可用于软胶囊中的分散介质是（   ）
A. 二氧化硅   B. 二氧化钛   C. 二氯甲烷
D. 聚乙二醇 400   E. 聚乙烯吡咯烷酮

29. 需要进行崩解时限检查的剂型是（   ）
A. 气雾剂   B. 颗粒剂   C. 胶囊剂
D. 软膏剂   E. 膜剂

30. 下列关于胶囊剂的说法中，错误的是（   ）
A. 能掩盖药物不良嗅味，提高稳定性
B. 可弥补其他固体制剂的不足
C. 可将药物水溶液密封于软胶囊，提高生物利用度
D. 可延缓药物的释放和定位释药
E. 生产自动化程度较片剂高，成本低

31. 硬胶囊剂的崩解时限要求为（   ）
A. 15min   B. 30min   C. 45min
D. 60min   E. 120min

32. 属于非极性溶剂的是（   ）

A. 苯扎溴铵　B. 液状石蜡
C. 苯甲酸　　D. 聚乙二醇
E. 羟苯乙酯

33. 制备难溶性药物溶液时，加入吐温的作用是（　　）
A. 助溶剂　　B. 增溶剂　　C. 潜溶剂
D. 乳化剂　　E. 分散剂

34. 下列物质常用作防腐剂的是（　　）
A. 甘油　　　B. 苯甲酸　　C. 丙二醇
D. 单糖浆　　E. 聚乙二醇

35. 不能作为药用溶剂的是（　　）
A. 水　　　　B. 丙二醇　　C. 甘油
D. 花生油　　E. 月桂醇硫酸钠

36. 不适宜用作矫味剂的物质是（　　）
A. 糖精钠　　B. 单糖浆　　C. 薄荷水
D. 山梨酸　　E. 泡腾剂

37. 制备复方碘溶液时，加入的碘化钾的作用是（　　）
A. 助溶剂　　B. 增溶剂　　C. 极性溶剂
D. 潜溶剂　　E. 消毒剂

38. 下列防腐剂中与尼泊金类合用，特别适用于中药液体制剂的是（　　）
A. 苯酚　　　B. 苯甲酸　　　C. 山梨酸
D. 苯扎溴铵　E. 乙醇

39. 关于液体制剂特点的说法，错误的是（　　）
A. 分散度大，吸收快
B. 给药途径广，可内服也可外用
C. 易引起药物的化学降解
D. 携带运输方便
E. 易霉变，需加入防腐剂

40. 制备难溶性药物溶液时，加入吐温的作用是（　　）
A. 助溶剂　　B. 增溶剂　　C. 潜溶剂
D. 乳化剂　　E. 分散剂

41. 制备液体制剂首选的溶剂是（　　）
A. 乙醇　　　B. 丙二醇　　C. 蒸馏水
D. 植物油　　E. 聚乙二醇

42. 有关液体制剂质量要求错误的是（　　）
A. 液体制剂均应是澄明溶液
B. 口服液体制剂应口感好
C. 外用液体制剂应无刺激性

D. 液体制剂应浓度准确
E. 液体制剂应具有一定的防腐能力

43. 聚氧乙烯脱水山梨醇单油酸酯的商品名称是（　　）
A. 吐温 20　　B. 吐温 40　　C. 吐温 80
D. 司盘 60　　E. 司盘 85

44. 常用的 W/O 型乳剂的乳化剂是（　　）
A. 吐温 80　　B. 聚乙二醇　　C. 卵磷脂
D. 司盘 80　　E. 月桂醇硫酸钠

45. 有关表面活性剂的正确表述是（　　）
A. 表面活性剂的浓度要在临界胶团浓度（CMC）以下，才有增溶作用
B. 表面活性剂用作乳化剂时，其浓度必须达到临界胶团浓度
C. 非离子表面活性剂的 HLB 值越小，亲水性越大
D. 表面活性剂均有很大毒性
E. 阳离子表面活性剂具有很强的杀菌作用，故常用作杀菌和防腐剂

46. 下列属于阳离子型表面活性剂的是（　　）
A. 卵磷脂　　B. 苯扎溴铵　C. 吐温 80
D. 十二烷基苯磺酸钠　E. 泊洛沙姆

47. 以下属于两性离子型表面活性剂的是（　　）
A. 司盘 20　　B. 十二烷基苯磺酸钠
C. 苯扎溴铵　D. 卵磷脂　　E. 吐温 80

48. 不是非离子表面活性剂的是（　　）
A. 脂肪酸单甘酯　　B. 聚山梨酯
C. 泊洛沙姆　　　　D. 苯扎氯铵
E. 蔗糖脂肪酸酯

49. 月桂醇硫酸钠属于（　　）
A. 阳离子表面活性剂　B. 阴离子表面活性剂
C. 非离子表面活性剂　D. 两性表面活性剂
E. 抗氧剂

50. 专供揉搽皮肤表面用的液体制剂称为（　　）
A. 合剂　　　B. 乳剂　　　C. 搽剂
D. 涂剂　　　E. 洗剂

51. 有关涂膜剂的不正确表述是（　　）
A. 是一种可涂布成膜的外用胶体溶液制剂
B. 使用方便
C. 处方由药物、成膜材料和蒸馏水组成

D. 制备工艺简单，无需特殊机械设备

E. 常用的成膜材料有聚乙烯缩丁醛和火棉胶等

52. 关于糖浆剂的说法错误的是（　　）

A. 可作矫味剂、助悬剂

B. 蔗糖浓度高时渗透压大，微生物的繁殖受到抑制

C. 糖浆剂为高分子溶液

D. 糖浆剂系指含药物或芳香物质的浓蔗糖水溶液

E. 单纯蔗糖的近饱和水溶液为单糖浆

53. 混悬剂中使微粒 ζ 电位增加的物质是（　　）

A. 助悬剂　　B. 稳定剂　　C. 润湿剂

D. 反絮凝剂　E. 絮凝剂

54. 混悬剂中使微粒 Zeta 电位降低的电解质是（　　）

A. 润湿剂　　B. 反絮凝剂　C. 絮凝剂

D. 助悬剂　　E. 稳定剂

55. 乳剂合并后进一步发展使乳剂分为油、水两相称为乳剂的（　　）

A. 分层　　B. 絮凝　　C. 转相

D. 合并　　E. 破裂

56. 常用的 O/W 型乳剂的乳化剂是（　　）

A. 吐温 80　　B. 卵磷脂　　C. 司盘 80

D. 单硬脂酸甘油酯　　E. 卡波姆

二、配伍选择题

A. 可溶性颗粒　　B. 混悬颗粒

C. 泡腾颗粒　D. 肠溶颗粒　E. 控释颗粒

57. 以碳酸氢钠和有机酸为主要辅料制备的是（　　）

58. 能恒速释放药物的颗粒是（　　）

A. 矫味剂　　B. 遮光剂　　C. 防腐剂

D. 增塑剂　　E. 包衣材料

59. 在包制薄膜衣的过程中，所加入的二氧化钛是（　　）

60. 在包制薄膜衣的过程中，所加入的丙二醇是（　　）

61. 在包制薄膜衣的过程中，所加入的 CAP 是（　　）

A. 气雾剂　　B. 颗粒剂　　C. 胶囊剂

D. 软膏剂　　E. 膜剂

62. 需要进行溶化性检查的是（　　）

63. 需要进行崩解时限检查的是（　　）

64. 干燥失重不得过 2.0% 的是（　　）

A. 聚维酮　　B. L-羟丙基纤维素

C. 乳糖　D. 乙醇　E. 聚乙二醇 6000

65. 可作为片剂的填充剂的是（　　）

66. 可作为片剂的润湿剂的是（　　）

67. 可作为片剂的崩解剂的是（　　）

68. 可作为片剂的黏合剂的是（　　）

产生下列问题的原因是（　　）

A. 裂片　　　B. 黏冲　C. 片重差异超限

D. 均匀度不合格　E. 崩解超限

69. 黏合剂黏性不足（　　）

70. 加料斗中颗粒时多时少（　　）

71. 崩解剂用量不足（　　）

A. 成型材料　B. 增塑剂　　C. 增稠剂

D. 遮光剂　　E. 溶剂

72. 制备空胶囊时加入明胶的作用是（　　）

73. 制备空胶囊时加入山梨醇的作用是（　　）

74. 制备空胶囊时加入二氧化钛的作用是（　　）

A. 羟苯乙酯　　　B. 聚山梨酯 80

C. 苯扎溴铵　D. 卵磷脂　　E. 硬脂酸钙

75. 属于阳离子表面活性剂的是（　　）

76. 属于阴离子表面活性剂的是（　　）

77. 属于两性离子表面活性剂的是（　　）

78. 属于非离子表面活性剂的是（　　）

A. 泻下灌肠剂　　　B. 含药灌肠剂

C. 涂剂　D. 灌洗剂　　E. 洗剂

79. 用纱布、棉花蘸取后用于皮肤或口腔、喉部黏膜的液体制剂（　　）

80. 清除粪便、降低肠压，使肠道恢复正常功能为目的的液体制剂（　　）

A. 羟苯乙酯　B. 阿拉伯胶　C. 阿司帕坦

D. 胡萝卜素　E. 氯化钠

81. 用作乳剂的乳化剂的是（　　）

82. 用作液体制剂的甜味剂的是（　　）

83. 用作液体制剂的防腐剂的是（　　）

84. 用作改善制剂外观的着色剂是（　　）

A. 絮凝　　　B. 增溶　　C. 助溶

D. 潜溶　　　E. 盐析

85. 药物在一定比例混合溶剂中溶解度大于在

单一溶剂中的溶解度的现象是（　　）

86. 碘酊中碘化钾的作用是（　　）

87. 甲酚皂溶液中硬脂酸钠的作用是（　　）

88. 在混悬剂中加入适当电解质，使混悬微粒形成疏松聚集体的过程是（　　）

三、综合分析题

盐酸西替利嗪咀嚼片处方：盐酸西替利嗪5g，甘露醇192.5g，乳糖70g，微晶纤维素61g，预胶化淀粉10g，硬脂酸镁17.5g，8%聚维酮乙醇溶液100ml，苹果酸适量，阿司帕坦适量，制成1000片。

89. 可用于处方中黏合剂是（　　）

A. 苹果酸　　　B. 乳糖　C. 微晶纤维素

D. 阿司帕坦　　E. 聚维酮乙醇溶液

90. 处方中压片用润滑剂是（　　）

A. 甘露醇　　B. 乳糖　C. 硬脂酸镁

D. 微晶纤维素　　E. 聚维酮乙醇溶液

四、多项选择题

91. 有关散剂的特点叙述正确的是（　　）

A. 粉碎程度大，比表面积大，易于分散，起效快

B. 外用覆盖面积大，具有保护和收敛等作用

C. 贮存，运输携带比较方便

D. 制备工艺简单，剂量易于控制

E. 分散度大，较其他固体制剂更稳定

92. 下列关于片剂特点的叙述中正确的是（　　）

A. 体积较小，其运输、贮存、携带及应用都比较方便

B. 片剂生产的机械化、自动化程度较高

C. 产品的性状稳定，剂量准确，成本及售价都较低

D. 可以制成不同释药速度的片剂而满足临床医疗或预防的不同需要

E. 具有靶向作用

93. 下列哪组中全部为片剂中常用的填充剂（　　）

A. 淀粉，CMC-Na，MC

B. PVP，HPC，EC

C. HPC，CMS-Na，PEG

D. 蔗糖，$CaCO_3$，乳糖

E. 淀粉，糊精，磷酸钙

94. 造成黏冲的原因是（　　）

A. 颗粒含水量过多　　B. 压力不够

C. 冲模表面粗糙　D. 润滑剂使用不当

E. 环境湿度过大

95. 根据药典规定，片剂的质量要求包括（　　）

A. 硬度适中

B. 符合重量差异的要求，含量准确

C. 符合融变时限的要求

D. 符合崩解度或溶出度的要求

E. 小剂量的药物或作用比较剧烈的药物，应符合含量均匀度的要求

96. 包衣的目的有（　　）

A. 控制药物在胃肠道中的释放部位

B. 控制药物在胃肠道中的释放速度

C. 掩盖药物的苦味

D. 防潮、避光、增加药物的稳定性

E. 改善片剂的外观

97. 关于液体制剂的质量要求包括（　　）

A. 均相液体制剂应是澄明溶液

B. 非均相液体制剂分散相粒子应小而均匀

C. 口服液体制剂应口感好

D. 所有液体制剂应浓度准确

E. 渗透压应符合要求

98. 属于半极性溶剂的有（　　）

A. 聚乙二醇　　　B. 丙二醇　　　C. 脂肪油

D. 二甲基亚砜　　E. 醋酸乙酯

99. 下列辅料中，可作为液体制剂防腐剂的有（　　）

A. 甘露醇　　B. 苯甲酸钠　C. 甜菊苷

D. 羟苯乙酯　E. 琼脂

100. 下列哪些制剂属于均相液体制剂（　　）

A. 低分子溶液　　　B. 高分子溶液

C. 溶胶剂　　　D. 乳剂　E. 混悬剂

101. 液体制剂常用的防腐剂有（　　）

A. 尼泊金类　B. 苯甲酸钠　C. 脂肪酸

D. 山梨酸　　E. 苯甲酸

102. 关于表面活性剂作用的说法，正确的是（　　）

A. 具有增溶作用　B. 具有乳化作用

C. 具有润湿作用　D. 具有氧化作用

E. 具有去污作用

103. 有关高分子溶液叙述正确的是（　　）

A. 高分子溶液是热力学不稳定系统

B. 以水为溶剂的高分子溶液也称胶浆剂

C. 制备高分子溶液首先要经过溶胀过程

D. 高分子溶液是黏稠性流动液体

E. 高分子水溶液不带电荷

104. 乳剂的变化有（　　）

A. 分层　　　B. 絮凝　　　C. 转相

D. 合并　　　E. 破裂

105. 可用作混悬剂中稳定剂的有（　　）

A. 增溶剂　　B. 助悬剂　　C. 乳化剂

D. 润湿剂　　E. 絮凝剂

106. 关于药物制成混悬剂的条件的正确表述有（　　）

A. 难溶性药物需制成液体制剂供临床应用时

B. 药物的剂量超过溶解度而不能以溶液剂形式应用时

C. 两种溶液混合时药物的溶解度降低而析出固体药物时

D. 毒剧药或剂量小的药物不应制成混悬剂使用

E. 需要产生缓释作用时

107. 在以下对乳剂的叙述中,正确的是(　　)

A. 乳剂可能出现分层现象

B. 乳剂属于热力学不稳定的非均相体系

C. 乳剂可能出现絮凝现象

D. 乳剂不能外用

E. 静脉乳剂具有靶向性

参考答案

最佳选择题：1. C 2. B 3. E 4. C 5. A 6. C 7. B 8. D 9. E 10. E 11. B 12. D 13. A 14. E 15. D 16. A 17. C 18. D 19. C 20. B 21. C 22. B 23. E 24. D 25. D 26. C 27. B 28. C 29. C 30. E 31. B 32. B 33. B 34. B 35. E 36. D 37. A 38. B 39. D 40. B 41. C 42. A 43. C 44. D 45. E 46. B 47. D 48. D 49. B 50. C 51. C 52. C 53. D 54. C 55. E 56. A

配伍选择题：57. C 58. E 59. B 60. D 61. E 62. B 63. C 64. B 65. C 66. D 67. B 68. A 69. A 70. C 71. E 72. A 73. B 74. D 75. C 76. E 77. D 78. B 79. C 80. B 81. B 82. C 83. A 84. D 85. D 86. C 87. B 88. A

综合分析题：89. E 90. C

多项选择题：91. ABCD 92. ABCD 93. DE 94. ACDE 95. ABDE 96. ABCDE 97. ABCD 98. AB 99. BD 100. AB 101. ABDE 102. ABCE 103. BCD 104. ABCDE 105. BDE 106. ABCDE 107. ABCE

第四章 药物灭菌制剂和其他制剂与临床应用

章节概述

本章是灭菌制剂和其他六种制剂的分类、特点、质量要求、临床应用与注意事项。依据历年的考试分析来看，本章占用的分值约为 6 分左右，分值为整科目的 5%。虽然分值占比相对较少，但因本章考点较分散，不易得分，因此，应特别关注本章节内容的掌握。

本章共计 2 个小节，第 1 节 5 分，第 2 节 1 分。分值主要集中在第 1 节，复习时这个小节应重点复习。

章节	内容	分值
第一节	灭菌制剂	5 分
第二节	其他制剂	2 分
合计		7 分

第一节 灭菌制剂

考点 1 灭菌制剂的分类

根据给药方式、给药部位、临床应用等特点进行分类。

（1）注射剂：用针头注入人体的制剂，如小容量注射剂、大型输液、冻干粉针等。

（2）植入型制剂：用埋植方式给药的制剂，如植入片、植入棒、植入微球、原位凝胶等。

（3）眼用制剂：用于眼部疾病的制剂，如滴眼液、眼用膜剂、眼膏和眼用凝胶等。

（4）局部外用制剂：用于外伤、烧伤以及溃疡等创面用制剂，如溶液、凝胶、软膏和气雾剂等。

（5）其他用制剂：手术时使用的制剂，如冲洗剂、止血海绵剂和骨蜡等。

【真题再现】

最佳选择题

不要求进行无菌检查的剂型是（2015 年，12）

A. 注射剂　　　B. 吸入粉雾剂

C. 植入剂　　　D. 冲洗剂

E. 眼部手术用软膏剂

答案：B

解析： 需要进行无菌检查的制剂有：注射剂、植入型制剂、眼用制剂、局部外用制剂等。吸入粉雾剂不要求进行无菌检查。

【强化练习】

最佳选择题

不属于灭菌与无菌制剂的是（　　）

A. 滴眼液　　B. 冲洗剂　　C. 冻干粉针

D. 散剂　　　E. 植入剂

参考答案

最佳选择题：D

考点 2 注射剂

1. 注射剂的分类

（1）注射液：分为皮下注射、皮内注射、肌内注射、静脉注射、静脉滴注（不少于 100ml，生物制品不少于 50ml）。

（2）注射用无菌粉末：供临用前用无菌溶液配制成注射液的无菌粉末或无菌块状物。

（3）注射用浓溶液：供临用前稀释后静脉滴注用的无菌浓溶液。生物制品不宜制成注射用浓溶液。

2. 注射剂的特点

（1）药效迅速、剂量准确、作用可靠。

（2）适于不宜口服给药的患者和不宜口服的药物。

（3）发挥局部定位作用。但注射给药不方便，注射时易引起疼痛。

（4）易发生交叉污染、安全性不及口服制剂。

（5）制造过程复杂，对生产的环境及设备要求高，生产费用较大，价格较高。

3. 注射剂的质量要求

（1）pH：一般控制在 4～9 的范围内。同一品种的 pH 差异范围不超过±1.0。

（2）渗透压：用量大、供静脉注射的注射剂与血浆相同或略偏高的渗透压。

（3）稳定性。

（4）安全性：注射剂必须对机体无毒性、无刺激性，降压物质必须符合规定，确保安全。

（5）澄明。

（6）无菌。

（7）无热原。

4. 注射剂的溶剂

（1）制药用水

1）纯化水：不得用于注射剂的配制与稀释。

2）注射用水：最常用的注射用溶剂、滴眼剂的溶剂或稀释剂及容器的清洗溶剂。

3）灭菌注射用水：注射用水按照注射剂生产工艺制备所得，不含任何添加剂。主要用于注射用灭菌粉末的溶剂或注射剂的稀释剂。

（2）注射用油：常用的大豆油、茶油、麻油等植物油。

（3）其他用注射溶剂：乙醇、丙二醇、聚乙二醇、甘油。

5. 注射剂的附加剂

注射剂的附加剂见下表。

种类	常用品种
增溶剂、润湿剂或乳化剂	吐温、聚乙烯吡咯烷酮、卵磷脂、普朗尼克等
缓冲剂	醋酸——醋酸钠，枸橼酸——枸橼酸钠，乳酸，酒石酸——酒石酸钠
助悬剂	羧甲基纤维素、明胶
螯合剂	乙二胺四乙酸二钠
抗氧剂	亚硫酸钠、亚硫酸氢钠、焦亚硫酸钠、硫代硫酸钠
抑菌剂	三氯叔丁醇、尼泊金、苯酚
局麻剂	盐酸普鲁卡因、利多卡因
渗透压调节剂	氯化钠、葡萄糖
稳定剂	肌苷、甘氨酸、烟酰胺、辛酸钠
填充剂	乳糖、甘露醇、甘氨酸
保护剂	乳糖、蔗糖、麦芽糖

【真题再现】

配伍选择题

A. 防腐剂　　B. 矫味剂　　C. 乳化剂

D. 抗氧剂　　E. 助悬剂

1. 制备维生素 C 注射剂时，加入的亚硫酸氢钠是作为（2015 年，62）

答案：1. D

解析：亚硫酸氢钠是还原剂（抗氧剂），可以防止药品被氧化。

A. 渗透压调节剂　　B. 增溶剂

C. 抑菌剂　　D. 稳定剂　　E. 止痛剂

2. 注射剂的处方中，亚硫酸钠的作用是（2016 年，61）

3. 注射剂的处方中，氯化钠的作用是（2016 年，62）

4. 注射剂的处方中，泊洛沙姆 190 的作用是（2016 年，63）

答案：2. D　3. A　4. B

综合分析题

注射用美洛西林/舒巴坦规格 1.25(美洛西林 1.0g，舒巴坦 0.25g)，成人静脉注射符合单室模型。美洛西林表观分布容积 $V = 0.5L/kg$。

5. 注射用美洛西林钠/舒巴坦的质量要求不包括（2015 年，103 ）

A. 无异物　　　　　B. 无菌

C. 无热原、细菌内毒素

D. 粉末细度与结晶度适宜

E. 等渗或略偏高渗透压

答案：5. E

解析：注射剂的质量要求：①pH：注射剂的 pH 应和血液 pH 相等或相近。②渗透压：对用量大、供静脉注射的注射剂应具有与血浆相同的或略偏高的渗透压。③稳定性：注射剂要具有必要的物理稳定性和化学稳定性，以确保产品在贮存期内安全、有效。④安全性：注射剂必须对机体无毒性、无刺激性，降压物质必须符合规定，确保安全。⑤澄明：溶液型注射液应澄明，不得含有可见的异物或不溶性微粒。⑥无菌：注射剂内不应含有任何活的微生物。⑦无热原：注射剂内不应含热原，热原检查必须符合规定。

【强化练习】

最佳选择题

1. 下列叙述中错误的是（　　　）

A. 患者存在吞咽困难或明显的吸收障碍时一般使用注射剂

B. 口服生物利用度低的药物一般使用注射剂

C. 没有合适的口服剂型的药物可以选择注射

剂

D. 注射剂一般提倡临用前配制

E. 在不同注射途径的选择上，优先选择静脉注射

2. 以下不属于注射剂溶剂的是（ ）

A. 乙醇 B. 丙二醇 C. 乙酸乙酯

D. 聚乙二醇 E. 甘油

3. 关于注射剂的说法错误的是（ ）

A. 注射剂给药不方便，易发生交叉感染

B. 注射剂药效迅速、剂量准确

C. 注射剂应具有与血浆相同的或略偏低的渗透压

D. 注射剂内不应含有任何活的微生物

E. 注射剂 pH 一般控制在 4～9 的范围内

4. 不属于注射剂质量要求的是（ ）

A. 渗透压 B. pH C. 澄明

D. 无色 E. 无菌

5. 注射剂常用的溶剂是（ ）

A. 纯化水 B. 注射用水 C. 灭菌蒸馏水

D. 灭菌注射用水 E. 制药用水

6. 在某注射剂中加入亚硫酸氢钠，其作用可能为（ ）

A. 抑菌剂 B. 金属螯合剂

C. 缓冲剂 D. 抗氧剂 E. 增溶剂

7. 常用作注射剂的等渗调节剂的是（ ）

A. 氢氧化钠 B. NaCl C. HCl

D. 硼砂 E. NaHCO₃

8. 关于注射剂特点的说法，错误的是（ ）

A. 药效迅速 B. 剂量准确 C. 使用方便

D. 作用可靠 E. 适用于不宜口服的药物

配伍选择题

A. 维生素 C 104g B. 依地酸二钠 0.05g

C. 碳酸氢钠 49g D. 亚硫酸氢钠 2g

E. 注射用水加至 1000ml

上述维生素 C 注射液处方中

9. 用于络合金属离子的是（ ）

10. 起调节 pH 作用的是（ ）

11. 抗氧剂是（ ）

参考答案

最佳选择题：1. E 2. C 3. C 4. D 5. B 6. D 7. B 8. C

配伍选择题：9. B 10. C 11. D

考点 3 热原的性质与除去方法

1. 热原的性质

（1）耐热性好。

（2）滤过性。

（3）水溶性。

（4）不挥发性：蒸馏法制备无热原注射用水原理。

（5）其他：可被强酸碱强氧化剂破坏。

2. 热原的除去方法

（1）除去药液或溶剂中热原

1）吸附法：常用活性炭，还有脱色、助滤作用。

2）离子交换法。

3）凝胶滤过法（分子筛滤过法）。

4）超滤法：一般用 3～15nm 超滤膜。

5）反渗透法。

6）其他方法：两次以上湿热灭菌法，或提高灭菌温度和时间，微波也可破坏热原。

（2）除去容器或用具上热原

1）高温法。

2）酸碱法：常用的重铬酸钾硫酸洗液、硝酸硫酸洗液或稀氢氧化钠溶液。

【强化练习】

最佳选择题

1. 关于热原性质的错误表述是（ ）

A. 热原能溶于水 B. 活性炭可以吸附热原

C. 热原没有挥发性

D. 超声波可以破坏热原

E. 在 250℃加热 1 分钟，可使热原彻底破坏

2. 污染热原的途径不包括（ ）

A. 从溶剂中带入 B. 从原料中带入

C. 从容器、用具、管道和装置等带入

D. 制备过程中的污染 E. 包装时带入

配伍选择题

A. 高温可被破坏 B. 水溶性

C. 吸附性 D. 不挥发性

E. 可被强氧化剂破坏

3. 向注射液中加入活性炭（ ）

4. 蒸馏法制备注射用水（ ）

5. 向玻璃容器中倒入双氧水（ ）

6. 玻璃容器 650℃，1min 热处理（ ）

7. 用大量注射用水冲洗容器（　　　）

参考答案

最佳选择题：1. E　2. E

配伍选择题：3. C　4. D　5. E　6. A　7. B

考点 4　溶解度与溶出速度

1. 溶解度及其影响因素

药物的溶解度系指在一定温度（气体在一定压力）下，在一定量溶剂中达到饱和时溶解的最大药量。

影响溶解度的因素：

（1）药物分子结构与溶剂：根据"相似相溶"原则，若药物分子间的作用力大于药物分子与溶剂分子间作用，则药物溶解度小，反之，则溶解度大。

（2）温度：$\Delta Hf>0$ 为吸热过程，溶解度随温度升高而升高；如果 $\Delta Hf<0$，为放热过程，溶解度随温度升高而降低。

（3）药物的晶型：稳定型药物溶解度小，无定型药物溶解度大。多数情况下，溶解度和溶出速度的顺序排列为：水合化物<无水物<有机溶剂化物。

（4）粒子大小：对于难溶性药物，当药物粒子很小（≤0.1μm）时，药物溶解度随粒径减小而增加。

（5）加入第三种物质：溶液中加入溶剂、药物以外的其他物质可能改变药物的溶解度，如加入助溶剂、增溶剂可以增加药物的溶解度，加入某些电解质可能因同离子效应而降低药物的溶解度，例如许多盐酸盐药物在 0.9% 氯化钠溶液中的溶解度比在水中低。

2. 增加药物溶解度的方法

（1）加增溶剂。

（2）加助溶剂。

（3）制成盐类。

（4）使用混合溶剂。

（5）制成共晶。

（6）其他：提高温度、改变 pH，微粉化技术减小粒径，包合技术。

3. 溶出速度

溶出速度是指单位时间药物溶解进入溶液主体的量。

提高溶出速度的方法：

（1）同一重量的固体药物，其粒径越小，表面积越大。

（2）对同样大小的固体药物，孔隙率越高，表面积越大。

（3）温度升高，大多数药物溶解度增大、扩散增强、黏度降低，溶出速度加快。少数药物则会随着温度的增加溶解度下降，溶出速度也会随之减慢。

（4）溶出介质的体积小，溶液中药物浓度高，溶出速度慢；反之则溶出速度快。

【强化练习】

最佳选择题

1. 影响药物溶解度的因素不包括（　　　）

A. 药物的极性　　B. 溶剂　C. 温度

D. 氧气　E. 药物的晶型

2. 一般而言，关于药物的溶解度大小以下说法正确的是（　　　）

A. 水合化物<无水物<有机溶剂化物

B. 水合化物<有机溶剂化物<无水物

C. 无水物<有机溶剂化物<水合化物

D. 无水物<水合化物<有机溶剂化物

E. 有机溶剂化物<无水物<水合化物

3. 下述哪种方法不能增加药物的溶解度（　　　）

A. 加入助溶剂　　B. 加入增溶剂

C. 使用混合溶剂　D. 制成可溶性盐

E. 加入助悬剂

配伍选择题

A. 碘化钾　　B. 尿素　C. 间羟基苯基酸钠

D. 蛋氨酸　　E. 维生素 C

关于难溶性药物的助溶剂的选择

4. 碘（　　　）

5. 盐酸奎宁（　　　）

6. 红霉素（　　　）

参考答案

最佳选择题：1. D　2. A　3. E

配伍选择题：4. A　5. B　6. E

考点 5　输液

1. 输液的分类

（1）电解质输液：用于补充体内水分、电解质，纠正体内酸碱平衡等。如氯化钠注射液、复方氯化钠注射液、乳酸钠注射液等。

（2）营养输液：主要用来补充供给体内热量、蛋白质和人体必需的脂肪酸和水分等。如葡萄糖注射液、氨基酸输液、脂肪乳剂输液等。

（3）胶体输液：胶体输液有多糖类、明胶类、高分子聚合物等。如右旋糖酐、淀粉衍生物、明胶、聚维酮等。

（4）含药输液：含有治疗药物的输液，如氧氟沙星葡萄糖输液。

2. 输液的质量要求

（1）无菌、无热原或细菌内毒素。

（2）不溶性微粒检查。

（3）pH 尽能与血液相近。

（4）渗透压应为等渗或偏高渗。

（5）不得添加任何抑菌剂。

（6）使用安全，不引起血象的变化或过敏反应，不损害肝、肾功能。

3. 静脉注射脂肪乳剂的辅料

（1）乳化剂：常用的有卵磷脂、豆磷脂及普朗尼克 F-68 等。

（2）稳定剂：常用油酸钠。

【真题再现】

最佳选择题

1. 可用于静脉注射脂肪乳的乳化剂是（2016年，11）

A. 阿拉伯胶　B. 西黄芪胶　C. 卵磷脂

D. 脂肪酸山梨坦　E. 十二烷基硫酸钠

答案：1. C

解析：静脉注射用脂肪乳剂的乳化剂常用的有卵磷脂、豆磷脂及普朗尼克 F-68 等。

2. 制备静脉注射脂肪乳时，加入的豆磷脂是作为（2015年，61）

A. 防腐剂　　B. 矫味剂　　C. 乳化剂

D. 抗氧剂　　E. 助悬剂

答案：2. C

解析：静脉注射脂肪乳剂处方中，精制大豆磷脂是乳化剂。

【强化练习】

最佳选择题

1. 关于输液叙述错误的是（　　）

A. pH 在 4～9 范围

B. 渗透压可为低渗

C. 输液中不得添加任何抑菌剂

D. 输液 pH 尽可能与血液相近

E. 输液对无菌、无热原及澄明度的要求，更应该特别注意

2. 关于血浆代用液叙述错误的是（　　）

A. 血浆代用液在有机体内有代替全血的作用

B. 不妨碍红细胞的携氧功能

C. 羧甲淀粉（代血浆）应不妨碍血型试验

D. 在血液循环系统内，可保留较长时间，易被机体吸收

E. 不得在脏器组织中蓄积

3. 引起输液染菌的原因不包括（　　）

A. 严重污染　B. 药品含量不合格

C. 灭菌不彻底　D. 瓶塞松动　E. 漏气

4. 输液质量要求不包括（　　）

A. 酸碱度及含量测定　B. 无菌无热原检查

C. 可见异物检查　D. 溶出度检查

E. 不溶性微粒检查

多项选择题

5. 静脉注射用脂肪乳剂的乳化剂常用的有（　　）

A. 卵磷脂　　B. 豆磷脂　　C. 卖泽

D. PluronicF-68　　E. 苄泽

参考答案

最佳选择题：1. B　2. A　3. B　4. D

多项选择题：5. ABD

考点 6　眼用制剂

1. 眼用制剂的质量要求

（1）眼用溶液剂的 pH 范围为：5～9。

（2）除另有规定外，滴眼剂、洗眼剂和眼内注射溶液应与泪液等渗。

（3）用于眼外伤或术后的眼用制剂必须满足无菌，成品需经严格的灭菌，并不加入抑菌剂，一般采用单剂量包装，一经使用后不能放置再用。而用于无外伤的滴眼剂，要求无致病菌，不得检测出铜绿假单胞菌和金黄色葡萄球菌。滴眼剂是多剂量剂型，患者在多次使用后易染菌，因此可适当加入抑菌剂于下次再用前恢复无菌。

（4）适当增大滴眼剂的黏度可延长药物在眼内停留时间，从而增强药物作用。增大黏度

后在减少刺激的同时亦能增加药效。合适的黏度范围为 4.0～5.0mPa·S。

（5）混悬型眼用制剂大于 50μm 的粒子不超过 2 个，且不得检出超过 90μm 的粒子；沉降体积比≥0.9。

（6）除另有规定外，滴眼剂每个容器的装量不得超过 10ml；洗眼剂每个容器的装量应不得超过 200ml。包装容器应无菌、不易破裂，其透明度应不影响对可见异物的检查。

（7）眼用制剂贮存应密封避光，启用后最多可用 4 周。

2. 眼用液体制剂的附加剂

（1）调整 pH 的附加剂：磷酸盐缓冲液、硼酸缓冲液、硼酸盐缓冲液

（2）调节渗透压的附加剂：氯化钠、葡萄糖、硼酸、硼砂

（3）抑菌剂：有机汞类，硝酸苯汞、硫柳汞；醇类，三氯叔丁醇、苯乙醇；酯类，对羟基苯甲酸甲酯与丙酯混合物，氯化苯甲羟胺

（4）调整黏度的附加剂：甲基纤维素、聚乙二醇、聚维酮、聚乙烯醇。

【真题再现】

最佳选择题

1. 关于眼用制剂的说法，错误的是（2015 年，11）

A. 滴眼液应与泪液等渗

B. 混悬性滴眼液用前需充分混匀

C. 增大滴眼液的黏度，有利于提高药效

D. 用于手术后的眼用制剂必须保证无菌，应加入适量抑菌剂

E. 为减小刺激性，滴眼液应使用缓冲液调节溶液的 pH，使其在生理耐受范围

答案：1. D

解析：眼用制剂的质量要求：①眼用溶液剂的 pH 应兼顾药物的溶解度、稳定性和刺激性的要求，同时亦应考虑 pH 对药物吸收和药效的影响。pH 范围为：5～9。②除另有规定外，滴眼剂、洗眼剂和眼内注射溶液应与泪液等渗。③用于眼外伤或术后的眼用制剂必须满足无菌，成品需经严格的灭菌，并不加入抑菌剂，一般采用单剂量包装，一经使用后不能放置再

用。而用于无外伤的滴眼剂，要求无致病菌，不得检测出铜绿假单胞菌和金黄色葡萄球菌。④适当增大滴眼剂的黏度可延长药物在眼内停留时间，从而增强药物作用。增大黏度后在减少刺激的同时亦能增加药效。合适的黏度范围为 4.0～5.0mPa·S。⑤混悬型眼用制剂大于 50μm 的粒子不超过 2 个，且不得检出超过 90μm 的粒子；沉降体积比≥0.9。⑥除另有规定外，滴眼剂每个容器的装量不得超过 10ml；洗眼剂每个容器的装量应不得超过 200ml。包装容器应无菌、不易破裂，其透明度应不影响对可见异物的检查。⑦眼用制剂贮存应密封避光，启用后最多可用 4 周。

配伍选择题

A. 防腐剂　　B. 矫味剂　　C. 乳化剂

D. 抗氧剂　　E. 助悬剂

2. 制备醋酸可的松滴眼液时，加入的羧甲纤维素钠是作为（2015 年，63）

答案：2. E

解析：羧甲基纤维素钠为助悬剂，配液前需精制。

【强化练习】

最佳选择题

1. 关于眼用制剂的质量要求说法错误的是（　　）

A. 滴眼剂、洗眼剂和眼内注射溶液应与水等渗

B. 用于眼外伤或术后的眼用制剂必须满足无菌，一般采用单剂量包装，一经使用后不能放置再用

C. 合适的黏度范围为 4.0～5.0mPa·S

D. 滴眼剂每个容器的装量不得超过 10ml

E. 混悬型眼用制剂大于 50μm 的粒子不超过 2 个

2. 下列不用于调节眼用制剂黏度的是（　　）

A. 苯乙醇　　B. 甲基纤维素

C. 聚维酮　　D. 聚乙烯醇　E. 聚乙二醇

3. 有关滴眼剂错误的叙述是（　　）

A. 滴眼剂是直接用于眼部疾病的无菌制剂

B. 眼用溶液剂的 pH 应兼顾药物的溶解性、稳定性和刺激性的要求

C. 混悬型滴眼剂要求粒子大小超过 50μm 的颗粒不得超过 2 粒

D. 用于眼外伤或术后的眼用制剂必须满足无菌

E. 增加滴眼剂的黏度，使药物扩散速度减小，对治疗效果不利

4. 滴眼剂的质量要求中，哪一条与注射剂的质量要求不同（　　）

A. pH 值　　B. 渗透压　　C. 无菌

D. 无热原　　E. 澄明度

5. 滴眼剂的抑菌剂不宜选用下列哪个品种（　　）

A. 氯化苯甲羟胺　B. 三氯叔丁醇

C. 碘仿　D. 苯乙醇　E. 硝酸苯汞

配伍选择题

A. 稳定剂　　B. 调节 pH　　C. 调节黏度

D. 抑菌剂　　E. 调节渗透压

（滴眼剂中加入下列物质其作用是）

6. 硼酸盐缓冲溶液（　　）

7. 氯化钠（　　）

8. 三氯叔丁醇（　　）

9. 聚乙烯醇（　　）

参考答案

最佳选择题：1. A　2. A　3. E　4. A　5. C

配伍选择题：6. B　7. E　8. D　9. C

考点 7　植入剂的特点

　　具有定位给药、用药次数少、给药剂量小、长效恒速作用及可采用立体定位技术等特点，它适用于半衰期短、代谢快、尤其是不能口服的药物。

【强化练习】

最佳选择题

关于植入剂的说法错误的是（　　）

A. 植入剂为固体制剂　B. 植入剂必须无菌

C. 植入剂的用药次数少

D. 植入剂适用于半衰期长的药物

E. 植入剂可采用立体定位技术

参考答案

最佳选择题：D

考点 8　冲洗剂

　　冲洗剂系指用于冲洗开放性伤口或腔体的无菌溶液。

　　注意事项　冲洗剂需要是等渗、无菌溶液，生产时需注意灭菌符合标准。冲洗剂开启后应立即使用，不得在开启后保存或再次使用。

【强化练习】

最佳选择题

用于冲洗开放性伤口或腔体的无菌溶液是（　　）

A. 冲洗剂　　　　B. 搽剂　　　　C. 栓剂

D. 洗剂　　　　E. 灌肠剂

参考答案

最佳选择题：A

考点 9　烧伤及严重创伤用外用制剂

　　临床应用与注意事项

　　（1）临床应用：主要用于烧伤和严重外伤。例如 10%聚维酮碘软膏主要用于治疗烧伤。

　　（2）注意事项：用于烧伤和外伤的溶液剂和软膏剂必须无菌，而气雾剂必须无刺激性。

【强化练习】

最佳选择题

用于烧伤和严重外伤的软膏剂要求（　　）

A. 澄明　　　　B. 无菌　　　　C. 无色

D. 无热原　　　E. 等渗

参考答案

最佳选择题：B

第二节　其他制剂

考点 1　乳膏剂

　　乳膏剂常用的基质和附加剂种类　乳膏剂主要组分为水相、油相和乳化剂。

　　（1）常用的油相基质有：硬脂酸、石蜡、蜂蜡、高级脂肪醇、凡士林、液状石蜡、植物油等。

　　（2）常用的乳化剂可分为 O/W 型和 W/O 型。

　　1）O/W 型乳化剂有钠皂、三乙醇胺皂类、脂肪醇硫酸（酯）钠类（十二烷基硫酸钠）和

聚山梨酯类。

2）W/O 乳化剂有钙皂、羊毛脂、单甘油酯、脂肪醇等。

【强化练习】

最佳选择题

1. 不属于乳膏剂中水包油型乳化剂的是（　　）

A. 钙皂　　B. 钠皂　C. 十二烷基硫酸钠

D. 聚山梨酯　E. 三乙醇胺皂

多项选择题

2. 关于乳膏剂质量要求的正确叙述为（　　）

A. 乳膏剂应均匀、细腻，涂在皮肤上无粗糙感

B. 有适当的黏稠性，易涂布于皮肤或黏膜等部位

C. 性质稳定，无酸败、变质等现象

D. 无刺激性、过敏性及其他不良反应

E. 用于创面的乳膏剂还应无菌

参考答案

最佳选择题：1. A

多项选择题：2. ABCDE

考点 2　凝胶剂

1. 凝胶剂的分类

凝胶剂根据形态不同还可分为：①乳胶剂，即乳状液型凝胶剂；②胶浆剂，为高分子基质如西黄蓍胶制成的凝胶剂；③混悬型凝胶剂，系小分子无机药物（如氢氧化铝）的胶体粒子以网状结构分散于液体中形成，属两相凝胶，可有触变性，静止时形成半固体而搅拌或振摇时成为液体。

2. 凝胶剂的质量要求

（1）混悬型凝胶剂中胶粒应分散均匀，不应下沉、结块。

（2）凝胶剂应均匀、细腻，在常温时保持胶状，不干涸或液化。

（3）凝胶剂根据需要可加入保湿剂、抑菌剂、抗氧剂、乳化剂、增稠剂和透皮促进剂等。抑菌剂的抑菌效力应符合抑菌效力检查法的规定。

（4）凝胶剂一般应检查 pH。

（5）凝胶剂基质与药物间均不应发生理化作用。

（6）除另有规定外，凝胶剂应避光，密闭贮存，并应防冻。

3. 凝胶剂的注意事项

（1）皮肤破损处不宜使用。

（2）避免接触眼睛和其他黏膜（如口、鼻等）。

（3）用药部位如有烧灼感、瘙痒、红肿等情况应停药，并将局部药物洗净，必要时向医师咨询。

（4）如正在使用其他药品，使用本品前请咨询医师或药师。

（5）根据药品说明书规定的用药途径和部位正确使用凝胶剂。

（6）皮肤外用凝胶剂使用前需先清洁皮肤表面患处，按痛处面积使用剂量，用手指轻柔反复按摩直至均匀涂展开。

（7）当凝胶剂性质发生改变时禁止使用。

【强化练习】

最佳选择题

下列凝胶剂分类中不是按分散系统分类的是（　　）

A. 单相凝胶　B. 两相凝胶　C. 乳胶剂

D. 水性凝胶　E. 油性凝胶

参考答案

最佳选择题：C

考点 3　气雾剂

1. 气雾剂的分类

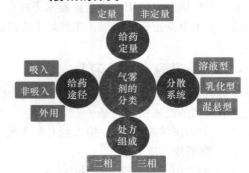

2. 气雾剂的附加剂

（1）抛射剂：氯氟烷烃、氢氟烷烃、碳氢化合物及压缩气体四大类。

（2）潜溶剂：乙醇、丙二醇、甘油和聚乙二醇。

（3）润湿剂：表面活性剂。

3. 气雾剂的注意事项

（1）使用前应充分摇匀储药罐，使罐中药物与抛射剂充分混合。

（2）患者吸药前需张口、头略后仰、缓慢地呼气，直到不再有空气可以从肺中呼出。垂直握住雾化吸入器，用嘴唇包绕住吸入器口，开始深而缓慢吸气并按动气阀，尽量使药物随气流方向进入支气管深部，然后闭口并屏气10秒钟后用鼻慢慢呼气。如需多次吸入，休息1分钟后重复操作。

（3）吸入结束后用清水漱口，以清除口腔残留的药物。如使用激素类药物应刷牙，避免药物对口腔黏膜和牙齿的损伤。

（4）气雾剂药物使用耐压容器、阀门系统，有一定的内压。

【真题再现】

配伍选择题

A. 气雾剂　　　B. 醑剂　C. 泡腾片

D. 口腔贴片　　　E. 栓剂

1. 主要辅料中，含有氢氟烷烃等抛射剂的剂型是（2015年，51）

答案：1. A

解析：抛射剂一般可分为氯氟烷烃、氢氟烷烃、碳氢化合物及压缩气体四大类。

综合分析题

患者，男，过敏性哮喘，使用丙酸氟替卡松吸入气雾剂控制哮喘症状，使用疗程2周。患者担心糖皮质激素药物会产生全身性糖皮质激素副作用。因此咨询药师。

丙酸氟替卡松的结构如下：

2. 下列关于丙酸氟替卡松吸入气雾剂的使用方法和注意事项的说法，错误的是（2016年，105）

A. 使用前需摇匀储药罐，使药物充分混合。

B. 使用时用嘴唇包绕住吸入器口，缓慢吸气并同时按动气阀给药。

C. 丙酸氟替卡松吸入结束后不能漱口刷牙。

D. 吸入气雾剂中常用特殊的耐压给药装置，需避光、避热，防止爆炸。

E. 吸入气雾剂中常使用抛射剂，在常压下沸点低于室温，需安全保管。

答案：2. C

解析：气雾剂吸入结束后用清水漱口，以清除口腔残留的药物。如使用激素类药物应刷牙，避免药物对口腔黏膜和牙齿的损伤。

【强化练习】

最佳选择题

1. 溶液型气雾剂的组成部分不包括（　　　）

A. 遮光剂　　　B. 抛射剂　　　C. 潜溶剂

D. 阀门系统　　E. 耐压容器

2. 关于气雾剂叙述正确的是（　　　）

A. 按分散系统分类气雾剂可分为二相气雾剂和三相气雾剂

B. 气雾剂还可分为定量气雾剂和非定量气雾剂

C. 比雾化器容易准备，治疗时间长

D. 抛射剂为适宜的高沸点液体

E. 可递送大剂量药物

3. 以下不是气雾剂附加剂的是（　　　）

A. 乙醇　　　B. 甘油　　　C. 丙二醇

D. 氯化钠　　E. 聚乙二醇

4. 下列有关气雾剂特点的叙述错误的是（　　　）

A. 简洁、便携、耐用、方便、多剂量

B. 比雾化器容易准备，治疗时间短

C. 良好的剂量均一性

D. 可用于递送大剂量药物

E. 高压下的内容物可防止病原体侵入

5. 下列关于抛射剂的叙述错误的是（　　　）

A. 抛射剂在气雾剂中起喷射动力作用

B. 抛射剂可兼作药物的溶剂或稀释剂

C. 压缩气体也常用作喷雾剂的动力

D. 氟氯烷烃类抛射剂对臭氧层有破坏作用

E. 抛射剂应该为适宜的高沸点液体，常温下蒸汽压小于大气压

配伍选择题

A. 甘油　　　B. 蒸馏水　C. 压缩空气

D. 四氟乙烷　E. 吐温

6. 在气雾剂处方中，作润湿剂的是（   ）

7. 在气雾剂处方中，作潜溶剂的是（   ）

8. 在气雾剂处方中，作抛射剂的是（   ）

多项选择题

9. 按给药途径将气雾剂分为（   ）

A. 溶液型气雾剂　B. 混悬型气雾剂

C. 非吸入气雾剂　D. 吸入用气雾剂

E. 外用气雾剂

参考答案

最佳选择题：1. A　2. D　3. D　4. D　5. E

配伍选择题：6. E　7. A　8. D

多项选择题：9. CDE

考点4　喷雾剂

1. 喷雾剂的特点

（1）药物呈细小雾滴能直达作用部位，局部浓度高，起效迅速。

（2）给药剂量准确，给药剂量比注射或口服小，因此毒副作用小。

（3）药物呈雾状直达病灶，形成局部浓度，可减少疼痛，且使用方便。

2. 注意事项

（1）喷雾剂用于呼吸系统疾病或经呼吸道黏膜吸收治疗全身性疾病，药物是否能达到或留置在肺泡中，抑或能否经黏膜吸收，主要取决于雾粒的大小。对肺的局部作用，其雾化粒子以 3～10μm 大小为宜，若要迅速吸收发挥全身作用，其雾化粒径最好为 1～0.5μm 大小。

（2）喷雾剂多为临时配制而成，保存时间不宜过久，否则容易变质，吸入剂因肺部吸收干扰因素较多，往往不能充分吸收。

【强化练习】

最佳选择题

1. 下列说法错误的是（   ）

A. 溶液型喷雾剂的药液应澄清

B. 喷雾剂药物粒度大小应控制在 10μm 以下，其中大多数应在 5μm 以下

C. 喷雾剂多数是根据病情需要临时配制而成

D. 粉雾剂大分子药物的生物利用度可以通过吸收促进剂或其他方法的应用来提高

E. 粉雾剂无肝脏首过效应

2. 喷雾剂若发挥对肺的局部作用，粒子大小应控制在（   ）

A. <1μm　　B. 1～2μm　　C. 2～3μm

D. 3～10μm　E. >10μm

3. 关于喷雾剂的表述错误的是（   ）

A. 喷雾剂在制备时，要施加较高的压力

B. 喷雾剂也可以用作全身治疗

C. 喷雾剂均含有抛射剂

D. 喷雾剂可分为溶液型、混悬型和乳剂型

E. 喷雾剂适用于口腔，喉部给药

多项选择题

4. 以下关于喷雾剂质量要求说法正确的是（   ）

A. 溶液型喷雾剂药液应澄明

B. 乳剂型液滴在液体介质中应分散均匀

C. 混悬型喷雾剂应将药物细粉和附加剂充分混匀，制成稳定的混悬剂

D. 附加剂和装置中的各组成部件均应无毒、无刺激性，不与药物发生作用

E. 附加剂应不与药物发生作用

参考答案

最佳选择题：1. B　2. D　3. C

多项选择题：4. ABCDE

考点5　粉雾剂

粉雾剂的特点

（1）无胃肠道降解作用。

（2）无肝脏首过效应。

（3）药物吸收迅速，给药后起效快。

（4）大分子药物的生物利用度可以通过吸收促进剂或其他方法的应用来提高。

（5）小分子药物尤其适用于呼吸道直接吸入或喷入给药。

（6）药物吸收后直接进入体循环，达到全身治疗的目的。

（7）可用于胃肠道难以吸收的水溶性大的药物。

（8）顺应性好，特别适用于原需进行长期注射治疗的患者。

（9）起局部作用的药物，给药剂量明显降低，毒副作用小。

【强化练习】

最佳选择题

1. 吸入粉雾剂中大多数药物粒度大小应控制在（　　）

A. <20μm　　B. <15μm　　C. <10μm

D. <5μm　　E. <3μm

多项选择题

2. 以下属于胶囊型吸入粉雾剂应标明的是（　　）

A. 每粒胶囊中药物含量

B. 胶囊应置于吸入装置中吸入

C. 每吸主药含量

D. 贮藏条件

E. 有效期

参考答案

最佳选择题：1. C

多项选择题：2. ABDE

考点6　栓剂

1. 栓剂的特点

（1）局部作用栓剂：可以起到滑润、收敛、抗菌消炎、杀虫、止痒、局麻等作用，例如用于通便的甘油栓和用于治疗阴道炎的蛇黄栓均为局部作用的栓剂。

（2）全身作用栓剂：栓剂作用于全身的主要途径是直肠栓，通过与直肠黏膜接触发挥镇痛、镇静、兴奋、扩张支气管和血管、抗菌等作用，如吗啡栓、苯巴比妥钠栓等。

2. 栓剂的基质与附加剂

种类	常用品种
油脂性基质	可可豆脂、椰油酯、棕榈酸酯、混合脂肪酸甘油酯
水溶性基质	甘油明胶、聚乙二醇、泊洛沙姆
表面活性剂	十二烷基硫酸钠、吐温类等
抗氧剂	叔丁基羟基茴香醚（BHA）、2，6-二叔丁基对甲酚（BHT）、没食子酸酯类等
防腐剂	对羟基苯甲酸酯类
硬化剂	白蜡、鲸蜡醇、硬脂酸、巴西棕榈、蜡等
增稠剂	氢化蓖麻油、单硬脂酸甘油酯、硬脂酸铝等
吸收促进剂	非离子型表面活性剂、脂肪酸、脂肪醇和脂肪酸酯类以及尿素、水杨酸钠、苯甲酸钠、羧甲基纤维素钠、环糊精类衍生物等

【真题再现】

配伍选择题

A. 直肠给药　　　B. 舌下给药

C. 呼吸道给药　　D. 经皮给药

E. 口服给药

可发挥局部或全身作用，又可部分减少首过效应的给药途径是（2015年，74）

答案：A

解析：直肠栓常用于治疗痔疮，是一种外观似圆锥形或鱼雷形的固体，熔点与体温接近，塞入后能迅速熔化、软化或溶解，产生局部和全身的治疗作用。

【强化练习】

最佳选择题

1. 下列属于栓剂水溶性基质的是（　　）

A. 可可豆脂　　　B. 硬脂酸丙二醇酯

C. 半合成椰子油酯

D. 半合成山苍子油酯

E. 甘油明胶

2. 下列关于栓剂叙述错误的是（　　）

A. 栓剂为人体腔道给药的固体制剂

B. 栓剂应有适宜的硬度

C. 直肠栓给药深度距肛门口幼儿约3cm为宜

D. 正确使用栓剂可减少肝脏对药物的首过效应

E. 药物与基质应混合均匀，外形应完整光滑，无刺激性

3. 关于栓剂基质说法正确的是（　　）

A. 栓剂基质不仅赋予药物成型，且可影响药物局部作用和全身作用

B. 优良基质熔点与凝固点的差距大

C. 油脂性基质还应要求酸价在2以下，皂化价约200～245，碘价低于7

D. 可可豆脂具有同质多晶型，性质稳定。

E. 鞣酸、重金属盐等均不能用聚乙二醇作基质

4. 关于栓剂的质量要求叙述错误的是（　　）

A. 药物与基质应混合均匀，栓剂外形应完整光滑，无刺激性

B. 塞入腔道后，应能融化、软化或溶解，并与分泌液混合，逐渐释放出药物

C. 供制备栓剂用的固体药物，应预先用适宜

的方法制成粗粉

D. 有适宜的硬度，以免在包装、储存或使用时变形

E. 根据使用腔道和使用目的不同,制成各种适宜的形状

5. 下列不是按制备工艺与释药特点分类的栓剂是（　　）

A. 尿道栓　　B. 中控栓　　C. 缓释栓

D. 控释栓　　E. 双层栓

6. 下列属于栓剂油脂性基质的是（　　）

A. 可可豆脂　B. 甘油明胶　C. 聚乙二醇

D. 泊洛沙姆　E. 白蜡

7. 可作为栓剂的促进剂是（　　）

A. 聚山梨酯 80　　　　B. 尼泊金

C. 椰油酯　　D. 聚乙二醇 6000

E. 羟苯乙酯

8. 以下关于栓剂附加剂的说法不正确的是（　　）

A. 叔丁基羟基茴香醚（BHA）、叔丁基对甲酚（BHT）可作为栓剂的抗氧剂

B. 当栓剂中含有植物浸膏或水性溶液时，可使用防腐剂及抑菌剂，如羟苯酯类

C. 栓剂可选用脂溶性着色剂，也可选用水溶性着色剂

D. 常用作栓剂增稠剂的物质有氢化蓖麻油、单硬脂酸甘油酯、没食子酸酯类

E. 起全身治疗作用的栓剂，为增加全身吸收，可加入吸收促进剂

配伍选择题

A. 甘油明胶　　　　B. 聚乙二醇

C. 泊洛沙姆 407　　D. 没食子酸类

E. 氢化蓖麻油

栓剂增稠剂

9. 目前液体栓剂基质中应用最广泛的高分子材料（　　）

10. 吸湿性较强，对黏膜产生刺激性（　　）

11. 栓剂抗氧剂（　　）

参考答案

最佳选择题：1.E　2.C　3.A　4.C　5.A　6.A　7.A　8.D

配伍选择题：9.C　10.B　11.D

单 元 测 试

一、最佳选择题

1. 灭菌与无菌制剂不包括（　　）

A. 注射剂　　B. 植入剂　　C. 冲洗剂

D. 喷雾剂　　E. 用于外伤、烧伤用的软膏剂

2. 关于热原性质的叙述错误的是（　　）

A. 可被高温破坏　B. 具有水溶性

C. 具有挥发性　　D. 可被强酸、强碱破坏

E. 易被吸附

3. 不存在吸收过程的给药途径是（　　）

A. 静脉注射　B. 腹腔注射　C. 肌内注射

D. 口服给药　E. 肺部给药

4. 在醋酸可的松注射液中作为渗透压调节剂的是（　　）

A. 硫柳汞　　　　　　B. 氯化钠

C. 羧甲基纤维素钠　　D. 聚山梨酯 80

E. 注射用水

5. 制备易氧化药物注射剂应加入的抗氧剂是（　　）

A. 碳酸氢钠　　　　B. 焦亚硫酸钠

C. 氯化钠　　　　　D. 依地酸二钠

E. 枸橼酸钠

6. 制备易氧化药物注射剂应加入的金属离子螯合剂是（　　）

A. 碳酸氢钠　B. 氯化钠　　C. 焦亚硫酸钠

D. 枸橼酸钠　E. 依地酸二钠

7. 主要用于注射用灭菌粉末的溶剂或注射液的稀释剂（　　）

A. 纯化水　　　　　B. 灭菌蒸馏水

C. 注射用水　　　　D. 灭菌注射用水

E. 制药用水

8. 咖啡因在苯甲酸钠的存在下溶解度由 1∶50 增至 1∶1 是由于（　　）

A. 增溶　　B. 防腐　　C. 乳化

D. 助悬　　E. 助溶

9. 下述不能增加药物溶解度的方法是（　　）

A. 加入助溶剂

B. 加入非离子表面活性剂

C. 制成盐类

D. 应用潜溶剂

E. 加入助悬剂

10. 制备难溶性药物溶液时，加入吐温的作用是（　　）

A. 助溶剂　　B. 增溶剂　　C. 乳化剂

D. 分散剂　　E. 潜溶剂

11. 可用于静脉注射脂肪乳的乳化剂是（　　）

A. 阿拉伯胶　B. 西黄蓍胶　C. 豆磷脂

D. 脂肪酸山梨坦　E. 十二烷基硫酸钠

12. 制备5%碘的水溶液，通常可采用的方法是（　　）

A. 制成盐类　B. 制成酯类　C. 加增溶剂

D. 加助溶剂　E. 采用复合溶剂

13. 配制药物溶液时，将溶媒加热，搅拌的目的是增加药物的（　　）

A. 溶解度　B. 稳定性　　C. 润湿性

D. 溶解速度　E. 保湿性

14. 关于输液的叙述，错误的是（　　）

A. 输液是指由静脉滴注输入体内的大剂量注射液

B. 除无菌外还必须无热原

C. 渗透压应为等渗或偏高渗

D. 为保证无菌，需添加抑菌剂

E. 澄明度应符合要求

15. 有关滴眼剂叙述不正确的是（　　）

A. 滴眼剂是直接用于眼部的外用液体制剂

B. 正常眼可耐受的 pH 为 5.0～9.0

C. 混悬型滴眼剂要求粒子大小不得超过 50μm

D. 滴入眼中的药物首先进入角膜内，通过角膜至前房再进入虹膜

E. 增加滴眼剂的黏度，使药物扩散速度减小，不利于药物的吸收

16. 有关植入剂的特点错误的是（　　）

A. 定位给药　　B. 长效恒速作用

C. 减少用药次数

D. 适用于半衰期长的，尤其是不能口服的药物

E. 给药剂量小

17. 属于O/W软膏剂基质乳化剂的是（　　）

A. 十八醇　　B. 月桂醇硫酸钠

C. 司盘80　D. 甘油　E. 羟苯乙酯

18. O/W乳膏剂中常用的防腐剂是（　　）

A. 月桂醇硫酸钠　B. 羊毛脂

C. 丙二醇　　D. 羟苯乙酯　E. 凡士林

19. 气雾剂的质量评定不包括（　　）

A. 喷雾剂量　B. 喷次检查　C. 粒度

D. 泄漏率检查　E. 抛射剂用量检查

20. 乳剂型气雾剂为（　　）

A. 单相气雾剂　　B. 二相气雾剂

C. 三相气雾剂　　D. 双相气雾剂

E. 吸入粉雾剂

21. 可作为气雾剂抛射剂的是（　　）

A. 乙醇　B. 七氟丙烷　C. 聚山梨酯

D. 维生素 C　E. 液状石蜡

22. 可作为气雾剂中的潜溶剂的是（　　）

A. 氟氯烷烃　B. 丙二醇　　C. PVP

D. 枸橼酸钠　E. PVA

23. 为了使产生的泡沫持久，乳剂型气雾剂常加入的泡沫稳定剂是（　　）

A. 甘油　　　B. 乙醇　　　C. 维生素 C

D. 羟苯乙酯　E. 滑石粉

24. 采用特定的干粉吸入装置，由患者主动吸入雾化药物的制剂是（　　）

A. 溶液型气雾剂　B. 乳剂型气雾剂

C. 喷雾剂　　　　D. 混悬型气雾剂

E. 吸入粉雾剂

25. 下列关于栓剂概念的叙述不正确的是（　　）

A. 栓剂系指药物与适宜基质制成的具有一定形状的供人体腔道给药的固体制剂

B. 栓剂在常温下为固体，塞入人体腔道后，在体温下能迅速软化、熔融或溶解于分泌液

C. 栓剂的形状因使用腔道不同而异

D. 使用腔道不同而有不同的名称

E. 目前，常用的栓剂有直肠栓和尿道栓

26. 栓剂质量检查的项目不包括（　　）

A. 熔点范围测定　B. 融变时限测定

C. 重量差异检查

D. 药物溶出速度与吸收试验

E. 稠度检查

27. 目前，用于全身作用的栓剂主要是（　　）

A. 阴道栓　　B. 尿道栓　　C. 耳道栓

D. 鼻道栓　　E. 直肠栓

28. 可作为栓剂吸收促进剂的是（　　）

A. 聚山梨酯 80　　B. 糊精　C. 椰油酯

D. 聚乙二醇 6000　　E. 羟苯乙酯

29. 下列属于栓剂油脂性基质的是（　　　）

A. 甘油明胶　B. Poloxamer　C. 聚乙二醇类

D. S-40　　E. 可可豆脂

30. 有关栓剂的不正确表述是（　　　）

A. 栓剂在常温下为固体

B. 最常用的是直肠栓和阴道栓

C. 直肠吸收比口服吸收的干扰因素多

D. 栓剂给药不如口服方便

E. 甘油栓和醋酸氯己定栓均为局部作用的栓剂

31. 发挥局部作用的栓剂是（　　　）

A. 阿司匹林栓　　　B. 盐酸克伦特罗栓

C. 吲哚美辛栓　　　D. 甘油栓

E. 双氯芬酸钠栓

32. 栓剂质量评定中与生物利用度关系最密切的测定是（　　　）

A. 融变时限　　　　B. 重量差异

C. 体外溶出试验　　D. 硬度测定

E. 体内吸收试验

33. 为目前取代天然油脂的较理想的栓剂基质（　　　）

A. 可可豆酯　　　　B. Poloxamer

C. 甘油明胶　　　　D. 半合成脂肪酸甘油酯

E. 聚乙二醇类

二、配伍选择题

A. 渗透压调节剂　　　B. 抑菌剂

C. 助悬剂　　D. 润湿剂　　E. 抗氧剂

在上述醋酸可的松混悬型注射液处方中

34. 硝酸苯汞的作用是（　　　）

35. 氯化钠的作用是（　　　）

36. 聚山梨酯 80 的作用是（　　　）

37. 羧甲基纤维素钠的作用是（　　　）

A. 依地酸二钠　　　B. 碳酸氢钠

C. 亚硫酸氢钠　　　D. 注射用水

E. 甘油

38. 在维生素 C 注射液中作为抗氧剂的是（　　　）

39. 在维生素 C 注射液中作为 pH 调节剂的是（　　　）

40. 在维生素 C 注射液中作为溶剂的是（　　　）

A. 静脉滴注　B. 椎管注射　C. 肌内注射

D. 皮下注射　　E. 皮内注射

41. 不超过 10ml 剂量所对应的给药方法是（　　　）

42. 1～5ml 剂量所对应的给药方法是（　　　）

43. 1～2ml 剂量所对应的给药方法是（　　　）

44. 0.2ml 以下剂量所对应的给药方法是（　　　）

A. 大豆油　　　B. 大豆磷脂

C. 甘油　　　　D. 羟苯乙酯

E. 注射用水

45. 属于静脉注射脂肪乳剂中乳化剂的是（　　　）

46. 属于静脉注射脂肪乳剂中渗透压调节剂的是（　　　）

A. 调节渗透压　　　　B. 调节 pH

C. 调节黏度　　　D. 抑菌防腐　E. 稳定剂

（滴眼剂中加入下列物质其作用是）

47. 磷酸盐缓冲溶液（　　　）

48. 氯化钠（　　　）

49. 山梨酸（　　　）

50. 甲基纤维素（　　　）

A. 单硬脂酸甘油酯　　B. 甘油

C. 白凡士林　　　　D. 十二烷基硫酸钠

E. 对羟基苯甲酸乙酯

下列辅料在软膏中的作用

51. 保湿剂（　　　）

52. 油性基质（　　　）

53. 乳化剂（　　　）

A. 巴西棕榈蜡　　　　B. 尿素

C. 甘油明胶　　　D. 叔丁基羟基茴香醚

E. 羟苯乙酯

54. 可作为栓剂水溶性基质的（　　　）

55. 可作为栓剂抗氧剂的是（　　　）

56. 可作为栓剂硬化剂的是（　　　）

三、综合分析题

静脉注射用脂肪乳处方：精制大豆油 150g，精制大豆磷脂 15g，注射用甘油 25g，注射用水加至 1000ml。

57. 有关静脉注射用脂肪乳的表述错误的是（　　　）

A. 精制大豆油为油相

B. 精制大豆磷脂为乳化剂

C. 注射用甘油为溶剂

D. 使用本品时，不可将电解质溶液直接加入脂肪乳剂

E. 使用前应先检查是否有变色或沉淀，启封后应1次用完

58. 静脉注射用脂肪乳制备时所用玻璃容器除去热原可采用的方法为（　　）

A. 高温法　　B. 超滤法　　C. 吸附法

D. 离子交换法　　E. 反渗透法

　　水杨酸乳膏处方：水杨酸 50g，硬脂酸 100g，白凡士林 120g，液状石蜡 100g，甘油 120g，十二烷基硫酸钠 10g，羟苯乙酯 1g，蒸馏水 480ml。

59. 水杨酸乳膏处方中乳化剂为（　　）

A. 硬脂酸　　B. 白凡士林　　C. 液状石蜡

D. 甘油　　E. 十二烷基硫酸钠

60. 有关水杨酸乳膏的叙述错误的是（　　）

A. 加入凡士林有利于角质层的水合而有润滑作用

B. 加入水杨酸时，基质温度宜低以免水杨酸挥发损失

C. 应避免与铁或其他重金属器皿接触，以防水杨酸变色

D. 本品为 W/O 型乳膏

E. 本品用于治手足癣及体股癣，忌用于糜烂或继发性感染部位

四、多项选择题

61. 灭菌与无菌制剂包括（　　）

A. 输液　　B. 滴眼剂　　C. 冲洗剂

D. 眼用膜剂　　E. 植入微球

62. 注射剂的优点有（　　）

A. 药效迅速、剂量准确

B. 适用于不宜口服的药物

C. 适用于不能口服给药的病人

D. 可迅速终止药物作用

E. 可以产生局部作用

63. 关于注射剂质量要求的说法，正确的有（　　）

A. 无菌　　B. 无热原　　C. 无可见异物

D. 渗透压与血浆相等或接近

E. pH 与血液相等或接近

64. 除特殊规定外，一般不得加入抑菌剂的注射液有（　　）

A. 供皮下用的注射液

B. 供静脉用的注射液

C. 供皮内用的注射液

D. 供椎管用的注射液

E. 供肌内用的注射液

65. 能用于玻璃器皿除去热原的方法有（　　）

A. 高温法　　B. 酸碱法　　C. 吸附法

D. 超滤法　　E. 反渗透法

66. 关于热原叙述正确的是（　　）

A. 热原是微生物的代谢产物

B. 热原致热活性中心是脂多糖

C. 一般滤器不能截留热原

D. 热原可在灭菌过程中完全破坏

E. 蒸馏法制备注射用水主要是依据热原的挥发性

67. 影响溶解度的因素正确的是（　　）

A. 溶剂的极性　　B. 药物的极性

C. 药物的晶型　　D. 粒子大小　　E. 搅拌

68. 关于输液叙述正确的是（　　）

A. 输液中不得添加任何抑菌剂

B. 输液对无菌、无热原及澄明度这三项，更应特别注意

C. 渗透压可为等渗或低渗

D. 输液的滤过，精滤目前多采用微孔滤膜

E. 输液 pH 在 4～9 范围

69. 有关静脉注射脂肪乳剂的正确表述有（　　）

A. 要求 80%微粒的直径<1μm

B. 是一种常用的血浆代用品

C. 可以使用聚山梨酯 80 作为乳化剂

D. 可以使用普朗尼克 F68 作为乳化剂

E. 不产生降压作用和溶血作用

70. 下列哪些输液是血浆代用液（　　）

A. 碳水化合物的输液

B. 静脉注射脂肪乳剂

C. 复方氨基酸输液

D. 右旋糖酐注射液

E. 羟乙基淀粉注射液

71. 输液主要存在的问题包括（　　）

A. 染菌　　B. 变色　C. 产生气体

D. 热原反应　E. 出现可见异物与不溶性微粒

72. 可作为氯霉素滴眼剂 pH 调节剂的是
（　　）

A. 10%HCl　　B. 硼砂　C. 尼泊金甲酯

D. 硼酸　　　E. 硫柳汞

73. 有关冲洗剂正确的是（　　）

A. 无菌，生产时需要注意灭菌符合标准

B. 冲洗剂在适宜条件下目测，应澄清

C. 应调节至等渗

D. 开启后应立即使用，不得在开启后保存或再次使用

E. 冲洗剂的容器应符合注射剂容器的规定

74. 下列关于凝胶剂叙述正确的是（　　）

A. 凝胶剂是指药物与适宜辅料制成的均一、混悬或乳状型的乳胶稠厚液体或半固体制剂

B. 凝胶剂只有相分散系统

C. 氢氧化铝凝胶为单相凝胶系统

D. 卡波姆在水中分散即形成凝胶

E. 卡波姆在水中分散形成浑浊的酸性溶液，必须加入 NaOH 中和才能形成凝胶剂

75. 下列关于气雾剂的叙述正确的是（　　）

A. 气雾剂可分为吸入气雾剂、皮肤和黏膜用气雾剂

B. 气雾剂主要通过肺部吸收，吸收的速度很快，不亚于静脉注射

C. 混悬型气雾剂选用的抛射剂对药物的溶解度应越小越好

D. 泡沫型气雾剂是乳剂型气雾剂，抛射剂是内相，药液是外相

E. 溶液型气雾剂可加适量潜溶剂使成均相溶液

76. 下列关于气雾剂的叙述中错误的为（　　）

A. 脂水分配系数小的药物，吸收速度也快

B. 气雾剂主要通过肺部吸收，吸收的速度很快，不亚于静脉注射

C. 吸入的药物最好能溶解于呼吸道的分泌液中

D. 肺部吸入气雾剂的粒径愈小愈好

E. 小分子化合物易通过肺泡囊表面细胞壁的小孔，因而吸收快

77. 气雾剂的优点有（　　）

A. 能使药物直接到达作用部位

B. 药物密闭于不透明的容器中，不易被污染

C. 可避免胃肠道的破坏作用和肝脏的首过效应

D. 简洁、便携、耐用、使用方便

E. 气雾剂的生产成本较低

78. 有关栓剂质量评价及贮存的正确表述是
（　　）

A. 融变时限的测定应在 37℃±1℃进行

B. 栓剂的外观应光滑、无裂缝、不起霜

C. 甘油明胶类水溶性基质应密闭、低温贮存

D. 一般的栓剂应贮存于 10℃以下

E. 油脂性基质的栓剂最好在冰箱中（-2～+2℃）保存

79. 关于直肠给药栓剂的正确表述有（　　）

A. 对胃有刺激性的药物可直肠给药

B. 药物的吸收只有一条途径

C. 药物的吸收比口服干扰因素少

D. 既可以产生局部作用，也可以产生全身作用

E. 中空栓剂是以速释为目的的直肠吸收制剂

80. 下列属于栓剂水溶性基质的是（　　）

A. 甘油明胶　　　B. 聚乙二醇 4000

C. 泊洛沙姆 188　D. 半合成山苍子油酯

E. 聚氧乙烯（40）单硬脂酸酯类

参考答案

最佳选择题：1. D 2. C 3. A 4. B 5. B 6. E 7. D 8. E 9. E 10. B 11. C 12. D 13. D 14. D 15. E 16. D 17. B 18. D 19. E 20. C 21. B 22. B 23. A 24. E 25. E 26. E 27. E 28. A 29. E 30. C 31. D 32. E 33. D

配伍选择题：34. B 35. A 36. D 37. C 38. C 39. B 40. D 41. D 42. C 43. D 44. E 45. B 46. C 47. B 48. A 49. D 50. C 51. B 52. C 53. D 54. C 55. D 56. A

综合分析题：57. C 58. A 59. E 60. D

多项选择题：61. ABCDE 62. ABCE 63. ABCDE 64. BD 65. AB 66. ABC 67. ABCD 68. ABDE 69. DE 70. DE 71. ADE 72. BD 73. ABCDE 74. AE 75. BCDE 76. AD 77. ABCD 78. ABCE 79. ACDE 80. ABCE

第五章　药物递送系统与临床应用

章 节 概 述

　　本章是药剂学中新型制剂的内容，依据历年的考试分析来看，本章占用的分值约为 10 分左右。虽然本章分值为整个科目的 8%，但是本章的考察比重会逐年增加，应作为重点章节进行复习。

　　本章共计 3 个小节，分值主要集中在第 3 节，复习时应着重复习 2、3 小节。

章节	内容	分值
第一节	快速释放制剂	2 分
第二节	缓释、控释制剂	3 分
第三节	靶向制剂	5 分
合计		10 分

第一节　快速释放制剂

考点 1　分散片

　　分散片系指在水中能迅速崩解并均匀分散的片剂，分散片中的药物应是难溶性的，分散片可加水分散后口服，也可将分散片含于口中吮服或吞服。

　　1. 分散片的特点　分散片剂型主要适用于要求快速起效的难溶性药物和生物利用度低的药物，不适用于毒副作用较大、安全系数较低和易溶于水的药物。分散片对生产条件无特殊要求、制造工艺同普通片剂、无需特殊包装、生产成本低、服用方法多样，适合于老、幼和吞服困难患者。

　　2. 分散片的质量要求　分散片应达到一般片剂规定的要求，如含量测定、有关物质测定、重量差异等符合规定，与普通片剂的要求相比，增加了分散均匀性等试验。

　　（1）溶出度测定：因分散片为难溶性药物，应进行溶出度检查并符合溶出度检查法的有关规定。

　　（2）分散均匀性：采用崩解时限法测定，应符合有关规定，即在 15～25℃水中应在 3 分钟之内完全崩解。

【强化练习】

最佳选择题

1. 有关分散片的叙述错误的是（　　）
A. 分散片中的药物应是难溶性的
B. 不适用于毒副作用较大、安全系数较低的药物
C. 易溶于水的药物不能应用
D. 分散片可加水分散后口服，但不能含于口中吮服或吞服
E. 生产成本低，适合于老、幼和吞服困难患者

多项选择题

2. 阿西美辛分散片处方中填充剂为（　　）
A. 微粉硅胶　　　　　　B. 微晶纤维素
C. 羧甲基淀粉钠　　　　D. 淀粉
E. 羟丙甲纤维素

3. 分散片的质量检查和普通片剂比较增加了（　　）
A. 硬度　　　　B. 脆碎度　　　　C. 分散均匀性
D. 溶出度　　　E. 融变时限

4. 分散片不适用于（　　）
A. 难溶性药物
B. 生物利用度低的药物
C. 毒副作用较大的药物
D. 安全系数较低的药物
E. 易于溶于水的药物

参考答案

最佳选择题：1. D

多项选择题：2. BD　3. CD　4. CDE

考点 2　口崩片

　　口崩片（亦称口腔崩解片）系指在口腔内不需要用水即能迅速崩解或溶解的片剂。一般由直接压片和冷冻干燥法制备，由冷冻干燥法制备的口腔崩解片称口服冻干片。

　　1. 口崩片的特点　与普通口服片相比，口

崩片具有：

（1）吸收快，生物利用度高。

（2）服用方便，患者顺应性高。

（3）胃肠道反应小，副作用低。

（4）避免了肝脏的首过效应。

2. 口崩片的质量要求　口崩片应在口腔内迅速崩解或溶散、无沙砾感、口感良好、容易吞咽，对口腔黏膜无刺激性。口崩片应进行崩解时限检查。对于难溶性药物制成的口崩片，还应进行溶出度检查，对于经肠溶材料包衣的颗粒制成的口崩片，还应进行释放度检查。冻干口崩片可不进行片剂脆碎度检查。

【强 化 练 习】

最佳选择题

1. 能够避免肝脏首过效应的片剂为（　　）

A. 泡腾片　　B. 肠溶片　　C. 薄膜衣片

D. 口崩片　　E. 可溶片

2. 有关口崩片特点的叙述错误的是（　　）

A. 吸收快，生物利用度高

B. 胃肠道反应小，副作用低

C. 避免了肝脏的首过效应

D. 服用方便，患者顺应性高

E. 体内有蓄积作用

综合分析题

辛伐他汀口腔崩解片处方：辛伐他汀 10g，微晶纤维素 64g，直接压片用乳糖 59.4g，甘露醇 8g，交联聚维酮 12.8g，阿司帕坦 1.6g，橘子香精 0.8g，2，6-叔丁基对甲酚（BHT）0.032g，硬脂酸镁 1g，微粉硅胶 2.4g。

3. 处方中起崩解剂作用（　　）

A. 微晶纤维素　　　B. 直接压片用乳糖

C. 甘露醇　　　　　D. 交联聚维酮

E. 微粉硅胶

4. 可以作抗氧剂的是（　　）

A. 甘露醇　　B. 硬脂酸镁　　C. 甘露醇

D. 2，6-二叔丁基对甲酚　　E. 阿司帕坦

多项选择题

5. 有关口崩片的叙述正确的是（　　）

A. 应在口腔内迅速崩解或溶散

B. 应进行崩解时限检查

C. 一般由直接压片和冷冻干燥法制备

D. 冻干口崩片需进行片剂脆碎度检查

E. 难溶性药物制成的口崩片，还应进行溶出度检查

参考答案

最佳选择题：1. D　2. E

综合分析题：3. D　4. D

多项选择题：5. ABCE

考点3　速释技术与释药原理

固体分散体系指药物高度分散在适宜的载体材料中形成的固态分散物。药物在载体材料中以分子、胶态、微晶或无定形状态分散，这种分散技术称为固体分散技术。

1. 固体分散体的分类

（1）低共熔混合物，药物以微晶状态分散于载体中。

（2）固态溶液，药物以分子状态分散于载体中。

（3）共沉淀物，药物以非结晶性无定形物分散于载体中。

2. 固体分散体的特点

（1）延缓药物的水解和氧化，掩盖药物的不良气味和刺激性，使液态药物固体化。

（2）难溶性药物以分子状态分散在水溶性载体中，可加快药物的溶出，提高药物的生物利用度。

（3）采用难溶性载体可达到缓释作用。

（4）采用肠溶性载体可以控制药物仅在肠中释放；

（5）固体分散体不稳定，久贮会发生老化现象。

3. 包合技术的特点

（1）可增加药物溶解度和生物利用度。

（2）掩盖药物的不良气味，降低药物的刺激性。

（3）减少挥发性成分的挥发损失，并使液体药物粉末化。如大蒜精油制成包合物后，刺激性和不良臭味减小，药物也由液态变为白色粉末。

（4）对易受热、湿、光照等影响的药物，包合后可提高稳定性。如维 A 酸形成 β-环糊精包合物后稳定性明显提高。

【真题再现】

最佳选择题

1. 固体分散体中,药物与载体形成低共熔混合物时,药物的分散状态是(2016年,15)

A. 分子状态　B. 胶态　C. 分子复合物

D. 微晶态　　E. 无定型

答案:1. D

解析:低共熔混合物指药物仅以微晶状态分散于载体中,为物理混合物。

配伍选择题

A. β-环糊精　B. 液状石蜡　C. 羊毛脂

D. 氧氟丙烷　E. 硬脂醇

2. 可用于增加难溶型药物的溶解度的是(2016年,65)

3. 以 PEG6002 为滴丸基质时,可用作冷凝液的是(2016年,66)

答案:2. A　3. B

【强化练习】

最佳选择题

1. 利用扩散原理达到缓(控)释作用的方法不包括(　　)

A. 制成包衣小丸　B. 制成微囊

C. 制成植入剂　　D. 制成不溶性骨架片

E. 制成渗透泵片

2. 关于固体分散体的说法,错误的是(　　)

A. 固体分散体中药物通常是分子、胶态、微晶和无定形状态分散

B. 固体分散体作为制剂中间体可以做成颗粒剂、片剂和胶囊剂

C. 固体分散体不易发生老化现象

D. 固体分散体可提高药物的溶出度

E. 固体分散体利用载体的包藏作用,可延缓药物的水解

3. 利用扩散原理达到缓(控)释作用的方法是(　　)

A. 制成溶解度小的盐或酯

B. 与高分子化合物生成难溶性盐

C. 包衣

D. 控制粒子大小

E. 将药物包藏于溶蚀性骨架中

4. 固体分散体提高难溶性药物的溶出速率是因为(　　)

A. 药物溶解度大　　　B. 载体溶解度大

C. 固体分散体溶解度大

D. 药物在载体中高度分散

E. 药物进入载体后改变了剂型

5. 利用溶出原理达到缓(控)释目的的方法是(　　)

A. 包衣

B. 与高分子化合物生成难溶性盐

C. 制成不溶性骨架片

D. 将药物包藏于亲水性高分子材料中

E. 制成药树脂

6. 对包合物的叙述不正确的是(　　)

A. 大分子包含小分子物质形成的非键化合物称为包合物

B. 包合物几何形状是不同的

C. 包合物可以提高药物溶解度,但不能提高其稳定性

D. VA 被包合后可以形成固体

E. 前列腺素 E2 包合后制成注射剂,可提高生物利用度

7. 固体分散体的类型中不包括(　　)

A. 简单低共熔混合物　B. 固态溶液

C. 无定形　　D. 多晶型　　E. 共沉淀物

配伍选择题

A. 溶出原理　　　B. 扩散原理

C. 溶蚀与扩散相结合原理

D. 渗透泵原理

E. 离子交换作用原理

8. 与高分子化合物形成盐(　　)

9. 片芯用不溶性聚合物包衣,用激光在包衣膜上开一个细孔(　　)

多项选择题

10. 口服速释制剂包括(　　)

A. 分散片　B. 舌下片　　C. 口崩片

D. 泡腾片　E. 滴丸

11. 关于固体分散体的说法,正确的有(　　)

A. 药物以分子、胶态、微晶或无定形状态分散在载体材料中

B. 载体材料包括水溶性、难溶性和肠溶性三类

C. 可使液体药物固体化

D. 药物的分散状态好，稳定性高，易于久贮

E. 固体分散物不能进一步制成注射液

12. 药物在固体分散体中的分散状态包括（ ）

A. 分子状态　B. 胶态　C. 分子胶囊

D. 微晶　　　E. 无定形

参考答案

最佳选择题：1. E　2. C　3. C　4. D　5. B　6. C　7. D

配伍选择题：8. A　9. D

多项选择题：10. ABCDE　11. ABC　12. ABDE

考点 4　口服速释片的临床应用与注意事项

口服速释片的临床应用与注意事项　分散片可加水分散后口服，也可将分散片含于口中吮服或吞服。

（1）适用于难溶、需快速起效的药物，如解热镇痛药布洛芬。

（2）适用于生物利用度低，每次服用剂量大的药物，如大多数中药。

（3）适用于抗菌药物，如阿莫西林、阿奇霉素等。

（4）适用于抗酸药物，如治疗胃溃疡的药物法莫替丁等。

【强化练习】

多项选择题

口崩片临床上用于（ ）

A. 解热镇痛药　　　　B. 催眠镇静药

C. 消化管运动改性药　D. 抗过敏药

E. 胃酸分泌抑制药

参考答案

多项选择题：ABCDE

考点 5　滴丸剂

滴丸剂系指固体或液体药物与适宜的基质加热熔融溶解、乳化或混悬于基质中，再滴入不相混溶、互不作用的冷凝介质中，由于表面张力的作用使液滴收缩成球状而制成的制剂，主要供口服用。

1. 滴丸剂的特点

（1）设备简单、操作方便、工艺周期短、生产率高。

（2）工艺条件易于控制，质量稳定，剂量准确，受热时间短，易氧化及具挥发性的药物溶于基质后，可增加其稳定性。

（3）基质容纳液态药物的量大，故可使液态药物固形化。

（4）用固体分散技术制备的滴丸具有吸收迅速、生物利用度高的特点。

（5）发展了耳、眼科用药的新剂型，五官科制剂多为液态或半固态剂型，作用时间不持久，制成滴丸剂可起到延效作用。

2. 滴丸剂的常用基质

（1）水溶性基质：常用的有聚乙二醇类（聚乙二醇 6000、聚乙二醇 4000 等），硬脂酸钠、甘油明胶、泊洛沙姆、聚氧乙烯单硬脂酸酯（S-40）等。

（2）脂溶性基质：常用的有硬脂酸、单硬脂酸甘油酯、氢化植物油、虫蜡、蜂蜡等。

【强化练习】

最佳选择题

1. 滴丸剂的特点不正确的是（ ）

A. 设备简单、操作方便，工艺周期短、生产率高

B. 工艺条件不易控制

C. 基质容纳液态药物量大，故可使液态药物固化

D. 用固体分散技术制备的滴丸具有吸收迅速、生物利用度高的特点

E. 发展了耳、眼科用药新剂型

2. 滴丸的水溶性基质是（ ）

A. PEG6000　B. 虫蜡　C. 液状石蜡

D. 硬脂酸　　E. 石油醚

3. 滴丸的非水溶性基质是（ ）

A. PEG6000　B. 水　　C. 液状石蜡

D. 硬脂酸　　E. 石油醚

4. 关于滴丸剂的特点，说法错误的是（ ）

A. 工艺周期长，生产率低

B. 发展了耳、眼科用药新剂型

C. 基质容纳液态药物量大，故可使液态药物

固化

D. 工艺条件易于控制，质量稳定，剂量准确。

E. 用固体分散技术制备的滴丸具有吸收迅速，生物利用度高的特点

多项选择题

5. 滴丸的水溶性基质是（　　　）

A. PEG6000　B. 虫蜡　C. 泊洛沙姆

D. 硬脂酸　　　E. 甘油明胶

参考答案

最佳选择题：1. B　2. A　3. D　4. A

多项选择题：5. ACE

第二节　缓释、控释制剂

考点 1　缓释、控释制剂的特点、分类、释药原理

缓释制剂系指在规定释放介质中，按要求缓慢地非恒速释放药物，与相应的普通制剂比较，给药频率比普通制剂减少一半或有所减少，且能显著增加患者的依从性的制剂。

控释制剂系指在规定释放介质中，按要求缓慢地恒速释放药物，与相应的普通制剂比较，给药频率比普通制剂有所减少，血药浓度比缓释制剂更加平稳，且能显著增加患者的依从性的制剂。

1. 缓释、控释制剂的特点

（1）减少半衰期短的或需要频繁使用的药物的给药次数，大大提高患者的用药顺应性，特别适用于需要长期用药的慢性病患者。

（2）血药浓度平稳，减少峰谷现象，有利于降低药物的毒副作用，减少耐药性的发生。

（3）减少用药的总剂量，发挥药物的最佳治疗量。

（4）缓释、控释制剂也包括眼用、鼻腔、耳道、阴道、直肠、口腔或牙用、透皮或皮下肌内注射及皮下植入，使药物缓慢释放吸收，避免肝门系统的"首过效应"。

缓释、控释制剂也有不足：

（1）在临床应用中对剂量调节的灵活性降低。

（2）价格昂贵。

（3）易产生体内药物的蓄积，对于首过效

应大的药物如普萘洛尔等制成缓释、控释制剂时生物利用度可能比普通制剂低。

2. 缓释、控释制剂的分类

（1）根据药物的存在状态

1）骨架型缓释、控释制剂主要有：

①骨架片：亲水性凝胶骨架片、蜡质类骨架片、不溶性骨架片；②缓释、控释颗粒（微囊）压制片；③胃内滞留片；④生物黏附片；⑤骨架型小丸。

2）膜控型缓释、控释制剂主要有：①微孔膜包衣片；②膜控释小片；③肠溶膜控释片；④膜控释小丸。

（2）根据释药原理：溶出型、扩散型、溶蚀型、渗透泵型或离子交换型。

（3）根据给药途径与给药方式：口服、透皮、植入、注射缓释、控释制剂。

（4）根据释药类型

1）定速释药系统：指以恒速或接近恒速在体内释放药物的制剂，符合零级释放动力学规律。

2）定位释药系统：指口服给药后能将药物选择性地递送到口腔或胃肠道的某一特定部位。

3）定时释药系统：又称脉冲释放，指根据时辰药理学研究的原理，按生物时间节律特点设计，能定时定量脉冲释放有效剂量药物的剂型。

3. 缓释、控制制剂的释药原理　缓释、控释制剂所涉及的释药原理主要有溶出、扩散、溶蚀、渗透压或离子交换等。

原理	方法
溶出原理	制成溶解度小的盐或酯 与高分子化合物生成难溶性盐 控制粒子大小
扩散原理	增加黏度以减小扩散速度 制成包衣小丸或片剂、微囊、不溶性骨架片、植入剂、乳剂等
溶蚀与扩散、溶出相结合原理	制成生物溶蚀型给药系统
渗透泵原理	制成渗透泵片
离子交换作用原理	制成药树脂

4. 缓释、控释制剂的常用辅料

（1）骨架型缓释材料

1）亲水性凝胶骨架材料：常有的有羧甲基纤维素钠（CMC-Na）、甲基纤维素（MC）、羟丙甲纤维素（HPMC）、聚维酮（PVP）、卡波姆、海藻酸盐、脱乙酰壳多糖（壳聚糖）。

2）不溶性骨架材料：常用的有聚甲基丙烯酸酯（Eudragit RS，Eudragit RL）、乙基纤维素（EC）、聚乙烯、无毒聚氯乙烯、乙烯-醋酸乙烯共聚物、硅橡胶。

3）生物溶蚀性骨架材料：动物脂肪、蜂蜡、巴西棕榈蜡、氢化植物油、硬脂醇、单硬脂酸甘油酯，可延滞水溶性药物的溶解、释放过程。

（2）包衣膜型缓释材料

1）不溶性高分子材料：乙基纤维素（EC）、醋酸纤维素、乙烯-醋酸乙烯共聚物、聚丙烯酸树脂。

2）肠溶性高分子材料：如丙烯酸树脂 L 和 S 型、醋酸纤维素酞酸酯（CAP）、醋酸羟丙甲纤维素琥珀酸酯（HPMCAS）和羟丙甲纤维素酞酸酯（HPMCP）。

（3）增稠剂：常用的有明胶、PVP、CMC、聚乙烯醇（PVA）、右旋糖酐。

（4）致孔剂：PEG 类、PVA、PVP、十二烷基硫酸钠、糖和盐等水溶性的物质。

（5）渗透泵型控释片的材料

1）渗透压活性物质：乳糖、果糖、葡萄糖、甘露醇的不同混合物。

2）推动剂：聚羟甲基丙烯酸烷基酯、PVP。

5. 口服缓释、控释制剂的临床应用与注意事项

（1）服用方法：所有的口服缓、控释制剂一般均要求患者不要压碎或咀嚼，以免破坏剂型失去其缓、控释作用。

（2）服药间隔时间：口服缓释、控释制剂的服药间隔时间一般为 12 小时或 24 小时。为维持有效血药浓度，避免或减少不良反应的发生，患者应注意不要漏服，以免血药浓度过低不能控制症状，也不要随意增加剂量，否则血药浓度太高会增加毒性反应，服药时间必须一致。

【真 题 再 现】

最佳选择题

1. 属于控释制剂的是（2015 年，13）

A. 阿奇霉素分散片

B. 硫酸沙丁胺醇口崩片

C. 硫酸特布他林气雾剂

D. 复方丹参滴丸

E. 硝苯地平渗透泵片

答案：1. E

解析：缓释、控释制剂根据释药原理分为溶出型、扩散型、溶蚀型、渗透泵型或离子交换型。

2. 关于缓释和控释制剂特点的说法，错误的是（2016 年，13）

A. 可减少给药次数，尤其适合需长期用药的慢性病患者

B. 血药浓度平稳，可降低药物毒副作用

C. 可提高治疗效果，减少用药总剂量

D. 临床用药时，方便剂量调整

E. 肝脏首过效应大的药物制成缓释或控释制剂后，生物利用度可能不如普通制剂

答案：2. D

解析：缓释、控释制剂也有不足：①在临床应用中对剂量调节的灵活性降低；②价格昂贵；③易产生体内药物的蓄积，对于首过效应大的药物如普萘洛尔等制成缓释、控释制剂时生物利用度可能比普通制剂低。

配伍选择题

A. β-环糊精　B. 液状石蜡　C. 羊毛脂

D. 氧氟丙烷　E. 硬脂醇

3. 可用于调解缓释制剂中药物释放速度的是（2016 年，64）

答案：3. E

解析：生物溶蚀性骨架材料：常用的有动物脂肪、蜂蜡、巴西棕榈蜡、氢化植物油、硬脂醇、单硬脂酸甘油酯等，可延滞水溶性药物的溶解、释放过程。

综合分析题

4. 控释片要求慢慢地恒速释放药物，并在规定时间内，以零级或接近零级速度释放，下列由五个药厂提供的硝苯地平控释片的释放曲线，符合硝苯地平控释片释放的是（2015 年，110）

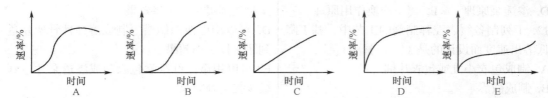

A   B   C   D   E

答案：4. D

解析：控释片要求慢慢地恒速释放药物，并在规定时间内，以零级或接近零级速度释放。

多项选择题

5. 缓释、控释制剂的释药原理有（2016 年，113）

A. 扩散原理   B. 溶出原理

C. 溶蚀与溶出、扩散结合原理

D. 渗透压驱动原理   E. 离子交换原理

答案：5. ABCDE

解析：释药原理包括：扩散原理；溶出原理；溶蚀与溶出、扩散结合原理；渗透压驱动原理；离子交换原理。

【强化练习】

最佳选择题

1. 关于渗透泵型控释制剂，错误的叙述为（   ）

A. 渗透泵片是由药物、半透膜材料、渗透压活性物质和推动剂等组成

B. 渗透泵型片的释药速度与 pH 有关

C. 渗透泵型片的释药速度与半渗透膜的厚度、渗透性、片芯的处方、释药小孔的直径有关

D. 渗透泵型片以零级释药

E. 渗透泵型片剂工艺较难，价格较贵

2. 控释小丸或膜控型片剂的包衣中加入 PEG 的目的是（   ）

A. 助悬剂   B. 致孔剂   C. 成膜剂

D. 乳化剂   E. 增塑剂

3. 口服缓、控释制剂的特点不包括（   ）

A. 可减少给药次数

B. 可提高病人的服药顺应性

C. 可避免或减少血药浓度的峰谷现象

D. 有利于降低肝首过效应

E. 有利于降低药物的毒副作用

4. 下列缓、控释制剂不包括（   ）

A. 分散片   B. 植入剂   C. 渗透泵片

D. 骨架片   E. 胃内漂浮片

5. 关于口服缓、控释制剂描述错误的是（   ）

A. 剂量调整的灵活性降低

B. 药物的剂量、溶解度和脂水分配系数都会影响口服缓、控释制剂的设计

C. 生物半衰期短于 1 小时的药物不宜制成缓、控释制剂

D. 口服缓、控释制剂应与相应的普通制剂生物等效

E. 稳态时血药浓度的峰谷浓度之比，口服缓、控释制剂应大于普通制剂

6. 有关缓、控释制剂的特点不正确的是（   ）

A. 减少给药次数   B. 避免峰谷现象

C. 降低药物的毒副作用

D. 适用于半衰期很长的药物（$t_{1/2} > 24h$）

E. 减少用药总剂量

7. 可用于口服缓（控）释制剂的亲水凝胶骨架材料是（   ）

A. 乙基纤维素   B. 硬脂酸   C. 巴西棕榈蜡

D. 海藻酸钠   E. 聚乙烯

8. 亲水性凝胶骨架片的材料为（   ）

A. EC   B. 蜡类   C. HPMC

D. CAP   E. 脂肪

9. 可用于制备溶蚀性骨架片的材料是（   ）

A. 羟丙甲纤维素   B. 单硬脂酸甘油酯

C. 大豆磷脂   D. 无毒聚氯乙烯

E. 乙基纤维素

10. 可用于制备缓、控释制剂的亲水凝胶骨架材料是（   ）

A. 羟丙甲纤维素   B. 单硬脂酸甘油酯

C. 大豆磷脂   D. 无毒聚氯乙烯

E. 乙基纤维素

11. 与高分子化合物形成难溶性盐，其缓、控释制剂释药原理是（   ）

A. 溶出原理   B. 扩散原理

C. 溶蚀与扩散相结合原理

D. 渗透泵原理　　E. 离子交换作用原理

12. 下列制备缓、控释制剂的工艺中，基于降低溶出速度而设计的是（　　）

A. 制成包衣小丸或包衣片剂

B. 制成微囊

C. 与高分子化合物生成难溶性盐或酯

D. 制成不溶性骨架片

E. 制成亲水凝胶骨架片

配伍选择题

A. 乙基纤维素　　　　B. 蜂蜡

C. 微晶纤维素　　　　D. 羟丙甲纤维素

E. 硬脂酸镁

13. 以上辅料中，属于缓（控）释制剂不溶性骨架材料的是（　　）

14. 以上辅料中，属于缓（控）释制剂亲水凝胶骨架材料的是（　　）

15. 以上辅料中，属于缓（控）释制剂溶蚀骨架材料的是（　　）

A. 羟丙甲纤维素　B. 单硬脂酸甘油酯

C. 大豆磷脂　　　D. 无毒聚氯乙烯

E. 胆固醇

16. 可用于制备亲水凝胶型骨架片（　　）

17. 可用于制备不溶性骨架片（　　）

18. 可用于制备生物溶蚀性骨架片（　　）

A. 溶出原理　　　B. 扩散原理

C. 溶蚀与扩散相结合的原理

D. 渗透泵原理　　E. 离子交换作用原理

19. 制成不溶型骨架片（　　）

20. 与高分子化合物形成难溶性盐（　　）

21. 可通过树脂发挥缓控释作用（　　）

多项选择题

22. 可用于不溶性骨架片的材料为（　　）

A. 单棕榈酸甘油酯　B. 无毒聚氯乙烯

C. 聚甲基丙烯酸酯　D. 甲基纤维素

E. 乙基纤维素

23. 关于缓（控）释制剂的说法，正确的有（　　）

A. 缓（控）释制剂可以避免或减少血药浓度的峰谷现象

B. 可以用聚氯乙烯、聚乙烯等制成不溶性骨架片达到缓（控）释效果

C. 可以用羟丙甲纤维素等制成亲水性凝胶骨

架片达到缓（控）释效果

D. 可以用巴西棕榈蜡等制成溶蚀性骨架片达到缓（控）释效果

E. 可以用微晶纤维素包衣制成渗透泵片达到缓（控）释效果

24. 缓、控释制剂包括（　　）

A. 分散片　　B. 胃内漂浮片　　C. 渗透泵片

D. 骨架片　　E. 植入剂

25. 骨架型缓释、控释制剂包括（　　）

A. 压制片　　B. 骨架片　　C. 泡腾片

D. 生物黏附片　　E. 分散片

参考答案

最佳选择题：1. B　2. B　3. D　4. A　5. E　6. D　7. D　8. C　9. B　10. A　11. A　12. C

配伍选择题：13. A　14. D　15. B　16. A　17. D　18. B　19. B　20. A　21. E

多项选择题：22. BCE　23. ABCD　24. BCDE　25. BD

考点2　经皮给药制剂

1. 经皮给药制剂的特点

经皮给药制剂的优点：

（1）避免了口服给药可能发生的肝首过效应及胃肠灭活效应，提高了治疗效果，药物可长时间持续扩散进入血液循环。

（2）维持恒定的血药浓度，增强了治疗效果，减少了胃肠给药的副作用。

（3）延长作用时间，减少用药次数，改善患者用药顺应性。

（4）患者可以自主用药，减少个体间差异和个体内差异，适用于婴儿、老人和不宜口服给药的患者。

经皮给药制剂的局限性：

（1）由于起效慢、不适合要求起效快的药物。

（2）大面积给药，可能会对皮肤产生刺激性和过敏性。

（3）存在皮肤的代谢与储库作用

2. 经皮给药制剂的处方材料

（1）骨架材料：如疏水性的聚硅氧烷与亲水性的聚乙烯醇。

（2）控释膜材料：均质膜有高分子材料有

乙烯-醋酸乙烯共聚物和聚硅氧烷等；微孔膜有聚丙烯拉伸微孔膜等。

（3）压敏胶：主要包括聚异丁烯（PIB）类、丙烯酸类和硅橡胶压敏胶。

（4）背衬材料、防黏材料与药库材料

1）背衬材料：常用多层复合铝箔，即由铝箔、聚乙烯或聚丙烯等膜材复合而成的双层或三层复合膜。其他可以使用的背衬材料还有PET、高密度PE、聚苯乙烯等。

2）防黏材料：常用的防黏材料有聚乙烯、聚苯乙烯、聚丙烯、聚碳酸酯、聚四氟乙烯等高聚物的膜材。

3）药库材料：常用的有卡波姆、HPMC、PVA。

【强化练习】

最佳选择题

1. 有关经皮给药制剂的表述，不正确的是（　　）
A. 可避免肝脏的首过效应
B. 可以减少给药次数
C. 可以维持恒定的血药浓度
D. 不存在皮肤的代谢与储库作用
E. 使用方便，可随时中断给药

2. 关于TTS的叙述不正确的是（　　）
A. 可避免肝脏的首过效应
B. 可以维持恒定的血药浓度
C. 可以减少给药次数
D. 不能随时给药或中断给药
E. 减少胃肠给药的副作用

3. 有关经皮给药制剂的优点的错误表述是（　　）
A. 可避免肝脏的首过效应
B. 可延长药物作用时间。减少给药次数
C. 可维持恒定的血药浓度，避免口服给药引起的峰谷现象
D. 适用于给药剂量较大、药理作用较弱的药物
E. 使用方便，可随时中断给药

多项选择题

4. 在经皮给药系统（TDDS）中，可作为保护膜材料的有（　　）

A. 聚乙烯醇　B. 醋酸纤维素　C. 聚苯乙烯
D. 聚乙烯　　E. 羟丙甲纤维素

5. 有关经皮吸收制剂的正确表述是（　　）
A. 可以避免肝脏的首过效应
B. 可以维持恒定的血药浓度
C. 可以减少给药次数
D. 不存在皮肤的代谢与储库作用
E. 常称为透皮治疗系统

6. 经皮给药制剂的基本结构包括（　　）
A. 背衬层　　B. 药物贮库层　　C. 控释膜
D. 胶黏层　　E. 保护层

参考答案

最佳选择题：1. D　2. D　3. D
多项选择题：4. CD　5. ABCE　6. ABCDE

第三节　靶向制剂

考点1　靶向制剂的特点、分类及靶向性评价

1. 靶向制剂的特点

（1）提高药物在治疗部位的浓度，使药物具有专一药理活性，增加药物对靶组织的指向性和滞留性。

（2）降低药物对正常细胞的毒性、减少剂量。

（3）提高药物制剂的生物利用度。

（4）提高药品的安全性、有效性、可靠性和患者的顺应性。

（5）应具备定位浓集、控制释药、无毒及生物可降解性。

2. 靶向制剂的分类

（1）按靶向原动力：靶向制剂可分为被动靶向制剂、主动靶向制剂和物理化学靶向制剂三大类。

1）被动靶向制剂亦称自然靶向：常见的被动靶向制剂有脂质体、微乳、微囊、微球、纳米粒等。

被动靶向制剂经静脉注射后在体内的分布首先取决于其粒径的大小，通常粒径在2.5～10μm时，大部分积集于巨噬细胞；小于7μm时一般被肝、脾中的巨噬细胞摄取；200～400nm

的纳米粒集中于肝后迅速被肝清除；小于10nm的纳米粒则缓慢积集于骨髓；大于7μm的微粒通常被肺的最小毛细血管床以机械滤过方式截留，被单核白细胞摄取进入肺组织或肺气泡。

2）主动靶向制剂

A. 修饰的药物载体：修饰的药物载体有：修饰性脂质体（长循环脂质体、免疫脂质体、糖基修饰的脂质体）、修饰的纳米乳、修饰的微球、修饰的纳米球（聚乙二醇修饰的纳米球、免疫纳米球）等。

B. 前体药物：常见的前体药物有抗癌的前体药物、脑部靶向前体药物、结肠靶向前体药物等。

3）物理化学靶向制剂：包括磁导向制剂、热敏感制剂、pH敏感制剂和栓塞性制剂。

（2）按靶向机理：靶向制剂可分为生物物理靶向制剂、生物化学靶向制剂、生物免疫靶向制剂及双重、多重靶向制剂等。

（3）按制剂类型：靶向制剂可分为乳剂、脂质体、微囊、微球、纳米囊、纳米球、磁性导向微粒等。

（4）按靶向部位：靶向制剂可分为肝靶向制剂、肺靶向制剂、淋巴靶向制剂、骨髓靶向制剂、结肠靶向制剂（酶控制型、pH敏感型、时滞型和压力依赖型）等。

3. 靶向性评价 药物制剂的靶向性可由相对摄取率r_e、靶向效率t_e、峰浓度比C_e等参数来衡量。

（1）相对摄取率r_e

$$r_e=(AUC_i)_p/(AUC_i)_s$$

式中，由浓度-时间曲线求得的第i个器官或组织的药时曲线下面积；脚注p和s：靶向药物制剂和普通药物溶液。

$r_e>1$，表示药物制剂在该器官或组织有靶向性，r_e越大靶向效果越好；$r_e\leqslant1$，无靶向性。

（2）靶向效率t_e

$$t_e=AUC_靶/AUC_{非靶}$$

式中，表示药物制剂和药物溶液对靶器官的选择性；t_e值大于1表示对靶器官比某非靶器官有选择性；t_e值越大，选择性越强。

（3）峰浓度比C_e

$$C_e=(C_{max})_p/(C_{max})_s$$

式中，C_{max}：峰浓度；脚注p和s：靶向药物制剂和普通药物溶液；C_e表示药物制剂改变药物分布的效果，C_e越大，表明改变药物分布的效果越明显。

【真题再现】

配伍选择题

A. 常规脂质体　　B. 微球　C. 纳米囊
D. pH敏感脂质体　E. 免疫脂质体

1. 常用作栓塞治疗给药的靶向制剂是（2016年，58）

2. 具有主动靶向作用的靶向制剂是（2016年，59）

3. 基于病变组织与正常组织间酸碱性差异的靶向制剂是（2016年，60）

答案：1. B　2. E　3. D

解析：1. 题微球包括普通注射微球、栓塞性微球、磁性微球、生物靶向性微球。2. 题主动靶向制剂有：修饰性脂质体（长循环脂质体、免疫脂质体、糖基修饰的脂质体）、修饰的纳米乳、修饰的微球、修饰的纳米球（聚乙二醇修饰的纳米球、免疫纳米球）、前体药物。3. 题基于病变组织与正常组织间酸碱性差异的靶向制剂是pH敏感脂质体。

【强化练习】

最佳选择题

1. 不属于物理化学靶向制剂的是（　　）

A. 磁性靶向制剂　B. 栓塞靶向制剂
C. 热敏靶向制剂　D. 免疫靶向制剂
E. pH敏感靶向制剂

2. 属于被动靶向给药系统的是（　　）

A. 丝裂霉素栓塞微球
B. 阿昔洛韦免疫脂质体
C. 5-氟尿嘧啶W/O型乳剂
D. 甲氨蝶呤热敏脂质体
E. 5-氨基水杨酸结肠靶向制剂

3. 不属于靶向制剂的是（　　）

A. 药物-抗体结合物　　B. 纳米囊
C. 微球　D. 环糊精包合物　E. 脂质体

4. 以下为主动靶向制剂的是（　　）

A. 微型胶囊制剂　　　　B. 脂质体制剂
C. 环糊精包合制剂　　　D. 固体分散体制剂

E. 前体靶向药物

5. 评价药物制剂靶向性参数有（　　）

A. 包封率　　B. 相对摄取率　　C. 载药量

D. 峰面积比　E. 清除率

6. 小于 10nm 微粒可缓慢积集于（　　）

A. 肝脏　　　B. 脾脏　　　C. 肺

D. 淋巴系统　E. 骨髓

7. 下面不属于主动靶向制剂的是（　　）

A. 修饰的微球　　　　B. pH 敏感脂质体

C. 脑部靶向前体药物　D. 长循环脂质体

E. 免疫脂质体

8. 通过生理过程的自然吞噬使药物选择性地浓集于病变部位的靶向制剂称为（　　）

A. 被动靶向制剂　B. 主动靶向制剂

C. 物理靶向制剂　D. 化学靶向制剂

E. 物理化学靶向制剂

9. 靶向制剂应具备的要求是（　　）

A. 定位、浓集、无毒及可生物降解

B. 浓集、控释、无毒及可生物降解

C. 定位、浓集、控释、无毒及可生物降解

D. 定位、控释、可生物降解

E. 定位、浓集、控释

多项选择题

10. 靶向制剂的优点有（　　）

A. 提高药效　　　B. 提高药品的安全性

C. 改善病人的用药顺应性

D. 提高释药速度　E. 降低毒性

11. 不具有靶向性的制剂是（　　）

A. 静脉乳剂　　　B. 毫微粒注射液

C. 混悬型注射液　D. 脂质体注射液

E. 口服乳剂

12. 药物制剂的靶向性指标有（　　）

A. 相对摄取率　　B. 摄取率　　C. 靶向效率

D. 峰浓度比　　　E. 峰面积比

参考答案

最佳选择题：1. D　2. C　3. D　4. E　5. B　6. E　7. B　8. A　9. C

多项选择题：10. ABCE　11. CE　12. ACD

考点 2　脂质体

1. 新型靶向脂质体

（1）前体脂质体：将脂质吸附在极细的水溶性载体如氯化钠、山梨醇等聚合糖类（增加脂质分散面积）制成前体脂质体，遇水时脂质溶胀，载体溶解形成多层脂质体，其中载体的大小直接影响脂质体的大小和均匀性。前体脂质体可预防脂质体之间相互聚集，且更适合包封脂溶性药物。

（2）长循环脂质体：PEG 修饰可增加脂质体的柔顺性和亲水性，从而降低与单核巨噬细胞的亲和力，延长循环时间，称为长循环脂质体。长循环脂质体有利于对肝脾以外的组织或器官的靶向作用。同时，将抗体或配体结合在 PEG 的末端，既可保持长循环，又可保持对靶点的识别。

（3）免疫脂质体：脂质体表面联接抗体，对靶细胞进行识别，提高脂质体的靶向性。如在丝裂霉素（MMC）脂质体上结合抗胃癌细胞表面抗原的单克隆抗体制成免疫脂质体，在体内该免疫脂质体对胃癌靶细胞 M85 杀伤作用比游离 MMC 提高 4 倍。

（4）热敏脂质体：利用在相变温度时，脂质体的类脂质双分子层膜从胶态过渡到液晶态，脂质膜的通透性增加，药物释放速度增大的原理制成热敏脂质体。例如将二棕榈酸磷脂（DPPC）和二硬脂酸磷脂（DSPC）按一定比例混合，制成的甲氨蝶呤热敏脂质体，注入荷 Lewis 肺癌小鼠的尾静脉后，用微波加热肿瘤部位至 42℃，病灶部位的放射性强度明显高于非热敏脂质体对照组。

（5）pH 敏感性脂质体：由于肿瘤间质的 pH 比周围正常组织细胞的 pH 低，选用对 pH 敏感的类脂材料，如二棕榈酸磷脂或十七烷酸磷脂为膜材制备成载药脂质体。当脂质体进入肿瘤部位时，由于 pH 的降低导致脂肪酸羧基脂质化成六方晶相的非相层结构，从而使膜融合，加速释药。

2. 脂质体的特点

（1）靶向性和淋巴定向性。

（2）缓释性和长效性。

（3）细胞亲和性和组织相容性。

（4）降低药物的毒性。

（5）提高药物的稳定性。

3. 脂质体的质量要求

（1）形态、粒径及其分布：根据给药途径

不同其粒径要求不同。

（2）包封率=[脂质体中的药量/（介质中的药+量脂质体中的药量）]×100%，通常要求脂质体的药物包封率达80%以上。

（3）载药量= [脂质体中药物量/（脂质体中药量+载体总量）]×100%，载药量的大小直接影响到药物的临床应用剂量，故载药量越大，越易满足临床需要。

（4）脂质体的稳定性

1）物理稳定性

渗漏率=（贮存后渗漏到介质中的药量/贮存前包封的药量）×100%

2）化学稳定性：①磷脂氧化指数：氧化指数=A_{233nm}/A_{215nm}；一般规定磷脂氧化指数应小于0.2。②磷脂量的测定：基于每个磷脂分子中仅含1个磷元素，采用化学法将样品中磷脂转变为无机磷后测定磷摩尔量（或重量），即可推算出磷脂量。③防止氧化的措施：防止氧化的一般措施有充入氮气，添加抗氧剂，例如生育酚、金属络合剂等；也可直接采用氢化饱和磷脂。

4. 脂质体存在的问题

（1）靶向性问题：一般脂质体的靶向性主要集中在网状内皮系统，要达到特异靶向性，需要在脂质体上结合抗体、糖链或使脂质体在受到热、光及靶器官特定的pH作用后才释放药物。

（2）稳定性问题：稳定性涉及磷脂原料以及脂质体生产和贮藏的稳定性。

1）脂质体对某些水溶性药物包封率较低，药物易从脂质体中渗漏出来。可采用制成前体药物的方法或用大豆甾醇等强化材料修饰脂质膜，以改善包封率和稳定性，同时所处理的脂质体具有了主动靶向性。

2）用常规方法制得的脂质体易于聚集和融合，可采用膜修饰方法使膜带电子或制成膜聚合脂质体。

3）脂质体存在贮存稳定性差，静注给药后因血中蛋白、酶等因素作用造成其破裂及包封药物的快速渗漏等不足，使其临床应用受到极大限制。

【真 题 再 现】

最佳选择题

1. 关于脂质体特点和质量要求的说法，正确的是（2015年，14）

A. 脂质体的药物包封率通常应在10%以下

B. 药物制备成脂质体，提高药物稳定性的同时增加了药物毒性

C. 脂质体为被动靶向制剂，在其载体上结合抗体，糖脂等也可使其具有特异靶向性

D. 脂质体形态为封闭多层囊状物，贮存稳定性好，不易产生渗漏现象

E. 脂质体是理想的靶向抗肿瘤药物载体，但只适用于亲脂性药物

答案：1. C

解析：脂质体的特点：①靶向性和淋巴定向性；②缓释和长效性；③细胞亲和性与组织相容性；④降低药物毒性。⑤提高药物稳定性。质量要求：①通常要求脂质体的药物包封率达80%以上。②载药量的大小直接影响到药物的临床应用剂量，故载药量越大，越易满足临床需要。载药量与药物的性质有关，通常亲脂性药物或亲水性药物较易制成脂质体。③脂质体的稳定性：a. 物理稳定性：主要用渗漏率表示，即在贮存期间脂质体的包封率变化情况。b. 化学稳定性：①磷脂氧化指数：一般规定磷脂氧化指数应小于0.2。②磷脂量的测定。

配伍选择题

A. 载药量　　B. 渗漏率　　C. 磷脂氧化指数

D. 释放度　　E. 包封率

2. 在脂质体的质量要求中，表示微粒（靶向）制剂中所含药物量的项目是（2015年，58）

3. 在脂质体的质量要求中，表示脂质体化学稳定性的项目是（2015年，59）

4. 在脂质体的质量要求中，表示脂质体物理稳定性的项目是（2015年，60）

答案：2. A　3. C　4. B

解析：2. 题载药量=[脂质体中药物量/（脂质体中药量+载体总量）]×100%。载药量的大小直接影响到药物的临床应用剂量，故载药量越大，越易满足临床需要。载药量与药物的性质有关，通常亲脂性药物或亲水性药物较易制成

脂质体。3. 题化学稳定性：①磷脂氧化指数：氧化指数=A_{233nm}/A_{215nm}；一般规定磷脂氧化指数应小于0.2。②磷脂量的测定：基于每个磷脂分子中仅含1个磷元素，采用化学法将样品中磷脂转变为无机磷后测定磷摩尔量（或重量），即可推算出磷脂量。4. 题物理稳定性：主要用渗漏率表示，即在贮存期间脂质体的包封率变化情况。渗漏率=（贮存后渗漏到介质中的药量/贮存前包封的药量）×100%。

综合分析题

盐酸多柔比星，又称阿霉素，是光谱抗肿瘤药物其化学结构如下

临床上，使用盐酸多柔比星注射液时，常发生骨髓抑制和心脏毒性等严重不良反应，解决方法之一是将其制成脂质体制剂。盐酸多柔比星脂质体注射液的辅料有 PEG-DSPRE，氢化大豆卵磷脂，胆固醇，硫酸铵，蔗糖，组氨酸等。

5. 脂质体是一种具有多功能的药物载体，不属于其特点的是（2016年，109）

A. 具有靶向性 　　B. 降低药物毒性
C. 提高药物稳定性 D. 组织相容性差
E. 具有长效性

答案：5. D

解析：脂质体的特点：①靶向性和淋巴定向性；②缓释和长效性；③细胞亲和性与组织相容性；④降低药物毒性；⑤提高药物稳定性。

6. PEG-DSPE 是一种 PEG 化脂质材料，常用于对脂质体进行 PEG 化，增强与单核巨噬细胞的亲和力。盐酸多比柔性比脂质体以 PEG-DSPE 为膜结合的脂质体属于（2016年，110）

A. 前体脂质体 　　B. PH 敏感脂质体
C. 免疫脂质体 　　D. 热敏脂质体
E. 长循环脂质体

答案：6. E

解析：新型靶向脂质体的分类：前体脂质体、长循环脂质体、免疫脂质体。

【强 化 练 习】

最佳选择题

1. 脂质体的主要特点不包括（　　）
A. 工艺简单易行 　　B. 缓释作用
C. 在靶区具有滞留性 D. 提高药物稳定性
E. 降低药物毒性

2. 药物被脂质体包封后的主要特点错误的是（　　）
A. 提高药物稳定性 　　B. 具有速释性
C. 具有靶向性 　　D. 降低药物毒性
E. 具有细胞亲和性与组织相容性

3. 下面关于脂质体的叙述不正确的是（　　）
A. 脂质体是将药物包封于类脂质双分子层内而形成的超微型球体
B. 脂质体由磷脂和胆固醇组成
C. 脂质体结构与表面活性剂的胶束相似
D. 脂质体因结构不同可分为单室脂质体和多室脂质体
E. 脂质体相变温度的高低取决于磷脂的种类

配伍选择题

A. 相变温度 　B. 渗漏率 　　C. 峰浓度比
D. 注入法 　　E. 聚合法

4. 脂质体的质量评价指标（　　）
5. 药物制剂的靶向性指标（　　）

参考答案

最佳选择题：1. A　2. B　3. C
配伍选择题：4. B　5. C

考点3　微球

1. 微球的分类

（1）普通注射微球：1~15μm 微球静脉或腹腔注射后，可被网状内皮系统巨噬细胞所吞噬。

（2）栓塞性微球：微球随血流可以阻滞在瘤体周围的毛细血管内，甚至可使小动脉暂时栓塞，既可切断肿瘤的营养供给，也可使载药的微球滞留在病变部位，提高局部浓度，延长作用时间。

（3）磁性微球：在制备微球过程中将磁性微粒包入其中，用空间磁场在体外定位，使其具靶向性。

（4）生物靶向性微球：带负电荷的微球可大量地被肝摄取，而带正电荷的微球则首先聚

集于肺，疏水性微球可被网状内皮系统巨噬细胞所摄取。

2. 微球的作用特点

（1）缓释性：药物包封于微球后，通过控制药物的释放速度，达到延长药物疗效的作用。

（2）靶向性：静脉注射的微球，粒径小于1～4μm者全部通过肺循环，7～14μm的微球主要停留在肺部，而3μm以下的微球大部分在肝、脾部停留。

（3）降低毒副作用：由于微球的粒径在制备中可以加以控制而达到靶向目的，随之可使药物到达靶区周围，很快达到所需的药物浓度，可以降低用药剂量，减少药物对人体正常组织的毒副作用。

3. 微球的载体材料

（1）天然聚合物：如淀粉、白蛋白、明胶、壳聚糖、葡聚糖等。

（2）合成聚合物：如聚乳酸（PLA）、聚丙交酯、聚乳酸-羟基乙酸（PLGA）、聚丙交酯复合乙交酯（PLCG）、聚己内酯、聚羟丁酸等。

【强化练习】

最佳选择题

1. 下列关于微球的叙述错误的是（　　）

A. 系药物与适宜高分子材料制成的球形或类球形骨架实体

B. 粒径通常在1～250μm之间

C. 微球均具有靶向性

D. 主要通过扩散、材料的溶解和材料的降解三种机制释药

E. 大于3μm的微球主要浓集于肺

2. 微球的质量要求不包括（　　）

A. 粒子大小　　　B. 载药量

C. 有机溶剂残留　　D. 融变时限

E. 释放度

多项选择题

3. 微球根据靶向性原理分为（　　）

A. 普通注射微球　　B. 栓塞性微球

C. 磁性微球　　　　D. 生物靶向性微球

E. 脂质体

参考答案

最佳选择题：1. C　2. D

多项选择题：3. ABCD

考点4　微囊

1. 药物微囊化的特点

（1）提高药物的稳定性。

（2）掩盖药物的不良臭味。

（3）防止药物在胃内失活，减少药物对胃的刺激性。

（4）控制药物的释放。

（5）使液态药物固态化。

（6）减少药物的配伍变化。

（7）使药物浓集于靶区。

2. 药物微囊化的材料

（1）天然高分子囊材：①明胶；②阿拉伯胶；③海藻酸盐；④壳聚糖。

（2）半合成高分子囊材：①羧甲基纤维素盐；②醋酸纤维素酞酸酯（CAP）；③乙基纤维素；④甲基纤维素；⑤羟丙甲纤维素。

（3）合成高分子囊材：①非生物降解且不受pH影响的囊材：聚酰胺、硅橡胶；②非生物降解但可在一定pH条件下溶解的囊材有聚丙烯酸树脂、聚乙烯醇等；③可生物降解的合成高分子，如聚碳酯、聚氨基酸、聚乳酸（PLA）、丙交酯乙交酯共聚物（PLGA），聚乳酸-聚乙二醇嵌段共聚物等。

3. 影响微囊中药物释放速率的因素

（1）药物的理化性质：囊材相同时，药物在介质中的溶解度越小，释放越慢。

（2）囊材的类型及组成：不同的囊材形成的囊壁具有不同的孔隙率和降解性能，常用囊材形成的囊壁释药速率依次如下：明胶 > 乙基纤维素 > 苯乙烯-马来酸酐共聚物>聚酰胺。

（3）微囊的粒径：囊膜材料和厚度相同时，微囊粒径越小表面积越大，释药越快。

（4）囊壁的厚度：囊材相同时，囊壁越厚释药越慢。

（5）工艺条件：不同工艺条件制得微囊，其释药速率也不相同。

（6）释放介质：释放介质的pH或离子强度通常会影响囊壁的溶解或降解速度，因而会影响释药速率。

【强化练习】

最佳选择题

1. 将 β-胡萝卜素制成微囊的目的是（　　）
A. 掩盖药物不良气味　B. 提高药物稳定性
C. 防止其挥发　D. 减少其对胃肠道的刺激性
E. 增加其溶解度

2. 关于微囊技术的说法错误的是（　　）
A. 将对光、湿度和氧不稳定的药物制成微囊，可防止药物的降解
B. 利用缓、控释材料将药物微囊化后，可延缓药物释放
C. 油类药物或挥发性药物不适宜制成微囊
D. PLA 是生物可降解的高分子囊材
E. 将不同药物分别包囊后，可减少药物之间的配伍

3. 微型胶囊的特点不包括（　　）
A. 可提高药物的稳定性
B. 可掩盖药物的不良臭味
C. 可使液态药物固态化
D. 能使药物迅速到达作用部位
E. 减少药物的配伍变化

4. 人工合成的可生物降解的微囊材料是（　　）
A. 聚乳酸　B. 硅橡胶　C. 卡波姆
D. 明胶-阿拉伯胶　E. 醋酸纤维素

5. 属于天然高分子成囊材料的是（　　）
A. 羧甲基纤维素钠　B. 乙基纤维素
C. 聚乳糖　D. 甲基纤维素
E. 海藻酸盐

配伍选择题

A. 明胶　B. 乙基纤维素　C. 聚乳酸
D. β-CD　E. 枸橼酸

6. 水不溶性半合成高分子囊材（　　）

7. 天然高分子囊材（　　）

多项选择题

8. 属于天然高分子微囊囊材的有（　　）
A. 乙基纤维素　B. 明胶　C. 阿拉伯胶
D. 聚乳酸　E. 壳聚糖

9. 影响微囊中药物释放的因素有（　　）
A. 微囊的粒径　B. 微囊囊壁的厚度
C. 囊材的理化性质　D. 溶液的 pH

E. 溶液的离子强度

参考答案

最佳选择题：1. B　2. C　3. D　4. A　5. E
配伍选择题：6. B　7. A
多项选择题：8. BCE　9. ABCDE

单 元 测 试

一、最佳选择题

1. 分散片的崩解时限（　　）
A. 1 分钟　B. 3 分钟　C. 5 分钟
D. 15 分钟　E. 30 分钟

2. 利用扩散原理达到缓（控）释作用的方法不包括（　　）
A. 制成包衣小丸　B. 制成微囊
C. 制成植入剂　D. 制成不溶性骨架片
E. 制成渗透泵片

3. 利用溶出原理达到缓释作用的方法不包括（　　）
A. 控制粒子大小　B. 制成溶解度较小的盐
C. 制成溶解度小的盐　D. 制成不溶性骨架片
E. 与高分子化合物生成难溶性盐

4. 利用扩散原理达到缓（控）释作用的方法是（　　）
A. 制成溶解度小的盐或酯
B. 与高分子化合物生成难溶性盐
C. 包衣
D. 控制粒子大小
E. 将药物包藏于溶蚀性骨架中

5. 渗透泵片处方中的渗透压活性物质是（　　）
A. 醋酸纤维素　B. 氯化钠
C. 聚氧乙烯（相对分子质量20万到500万）
D. 硝苯地平　E. 聚乙二醇

6. 下列关于固体分散体的叙述正确的是（　　）
A. 药物与稀释剂混合制成的固体分散体系
B. 药物高度分散于载体中制成的微球制剂
C. 药物包裹于载体中制成的固体分散体系
D. 药物与载体形成的物理混合物，能使熔点降低者
E. 药物与载体混合制成的高度分散的固体分散体系

7. 下列关于滴丸剂概念正确叙述的是（　　）

A. 指固体或液体药物与适当物质加热熔化混匀后，滴入不相混溶的冷凝液中，收缩冷凝而制成的小丸状制剂

B. 指液体药物与适当物质溶解混匀后，滴入不相混溶的冷凝液中，收缩冷凝而制成的小丸状制剂

C. 指固体或液体药物与适当物质加热熔化混匀后，混溶于冷凝液中，收缩冷凝而制成的小丸状制剂

D. 指固体或液体药物与适当物质加热熔化混匀后，滴入溶剂中，收缩而制成的小丸状制剂

E. 指固体药物与适当物质加热熔化混匀后，滴入不相混溶的冷凝液中，收缩冷凝而制成的小丸状制剂

8. 以水溶性基质制备滴丸时应选用的冷凝液是（　　）

A. 水与醇的混合液

B. 乙醇与甘油的混合液

C. 液状石蜡

D. 液状石蜡与乙醇的混合液

E. 以上都不行

9. 可用固体分散技术制备，具有疗效迅速、生物利用度高等特点（　　）

A. 微丸　　　B. 微球　　　C. 滴丸

D. 软胶囊　　E. 脂质体

10. 与高分子化合物形成难溶性盐，其缓、控释制剂释药原理是（　　）

A. 溶出原理　　　　B. 扩散原理

C. 溶蚀与扩散相结合原理

D. 渗透泵原理　　　E. 离子交换作用原理

11. 固体分散体具有速效作用是因为（　　）

A. 载体溶解度大　　　B. 药物溶解度大

C. 固体分散体溶解度大

D. 药物在载体中高度分散

E. 药物进入载体后改变了剂型

12. 可用于口服缓（控）释制剂的亲水凝胶骨架材料是（　　）

A. 乙基纤维素　　B. 硬脂酸　C. 巴西棕榈蜡

D. 海藻酸钠　　　E. 聚乙烯

13. 控制颗粒的大小其缓、控释制剂释药原理是（　　）

A. 溶出原理　　　　B. 扩散原理

C. 溶蚀与扩散相结合原理

D. 渗透泵原理　　　E. 离子交换作用原理

14. 药物经皮吸收是指（　　）

A. 药物通过表皮到达深层组织

B. 药物主要通过毛囊和皮脂腺到达体内

C. 药物通过表皮在用药部位发挥作用

D. 药物通过表皮，被毛细血管和淋巴吸收进入体循环的过程

E. 药物通过破损的皮肤，进入体内的过程

15. 属于被动靶向的制剂有（　　）

A. 糖基修饰脂质体　　　B. 免疫脂质体

C. 长循环脂质体　　　　D. 脂质体

E. pH 敏感脂质体

16. 物理化学靶向制剂是（　　）

A. 用物理方法使靶向制剂在特定部位发挥药效

B. 用化学方法使靶向制剂在特定部位发挥药效

C. 用某些物理和化学方法使靶向制剂在特定部位发挥药效

D. 用修饰药物的载体将药物定向地运送到靶区浓集发挥药效

E. 用载体将药物包裹制成混悬微粒，由生物体的生理作用定向地选择病变部位

17. 属于主动靶向制剂的是（　　）

A. 磁性靶向制剂　　　　B. 栓塞靶向制剂

C. 抗原（或抗体）修饰的靶向制剂

D. pH 敏感靶向制剂　　E. 热敏感靶向制剂

18. 粒径小于 $7\mu m$ 的被动靶向微粒，静脉注射后的靶部位是（　　）

A. 骨髓　　B. 肝、脾　　　C. 肺

D. 脑　　　E. 肾

19. 被动靶向制剂经静脉注射后，其在体内的分布首先取决于（　　）

A. 粒径大小　B. 荷电性　　C. 疏水性

D. 表面张力　E. 相变温度

20. 制备脂质体常用的材料是（　　）

A. 聚乙烯吡咯烷酮　　　B. 乙基纤维素

C. β-环糊精　　　D. 磷脂和胆固醇

E. 聚乳酸

21. 用 PEG 修饰的脂质体是（　　）

A. 长循环脂质体　B. 免疫脂质体

C. 半乳糖修饰的脂质体

D. 甘露糖修饰的脂质体

E. 热敏感脂质体

22. 表面连接上某种抗体或抗原的脂质体是（　　）

A. 长循环脂质体　　　B. 免疫脂质体

C. 半乳糖修饰的脂质体

D. 甘露糖修饰的脂质体

E. 热敏感脂质体

23. 脂质体的质量评价指标（　　）

A. 相变温度　B. 渗漏率　　C. 峰浓度比

D. 注入法　　E. 聚合法

24. 有关微囊的特点不正确的是（　　）

A. 速效　　　　　　B. 使药物浓集于靶区

C. 液体药物固化　D. 提高药物稳定性

E. 减少复方药物的配伍变化

25. 小于100nm的纳米囊和纳米球可缓慢积集于（　　）

A. 肝脏　　　B. 脾脏　　　C. 肺

D. 淋巴系统　E. 骨髓

26. 制备微囊常用的成囊材料是（　　）

A. 明胶　　　B. 乙基纤维素　　C. 磷脂

D. 聚乙二醇　E. β-环糊精

27. 速释制剂不包括（　　）

A. 阿奇霉素分散片　　　B. 辛伐他汀口崩片

C. 复方丹参滴丸　　　D. 硝苯地平渗透泵片

E. 盐酸异丙肾上腺素气雾剂

二、配伍选择题

A. 羟丙甲纤维素　B. 微晶纤维素

C. 羧甲基淀粉钠　D. 甜蜜素

E. 滑石粉

（阿奇霉素分散片处方中）

28. 填充剂（　　）

29. 矫味剂（　　）

30. 崩解剂（　　）

A. 甘露醇　　　　　B. 交联聚维酮

C. 微晶纤维素　　　D. 阿司帕坦

E. 硬脂酸镁

（甲氧氯普胺口崩片处方中）

31. 润滑剂（　　）

32. 矫味剂（　　）

33. 崩解剂（　　）

A. 溶出原理　　　　B. 扩散原理

C. 溶蚀与扩散相结合原理

D. 渗透泵原理　　E. 离子交换作用原理

34. 制成包衣片（　　）

35. 与高分子化合物形成盐（　　）

36. 片芯用不溶性聚合物包衣，用激光在包衣膜上开一个细孔（　　）

A. 控释膜材料　　B. 骨架材料　C. 压敏胶

D. 背衬材料　　　E. 保护膜材料

37. 聚乙烯醇（　　）

38. 聚丙烯酸酯（　　）

39. 乙烯-醋酸乙烯共聚物（　　）

40. 聚乙烯（　　）

41. 铝箔（　　）

A. 囊心物　　B. 囊材　　　C. 固化剂

D. 矫味剂　　E. pH调节剂

吲哚美辛微囊处方中物质的作用

42. 甲醛（　　）

43. 明胶（　　）

44. 醋酸（　　）

A. 骨髓　　　B. 肝、脾　　C. 肺

D. 脑　　　　E. 肾

45. 小于10nm的纳米囊或纳米球，静注后的靶部位是（　　）

46. 粒径大于7μm的被动靶向微粒，静注后的靶部位是（　　）

47. 大于7μm的微粒，静注后的靶部位是（　　）

A. 丝裂霉素明胶微球

B. 亮丙瑞林注射用微球

C. 乙肝疫苗

D. 破伤风疫苗

E. 聚乳酸微球

48. 可作为抗肿瘤药物载体的是（　　）

49. 可作为多肽载体的是（　　）

50. 可作为局部麻醉药实现长效缓释作用的是（　　）

三、综合分析题

硝苯地平渗透泵片处方：①药物层：硝苯地平100g，氯化钾10g，聚环氧乙烷355g，HPMC 25g，硬脂酸镁10g；②助推层：聚环氧乙烷170g，氯化钠72.5g，硬脂酸镁适量；③

包衣液：醋酸纤维素（乙酰基值 39.8%）95g，PEG4000 5g，三氯甲烷 1960ml，甲醇 820ml。

51. 硝苯地平渗透泵片处方中助推剂为（　　）

A. 氯化钾　　B. 氯化钠　　C. HPMC

D. 三氯甲烷　E. 聚环氧乙烷

52. 有关硝苯地平渗透泵片叙述错误的是（　　）

A. 处方中 PEG 作致孔剂

B. 硬脂酸镁作润滑剂

C. 氯化钾和氯化钠为渗透压活性物质

D. 服用时压碎或咀嚼

E. 患者应注意不要漏服，服药时间必须一致

四、多项选择题

53. 口服速释制剂包括（　　）

A. 泡腾片　　B. 舌下片　　C. 口崩片

D. 分散片　　E. 滴丸

54. 有关口崩片的叙述正确的是（　　）

A. 应在口腔内迅速崩解或溶散

B. 应进行崩解时限检查

C. 一般由直接压片和冷冻干燥法制备

D. 冻干口崩片需进行片剂脆碎度检查

E. 难溶性药物制成的口崩片，还应进行溶出度检查

55. 分散片临床上用于（　　）

A. 抗菌药物　　　　B. 抗酸药物

C. 维生素类药物　D. 难溶、需快速起效的药物

E. 生物利用度低，每次服用剂量大的药物

56. 固体分散体的特点包括（　　）

A. 可延缓药物的水解和氧化

B. 可掩盖药物的不良气味和刺激性

C. 可提高药物的生物利用度

D. 可使液态药物固体化

E. 采用水溶性载体材料可达到缓释作用

57. 固体分散体的类型包括（　　）

A. 简单低共熔混合物　B. 固态溶液

C. 无定形　　D. 多晶型　　E. 共沉淀物

58. 下列属于控制溶出为原理的缓、控释制剂的方法（　　）

A. 控制粒子大小　B. 制成溶解度小的盐

C. 制成药树脂　　D. 制成不溶性骨架片

E. 制成乳剂

59. 经皮吸收制剂常用的压敏胶有（　　）

A. 聚异丁烯　B. 聚乙烯醇　C. 聚丙烯酸酯

D. 聚硅氧烷　E. 聚乙二醇

60. 与普通口服制剂相比，口服缓（控）释制剂的优点有（　　）

A. 可以减少给药次数

B. 提高患者的顺应性

C. 避免或减少峰谷现象，有利于降低药物的不良反应

D. 根据临床需要，可灵活调整给药方案

E. 制备工艺成熟，产业化成本较低

61. 靶向制剂按靶向原动力可分为（　　）

A. 热敏感靶向制剂　　B. 被动靶向制剂

C. 物理化学靶向制剂　D. 主动靶向制剂

E. 结肠靶向制剂

62. 药物微囊化的特点包括（　　）

A. 可改善制剂外观

B. 可提高药物稳定性

C. 可掩盖药物不良臭味

D. 可达到控制药物释放的目的

E. 可减少药物的配伍变化

63. 属于天然高分子微囊囊材的有（　　）

A. 乙基纤维素　　B. 明胶　　C. 阿拉伯胶

D. 聚乳酸　　　　E. 壳聚糖

64. 下列制剂具有靶向性的是（　　）

A. 前体药物　B. 纳米粒　　C. 微球

D. 全身作用栓剂　E. 脂质体

参考答案

最佳选择题：1. B　2. E　3. D　4. C　5. B　6. E　7. A　8. C　9. C　10. A　11. D　12. D　13. A　14. D　15. A　16. C　17. C　18. B　19. A　20. D　21. A　22. B　23. B　24. A　25. E　26. A　27. E

配伍选择题：28. E　29. D　30. C　31. E　32. D　33. B　34. B　35. A　36. D　37. B　38. C　39. A　40. E　41. D　42. C　43. B　44. E　45. A　46. B　47. C　48. A　49. B　50. E

综合分析题：51. E　52. D

多项选择题：53. BCDE　54. ABCE　55. ABDE　56. ABCD　57. ABCE　58. AB　59. ACD　60. ABC　61. BCD　62. BCDE　63. BCE　64. ABCE

第六章 生物药剂学

章 节 概 述

本章内容主要是药物在体内的过程，依据历年的考试分析来看，本章占用的分值约为 10 分左右。虽然本章分值为整个科目的 8%，本章的掌握程度将影响药理学部分的学习。

本章共计 4 个小节，第 1、3 小节分值占比较高，应重点进行学习。其中第 1 节主要是掌握跨膜转运的方式及其特点，第 3 小节主要是掌握非胃肠道吸收的 6 种给药途径及影响因素。

章节	内容	分值
第一节	药物体内过程基础知识	4 分
第二节	药物的胃肠道吸收	1 分
第三节	药物的非胃肠道吸收	4 分
第四节	药物的分布、代谢和排泄	1
合计		10 分

第一节 药物体内过程基础知识

考点 1 药物的体内过程的基本概念

药物的体内过程

（1）吸收：药物从给药部位进入体循环的过程。药物的给药途径不同，进入体循环的部位及其过程也不同，因而药物在血中出现时间的快慢、浓度的大小以及维持时间的长短也不相同。

（2）分布：药物进入体循环后向各组织、器官或者体液转运的过程称分布。分布过程影响药物是否能及时到达与疾病相关的组织和器官。

（3）代谢：药物在吸收过程或进入体循环后，受体内酶系统的作用，结构发生转变的过程称代谢。

代谢与排泄过程关系到药物在体内存在的时间。

（4）排泄：药物及其代谢产物排出体外的过程称排泄。

（5）转运：药物的吸收、分布和排泄过程统称为转运。

（6）处置：分布、代谢和排泄过程称为处置

（7）消除：代谢与排泄过程合称为消除。

【强化练习】

最佳选择题

1. 体内原形药物或其代谢物排出体外的过程是（　）
A. 吸收　　B. 分布　　C. 代谢
D. 排泄　　E. 转化

2. 药物从用药部位进入血液循环的过程是（　）
A. 吸收　　B. 分布　　C. 代谢
D. 排泄　　E. 转化

3. 药物分布、代谢、排泄过程称为（　）
A. 转运　　B. 处置　　C. 生物转化
D. 消除　　E. 转化

多项选择题

4. 药物转运过程包括（　）
A. 吸收　　B. 分布　　C. 代谢
D. 排泄　　E. 处置

5. 药物消除过程包括（　）
A. 吸收　　B. 分布　　C. 处置
D. 排泄　　E. 代谢

参考答案

最佳选择题：1. D　2. A　3. B

多项选择题：4. ABD　5. DE

考点 2 药物的跨膜转运

药物的转运方式

（1）被动转运：被动转运是物质从高浓度区域向低浓度区域的转运。转运速度与膜两侧的浓度差成正比，转运过程不需要载体，不消耗能量。膜对通过的物质无特殊选择性，不受共存的其他物质的影响，即无饱和现象和竞争

抑制现象，一般也无部位特异性。药物大多数以这种方式通过生物膜。被动转运包括滤过和简单扩散。

1）滤过：水溶性的小分子物质通过膜孔转运，如药物通过肾小球膜的滤过过程。

2）简单扩散：大多数药物以这种方式通过生物膜。

解离度小、脂溶性大的药物易吸收；脂溶性太强时，转运亦会减少。药物的扩散速度影响因素：膜两侧药物的浓度梯度、药物的脂水分配系数及药物在膜内的扩散速度。

（2）载体转运：载体转运由载体介导，生物膜中的蛋白质具有载体的作用。载体转运有主动转运和易化扩散两种方式。

1）主动转运：药物通过生物膜转运时，借助载体或酶促系统，可以从膜的低浓度一侧向高浓度一侧转运，这种过程称为主动转运。

主动转运有如下特点：①逆浓度梯度转运；②需要消耗机体能量，能量的来源主要由细胞代谢产生的 ATP 提供；③转运速度与载体量有关，往往可出现饱和现象；④可与结构类似的物质发生竞争现象；⑤受抑制剂的影响；⑥具有结构特异性；⑦主动转运还有部位特异性。

一些生命必需物质（如 K^+、Na^+、I^-、单糖、氨基酸、水溶性维生素）和有机酸、碱等弱电解质的离子型化合物等，能通过主动转运吸收。

2）易化扩散：易化扩散又称中介转运，是指一些物质在细胞膜载体的帮助下，由膜的高浓度一侧向低浓度一侧转运的过程。

易化扩散具有载体转运的各种特征：对转运物质有结构特异性要求，可被结构类似物竞争性抑制；也有饱和现象。

与主动转运不同之处在于：易化扩散不消耗能量，而且是顺浓度梯度转运，载体转运的速率大大超过被动扩散。核苷类药物水溶性大，被动转运速度慢，主要依靠转运蛋白促进扩散方式跨膜转运。在小肠上皮细胞、脂肪细胞、血脑屏障血液侧的细胞膜中，单糖类和氨基酸等高极性物质转运为促进扩散。

（3）膜动转运：生物膜具有一定的流动性，它可以通过主动变形，膜凹陷吞没液滴或微粒，将某些物质摄入细胞内或从细胞内释放到细胞外，此过程称膜动转运。细胞通过膜动转运摄取液体称为胞饮，摄取的是微粒或大分子物质称吞噬，大分子物质从细胞内转运到细胞外称为胞吐。膜动转运是蛋白质和多肽的重要吸收方式，并且有一定的部位特异性（如蛋白质在小肠下段的吸收最为明显）。微粒给药系统可通过吞噬作用进入细胞。

【真题再现】

配伍选择题

A. 主动转运　B. 简单扩散　C. 易化扩散
D. 膜动转运　E. 滤过

1. 药物借助载体或酶促系统，消耗机体能量，从膜的低浓度向高浓度一侧转运的药物转运方式是（2015年，66）

2. 在细胞膜载体的帮助下，由膜的高浓度一侧向低浓度一侧转运，不消耗能量的药物转运方式是（2015年，67）

3. 药物扩散速度取决于膜两侧药物的浓度梯度、药物的脂水分配系数及药物在膜内扩散速度的药物转运方式是（2015年，68）

答案：1. A　2. C　3. B

解析：1. 题主动转运是指药物通过生物膜转运时，借助载体或酶促系统，可以从膜的低浓度一侧向高浓度一侧转运，这种过程称为主动转运。2. 题易化扩散又称中介转运，是指一些物质在细胞膜载体的帮助下，由膜的高浓度一侧向低浓度一侧转运的过程。3. 题简单扩散是指对于弱酸或弱碱性药物，这个过程是 pH 依赖性的。在体内 pH 下有部分药物分子可解离成离子型，与非解离型的分子成平衡状态。

A. 滤过　B. 简单扩散　C. 易化扩散
D. 主动转运　E. 膜动转运

4. 借助载体，由膜的高浓度一侧向低浓度一侧转运，不消耗能量的药物转运方式是（2016年，67）

5. 扩散速度取决于膜两侧药物的浓度梯度，药物的脂水分配系数及药物在膜内扩散速度的药物转运方式是（2016年，68）

6. 借助载体或酶促系统，消耗机体能量，从膜

的低浓度一侧向高浓度一侧转运的药物转运方式是（2016年，69）

答案：4.C 5.B 6.D

解析：4.题易化扩散又称中介转运，是指一些物质在细胞膜载体的帮助下，由膜的高浓度一侧向低浓度一侧转运的过程。5.题简单扩散是指对于弱酸或弱碱性药物，这个过程是 pH 依赖性的。在体内 pH 下有部分药物分子可解离成离子型，与非解离型的分子成平衡状态。6.题主动转运是指药物通过生物膜转运时，借助载体或酶促系统，可以从膜的低浓度一侧向高浓度一侧转运，这种过程称为主动转运。

A. 药物的吸收　　　B. 药物的分布
C. 药物的代谢　　　D. 药物的排泄
E. 药物的消除

7. 药物从给药部位进入到体循环的过程是（2016年，70）

8. 药物从体循环到组织、器官或者体液转运的过程（2016年，71）

答案：7.A 8.B

解析：7.题吸收是指药物从给药部位进入体循环的过程。8.题分布是指药物进入体循环后向各组织、器官或者体液转运的过程称分布。

【强 化 练 习】

最佳选择题

1. 主动转运的特点错误的是（　　　）
A. 逆浓度　　B. 不消耗能量
C. 有饱和性　D. 与结构类似物可发生竞争
E. 有部位特异性

2. 肾小管分泌其过程是（　　　）
A. 被动转运　B. 主动转运　C. 促进扩散
D. 胞饮作用　E. 吞噬作用

3. 具有被动扩散的特征是（　　　）
A. 借助载体进行转运
B. 有结构和部位专属性
C. 由高浓度向低浓度转运
D. 消耗能量
E. 有饱和状态

4. 关于药物通过生物膜转运的特点的正确表述是（　　　）
A. 被动扩散的物质可由高浓度区向低浓度区

转运
B. 促进扩散的转运速率低于被动扩散
C. 主动转运借助于载体进行，不需消耗能量
D. 被动扩散会出现饱和现象
E. 胞饮作用对于蛋白质和多肽的吸收不是十分重要

5. 有关易化扩散的特征不正确的是（　　　）
A. 不消耗能量　　B. 有饱和状态
C. 由高浓度向低浓度转运
D. 不需要载体进行转运
E. 具有结构特异性

6. 关于促进扩散的特点，说法不正确的（　　　）
A. 需要载体　　　B. 有饱和现象
C. 无结构特异性　D. 不消耗能量
E. 顺浓度梯度转运

7. 关于促进扩散的错误表述是（　　　）
A. 又称中介转运或易化扩散
B. 不需要细胞膜载体的帮助
C. 有饱和现象
D. 存在竞争抑制现象
E. 转运速度大大超过被动扩散

8. 关于被动扩散（转运）特点的说法，错误的是（　　　）
A. 不需要载体　　B. 不消耗能量
C. 是从高浓度区域向低浓度区域的转运
D. 转运速度与膜两侧的浓度差成反比
E. 无饱和现象

9. 关于主动转运的错误表述是（　　　）
A. 必须借助载体或酶促系统
B. 药物从膜的低浓度一侧向高浓度一侧转运的过程
C. 需要消耗机体能量
D. 可出现饱和现象和竞争抑制现象
E. 有结构特异性，但没有部位特异性

多项选择题

10. 易化扩散与主动转运不同之处（　　　）
A. 顺浓度梯度扩散　　　B. 饱和现象
C. 不需消耗能量　　　　D. 化学结构特异性
E. 载体转运的速率大大超过被动扩散

11. 主动扩散具有的特征是（　　　）
A. 借助载体进行转运　B. 不消耗能量
C. 有饱和状态　　　D. 有结构和部位专属性

E. 由高浓度向低浓度转运

参考答案

最佳选择题：1. B　2. B　3. C　4. A　5. D　6. C　7. B　8. D　9. E

多项选择题：10. ACE　11. ACD

第二节　药物的胃肠道吸收

考点1　胃肠道吸收部位

胃肠道的结构与功能　胃肠道主要包括胃、小肠和大肠三部分。

（1）胃的结构与药物吸收：胃的吸收面积小，不是吸收的主要部位，利于弱酸性药物吸收。

（2）小肠的结构与药物吸收

1）有效吸收面积极大，是药物吸收的主要部位。

2）被动扩散为主，也是药物主动转运的特异吸收部位。

（3）大肠的结构与吸收：有效吸收面积小，不是药物吸收的主要部位

【真题再现】

最佳选择题

大部分口服药物在胃肠道中最主要的吸收部分是（2016年，17）

A. 胃　　B. 小肠　　C. 直肠

D. 结肠　　E. 直肠

答案：B

解析：大部分药物的最佳吸收部位是十二指肠或小肠上部，药物可以通过被动扩散途径吸收。

【强化练习】

最佳选择题

药物口服后的主要吸收部位是（　　　　）

A. 口腔　　　B. 胃　　　　C. 小肠

D. 大肠　　　E. 直肠

参考答案

最佳选择题：C

考点2　影响胃肠道吸收的因素

1. 影响药物吸收的生理因素

（1）胃肠液的成分和性质

1）消化道中pH的影响：胃液pH较低，有利于弱酸性药物吸收，小肠的pH较胃液高，有利于弱碱性药物的吸收。

2）胃肠道内各种酶对药物的作用。

3）胃肠道黏膜上的黏液对药物的作用。

（2）胃肠道运动

1）胃肠道蠕动：胃蠕动可使食物和药物充分混合，使与胃黏膜充分接触，有利于胃中药物的吸收，同时将内容物向十二指肠方向推进。

肠的运动可促进固体制剂进一步崩解，使之与肠液充分混合溶解，增加已溶解的药物与吸收黏膜表面的接触，有利于药物的吸收。一般所给药物与吸收部位的接触时间越长，药物吸收越好。

2）胃排空

A. 胃排空速率快对药物吸收的影响：①主要在胃吸收的药物吸收会减少，如水杨酸盐。②主要在肠道吸收的药物吸收会加快或增多，如阿司匹林、地西泮、左旋多巴等。③在胃内易破坏的药物破坏减少，吸收增加，如红霉素、左旋多巴。④作用点在胃的药物，作用时间会缩短，疗效可能下降，如氢氧化铝凝胶、三硅酸镁、胃蛋白酶、硫糖铝等。⑤需要胃内溶解的药物和某些难以溶解的药物吸收会减少，如螺内酯、氢氯噻嗪等。⑥在肠道特定部位吸收的药物，由于入肠过快，缩短它们在肠中特定部位的吸收时间，会导致吸收减少。

B. 胃排空速率慢对药物吸收的影响：需立即产生作用的药物，如止痛药，胃排空延迟会影响药效的及时发挥。胃排空缓慢亦将延迟肠溶制剂疗效的出现。对需在十二指肠通过载体转运的方式主动吸收的药物，如核黄素等，由于胃排空缓慢，核黄素连续不断缓慢地通过十二指肠，主动转运不易产生饱和，使吸收增多。

C. 影响胃排空速率的因素：①饮食的类型：脂肪>蛋白质>糖类。②饮食的容量排空速率随胃内容物体积的增大而增大。服药时饮用大量水，也可促进胃排空而有利于药物的吸收。③胃内容物的物理状态：低黏度液体比高黏度液体易排空；溶液及细粒子混悬液比团块状物易排空；渗透压低的溶液剂比

渗透压高的糖浆剂易排空。④药物：如抗胆碱药普罗本辛、麻醉药吗啡，解热、镇痛药阿司匹林，β-肾上腺素能药异丙肾上腺素等能减少胃排空速率，而受体阻滞剂普萘洛尔能增加胃排空速率。

（3）循环系统转运

1）胃肠血流速度和血流量。

2）肝脏首过效应：也称首过代谢，系指药物进入体循环前的降解或失活。药物的首过效应越大，药物被代谢越多，其血药浓度也越小，药效受到明显的影响。

3）淋巴循环

A. 一些油脂或结构与脂肪类似的药物及大分子药物，通过淋巴液进入全身循环。

B. 经淋巴系统吸收的药物不经肝脏，不受肝脏首过效应的影响。食物中的脂肪加速淋巴液流动，使药物经淋巴系统的转运量增加。

（4）食物

1）食物要消耗胃肠内水分，使胃肠道内的体液减少，固体制剂的崩解、药物的溶出变慢。

2）食物的存在增加胃肠道内容物的黏膜妨碍药物向胃肠道壁的扩散，使药物吸收变慢。

3）延长胃排空时间。

4）食物（特别是脂肪）促进胆汁分泌，能增加一些难溶性药物的吸收量。

5）食物改变胃肠道 pH 影响弱酸弱碱性药物吸收。

6）食物与药物产生物理或化学相互作用，影响吸收。

（5）胃肠道代谢作用：消化道黏膜内存在着多种消化酶和肠道菌丛产生的酶。

（6）疾病：疾病可造成生理功能紊乱而影响药物的吸收。疾病引起的胃肠道 pH 的改变会干扰药物吸收。胃酸缺乏、腹泻、甲状腺功能不足、部分或全部胃切除、肝脏疾病等都影响药物从消化道吸收。

此外，孕妇、儿童、老年人等特殊人群也存在如胃酸分泌改变、甲状腺功能变化等，从而影响药物经胃肠道吸收。

2. 影响药物吸收的剂型（广义）因素

（1）脂溶性和解离度

1）弱酸、弱碱在胃肠液中分子型比例取决于药物本身的 pK_a 与吸收部位的 pH。

2）脂水分配系数适中的药物易吸收。

（2）溶出速度

1）粒子大小：药物的粒子大小与溶出速度有一定关系。相同重量的粉末，药物粒子越小，则与体液的接触面积越大，药物的溶出速度增大，吸收也加快。

2）湿润性：疏水性药物接触角大不利于溶出。加入表面活性剂促进润湿。

3）多晶型：药物吸收快慢顺序 不稳定型>亚稳定型>稳定晶型；无定形药物溶解速度比结晶形快。

4）溶剂化物：溶出速度大小一般顺序：水合物<无水物<有机溶剂化物

5）提高溶出速度的方法：除了粉末纳米化、使用表面活性剂外，还可采取制成盐或亲水性前体药物、固体分散体、环糊精包合物、磷脂复合物等方法提高溶出速度。

（3）药物在胃肠道的稳定性：制成药物的衍生物和前体药物，提高药物的稳定性。

（4）剂型对药物吸收的影响：一般认为口服剂型药物的生物利用度顺序为：溶液剂>混悬剂>胶囊剂>片剂>包衣片。

1）溶液型制剂：影响溶液中药物吸收的因素：溶液的黏度、渗透压、络合物的形成、胶团的增溶作用及化学稳定性等。

2）乳剂：相高度分散，有利于药物的溶解和吸收；乳剂中的乳化剂改善胃肠道黏膜的性能，促进药物的吸收；油相促进胆汁分泌，有利于难溶性药物吸收；油脂性药物可通过淋巴系统转运吸收。

3）混悬剂：影响混悬剂生物利用度的因素有：混悬剂中的粒子大小、晶型、附加剂、分散溶剂的种类、黏度等。

4）散剂：通常生物利用度比其他固体制剂好。影响散剂生物利用度的因素：粒子大小、溶出速度、药物和稀释剂或其他成分之间的相互作用等。

5）胶囊剂：影响胶囊剂吸收的因素：药物颗粒大小、晶型、附加剂的选择、药物和附加剂间的相互作用等。

6）片剂：影响片剂中药物吸收的因素：药物颗粒的大小、晶型、pK_a、脂溶性、片剂的崩解度及溶出；片剂辅料；工艺过程如制粒、压片的压力、包衣等。

（5）制剂处方对药物吸收的影响

1）液体制剂中的药物和辅料的理化性质对吸收的影响

A. 增黏剂：溶出度和扩散速度与黏度呈反比，黏度大不利于药物的吸收。

B. 络合物与络合作用：络合物形成、吸附作用以及胶团相互作用，能使药物在吸收部位的浓度减小。

C. 吸附剂与吸附作用：许多药用辅料可能具有"活性"固体表面或吸附剂的作用，因而可能影响药物的吸收。

D. 表面活性剂：增溶作用，能溶解消化道上皮细胞的脂质，改变通透性，能影响药物的吸收。

2）固体制剂中药物和辅料的理化性质对吸收的影响

A. 药物颗粒大小：减小粒径可加快溶出速率和吸收。

B. 固体制剂辅料

C. 制剂包衣：胃液 pH 及胃中滞留时间在个体间变动很大，因此肠溶衣制剂血药浓度的个体差异可能也大。

3）制剂制备工艺对药物吸收的影响。

【真 题 再 现】

最佳选择题

1. 药物的剂型对药物的吸收有很大的影响，下列剂型中，药物吸收最慢的是（2015 年，16）

A. 溶液型　　B. 散剂　　C. 胶囊剂

D. 包衣片　　E. 混悬液

答案：1. D

解析：一般认为口服剂型的药物的生物利用度的顺序为：溶液型＞混悬型＞胶囊型＞片剂＞包衣片。

多项选择题

2. 药物的物理化学因素和患者的生理因素等均会影响药物吸收，属于影响药物吸收的物理化学因素有（2015 年，116）

A. 溶出速度　　B. 脂溶性

C. 胃排空速率　　D. 在肠道中的稳定性

E. 解离度

答案：2. ABDE

解析：影响药物吸收的物理化学因素：脂溶性和解离度、溶出速度、药物在胃肠道的稳定性。

【强 化 练 习】

最佳选择题

1. 食物对药物吸收的影响表述，错误的是（　　）

A. 食物使固体制剂的崩解、药物的溶出变慢

B. 食物的存在增加胃肠道内容物的黏度，使药物吸收变慢

C. 延长胃排空时间，减少药物的吸收

D. 促进胆汁分泌，能增加一些难溶性药物的吸收量

E. 食物改变胃肠道 pH，影响弱酸弱碱性药物吸收

2. 影响药物胃肠道吸收的生理因素错误的是（　　）

A. 胃肠液的成分　　B. 胃排空

C. 食物　　　　　　D. 循环系统的转运

E. 药物在胃肠道中的稳定性

3. 口服剂型在胃肠道中吸收快慢的顺序一般认为是（　　）

A. 混悬剂＞溶液剂＞胶囊剂＞片剂＞包衣片

B. 胶囊剂＞混悬剂＞溶液剂＞片剂＞包衣片

C. 片剂＞包衣片＞胶囊剂＞混悬剂＞溶液剂

D. 溶液剂＞混悬剂＞胶囊剂＞片剂＞包衣片

E. 包衣片＞片剂＞胶囊剂＞混悬剂＞溶液剂

多项选择题

4. 影响药物胃肠道吸收的因素有（　　　）

A. 药物的解离度与脂溶性

B. 药物溶出速度

C. 药物在胃肠道中的稳定性

D. 胃肠液的成分与性质

E. 胃排空速率

参考答案

最佳选择题：1. C　2. E　3. D

多项选择题：4. ABCDE

第三节 药物的非胃肠道吸收

考点 1 注射给药

1. 给药部位与吸收途径

（1）静脉注射药物直接进入血液循环，无吸收过程，生物利用度100%。

（2）皮下、肌内、腹腔注射等都有吸收过程。

（3）肌内注射：药物先经结缔组织扩散，再经毛细血管和淋巴进入血液循环。容量一般为2～5ml。

（4）皮下注射：吸收较肌内注射慢，适于需延长作用时间的药物，如胰岛素，植入剂等。

（5）皮内注射：将药物注射到真皮中，吸收差，用于诊断与过敏试验，注射量在0.2ml以内。

（6）动脉内注射：将药物或诊断药直接输入靶组织或器官。

2. 影响注射给药吸收的因素

（1）注射部位的生理因素：血流量大、肌注后按摩与热敷促进药物的吸收；

（2）药物的理化性质：分子量小的药物主要通过毛细血管吸收，分子量大的主要通过淋巴系统吸收；难溶性药物的溶解度影响药物的吸收；

（3）药物的释放速度的顺序：水溶液＞水混悬液＞油溶液＞O/W 乳剂＞W/O 乳剂＞油混悬液。

【真题再现】

配伍选择题

A. 皮内注射　B. 皮下注射　C. 肌肉注射
D. 静脉注射　E. 静脉滴注

1. 青霉素过敏性试验的给药途径是（2015年，69）

2. 短效胰岛素的常用给药途径是（2015年，70）

答案：1. A　2. B

解析：1. 题注射途径有静脉、肌内、皮下、鞘内与关节腔内注射等。皮内注射只用于诊断与过敏试验。2. 题注射途径有静脉、肌内、皮下、鞘内与关节腔内注射等。一般需延长作用时间的

药物可采用皮下注射，如治疗糖尿病的胰岛素。

3. 无吸收过程，直接进入体循环的注射给药方式是（2016年，16）

A. 肌内注射　B. 皮下注射　C. 关节腔注射
D. 皮内注射　E. 静脉注射

答案：3. E

解析：静脉注射药物直接进入血液循环，无吸收过程，生物利用度为100%。

多项选择题

4. 某药物首过效应较大，适宜的剂型有（2015年，114）

A. 肠溶片　　B. 舌下片　　C. 泡腾片
D. 透皮贴剂　E. 注射剂

答案：4. BDE

解析：口服不吸收、在胃肠道降解、首过效应大、胃肠道刺激性大的药物常以注射给药，急救用药或不能吞咽的患者也往往采用注射给药。注射途径有静脉、肌内、皮下、鞘内与关节腔内注射等。静脉注射药物直接进入血液循环，无吸收过程，生物利用度为100%。

【强化练习】

最佳选择题

1. 适合于药物过敏试验的给药途径是（　　）
A. 静脉滴注　B. 肌内注射　C. 皮内注射
D. 皮下注射　E. 脊椎腔注射

2. 注射于真皮和肌内之间，注射剂量通常为1～2ml 的注射途径是（　　）
A. 静脉注射　　　　B. 脊椎腔注射
C. 肌内注射　　　　D. 皮下注射
E. 皮内注射

3. 不存在吸收过程的给药途径是（　　）
A. 静脉注射　B. 肌内注射　C. 肺部给药
D. 腹腔注射　E. 口服给药

4. 注射吸收差，只适用于诊断与过敏试验（　　）
A. 静脉注射　B. 皮下注射　C. 皮内注射
D. 鞘内注射　E. 腹腔注射

参考答案
最佳选择题：1. C　2. D　3. A　4. C

考点 2 吸入给药

1. 呼吸器官的结构与生理　肺泡是药物

吸收的主要部位，迅速吸收，药物直接进入血液循环，不受肝首过效应的影响。

2. 影响肺部药物吸收的因素

（1）生理因素

1）上呼吸道气管壁上的纤毛运动：在无纤毛的肺泡，粒子停留时间可达 24 小时以上，病理状况下上呼吸道的黏液分泌、纤毛运动减弱，使粒子的停留时间延长。

2）呼吸道的直径影响药物粒子到达的部位。

3）呼吸道黏膜中存在多种代谢酶：酶代谢是肺部药物吸收的屏障因素之一。

（2）药物的理化性质

1）被动扩散是主要吸收方式：呼吸道上皮细胞为类脂膜，药物的脂溶性（脂水分配系数）影响药物的吸收。

2）药物粒子大小影响药物到达的部位：大于 10μm 的粒子沉积于气管中，2～10μm 的粒子可到达支气管与细支气管，2～3μm 的粒子可到达肺泡。太小的粒子不能停留在呼吸道，容易通过呼气排出。

（3）制剂因素：制剂的处方组成，吸入装置的结构影响药物雾粒或粒子大小和性质、粒子的喷出速度等，因而影响药物的吸收。

【真 题 再 现】

配伍选择题

A. 直肠给药　　　B. 舌下给药

C. 呼吸道给药　　D. 经皮给药

E. 口服给药

气体、易挥发的药物或气雾剂的适宜给药途径是（2015 年，75）

答案：C

解析：吸入给药能产生局部或全身治疗作用，剂型有吸入气雾剂、供雾化用液体制剂和吸入粉雾剂。

【强 化 练 习】

最佳选择题

1. 下列制剂中经肺部吸收的是（　　　）

A. 静脉注射剂　　B. 气雾剂　　C. 肠溶片

D. 直肠栓　　　　E. 阴道栓

2. 多以气雾剂给药，吸收面积大，吸收迅速且

可避免首过效应的是（　　　）

A. 静脉注射给药　　B. 肺部给药

C. 阴道黏膜给药　　D. 口腔黏膜给药

E. 肌内注射给药

参考答案

最佳选择题：1. B　2. B

考点 3　鼻腔给药

1. 鼻腔给药的特点

（1）血流丰富，渗透性大，吸收快。

（2）避开肝首过效应，胃肠道作用。

（3）吸收程度和速度与静脉注射相当。

（4）给药方便易行。

2. 影响鼻黏膜吸收的因素

（1）生理因素

1）经鼻腔吸收通道：经细胞脂质通道和细胞间通道。以前者为主。脂溶性药物易吸收。一些亲水性和离子型药物的吸收亦比其他黏膜部位好。

2）避开肝首过效应及胃肠的影响。

3）鼻腔病理状态影响药物吸收。

4）鼻黏膜纤毛运动：缩短药物滞留时间，影响药物的生物利用度。

（2）剂型因素

1）剂型：溶液剂、混悬液、凝胶剂、气雾剂、喷雾剂、吸入剂。

2）粒度大小：>50μm 沉积于鼻腔；< 2 μm 被带入肺部；2～20 μm 可被鼻腔吸收。

3）吸收促进剂：增加多肽蛋白类药物的吸收。

4）表面活性剂和胆酸盐：增大药物的鼻黏膜渗透作用。

【强 化 练 习】

最佳选择题

有关鼻黏膜给药的叙述不正确的是（　　　）

A. 鼻黏膜内的丰富血管和鼻黏膜的渗透性大有利于吸收

B. 可避开肝首过效应

C. 吸收程度和速度不如静脉注射

D. 鼻腔给药方便易行

E. 多肽类药物适宜以鼻黏膜给药

考点4　口腔黏膜给药

1. 口腔黏膜的结构与生理

（1）口腔黏膜给药可发挥局部或全身治疗作用。

（2）口腔黏膜吸收能够避免胃肠道中的酶解和酸解作用。

（3）可避开肝脏的首过效应。

（4）局部作用剂型多为溶液型或混悬型漱口剂、气雾剂、膜剂，全身作用常采用舌下片、黏附片、贴片等剂型。

2. 影响口腔黏膜吸收的因素　全身用药途径主要指颊黏膜吸收和舌下黏膜吸收。

（1）舌下黏膜：渗透能力强，药物吸收迅速，给药方便；缺点：易受唾液冲洗作用的影响，保留时间短。

（2）颊黏膜：表面积大，渗透性较舌下黏膜差，一般药物吸收和生物利用度不如舌下黏膜。但受口腔中唾液的冲洗作用小，保留时间长，有利于多肽、蛋白质类药物吸收。

【真题再现】

最佳选择题

下列剂型给药可以避免"首过效应"的有（2016年，114）

A. 注射剂　　B. 气雾剂　　C. 口服溶液

D. 舌下片　　E. 肠溶片

答案：ABD

解析：非胃肠道吸收的药物可避免首过效应，如注射给药、吸入给药、鼻腔给药、口腔黏膜给药、眼部给药、皮肤给药。

【强化练习】

最佳选择题

影响口腔黏膜给药制剂吸收的最大因素是（　　）

A. 口腔黏膜

B. 角质化上皮和非角质化上皮

C. 唾液的冲洗作用

D. pH

E. 渗透压

考点5　眼部给药

1. 眼部药物吸收途径

（1）角膜渗透：发挥局部作用。药物通过角膜进入房水，经前房到达虹膜和睫状肌，被局部血管网摄取。

（2）结膜渗透：发挥全身作用。药物经结膜吸收，经巩膜转运至眼球后部，经结膜血管网进入体循环。

2. 影响药物吸收的因素

（1）角膜的通透性

1）大多数需发挥局部作用的药物，需要透过角膜进入房水，然后再分布于周边组织。

2）角膜组织类似脂质-水-脂质结构，适宜的亲水亲油性容易透过。

3）角膜损伤导致药物吸收迅速增加，可能导致不利结果。

（2）制剂角膜前流失

1）滴眼剂易流失，眼膏和膜剂与角膜接触时间较滴眼剂长，作用也延长。眼膏的吸收慢于水溶液及水混悬液。

2）混悬型滴眼剂粒子粒度过大可引起眼部刺激、流泪、药物易于流失。

3）降低药物流失方法：增加制剂黏度，减少给药体积和应用软膏、膜剂等剂型。

（3）药物理化性质

1）脂溶性药物容易经角膜吸收。

2）亲水性药物、多肽蛋白质类药物不易通过角膜，主要通过结膜途径吸收，分子量小利于吸收。

（4）制剂的 pH 和渗透压

1）pH 为中性，刺激性小，泪液分泌少，利于吸收。

2）正常眼能耐受 0.8%～1.2% NaCl 溶液的渗透压。高渗导致泪液分泌增加，药物流失；等渗和低渗对流泪无明显影响，但低渗易引发角膜膨胀而引起疼痛。

【强化练习】

多项选择题

高药物经角膜吸收的措施有（　　　　）

A. 增加滴眼液浓度，提高局部滞留时间

B. 减少给药体积，减少药物损失

C. 弱碱性药物调节 pH 至 3.0，使之呈非解离型存在

D. 调节滴眼剂至高渗，促进药物吸收

E. 减少给药次数

参考答案

多项选择题：AB

考点 6　皮肤给药

1. 药物在皮肤内的转运

（1）表皮途径：药物渗透通过皮肤进入血液循环的主要途径。由于角质层细胞扩散阻力大，药物分子主要由细胞间隙扩散通过角质层。

（2）皮肤的附属器途径　毛囊、皮脂腺和汗腺是药物通过皮肤的另一条途径。比表皮途径快，但不是药物经皮吸收的主要途径。离子型药物及水溶性大分子药物难以通过富含类脂的角质层，则附属器途径显得重要。

2. 影响药物经皮渗透的因素

（1）生理因素

1）皮肤渗透性的大小为阴囊>耳后>腋窝区>头皮>手臂>腿部>胸部。

2）皮肤破损或烫伤时，角质层破坏，通透性增加。

3）水化的角质层密度降低，渗透性变大。

4）表皮内存在代谢酶，能代谢通过皮肤的药物。

（2）剂型因素：脂溶性大、分子量小、低熔点、分子型的药物容易渗透通过皮肤

【真题再现】

最佳选择题

1. 关于药物经皮吸收及其影响因素的说法，错误的是（2015 年，15）

A. 药物在皮肤内蓄积作用有利于皮肤疾病的治疗

B. 汗液可使角质层水化从而增大角质层渗透性

C. 皮肤给药只能发挥局部治疗作用

D. 真皮上部存在毛细血管系统，药物达到真皮即可很快地被吸收

E. 药物经皮肤附属器的吸收不是经皮吸收的主要途径

答案：1. C

解析：影响药物经皮渗透的生理因素主要有：①皮肤的水化作用，水化的角质层密度降低，渗透性变大。②角质层的蓄积作用：形成贮库，有利于皮肤疾病的治疗。③亲脂性药物溶解在角质层中形成高浓度。

2. 药物经皮渗透速率与其理化性质相关。下列药物中，透皮速率相对较大的是（2016 年，14）

A. 熔点高的药物　　B. 离子型的药物

C. 脂溶性大的药物　D. 分子极性高的药物

E. 分子体积大的药物

答案：2. C

解析：药物经皮渗透速率与药物理化性质有关。脂溶性大的药物，透皮速率大；药物分子体积大，透过角质层的扩散系数小；低熔点药物容易渗透通过皮肤；分子型的药物容易透过皮肤，离子型药物透皮速率小。

【强化练习】

最佳选择题

关于药物经皮吸收的影响因素，下列说法错误的是（　　　）

A. 皮肤的渗透性影响药物的吸收

B. 药物经表皮途径吸收是经皮吸收的主要途径

C. 汗液可使角质层水化从而增大角质层渗透性

D. 皮肤给药只能发挥局部治疗作用

E. 皮肤破损时，药物易渗透过皮肤进行吸收

参考答案

最佳选择题：D

第四节　药物的分布、代谢和排泄

考点 1　药物分布的影响因素

1. 药物与组织的亲和力

药物分布是可逆的过程，当药物对某些组织有很强的亲和性时，药物从该组织中返回血液循环的速度比进入该组织的速度慢，连续应用时该组织中的药物浓度逐渐升高，这种现象称为蓄积。

2. 血液循环系统

吸收的药物向体内各组织分布是通过血液循环进行的。除了中枢神经系统外，药物穿过毛细血管壁的速度快慢，

主要取决于血液循环的速度，其次为毛细血管的通透性。血液循环好、血流量大的器官与组织，药物转运速度快，转运量大，反之药物转运速度慢，转运量小。

3. 药物与血浆蛋白结合的能力 药物与血浆蛋白可逆性结合，是药物在血浆中的一种贮存形式，能降低药物的分布与消除速度，使血浆中游离型药物保持一定的浓度和维持一定的时间。毒副作用较大的药物与血浆蛋白结合可起到减毒和保护机体的作用。

应用蛋白结合率高的药物时，当给药剂量增大使蛋白结合出现饱和，剂量上再有小小的改变就会使游离药物浓度产生很大的变化，或者同时给予另一种蛋白结合能力更强的药物后，由于竞争作用将其中一个蛋白结合能力较弱的药物置换下来，使游离药物浓度增大，从而引起药理作用显著增强，对于毒副作用较强的药物，易发生用药安全性问题。

4. 微粒给药系统 将药物制成脂质体、纳米粒、胶束、微乳等微粒给药系统，静脉注射后可明显改变原药物在体内的分布情况。微粒的粒径大小影响它的体内分布，大于 $7\mu m$ 的粒子被肺毛细血管滞留，小于 $7\mu m$ 的粒子则大部分被肝和脾中的单核巨噬细胞摄取。微粒表面进行修饰，如表面以聚乙二醇修饰可减小调理素的作用，延长微粒在血液循环中的滞留时间，延长药物的作用。

5. 淋巴系统转运 淋巴循环可使药物不通过肝脏从而避免首过效应；脂肪和蛋白质等大分子物质转运依赖淋巴系统；传染病、炎症、癌转移等使淋巴系统成为靶组织时，药物需向淋巴系统转运。

6. 脑内分布 血液与脑组织之间存在屏障，脑组织对外来物质有选择地摄取的能力称为血脑屏障。血脑屏障的作用在于保护中枢神经系统，使其具有稳定的化学环境。

药物的亲脂性是药物透过血脑屏障的决定因素。但当脑内感染（如脑膜炎）存在时，膜通透性变大，有利于药物的治疗作用。葡萄糖、氨基酸或特定的离子则通过主动转运机制进入脑内。

7. 胎儿内分布 在母体循环系统与胎儿循环系统之间存在着胎盘屏障。母体循环系统的药物能穿过胎盘和胎膜影响胎儿。受孕后的 $3\sim12$ 周是胎儿器官形成期，对药物损害敏感，易影响器官形成，引致器官畸形，故孕妇用药应特别慎重。

【真题再现】
最佳选择题
高血浆蛋白结合率药物的特点是（2015年，17）
A. 吸收快　　　B. 代谢快
C. 排泄快　　　D. 组织内药物浓度高
E. 与高血浆蛋白结合率的药物合用易出现毒性反应
答案：E
解析：药物血药浓度过高，血浆蛋白结合率达到饱和时，血浆内游离药物突然增多，可引起药效加强，甚至出现毒性反应。应用两种与血浆蛋白结合率很高的药物，应注意药物之间的相互作用。

【强化练习】
最佳选择题
1. 药物通过血液循环向组织转移过程中相关的因素是（　　）
A. 解离度　　　B. 血浆蛋白结合
C. 溶解度　　　D. 给药途径
E. 制剂类型
2. 下列有关影响分布的因素不正确的是（　　）
A. 体内循环与血管透过性
B. 药物与血浆蛋白结合的能力
C. 药物的理化性质
D. 药物与组织的亲和力
E. 给药途径和剂型
3. 有关影响药物分布的因素的叙述不正确的是（　　）
A. 药物在体内的分布与药物和组织的亲和力有关
B. 药物的疗效取决于其游离型浓度
C. 血浆蛋白结合率高的药物，在血浆中的游离浓度大
D. 蛋白结合可作为药物贮库
E. 蛋白结合有置换现象

多项选择题

4. 影响蛋白结合的因素包括（　　　）

A. 药物的理化性质　　　B. 给药剂量

C. 药物与蛋白质的亲和力

D. 药物相互作用

E. 生理因素

5. 血浆蛋白结合的特点包括（　　　）

A. 可逆性、饱和性和竞争性

B. 蛋白结合可作为药物贮库

C. 蛋白结合有置换现象

D. 药物的疗效取决于其结合型药物浓度

E. 毒副作用较大的药物可起到减毒和保护机体的作用

6. 有关影响药物分布的因素，表述正确的是（　　　）

A. 药物分布与药物和血浆蛋白结合的能力无关

B. 淋巴循环可使药物不通过肝脏从而避免首过效应

C. 可借助微粒给药系统产生靶向作用

D. 药物穿过毛细血管壁的速度快慢，主要取决于血液循环的速度

E. 药物与蛋白结合可作为药物贮库

7. 通过淋巴转运的物质（　　　）

A. 脂肪　　　B. 碳水化合物　　　C. 蛋白质

D. 糖类　　　E. 维生素类

参考答案

最佳选择题：1. B　2. E　3. C

多项选择题：4. ABCDE　5. ABCE　6. BCDE

7. AC

考点 2　药物代谢的部位及影响因素

药物在体内吸收、分布的同时可能伴随着化学结构上的转变，这就是药物的代谢过程，药物代谢又称生物转化。

1. 药物代谢的部位与首过效应　药物代谢的主要部位是在肝脏。首过效应是指某些经胃肠道吸收的药物可能在吸收部位和肝脏代谢，或经胆汁排泄使进入体循环的原形药物减少的现象。

2. 影响药物代谢的因素

（1）给药途径和剂型的影响：不同剂型的药物口服后被代谢的药物分数可能不同。这是因为不同剂型药物的释放速度可能不同，释放快的药物在吸收部位药物浓度大，可使代谢酶饱和，而缓慢释放的药物不易发生代谢酶饱和，因此前者被代谢的药物分数小。

（2）给药剂量的影响：药物代谢是在酶参与下完成，当体内药物量超过酶的代谢反应能力时，代谢反应会出现饱和现象。此时被代谢的药物分数降低，或可出现血药浓度异常高，导致不良反应发生。

（3）代谢反应的立体选择性：手性药物在人体内的代谢过程存在立体选择性，肝药酶与药物不同对映体的亲和力存在差异。

（4）酶诱导作用和抑制作用：某些化学物质能提高肝药酶活性，增加自身或其他药物的代谢速率，此现象称酶诱导。能抑制肝药酶活性，减慢其他药物的代谢速率称酶抑制。

（5）基因多态性：基因多态性是指群体中正常个体的基因在相同位置上存在差别。相同药物对基因变异所致的不同患者产生不同疗效和不良反应。

（6）生理因素：影响药物代谢的生理因素有性别、年龄、个体、疾病等。

【真题再现】

最佳选择题

药品代谢的主要部位是（2015 年，18）

A. 胃　　　B. 肠　　　C. 脾

D. 肝　　　E. 肾

答案：D

解析：药物的代谢的主要部位是肝脏。

【强化练习】

最佳选择题

1. 影响药物代谢的因素不包括（　　　）

A. 给药途径　　　B. 药物的稳定性

C. 给药剂量和剂型　D. 酶抑或酶促作用

E. 合并用药

2. 关于药物代谢的错误表述是（　　　）

A. 药物代谢是药物在体内发生化学结构变化的过程

B. 参与药物代谢的酶通常分为微粒体酶系和非微粒体酶系

C. 通常代谢产物比原药物的极性小、水溶性差

D. 药物代谢主要在肝脏进行，也有一些药物肠道代谢率很高

E. 代谢产物比原药物更易于从肾脏排泄

多项选择题

3. 影响药物代谢的因素包括（　　）

A. 给药途径和剂型　　B. 给药剂量

C. 代谢反应的立体选择性

D. 基因多态性　　E. 生理因素

参考答案

最佳选择题：1. B　2. C

多项选择题：3. ABCDE

考点3　药物排泄的方式

1. 药物的肾排泄　肾脏是人体排泄药物及其代谢物的最重要器官。药物的肾排泄是指肾小球滤过、肾小管分泌和肾小管重吸收的总和。

（1）肾小球滤过：游离药物可以膜孔扩散方式滤过。

（2）肾小管分泌：主动转运过程，分泌速度不受血浆蛋白结合率影响。

（3）肾小管重吸收：药物在肾小管重吸收主要是被动重吸收，与药物的脂溶性、pK_a、尿的 pH 和尿量有关。

2. 药物的胆汁排泄

（1）胆汁排泄：许多药物经肝排入胆汁，由胆汁流入肠腔，随粪便排出。

（2）肠肝循环：随胆汁排入十二指肠的药物或其代谢物，在肠道中重新被吸收，经门静脉返回肝脏，重新进入血液循环的现象。一些药物会因肠肝循环在血药浓度-时间曲线上出现第二个峰，即产生双峰现象。

（3）乳汁排泄：由于乳汁偏酸，碱性药物易排泄，如吗啡、奎宁等较易进入乳腺管内，达到比血浆高数倍的浓度。有乳汁排泄的药物，应考虑对乳儿的影响。

【真题再现】

最佳选择题

随胆汁排出的药物或代谢物，在肠道转运期间重吸收而返回门静脉的现象是（2016年，28）

A. 零级代谢　B. 首过效应　C. 被动扩散

D. 肾小管重吸收　　E. 肠肝循环

答案：E

解析：肠肝循环是指随胆汁排入十二指肠的药物或其代谢物，在肠道中重新被吸收，经门静脉返回肝脏，重新进入血液循环的现象。

【强化练习】

最佳选择题

1. 影响药物肾脏排泄的因素不包括（　　）

A. 药物的脂溶性　B. 血浆蛋白结合率

C. 基因多态性　　D. 合并用药

E. 尿液 pH 和尿量

2. 药物排泄的主要器官是（　　）

A. 肾脏　　B. 肺　　C. 胆

D. 汗腺　　E. 脾脏

配伍选择题

A. 胃排空速率　　B. 肠肝循环

C. 首过效应　　D. 代谢　　E. 吸收

3. 药物随胆汁进入小肠后被小肠重新吸收的现象（　　）

4. 单位时间内胃内容物的排出量（　　）

5. 药物从给药部位向循环系统转运的过程（　　）

参考答案

最佳选择题：1. C　2. A

配伍选择题：3. B　4. A　5. E

单元测试

一、最佳选择题

1. 药物从给药部位向循环系统转运的过程（　　）

A. 胃排空速率　　B. 肠肝循环

C. 首过效应　D. 代谢　E. 吸收

2. 药物进入体循环后向各组织、器官或者体液转运的过程（　　）

A. 吸收　　B. 分布　　C. 代谢

D. 排泄　　E. 处置

3. 药物进入体循环后，受体内酶系统的作用，结构发生转变的过程（　　）

A. 吸收　　B. 分布　　C. 代谢

D. 排泄　　E. 处置

4. 关于促进扩散的特点,说法不正确的(　　)
A. 需要载体　　B. 有饱和现象
C. 无结构特异性　D. 不消耗能量
E. 顺浓度梯度转运

5. 关于主动转运的特点,下列说法错误是(　　)
A. 必须借助载体或酶促系统
B. 药物从膜的低浓度一侧向高浓度一侧转运的过程
C. 需要消耗机体能量
D. 可出现饱和现象和竞争抑制现象
E. 没有结构特异性和部位特异性

6. 大多数药物的吸收机制是(　　)
A. 逆浓度差进行的消耗能量过程
B. 有竞争转运现象的被动扩散过程
C. 消耗能量,不需要载体的高浓度向低浓度侧的移动过程
D. 需要载体,不消耗能量的高浓度向低浓度侧的移动过程
E. 不需要载体,不消耗能量的高浓度向低浓度侧的移动过程

7. 某些高分子物质,如蛋白质、多肽类等,在体内的跨膜转运方式是(　　)
A. 主动转运　B. 被动转运　C. 膜孔转运
D. 膜动转运　E. 促进扩散

8. 影响药物吸收的药物因素是(　　)
A. 胃肠道 pH B. 溶出速率　C. 胃排空速率
D. 血液循环　E. 胃肠道分泌物

9. 关于药物在胃肠道的吸收描述正确的是(　　)
A. 胃肠道分为三个主要部分:胃、小肠和大肠,而大肠是药物吸收的主要部位
B. 弱碱性药物如麻黄碱、苯丙胺在十二指肠以下吸收很差
C. 主动转运很少受 pH 的影响
D. 弱酸性药物如水杨酸,在胃中吸收较差
E. 胃肠道的 pH 从胃到大肠逐渐降低

10. 各类食物中,胃排空最快的是(　　)
A. 碳水化合物　　B. 蛋白质　　C. 脂肪
D. 三者混合物　　E. 均一样

11. 不是难溶性药物溶出速度的影响因素的是(　　)

A. 药物的表面积　　B. 药物的溶解度
C. 药物的形状、质地　D. 温度
E. 药物的溶出速率常熟

12. 在溶剂化物中,药物的溶解速度和溶出速度顺序为(　　)
A. 无水物<水合物<有机溶剂化物
B. 水合物<有机溶剂化物<无水物
C. 无水物<有机溶剂化物<水合物
D. 水合物<无水物<有机溶剂化物
E. 有机溶剂化物<无水物<水合物

13. 某有机弱酸类药物在小肠中吸收良好,主要原因是(　　)
A. 该药在肠道中的非解离型比例大
B. 药物的脂溶性增加
C. 小肠的有效面积大
D. 肠蠕动快
E. 该药在胃中不稳定

14. 无药物吸收的过程(　　)
A. 静脉注射剂　　B. 气雾剂　　C. 肠溶片
D. 直肠栓　　E. 阴道栓

15. 不存在吸收过程,可以认为药物全部被机体利用的是(　　)
A. 静脉注射给药　　　　B. 肺部给药
C. 阴道黏膜给药　　　　D. 口腔黏膜给药
E. 肌内注射给药

16. 注射后药物经门静脉进入肝脏,可能影响药物的生物利用度(　　)
A. 静脉注射　B. 皮下注射　C. 皮内注射
D. 鞘内注射　E. 腹腔注射

17. 关于注射给药正确的表述是(　　)
A. 皮下注射给药容量小,一般用于过敏试验
B. 不同部位肌内注射吸收顺序为:臀大肌>大腿外侧肌>上臂三角肌
C. 混悬型注射剂可于注射部位形成药库,药物吸收过程较长
D. 显著低渗的注射液局部注射后,药物被动扩散速率小于等渗注射液
E. 静脉注射有吸收过程

18. 可以克服血脑屏障,使药物向脑内分布的给药途径是(　　)
A. 腹腔注射　B. 静脉注射　C. 皮下注射
D. 鞘内注射　E. 肺部给药

19. 下列说法中不正确的是（　　）

A. 血管外注射药物吸收受药物理化性质的影响

B. 制剂处方组成以及机体的生理因素会影响药物的吸收

C. 注射部位血流量影响药物的吸收，顺序为三角肌＞大腿外侧肌＞臀大肌

D. 吸收速度是三角肌＞臀大肌＞大腿外侧肌

E. 淋巴流速影响水溶性分子药物或油性注射剂的吸收

20. 吸入气雾剂的给药部位是（　　）

A. 肝脏　　　B. 肾脏　　　C. 肺

D. 胆　　　　E. 心脏

21. 有肝首过效应的吸收途径是（　　）

A. 胃黏膜吸收　　　B. 肺黏膜吸收

C. 鼻黏膜吸收　　　D. 口腔黏膜吸收

E. 阴道黏膜吸收

22. 有关肺部吸收的描述不正确的是（　　）

A. 肺部给药吸收迅速

B. 肺部给药不受肝脏首过效应的影响

C. 药物的脂溶性、脂水分配系数和分子量大小影响药物的吸收

D. 脂溶性药物易吸收，水溶性药物吸收较慢

E. 分子量的大小对吸收无影响

23. 较理想的取代注射给药的全身给药途径是（　　）

A. 皮肤给药　　　　B. 肺部给药

C. 鼻黏膜给药　　　D. 口腔黏膜给药

E. 腹腔注射

24. 当药物对某些组织有特殊亲和性时，这种药物连续应用，该组织中的药物浓度有逐渐升高的趋势，称为（　　）

A. 分布　　　B. 代谢　　　C. 排泄

D. 蓄积　　　E. 转化

25. 关于分布的说法错误的是（　　）

A. 血液循环好，血流量大的器官与组织，药物分布快

B. 药物与血浆蛋白结合后仍能透过血管壁向组织转运

C. 淋巴循环使药物避免肝脏首过效应

D. 血脑屏障不利于药物向脑组织转运

E. 药物制成微乳等剂型静脉注射后能够改变分布

26. 易透过血脑屏障的药物是（　　）

A. 水溶性药物　　　B. 两性药物

C. 弱酸性药物　　　D. 弱碱性药物

E. 脂溶性药物

27. 下列关于影响分布的因素不正确的是（　　）

A. 体内循环与血管透过性

B. 药物与血浆蛋白结合的能力

C. 药物的理化性质

D. 药物与组织的亲和力

E. 给药时间

28. 药物与血浆蛋白结合的特点有（　　）

A. 结合型与游离型存在动态平衡

B. 无竞争

C. 无饱和性

D. 结合率取决于血液 pH

E. 结合型可自由扩散

29. 关于药物淋巴转运不正确的是（　　）

A. 淋巴循环不能避免肝脏首过效应

B. 脂肪和蛋白质等大分子物质转运依赖淋巴系统

C. 淋巴管转运药物的方式随给药途径不同而有差异

D. 淋巴转运药物的选择性强

E. 淋巴转运的靶向性与药物分子量有关

30. 药物与蛋白结合后（　　）

A. 能透过血管壁　　B. 能由肾小球滤过

C. 能经肝代谢　　　D. 不能透过胎盘屏障

E. 能透过血脑屏障

31. 药物随胆汁进入小肠后被小肠重新吸收的现象（　　）

A. 表观分布容积　　B. 肠肝循环

C. 生物半衰期　　　D. 生物利用度

E. 首过效应

32. 进入肠肝循环的药物的来源部位是（　　）

A. 肝脏　　　B. 肾脏　　　C. 肺

D. 胆　　　　E. 心脏

33. 药物除了肾脏排泄以外的最主要排泄途径是（　　）

A. 胆汁　　　B. 泪腺　　　C. 唾液腺

D. 呼吸系统　　E. 泪腺

二、配伍选择题

A. 主动转运　B. 促进扩散
C. 吞噬　D. 膜孔转运　E. 被动转运

34. 逆浓度梯度的是（　　）
35. 需要载体，不需要消耗能量的是（　　）
36. 小于膜孔的药物分子通过膜孔进入细胞膜的是（　　）
37. 细胞摄取固体微粒的是（　　）
38. 不需要载体，不需要能量的是（　　）

A. 吸收　　　B. 分布　　　C. 代谢
D. 排泄　　　E. 消除

39. 药物被机体吸收后，在体内酶及体液环境下发生的化学结构的变化是（　　）
40. 药物吸收后，由循环系统运送至体内各脏器组织的过程是（　　）
41. 体内原型药物或其代谢产物排出体外的过程是（　　）

A. 静脉注射　B. 皮下注射　C. 皮内注射
D. 鞘内注射　E. 腹腔注射

42. 可克服血脑屏障，使药物向脑内分布的是（　　）
43. 注射后药物经门静脉进入肝脏，可能影响药物的生物利用度的是（　　）
44. 注射吸收差，只适用于诊断与过敏试验的是（　　）

A. 静脉注射剂　　B. 气雾剂　　　C. 肠溶片
D. 直肠栓　　　　E. 阴道栓

45. 经肺部吸收的剂型是（　　）
46. 无药物吸收过程的剂型是（　　）

A. 直肠给药　B. 舌下给药　C. 呼吸道给药
D. 经皮给药　E. 口服给药

47. 可发挥局部或全身作用，有颗部分减少首过效应的给药途径是（　　）
48. 气体、易挥发的药物或气雾剂的适宜给药途径是（　　）

A. 肠肝循环　B. 血脑屏障　C. 胎盘屏障
D. 首过效应　E. 胆汁排泄

49. 脑组织对外来物质有选择性摄取的能力称为（　　）
50. 在母体循环系统与胎儿循环系统之间存在着（　　）

A. 血脑屏障　B. 首过效应　C. 肾小球滤过
D. 胃排空与胃肠蠕动
E. 药物在胃肠道中的稳定性

51. 影响药物吸收的生理因素（　　）
52. 影响药物吸收的剂型因素（　　）
53. 影响药物分布的生理因素（　　）
54. 影响药物代谢的生理因素（　　）

A. 肝脏　　　B. 肾脏　　　C. 肺
D. 胆　　　　E. 小肠

55. 胃肠道给药吸收的主要器官是（　　）
56. 药物代谢的主要器官是（　　）
57. 药物排泄的主要器官是（　　）
58. 吸入气雾剂的吸收部位是（　　）

三、多项选择题

59. 药物体内过程包括（　　）
A. 吸收　　　B. 分布　　　C. 代谢
D. 排泄　　　E. 处置

60. 药物在体内的处置过程包括（　　）
A. 吸收　　　B. 分布　　　C. 处置
D. 排泄　　　E. 代谢

61. 药物消除过程包括（　　）
A. 吸收　　　B. 分布　　　C. 代谢
D. 排泄　　　E. 处置

62. 药物转运过程包括（　　）
A. 吸收　　　B. 分布　　　C. 代谢
D. 排泄　　　E. 处置

63. 关于主动转运的特点说法正确的是（　　）
A. 逆浓度　　B. 不消耗能量
C. 有饱和性　D. 与结构类似物可发生竞争
E. 有部位特异性

64. 关于易化扩散的有关特点叙述正确的是（　　）
A. 不消耗能量　　　　B. 有饱和状态
C. 由高浓度向低浓度转运
D. 不需要载体进行转运
E. 具有结构特异性

65. 易化扩散与主动转运相同之处（　　）
A. 顺浓度梯度扩散　　B. 饱和现象
C. 不需消耗能量　　　D. 化学结构特异性
E. 载体转运的速率大大超过被动扩散

66. 以下被动转运具备的特征为（　　）

A. 不消耗能量　　B. 有结构和部位专属性

C. 由高浓度向低浓度转运

D. 借助载体进行转运

E. 有饱和状态

67. 影响药物胃肠道吸收的生理因素有（　　　）

A. 胃肠液的成分　　B. 胃排空

C. 食物　　　　　　D. 循环系统的转运

E. 药物在胃肠道中的稳定性

68. 影响药物胃肠道吸收的剂型因素有（　　　）

A. 药物的脂水分配系数　B. 药物粒度大小

C. 药物晶型　　　　　　D. 解离常数

E. 胃排空速率

69. 不属于影响胃排空速度的因素有（　　　）

A. 胃内容物的黏度　　　B. 食物的组成

C. 胃内容物的体积　　　D. 药物的多晶型

E. 药物的脂溶性

70. 某药肝脏首过效应较大，可选用适宜的剂型是（　　　）

A. 肠溶片剂　B. 舌下片剂　C. 口服乳剂

D. 透皮给药系统　E. 气雾剂

71. 影响药物经肺部吸收的因素有（　　　）

A. 药物粒子在气道内的沉积过程

B. 纤毛的运动

C. 药物的理化性质

D. 剂型因素

E. 呼吸道的直径

72. 关于肺部吸收正确的叙述是（　　　）

A. 以被动扩散为主

B. 脂溶性药物易吸收

C. 分子量大的药物易吸收

D. 吸收部位（肺泡中）沉积率最大的颗粒为大于 10μm 的粒子

E. 吸收后的药物直接进入血液循环，不受肝脏首过效应的影响

73. 下列关于鼻黏膜给药的叙述中正确的是（　　　）

A. 鼻黏膜内的丰富血管和鼻黏膜的渗透性大有利于吸收

B. 可避开肝首过效应

C. 吸收程度和速度不如静脉注射

D. 鼻腔给药方便易行

E. 多肽类药物适宜以鼻黏膜给药

74. 影响眼部吸收的因素有（　　　）

A. 角膜的通透性　B. 制剂角膜前流失

C. 药物理化性质　D. 制剂的 pH

E. 制剂的渗透压

75. 影响药物分布的因素包括（　　　）

A. 药物与组织的亲和力

B. 药物与血浆蛋白结合的能力

C. 血液循环系统

D. 胃肠道的生理状况

E. 微粒给药系统

76. 关于药物与血浆蛋白的结合，说法错误的是（　　　）

A. 蛋白结合率高，由于竞争结合现象，容易引起不良反应

B. 药物与蛋白结合是不可逆的，有饱和和竞争结合现象

C. 药物与蛋白结合后，可促进透过血脑屏障

D. 蛋白结合率低的药物，由于竞争结合现象，容易引起不良反应

E. 药物与蛋白结合是可逆的，无饱和和竞争结合现象

77. 可避免或明显减少肝脏首过效应的给药途径或剂型有（　　　）

A. 静脉注射给药　　　　B. 胃肠道给药

C. 栓剂直肠给药全身作用

D. 气雾剂肺部给药

E. 舌下片给药

78. 肾脏排泄的机制包括（　　　）

A. 肾小球滤过

B. 肾小管滤过

C. 肾小球分泌

D. 肾小管分泌

E. 肾小管重吸收

参考答案

最佳选择题：1. E　2. B　3. C　4. C　5. E　6. E　7. D　8. B　9. C　10. A　11. C　12. D　13. C　14. A　15. A　16. E　17. C　18. D　19. C　20. C　21. A　22. E　23. C　24. D　25. B　26. E　27. D　28. D　29. A　30. D　31. B　32. D　33. A

配伍选择题：34. A　35. B　36. D　37. C　38. E　39. C　40. B　41. D　42. D　43. E　44. C

45. B　46. A　47. A　48. C　49. B　50. C　51. D　52. E　53. A　54. B　55. E　56. A　57. B　58. C

多项选择题：59. ABCD　60. BDE　61. CD

62. ABD　63. ACDE　64. ABCE　65. BD　66. AC　67. ABCD　68. ABCD　69. BCD　70. BDE　71. ABCD　72. ABE　73. ABDE　74. ABCDE　75. ABCE　76. BCDE　77. ACDE　78. ADE

第七章 药 效 学

章 节 概 述

依据历年的考试分析来看，本章占用的分值约为 24 分左右，分值为整科目的 20%，是分值占比最高的章节，也是考试中最重要的章节。药理效应是药物作用的最终结果，也是药物发挥作用的本质。本章应最为重中之重的章节进行复习。

本章共计 5 个小节，第 3、4、5 节分值占比较高，是学习的重点。其中第三节中应掌握与受体相关的内容；第 4 节掌握影响药物作用的因素，尤其要理解不同影响因素所举的例子；第 5 节掌握药动学和药效学方面药物相互作用的因素及代表药物。

章节	内容	分值
第一节	药物的基本作用	1 分
第二节	药物的剂量与效应关系	2 分
第三节	药物的作用机制与受体	10 分
第四节	影响药物作用的因素	6 分
第五节	药物相互作用	5 分
合计		24 分

第一节 药物的基本作用

考点 1 药物作用的选择性

药物的作用

（1）药物作用是指药物与机体生物大分子相互作用所引起的初始作用，是动因。

（2）药理效应是机体反应的具体表现，是药物作用的结果。药理效应是机体器官原有功能水平的改变，功能的增强称为兴奋，功能的减弱称为抑制。

（3）多数药物在一定的剂量范围，对不同的组织和器官所引起的药理效应和强度不同，称作药物作用的选择性。选择性高的药物与组织亲和力大，组织细胞对其反应性高，药物作用范围窄，只影响机体的一种或几种功能；选择性低的药物作用广泛，可影响机体多种功能。

【真题再现】

综合分析题

根据生理效应，肾上腺素受体分为 α 受体和 β 受体，α 受体分为 α_1、α_2 等亚型，β 受体分为 β_1、β_2 等亚型。α_1 受体的功能主要为收缩血管平滑肌，增强心肌收缩力；α_2 受体的功能主要为抑制心血管活动，抑制去甲肾上腺素、乙酰胆碱和胰岛素的释放，同时也具有收缩血管壁平滑肌作用。β_1 受体的功能主要为增强心肌收缩力、加快心率等；β_2 受体的功能主要为松弛血管和支气管平滑肌。

人体中，心房以 β_1 受体为主，但同时含有四分之一的 β_2 受体，肺组织 β_1 和 β_2 之比为 3 : 7，根据 β 受体分布并结合受体作用情况，下列说法正确的是（2016 年，101）

A. 非选择性 β 受体阻断药，具有较强抑制心肌收缩力作用，同时具有引起支气管痉挛及哮喘的副作用

B. 选择性 β_1 受体阻断药，具有较强的增强心肌收缩力作用，临床可用于强心和抗休克

C. 选择性 β_2 受体阻断药，具有较强的抑制心肌收缩力作用，同时具有引起体位性低血压的副作用

D. 选择性 β_1 受体激动药，具有较强扩张支气管作用，可用于平喘和改善微循环

E. 选择性 β_2 受体激动药，比同时作用 α 和 β 受体的激动药具有更强的收缩外周血管作用，可用于抗休克

答案： A

解析： 选择性高的药物与组织亲和力大，组织细胞对其反应性高，药物作用范围窄，只影响机体的一种或几种功能；选择性低的药物作用广泛，可影响机体多种功能。

【强化练习】

最佳选择题

1. 以下药物作用选择性的说法，错误的是（　　）

A. 药物作用选择性是药物分类和临床应用的基础

B. 药物选择性一般是相对的，有时与药物剂量有关

C. 药物对受体作用的特异性与药理效应的选择性平行

D. 药物作用的特异性强及效应选择性高的药物，应用时针对性强

E. 选择性高的药物作用范围窄；选择性差的药物作用广泛

综合分析题

临床上采用阿托品特异性阻断 M 胆碱受体，但其对心脏、血管、平滑肌、腺体及中枢神经功能都有影响，而且有的兴奋、有的抑制。

2. 阿托品对心脏、血管、平滑肌、腺体及中枢神经功能都有影响的原因是（　　）

A. 给药剂量过大　　B. 药物的选择性差

C. 给药途径不当　　D. 药物的副作用太大

E. 病人对药物敏感性过高

3. 药物作用的选择性取决于（　　）

A. 药物的剂量　　B. 药物的脂溶性

C. 药物的水溶性　　D. 药物的生物利用度

E. 药物与组织的亲和力及细胞对药物的反应性

多项选择题

4. 关于药物的基本作用和药理效应特点，正确的是（　　）

A. 具有选择性　　B. 使机体产生新的功能

C. 具有治疗作用和不良反应两重性

D. 药理效应有兴奋和抑制两种基本类型

E. 通过影响机体固有的生理、生化功能而发挥作用

参考答案

最佳选择题：1. C

综合分析题：2. B　3. E

多项选择题：4. ACDE

考点 2　药物的治疗作用

治疗作用	特点	例子
对因治疗	用药后能消除原发致病因子，治愈疾病的药物治疗	使用抗生素杀灭病原微生物，控制感染性疾病；铁制剂治疗缺铁性贫血等属于对因治疗。补充体内营养或代谢物质不足，称为补充疗法，又称替代疗法
对症治疗	用药后能改善患者疾病的症状	应用解热、镇痛药降低高热患者的体温，缓解疼痛；硝酸甘油缓解心绞痛；抗高血压药降低患者过高的血压等属于对症治疗

【真题再现】

最佳选择题

1. 属于对因治疗的药物作用方式是（2015 年，20）

A. 胰岛素降低糖尿病患者的血糖

B. 阿司匹林治疗感冒引起的发热

C. 硝苯地平降低高血压患者的血压

D. 硝酸甘油环节心绞痛的发作

E. 青霉素治疗脑膜炎奈瑟菌引起的流行性脑脊髓膜炎

答案：1. E

解析：对因治疗指用药后能消除原发致病因子，治愈疾病的药物治疗。例如使用抗生素杀灭病原微生物，控制感染性疾病；铁制剂治疗缺铁性贫血等属于对因治疗。

2. 属于对因治疗的药物作用是（2016 年，19）

A. 硝苯地平降低血压

B. 对乙酰胺基酚降低发热体温

C. 硝酸甘油缓解心绞痛发作

D. 聚乙二醇 4000 治疗便秘

E. 环丙沙星治疗肠道感染

答案：2. E

解析：对因治疗指用药后能消除原发致病因子，治愈疾病的药物治疗。例如使用抗生素杀灭病原微生物，控制感染性疾病；铁制剂治疗缺铁性贫血等属于对因治疗。

【强化练习】

最佳选择题

1. 关于药物的治疗作用，正确的是（　　）

A. 符合用药目的的作用

B. 补充治疗不能纠正的病因

C. 与用药目的无关的作用

D. 主要指可消除致病因子的作用

E. 只改善症状，不是治疗作用

2. 以下属于对因治疗的是（　　　）

A. 铁制剂治疗缺铁性贫血

B. 患支气管炎时服用止咳药

C. 硝酸甘油缓解心绞痛

D. 抗高血压药降低患者过高的血压

E. 应用解热、镇痛药降低高热患者的体温

参考答案

最佳选择题：1. A　2. A

第二节　药物的剂量与效应关系

考点 1　量效曲线

量-效关系药物剂量与效应关系简称量效关系。指在一定剂量范围内，药物的剂量（或浓度）增加或减少时，其效应随之增强或减弱，两者间有相关性。

药物量效之间的函数关系可用曲线来表示。常以药理效应强度为纵坐标，药物剂量或浓度为横坐标，进行作图，得到直方双曲线。将药物浓度或剂量改用对数值作图，则呈现典型的 S 形曲线，即量-效曲线。通常，在整体动物试验，以给药剂量表示；在离体实验，则以药物浓度表示。

【真 题 再 现】

最佳选择题

关于药物量效关系的说法，错误的是（2016 年，22）

A. 量效关系是指在一定剂量范围内，药物的剂量与效应具有相关性

B. 量效关系可用量-效曲线或浓度-效应曲线表示

C. 将药物的剂量或浓度改用对数值作图，则量-效曲线为直方双曲线

D. 在动物实验中，量-效曲线以药剂量为横坐标

E. 在离体实验中，量-效曲线以药物浓度为横坐标

答案：C

解析：将药物的剂量或浓度改用对数值作图，则量-效曲线为 S 形曲线。

【强 化 练 习】

最佳选择题

1. 某药的量效关系曲线平行右移，说明（　　　）

A. 药物用量变少　　B. 作用受体改变

C. 效价增加　　　　D. 有竞争性拮抗剂存在

E. 药物过期

2. 下述哪种量效曲线呈对称 S 型（　　　）

A. 质反应：阳性反应率与剂量作图

B. 质反应：阳性反应数与对数剂量作图

C. 质反应：阳性反应率的对数与剂量作图

D. 量反应：最大效应百分率与剂量作图

E. 量反应：最大效应百分率与对数剂量作图

参考答案

最佳选择题：1. D　2. E

考点 2　相关参数的含义

专用术语	定义	特点
量反应	药理效应的强弱呈连续性量的变化，可用数或量或最大反应的百分率表示	例如血压、心率、尿量、血糖浓度等，研究对象为单一的生物个体
质反应	如果药理效应不是随着药物剂量或浓度的增减呈连续性量的变化，而为反应的性质变化	一般以阳性或阴性、全或无的方式表示，如存活与死亡、惊厥与不惊厥、睡眠与否等，研究对象为一个群体
最小有效量	指引起药理效应的最小药量，也称阈剂量	同样最小有效浓度是指引起药理效应的最底浓度，亦称阈浓度
最大效应（E_{max}）或效能	指在一定范围内，增加药物剂量或浓度，其效应强度随之增加，但效应增至最大时，继续增加剂量或浓度，效应不能再上升，此效应为一极限	反映了药物的内在活性

续表

专用术语	定义	特点
效价强度	用于作用性质相同的药物之间的等效剂量或浓度的比较，是指能引起等效反应（一般采用50%效应量）的相对剂量或浓度	一般反映药物与受体亲和力，其值越小则强度越大，即用药量越大者效价强度越小
半数有效量（ED$_{50}$）	指引起50%阳性反应（质反应）或50%最大效应（量反应）的浓度或剂量	如效应指标为惊厥或死亡，称为半数惊厥量或半数致死量LD$_{50}$
治疗指数（TI）	常以药物LD$_{50}$与ED$_{50}$的比值表示药物的安全性	此数值越大越安全
药物安全范围	较好的药物安全指标是ED$_{95}$和LD$_5$之间的距离	其值越大越安全

【真题再现】

最佳选择题

1. 环戊噻嗪、氢氯噻嗪、呋塞米、氯噻嗪的效价强度和效能见下图，对这四种利尿剂的效价强度和效能说法正确的是（2015年，19）

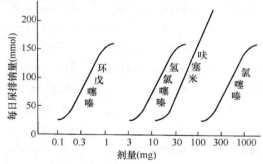

A. 效能最强的是呋塞米

B. 效价强度最小的是呋塞米

C. 效价强度最大的是氯噻嗪

D. 氢氯噻嗪效能大于环戊噻嗪，小于氯噻嗪

E. 环戊噻嗪、氢氯噻嗪和氯噻嗪的效价强度相同

答案：1. A

解析：效能和效价强度反映药物的不同性质，二者具有不同的临床意义，常用于评价同类药物中不同品种的作用特点。例如利尿药以每日排钠量为效应指标进行比较，环戊噻嗪的效价

强度约为氢氯噻嗪的30倍，但二者效能相同，而二者无论剂量如何增加，都不能达到呋塞米所产生的效能（利尿效果）。

2. 呋塞米、氯噻嗪、环戊噻嗪与氢氯噻嗪的效价强度与效能比较见下图。对这四种利尿药的效能和效价强度的分析，错误的是（2016年，20）

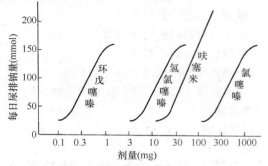

A. 呋塞米的效价强度大于氢氯噻嗪

B. 氯噻嗪的效价强度小于氢氯噻嗪

C. 呋塞米的效能强于氢氯噻嗪

D. 环戊噻嗪与氢氯噻嗪的效能相同

E. 环戊噻嗪的效价强度约为氢氯噻嗪的30倍

答案：2. A

解析：四种利尿剂的效价强度：环戊噻嗪>氢氯噻嗪>呋塞米>氯噻嗪；效能：呋塞米>环戊噻嗪=氢氯噻嗪=氯噻嗪。

3. A、B两种药物制剂的药物剂量-效应关系曲线比较见下图，对A药和B药的安全性分析，正确的是（2015年，33）

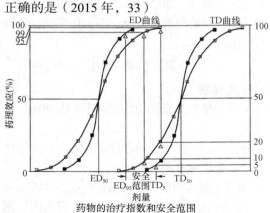

药物的治疗指数和安全范围

A. 药物（■）的治疗指数与B药物（□）相同，但A药的安全范围比B药大

A. A药的治疗指数和安全范围大于B药

B. A药的治疗指数和安全范围小于B药

C. A药治疗指数大于B药，A药安全范围小

于 B 药

D. A 药治疗指数大于 B 药，A 药安全范围等于 B 药

E. A 药治疗指数等于 B 药，A 药安全范围大于 B 药

答案：3. E

解析：A、B 两药的量效曲线斜率不同，A 药在 95% 和 99% 有效量时（ED_{95} 和 ED_{99}）没有动物死亡，而 B 药在 ED_{95} 和 ED_{99}，则分别有 10% 或 20% 死亡。说明 A 药比 B 药安全。如果 ED 与 TD 两条曲线同时画出并加以比较，则更加清楚。较好的药物安全指标是 ED_{95} 和 LD_5 之间的距离。称为药物安全范围（margine of safety），其值越大越安全。

【强化练习】

最佳选择题

1. 药物的安全指数是指（ ）

A. ED_{50}/LD_{50}　　B. ED_5/LD_{95}

C. LD_{50}/ED_{50}　　D. LD_5/ED_{95}

E. LD_{95}/ED_5

2. 药物的效价是指（ ）

A. 药物达到一定效应时所需的剂量

B. 引起 50% 动物阳性反应的剂量

C. 引起药理效应的最小剂量

D. 治疗量的最大极限

E. 药物的最大效应

3. 质反应中药物的 ED_{50} 是指药物（ ）

A. 和 50% 受体结合的剂量

B. 引起 50% 动物阳性效应的剂量

C. 引起最大效能 50% 的剂量

D. 引起 50% 动物中毒的剂量

E. 达到 50% 有效血浓度的剂量

配伍选择题

A. 临床常用的有效剂量

B. 安全用药的最大剂量

C. 刚能引起药理效应的剂量

D. 引起 50% 最大效应的剂量

E. 引起等效反应的相对剂量

4. 常用量（ ）

5. 阈剂量（ ）

6. 效价强度（ ）

7. 半数有效量（ ）

多项选择题

8. 甲药 LD_{50} 和 ED_{50} 分别为 20mg/kg 与 2mg/kg，而乙药分别为 30mg/kg 与 6mg/kg，下述哪些评价是正确的（ ）

A. 甲药的毒性较强，但却较安全

B. 甲药的毒性较弱，因此较安全

C. 甲药的疗效较弱，但较安全

D. 甲药的疗效较强，但较不安全

E. 甲药的疗效较强，且较安全

9. 药理反应中属于质反应的指标是（ ）

A. 血压　　　B. 惊厥　　　C. 睡眠

D. 死亡　　　E. 镇痛

参考答案

最佳选择题：1. D　2. A　3. B

配伍选择题：4. A　5. C　6. E　7. D

多项选择题：8. AE　9. BCDE

第三节　药物的作用机制与受体

考点 1　药物的作用机制

药物作用机制	举例
作用于受体	胰岛素激活胰岛素受体，阿托品阻断副交感神经末梢 M 胆碱受体，肾上腺素激活 α、β 受体
影响酶的活性	抗高血压药物依那普利抑制血管紧张素转化酶，解热、镇痛、抗炎药抑制环氧酶（COX），治疗充血性心力衰竭地高辛抑制 Na^+、K^+-ATP 酶等，尿激酶激活血浆纤溶酶原，碘解磷定使有机磷酸酯抑制的胆碱酯酶复活
影响细胞离子通道	利多卡因抑制 Na^+ 通道；硝苯地平阻滞 Ca^{2+} 通道；抗心律失常药可分别影响 Na^+、K^+ 或 Ca^{2+} 通道；阿米洛利阻滞肾小管 Na^+ 通道，米诺地尔激活血管平滑肌 ATP 敏感的 K^+ 通道
干扰核酸代谢	氟尿嘧啶结构与尿嘧啶相似，干扰蛋白质合成发挥抗肿瘤作用；磺胺类抗菌药通过抑制敏感细菌体内叶酸的代谢而干扰核酸的合成；喹诺酮类通过抑制细菌 DNA 回旋酶和拓扑异构酶 IV 发挥杀菌作用；抗 HIV 病毒药齐多夫定则是通过抑制核苷逆转录酶，抑制 DNA 链的增长，阻碍 HIV 病毒的复制，治疗艾滋病

续表

药物作用机制	举例
补充体内物质	铁剂治疗缺铁性贫血、胰岛素治疗糖尿病
改变细胞周围环境的理化性质	抗酸药中和胃酸，可用于治疗胃溃疡；静脉注射甘露醇，在肾小管产生高渗透压而利尿；二巯基丁二酸钠等络合剂可将汞、砷等重金属离子络合成环状物，促使其随尿排出以解毒。渗透性泻药硫酸镁和血容量扩张剂右旋糖酐等通过局部形成高渗透压而产生相应的效应
影响生理活性物质及其转运体	噻嗪类利尿药抑制肾小管 Na^+-Cl^-转运载体，从而抑制 Na^+-K^+、Na^+-H^+交换。丙磺舒竞争性抑制肾小管对弱酸性代谢物的转运载体，抑制原尿中尿酸再吸收，可用于痛风的治疗
影响免疫功能	免疫抑制药（环孢素）及免疫调节药（左旋咪唑）通过影响免疫机制发挥疗效，前者用于器官移植的排斥反应，后者用于免疫缺陷性疾病的治疗。另外，某些药物本身就是抗体（丙种球蛋白）或抗原（疫苗）
非特异功能	如消毒防腐药对蛋白质有变性作用。另外，还有酚类、醇类、醛类和重金属盐类等蛋白质沉淀剂。有些药物利用自身酸碱性，产生中和反应或调节血液酸碱平衡，如碳酸氢钠、氯化铵等，还有些药物补充机体缺乏的物质，如维生素、多种微量元素等

【真题再现】

最佳选择题

1. 根据药物作用机制分析，下列药物作用属于非特异性作用机制的是（2015 年，21）

A. 阿托品阻断 M 受体而缓解肠胃平滑肌痉挛

B. 阿司匹林抑制环氧酶而解热镇痛

C. 硝苯地平阻断 Ca^{2+}通道而降血压

D. 氢氯噻嗪抑制肾小管 Na-Cl-转运体产生利尿作用

E. 碳酸氢钠碱化尿液而促进弱酸性药物的排泄

答案：1. E

解析：药物作用机制是研究药物如何与机体细胞结合而发挥作用的，药物与机体结合的部位就是药物作用的靶点。已知药物用靶点涉及受体、酶、离子通道、核酸转运体、免疫系统、基因等。

2. 铁剂治疗缺铁性贫血的作用机制是（2016 年，18）

A. 影响酶的活性　　B. 影响核酸代谢

C. 补充体内物质　　D. 影响机体免疫功能

E. 影响细胞环境

答案：2. C

解析：有些药物通过补充生命代谢物质，治疗相应的缺乏症，如铁剂治疗缺铁性贫血、胰岛素治疗糖尿病。

配伍选择题

A. 影响机体免疫功能　　B. 影响酶活性

C. 影响细胞膜离子通道　D. 阻断受体

E. 干扰叶酸代谢

3. 阿托品的作用机制是（2016 年，72）

4. 硝苯地平的作用机制是（2017 年，73）

答案：3. D　4. C

解析：3. 题阿托品阻断副交感神经末梢 M 胆碱受体。4. 题硝苯地平阻滞 Ca^{2+}通道。

【强化练习】

最佳选择题

1. 胰岛素激活胰岛素受体发挥药效的作用机制是（　　）

A. 作用于受体　　　B. 影响酶的活性

C. 影响细胞离子通道　D. 干扰核酸代谢

E. 补充体内物质

2. 药物的特异性作用机制不包括（　　）

A. 激动或拮抗受体　　　B. 影响离子通道

C. 改变细胞周围环境的理化性质

D. 影响自身活性物质

E. 影响神经递质或激素分泌

配伍选择题

A. 解热、镇痛药抑制体内前列腺素的生物合成

B. 抗酸药中和胃酸，可用于治疗胃溃疡

C. 胰岛素治疗糖尿病

D. 抗心律失常药可分别影响 Na^+、K^+或 Ca^{2+}通道

E. 磺胺类抗菌药通过抑制敏感细菌体内叶酸的代谢而干扰核酸的合成

3. 影响细胞离子通道（　　　）

4. 补充体内物质（　　　）

5. 干扰核酸代谢（　　　）

6. 改变细胞周围环境的理化性质（　　　）

7. 影响生理活性物质及其转运体（　　　）

多项选择题

8. 药物的作用机制包括（　　　）

A. 对酶的影响　　　B. 影响核酸代谢

C. 影响生理物质转运

D. 参与或干扰细胞代谢

E. 作用于细胞膜的离子通道

参考答案

最佳选择题：1. A　2. C

配伍选择题：3. D　4. C　5. E　6. B　7. A

多项选择题：8. ABCDE

考点2　受体的性质

受体的性质：①饱和性；②特异性；③可逆性；④灵敏性；⑤多样性

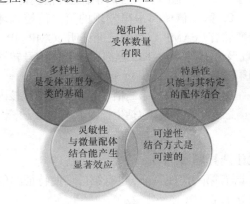

【真 题 再 现】

配伍选择题

A. 可逆性　　　B. 饱和性　　　C. 特异性

D. 灵敏性　　　E. 多样性

1. 受体对配体具有高度识别能力，对配体的化学结构与立体结构具有专一性，这一属性属于受体的（2015年，64）

2. 受体的数量和其能结合的配体量是有限的，配体达到一定浓度后，效应不再随配体浓度的增加而增加，这一属性属于受体的（2015年，65）

答案：1. C　2. B

解析：1. 题受体的特异性指受体对配体具有高度识别能力，对配体的化学结构与立体结构具有专一性。2. 题受体的饱和性是指受体的数量和其能结合的配体量是有限的，配体达到一定浓度后，效应不再随配体浓度的增加而增加。

【强 化 练 习】

最佳选择题

1. 药物与受体结合的特点，不正确的是（　　　）

A. 选择性　　B. 可逆性　　　C. 特异性

D. 饱和性　　E. 持久性

2. 关于受体的性质，不正确的是（　　　）

A. 特异性识别配体

B. 能与配体结合

C. 不能参与细胞的信号转导

D. 受体与配体的结合具有可逆性

E. 受体与配体的结合具有饱和性

多项选择题

3. 受体应具有以下哪些特征（　　　）

A. 饱和性　　　B. 稳定性　　　C. 特异性

D. 高亲和性　　E. 结合可逆性

参考答案

最佳选择题：1. E　2. C

多项选择题：3. ACDE

考点3　药物与受体相互作用的学说

药物与受体相互作用的学说：①占领学说；②速率学说；③二态模型学说 。

【强 化 练 习】

最佳选择题

受体占领学说不能解释以下哪种现象（　　　）

A. 受体必须与药物结合才能引起效应

B. 被占领的受体越多，效应越强

C. 药物产生最大效应不一定占领全部受体

D. 当全部受体被占领时，药物效应达到最大值

E. 药物占领受体的数量取决于受体周围的药物浓度

参考答案

最佳选择题：C

考点4　受体的类型

受体大致可以分为以下几类：

（1）G蛋白偶联受体。

（2）配体门控的离子通道：受体属于配体门控的离子通道有N胆碱受体、兴奋性氨基酸（谷氨酸、甘氨酸）受体、氨基丁酸（GABA）受体等。

（3）酶活性受体：这类受体主要有酪氨酸激酶受体（如胰岛素受体和表皮生长因子受体）和非酪氨酸激酶受体（如生长激素受体干扰素受体）。

（4）细胞核激素受体：肾上腺皮质激素、甲状腺激素、维A酸、维生素A、维生素D等在细胞核上有相应的受体，这些位于细胞核的受体，称之为细胞核激素受体。

【真题再现】

多项选择题

1. 多数药物作用于受体发挥药效，受体的主要类型有（2015年，115）

A. G蛋白偶联受体

B. 配体门控离子通道受体

C. 酶活性受体

D. 电压依赖性 Ca^{2+} 通道

E. 细胞核激素受体

答案：1. ABCE

解析：根据受体蛋白结构、信息转导过程、信号转导通路、受体蛋白位置和效应器性质等特点，受体大致可分为以下几类：①G蛋白偶联受体；②配体门控的离子通道受体；③酶活性受体；④细胞核激素受体。

患者，男，过敏性哮喘，使用丙酸氟替卡松吸入气雾剂控制哮喘症状，使用疗程2周。患者担心糖皮质激素药物会产生全身性糖皮质激素副作用。因此咨询药师。

丙酸氟替卡松的结构如下：

2. 丙酸氟替卡松作用的受体属于（2016年，106）

A. G蛋白偶联受体 B. 配体门控离子通道受体

C. 酪氨酸激酶受体 D. 细胞核激素受体

E. 生长激素受体

答案：2. D

解析：细胞核丝素受体包括肾上腺皮质激素、甲状腺激素、维A酸、维生素A、维生素D等。

【强化练习】

最佳选择题

1. 受体的类型不包括（　　　）

A. 核受体　　　　　　B. 内源性受体

C. 离子通道受体　 D. G蛋白偶联受体

E. 酪氨酸激酶受体

多项选择题

2. 根据受体蛋白结构、信息转导过程、效应性质、受体位置等特点，将受体分为（　　　）

A. 离子通道受体　　B. 突触前膜受体

C. G蛋白偶联受体 D. 调节基因表达的受体

E. 具有酪氨酸激酶活性的受体

参考答案

最佳选择题：1. B

多项选择题：2. ACDE

考点5　受体作用的信号转导

1. **第一信使**　第一信使是指多肽类激素、神经递质、细胞因子及药物等细胞外信使物质。

2. **第二信使**　最早发现的第二信使是环磷酸腺苷（cAMP），目前已经证明cGMP、IP_3、DG及PGs、Ca^{2+}、NO等都属于受体信号转导的第二信使。

3. **第三信使**　第三信使是指负责细胞核内外信息传递的物质，包括生长因子、转化因子等。

【真题再现】

最佳选择题

1. 既有第一信使特征，也有第二信使特征的信使分子是（2015年，22）

A. 钙离子　　　　　　B. 神经递质

C. 环磷酸腺苷　　　 D. 一氧化氮

E. 生长因子

答案：1. D

解析：一氧化氮是一种既有第一信使特征，也有第二信使特征。

多项选择题

2. 属于受体信号转导第二信使的有（2016年，117）

A. 环磷酸腺苷（cAMP）

B. 环磷酸鸟苷（cGMP）

C. 钙离子（Ca^{2+}）

D. 一氧化氮（NO）

E. 乙酰胆碱（Ach）

答案：2. ABCD

解析：受体的第二信使：①环磷酸腺苷（cAMP），最早发现②环磷酸鸟苷（cGMP）③二酰基甘油

（DG）和三磷酸肌醇（IP3）④钙离子⑤廿碳烯酸类⑥一氧化氮（NO），也是第一信使。

【强 化 练 习】

最佳选择题

1. 已确定的第二信使不包括（　　）

A. cGMP　　　B. cAMP　　　C. 磷酸肌醇

D. 甘油二酯　　E. 肾上腺素

多项选择题

2. 第二信使包括（　　）

A. Ach　　　　B. Ca^{2+}　　　C. cGMP

D. 磷脂酰肌醇　　　E. cAMP

参考答案

最佳选择题：1. E

多项选择题：2. BCDE

考点6　作用于受体的药物的分类

受体的激动药与拮抗药

（1）激动药：将与受体既有亲和力又有内在活性的药物称为激动药，它们能与受体结合并激活受体而产生效应。根据亲和力和内在活性，分为：

1）完全激动药：对受体有很高的亲和力和内在活性（α=1）。

2）部分激动药：对受体有很高的亲和力，但内在活性不强（0<α<1），量效曲线高度（E_{max}）较低，即使增加剂量，也不能达到完全激动药的最大效应。

（2）拮抗药：拮抗药虽具有较强的亲和力，但缺乏内在活性（α=0）故不能产生效应，但由于其占据了一定数量受体，反而可拮抗激动药的作用。

1）竞争性拮抗药：由于激动药与受体的结合是可逆的，竞争性拮抗药可与激动药互相竞争与相同受体结合，产生竞争性抑制作用，可通过增加激动药的浓度使其效应恢复到原先单用激动药时的水平，使激动药的量效曲线平行右移，但其最大效应不变，这是竞争性抑制的重要特征（下图A）。

2）非竞争性拮抗药：非竞争性拮抗药与受体形成比较牢固地结合，因而解离速度慢，或者与受体形成不可逆的结合而引起受体构型的改变，阻止激动剂与受体正常结合。因而

增加激动药的剂量也不能使量-效曲线的最大程度达到原来水平，使 E_{max} 下降（下图B）。

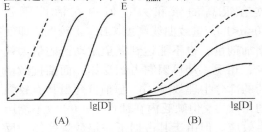

【真 题 再 现】

配伍选择题

A. 完全激动药　　B. 竞争性拮抗药

C. 部分激动药　　D. 非竞争性拮抗药

E. 负性激动药

1. 与受体具有很高的亲和力和内在活性（α=1）的药物是（2015年，96）

2. 与受体具有很高的亲和力但内在活性不强（α<1）的药物是（2015年，97）

3. 与受体很高的亲和力，但缺乏内在活性（α=2），与激动药合用，在增强激动药的剂量或浓度时，激动药的量-效曲线平行右移，但最大效应不变的药物是（2015年，98）

答案：1. A　2. C　3. B

解析：1. 题完全激动药是对受体有很高的亲和力和内在活性（α=1）。2. 题部分激动药是对受体有很高的亲和力，但内在活性不强（0<α<1）。3. 题竞争性拮抗药是由于激动药与受体的结合是可逆的，竞争性拮抗药可与激动药互相竞争与相同受体结合，产生竞争性抑制作用，可通过增加激动药的浓度使其效应恢复到原先单用激动药时的水平，使激动药的量效曲线平行右移，但其最大效应不变，这是竞争性抑制的重要特征。

A. 对受体亲和力强，无内在活性

B. 对受体亲和力强，内在活性弱

C. 对受体亲和力强，内在活性强

D. 对受无体亲和力，无内在活性

E. 对受体亲和力弱，内在活性弱

4. 完全激动药的特点是（2016年，74）

5. 部分激动药的特点是（2016年，75）

6. 拮抗药的特点是（2016年，76）

答案：4. C　5. B　6. A

解析：4. 题完全激动药对受体有很高的亲和力和内在活性（α=1）。5. 题部分激动药对受体有很高的亲和力，但内在活性不强（0<α<1），量效曲线高度（E_{max}）较低，即使增加剂量，也不能达到完全激动药的最大效应，相反，却可因它占领受体，而拮抗激动药的部分生理效应。6. 题拮抗药虽具有较强的亲和力，但缺乏内在活性（α=0）故不能产生效应，但由于其占据了一定数量受体，反而可拮抗激动药的作用。

【强化练习】

最佳选择题

1. 加入竞争性拮抗药后，相应受体激动药的量效曲线将会（　　）
A. 平行左移，最大效应不变
B. 平行右移，最大效应不变
C. 向左移动，最大效应降低
D. 向右移动，最大效应降低
E. 保持不变

2. 对非竞争受体拮抗剂的正确描述是（　　）
A. 使激动剂对受体亲和力降低，内在活性不变
B. 使激动剂对受体亲和力不变，内在活性降低
C. 使激动剂对受体亲和力与内在活性均降低
D. 使激动剂对受体亲和力轻度增加，内在活性显著降低
E. 使激动剂对受体亲和力显著降低，内在活性轻度增高

3. 关于竞争性拮抗药的特点，不正确的是（　　）
A. 对受体有亲和力
B. 可抑制激动药的最大效能
C. 对受体有内在活性
D. 使激动药量-效曲线平行右移
E. 当激动药剂量增加时，仍然达到原有效应

4. 使激动剂的最大效应降低的是（　　）
A. 激动剂　　　　B. 拮抗剂
C. 竞争性拮抗剂　D. 部分激动剂
E. 非竞争性拮抗剂

配伍选择题
A. 激动药　　　　B. 部分激动药
C. 负性激动药　　D. 拮抗药

E. 受体调节剂
5. 与受体有亲和力，内在活性强的药物是（　　）
6. 与受体有较强的亲和力，但缺乏内在活性的药物是（　　）

多项选择题
7. 关于受体部分激动剂的论述正确的是（　　）
A. 可降低激动剂的最大效应
B. 与受体具有高的亲和力
C. 具有激动剂与拮抗剂两重性
D. 激动剂与部分激动剂在低剂量时产生协同作用
E. 高浓度的部分激动剂可使激动剂的量效曲线右移

参考答案
最佳选择题：1. B　2. C　3. C　4. E
配伍选择题：5. A　6. D
多项选择题：7. BCDE

考点7　受体的调节

受体脱敏是指在长期使用一种激动药后，组织或细胞的受体对激动药的敏感性和反应性下降的现象。

同源脱敏指只对一种类型受体的激动药的反应下降，而对其他类型受体激动药的反应性不变。

异源脱敏指受体对一种类型激动药脱敏，而对其他类型受体的激动药也不敏感。

受体增敏是与受体脱敏相反的一种现象，可因长期应用拮抗药或激动药水平降低，造成受体数量或敏感性提高。

若受体脱敏或增敏仅涉及受体数量或密度的变化，则分别称为受体下调或上调。

【真题再现】

配伍选择题
A. 长期使用一种受体的激动药后，该受体对激动药的敏感性下降
B. 长期使用一种受体的激动药后，该受体对激动药的敏感性增强
C. 长期应用受体拮抗药后，受体数量或受体对激动药的敏感性增加

D. 受体对一种类型受体的激动药反应下降，对其他类型受体激动药的反应也不敏感

E. 受体只对一种类型受体的激动药的反应下降，而对其他类型受体激动药的反应不变

1. 受体脱敏表现为（2015 年，71）
2. 受体增敏表现为（2015 年，72）
3. 同源脱敏表现为（2015 年，73）

答案： 1. A 2. C 3. E

解析： 1. 题受体脱敏是指在长期使用一种激动药后，组织或细胞的受体对激动药的敏感性和反应性下降的现象。如临床长期应用异丙肾上腺素治疗哮喘，可以引起异丙肾上腺素疗效逐渐变弱，另外维生素 A 还可使胰岛素受体脱敏。2. 题受体增敏是与受体脱敏相反的一种现象，可因长期应用拮抗药或激动药水平降低，造成受体数量或敏感性提高。3. 题同源脱敏指只对一种类型受体的激动药的反应下降，而对其他类型受体激动药的反应性不变。

【强 化 练 习】

综合分析题

临床上长期使用异丙肾上腺素治疗哮喘，会引起异丙肾上腺素疗效逐渐变弱。

1. 异丙肾上腺素治疗哮喘，其作用机制属于（   ）

A. 作用于受体　　B. 作用于细胞离子通道
C. 补充体内物质　D. 干扰核酸代谢
E. 改变细胞周围环境的理化性质

2. 异丙肾上腺素长期应用后，其疗效逐渐变弱的原因是（   ）

A. 受体增敏　B. 受体脱敏　C. 耐药性
D. 生理性拮抗　　E. 药理性拮抗

参考答案

综合分析题：1. A 2. B

第四节 影响药物作用的因素

1. 药物方面的因素	理化性质、剂量、给药时间、疗程、剂型和给药途径、药物相互作用。
2. 机体方面的因素	①生理、精神、疾病因素；②遗传因素（种族/种属/个体差异、特异质反应）；③时辰因素；④生活习惯与环境。

考点 1　药物方面的因素

1. 药物的理化性质　青霉素水溶液不稳定；维生素 C、硝酸甘油易氧化；肾上腺素、去甲肾上腺素、硝普钠、硝苯地平易光解。

2. 药物的剂量

（1）剂量不同，机体对药物的反应程度不同。

（2）同一药物在不同剂量时，作用强度不同，用途也不同。例如苯二氮䓬类镇静催眠药，在小剂量时，产生镇静作用，用于抗焦虑；随着剂量的增大，出现催眠作用；剂量再增加，则产生抗惊厥和抗癫痫作用。

（3）同一药物剂量大小和药物不良反应密切相关。

（4）不同个体对同一药物的反应性存在差异。

3. 给药时间及方法

（1）饭前用药吸收好，作用快，如促消化药、胃黏膜保护药、降血糖药等。

（2）饭后用药吸收较差，作用慢，但有利于维生素 B_2、螺内酯、苯妥英钠等吸收。也可减少一些药物，如阿司匹林、硫酸亚铁、抗酸药等对胃肠道黏膜的刺激和损伤。

（3）胰岛素宜饭前注射。

（4）催眠药宜在睡前服用。

（5）肠溶片、缓控释制剂整片吞服。

4. 疗程

（1）耐受性：多数情况下，患者需要在一定时间内连续用药才能治愈疾病。机体连续多次用药后，其反应性会逐渐降低，需要加大药物剂量才能维持原有疗效，称之为耐受性。耐受性在停药后可消失，再次连续用药又可发生。

（2）耐药性：病原微生物对抗菌药物的敏感性降低、甚至消失，称耐药性或抗药性。

（3）药物依赖性：某些药物，连续用药后，可使机体对药物产生生理的或心理的或兼而有之的一种依赖和需求，称为药物依赖性。典型的是阿片类、可卡因、大麻及某些精神药物。分为生理依赖性和精神依赖性。

5. 药物剂型与给药途径

（1）药物剂型：①同种药物的不同剂型对药效的发挥有影响。②不同厂家生产的同种药

物制剂由于制剂工艺不同，药物的吸收情况和药效情况也有差别。因此，为保证药物吸收和药效发挥的一致性，需要用生物等效性为标准评价。③一般而言，注射剂比口服制剂的起效快，疗效更为显著，但口服制剂安全、方便、经济，临床应优先选择。

（2）给药途径：各种给药途径产生效应由快到慢的顺序一般为静脉注射>吸入给药>肌内注射>皮下注射>直肠给药>口服给药>贴皮给药。

不同的给药途径，可影响药物吸收速率和吸收程度；血药浓度不同，药物的分布、消除也可能不同，甚至改变作用的性质。

给药途径不同，药物的作用也不同。如硫酸镁，肌内注射时，可以产生镇静、解痉和降低颅内压的作用；而口服则产生导泻作用。又如有较强首过效应的利多卡因口服时生物利用度低，达不到有效血药浓度，很难产生抗心律失常作用；若为静脉注射，能迅速达到有效血药浓度，立即产生抗心律失常作用；若硬脊膜外注射，很少吸收，只能在用药部位产生阻滞麻醉作用。

【真题再现】

最佳选择题

1. 下列给药途径中，产生效应最快的是（2016年，23）
A. 口服给药　B. 经皮给药　C. 吸入给药
D. 肌内注射　E. 皮下注射
答案：1. C
解析：各种给药途径产生效应由快到慢的顺序一般为静脉注射>吸入给药>肌内注射>皮下注射>直肠给药>口服给药>经皮给药。

A. 机体连续多次用药后，其反应性降低，需加大剂量才能维持原有疗效的现象
B. 反复使用具有依赖性特征的药物，产生一种适应状态，中断用药后产生的一系列强烈的症状或损害
C. 病原微生物对抗菌药的敏感性降低甚至消失的现象
D. 连续用药后，可使机体对药物产生生理/心理的需求

E. 长期使用拮抗药造成受体数量或敏感性提高的现象
2. 戒断综合征是（2016年，77）
3. 耐受性是（2016年，78）
4. 耐药性是（2016年，79）
答案：2. B　3. A　4. C
解析：2. 题某些药物，连续用药后，可使机体对药物产生生理的或心理的或兼而有之的一种依赖和需求，称为药物依赖性。典型的是阿片类、可卡因、大麻及某些精神药物。分身体依赖性和精神依赖性。3. 题机体连续多次用药后，其反应性会逐渐降低，需要加大药物剂量才能维持原有疗效，称之为耐受性。4: 题病原微生物对抗菌药物的敏感性降低、甚至消失，称耐药性或抗药性。由一种药物诱发，而同时对其他多种结构和作用机制完全不同的药物产生交叉耐药，致使化疗失败，亦为多药耐药。
A. 镇静、抗惊厥　B. 预防心绞痛
C. 抗心律失常　　D. 阻滞麻醉　E. 导泻
5. 静脉滴注硫酸镁可用于（2016年，85）
6. 口服硫酸镁可用于（2016年，85）
答案：5. A　6. E
解析：5. 题给药途径不同，药物的作用也不同。如硫酸镁，肌内注射时，可以产生镇静、解痉和降低颅内压的作用；而口服则产生导泻作用。6. 题给药途径不同，药物的作用也不同。如硫酸镁，肌内注射时，可以产生镇静、解痉和降低颅内压的作用；而口服则产生导泻作用。

【强化练习】

最佳选择题

1. 连续用药较长时间，药效逐渐减弱，须加大剂量才能出现药效的现象是（　　）
A. 耐药性　　B. 耐受性　　C. 成瘾性
D. 习惯性　　E. 快速耐受性
2. 以下不属于药物本身因素影响药物作用的是（　　）
A. 疗程　B. 给药时间　C. 安慰剂
D. 药物的剂量　E. 药物的理化性质

配伍选择题

A. 耐受性　　B. 依赖性　　C. 耐药性

D. 继发反应　E. 特异质反应

3. 连续用药后，病原体对药物的敏感性降低称为（　　）

4. 连续用药后，机体对药物的反应性降低称为（　　）

综合分析题

肿瘤组织的血管壁内皮细胞间隙较正常组织大，将药物制成合适粒度的剂型可以使药物集中分布于肿瘤组织中而很少分布于正常组织中，发挥抗肿瘤作用。

5. 以上事例中影响药物作用的因素是（　　）

A. 疗程　　　B. 药物的剂量　C. 药物的剂型

D. 给药途径　E. 药物的理化性质

6. 以下不属于药物因素影响药物作用的是（　　）

A. 疗程　　　B. 给药时间　C. 药物的剂量

D. 体型　　　E. 药物的理化性质

多项选择题

7. 以下哪些给药途径会影响药物的作用（　　）

A. 口服　　　B. 肌内注射　C. 静脉注射

D. 呼吸道给药　　E. 皮肤黏膜用药

参考答案

最佳选择题：1. B　2. C

配伍选择题：3. C　4. A

综合分析题：5. C　6. D

多项选择题：7. ABCDE

考点2　机体方面的因素

1. 生理因素

（1）年龄

1）儿童：①由于儿童血脑屏障和脑组织发育不完善，对中枢抑制药和中枢兴奋药非常敏感，使用吗啡、哌替啶极易出现呼吸抑制，而对尼可刹米、氨茶碱、麻黄碱等又容易出现中枢兴奋而致惊厥。氨基糖苷类抗生素对第八对脑神经的毒性极易造成听觉损害。②儿童由于肝、肾功能发育不全对药物代谢和排泄的能力较低。如新生儿应用氯霉素后因为肝脏代谢能力较低可造成灰婴综合征，经肾排泄的药物如氨基糖苷类抗生素，易产生耳毒性。③儿童体液占体重比例较大，而对水盐的调节能力差。

如高热时使用解热药引起出汗过多极易造成脱水。此外还对利尿药特别敏感，易致水盐代谢紊乱。④儿童的骨骼、牙齿生长也易受到药物的影响。如四环素类药物、喹诺酮类抗菌药。

2）老年人：老年人的生理功能和代偿适应能力逐渐减退；对药物的代偿和排泄功能降低，对药物耐受性较差，故用药量一般低于成年人。

（2）体重与体型：若给予同等剂量药物则体重轻者血药浓度明显高于重体重者。反之，当体重相近而胖瘦差别明显时，则水溶性和脂溶性药物在胖瘦者的体内分布情况就有差别。

（3）性别：女性在用药时应考虑"四期"对药物作用的反应，即月经期、妊娠期、分娩期和哺乳期。

2. 精神因素　病人的精神因素包括精神状态和心理活动。

3. 疾病因素

（1）心脏疾病：心衰时药物在胃肠道的吸收减少、分布容积减小、消除速率减慢。

（2）肝脏疾病：患者的肝功能严重不足时，经肝脏代谢活化的药物如可的松、泼尼松等作用减弱，肝功能不足时，应选用3位为羟基的糖皮质激素；在慢性肝病患者，对利多卡因、哌替啶及普萘洛尔的清除率减少15%，肝硬化患者应用经肝灭活的药物必须减量慎用，甚至禁用，如氯霉素、甲苯磺丁脲、他汀等。血管紧张素转换酶抑制剂，若肝脏疾病患者服用，应首选无需活化的卡托普利等。

（3）肾脏疾病：对主要经肾脏消除的药物如氨基糖苷类、头孢唑林等药物的 $t_{1/2}$ 延长，应用时需减量，有严重肾病的患者应禁用此类药物。卡那霉素在正常人 $t_{1/2}$ 为1.5小时，在肾衰患者延长数倍。

（4）胃肠疾病：胃排空时间延长或缩短也可使在小肠吸收的药物作用延长或缩短。腹泻时常使药物吸收减少，而便秘可使药物吸收增加。

（5）营养不良：如血浆蛋白含量下降可使血中游离药物浓度增加，而引起药物效应增加。

（6）酸碱平衡失调：主要影响药物在体内的分布。当呼吸性酸中毒时血液 pH 下降，可使血中苯巴比妥（弱酸性药）解离度减少，易于进入细胞内液。

（7）电解质紊乱：钠、钾、钙、氯是细胞内、外液中主要的电解质，当发生电解质紊乱时它们在细胞内、外液的浓度将发生改变，影响药物的效应。

4. 遗传因素

（1）种属差异：不同种属动物之间（包括人类）对同一药物的作用和药动学有很大差异，称之为种属差异。

（2）种族差异：某些个体对药物产生不同于常人的反应，与其遗传缺陷有关，称为特异质反应。如某些患者遗传性葡萄糖-6-磷酸脱氢酶缺乏，当其服用伯氨喹、磺胺类药物、阿司匹林、对乙酰氨基酚时，引起缺血性贫血；某些患者遗传性血浆胆碱酯酶活性低下，应用琥珀胆碱可致呼吸麻痹甚至呼吸停止；遗传性肥大性主动脉阻塞的患者，对洋地黄会出现异常反应。缺乏高铁血红蛋白还原酶者不能服用硝酸酯类和磺胺类药物。

（3）个体差异：有些个体对药物剂量反应非常敏感，即在低于常用量下药物作用表现很强烈，称之为高敏感性。反之，有些个体需使用高于常用量的剂量，方能出现药物效应，此称为低敏性。

5. 时辰因素　时间药理学主要表现在：①时间-药物代谢；②时间-药物效应；③时间-毒理方面。

6. 生活习惯与环境

【真题再现】

最佳选择题

1. 患者肝中维生素 K 环氧化物还原酶发生变化，与香豆素类药物的亲和力降低，需要 5—20 倍的常规剂量的香豆素类药物才能起到抗凝作用，这种个体差异属于（2016 年，26）

A. 高敏性　　B. 低敏性　　C. 变态反应

D. 增殖反应　E. 脱敏作用

答案：1. B

解析：有些个体需使用高于常用量的剂量，方能出现药物效应，称为低敏性。

2. 结核病人可根据其对异烟肼乙酰化代谢速度的快慢分为异烟肼代谢者和快代谢者，异烟肼慢代谢者服用相同剂量异烟肼。其血药溶度比快代谢者高，药物蓄积而致体内维生素 B_{12} 缺乏。异烟肼快代谢者繁盛药物性肝炎甚至肝坏死。白种人多为异烟肼慢代谢者，而黄种人多为异烟肼快代谢者，据此，对不同种族服用异烟肼呈现出不同不良反应的分析，正确的是（2016 年，27）

A. 异烟肼对白种人和黄种人均易引起肝损害

B. 异烟肼对白种人和黄种人均易诱发神经炎

C. 异烟肼对白种人易引起肝损害，对黄种人易诱发神经炎

D. 异烟肼对白种人和黄种人均不易诱发神经炎和引起肝损害

E. 异烟肼对白种人易诱发神经炎，对黄种人易引起肝损坏

答案：2. E

配伍选择题

A. 药物因素　B. 精神因素　C. 疾病因素

D. 遗传因素　E. 时辰因素

影响药物作用的因素包括药物因素和机体因素，在机体因素中，有生理因素、精神因素、疾病因素、遗传因素、时辰因素等，直接或间接影响药物疗效和不良反应。

3. CYP2C19 弱代谢型人服用奥美拉唑不良反应发生率高，产生这种现象的原因属于（2015 年，76）

4. 肾功能不全患者使用阿米卡星须减量慎用，这种影响药物作用的因素（2015 年，77）

答案：3. D　4. C

解析：3. 题药物代谢酶的遗传多肽性是致药物在体内过程表现出个体差异的重要原因之一。人群对药物的代谢表现为弱代谢型和强代谢型，两者对药物的药动学差异很大。4. 题肾功能不全时，往往内源性有机酸类物质蓄积，也能干扰弱酸类药物经肾排泄。对主要经肾脏消除的药物如氨基糖苷类、头孢唑林等药物的 $t_{1/2}$ 延长，应用时需减量，有严重肾病的患者应禁用此类药物。

A. 作用增强　　　　　B. 作用减弱

C. $t_{1/2}$ 延长，作用增强　D. $t_{1/2}$ 缩短，作用减弱

E. 游离药物浓度下降

5. 肾功能不全时,使用经肝脏代谢后活化的药物(如可的松),可出现(2016年,80)

6. 营养不良时,患者血浆蛋白含量减少,使用蛋白结合率高的药物,可出现(2016年,81)

答案:5. C　6. A

解析:5. 题患者的肝功能严重不足时,经肝脏代谢活化的药物如可的松、泼尼松等作用减弱。6. 题如血浆蛋白含量下降可使血中游离药物浓度增加,而引起药物效应增加。

【强化练习】

最佳选择题

1. 以下不属于遗传因素对药物作用影响的是
( )

A. 年龄　　B. 种族差异　C. 个体差异

D. 种属差异　E. 特异质反应

综合分析题

卡那霉素在正常人半衰期为1.5小时,在肾衰竭病人中半衰期延长数倍。若不改变给药剂量或给药间隔,势必会造成药物在体内的蓄积,还会造成对第八对脑神经的损害,引起听力减退,甚至导致药源性耳聋。

2. 影响卡那霉素治疗作用的因素是( )

A. 生理因素　B. 精神因素　C. 疾病因素

D. 遗传因素　E. 生活习惯与环境

3. 以下不属于疾病因素对药物作用产生影响的是( )

A. 种属差异　B. 营养不良　C. 胃肠疾病

D. 肾脏疾病　E. 电解质紊乱

多项选择题

4. 影响药物效应的因素包括( )

A. 年龄和性别　　B. 体重　C. 给药时间

D. 病理状态　　E. 给药剂量

5. 影响药物作用机制的机体因素包括( )

A. 年龄　　B. 性别　　C. 精神状况

D. 种族　　E. 个体差异

参考答案

最佳选择题:1. A

综合分析题:2. C　3. A

多项选择题:4. ABCDE　5. ABCDE

第五节　药物相互作用

考点1　药动学方面的药物相互作用

(1)影响药物的吸收

1)pH 的影响:pH 对药物的解离程度有重要影响,例如水杨酸类、磺胺类药物、氨苄西林等在酸性环境的吸收较好,若同时服用碳酸氢钠或抗胃酸分泌的 H_2 受体阻断药及质子泵阻断药奥美拉唑等,都将减少这些弱酸性药物的吸收。

2)离子的作用:口服四环素、土霉素、美他环素、多西环素(强力霉素)时,如同服硫酸亚铁,会降低上述四种抗生素的血药浓度。因此,服用四环素类抗生素时,不宜与铁制剂或含钙、镁、铝离子的抗酸药如碳酸钙、氧化镁、氢氧化铝凝胶等同服。

3)胃肠运动的影响:如抗胆碱药溴丙胺太林延缓胃排空,减慢对乙酰氨基酚在小肠的吸收。甲氧氯普胺则通过加速胃的排空,使对乙酰氨基酚的吸收加快。同样原因,阿托品可延缓利多卡因的吸收。泻药明显加快肠蠕动,则可减少药物的吸收。

4)肠吸收功能的影响:一些药物如新霉素、对氨基水杨酸和环磷酰胺等能损害肠黏膜的吸收功能,引起吸收不良。新霉素与地高辛合用时,后者吸收减少,血浆浓度降低;对氨基水杨酸可使与之合用的利福平血药浓度降低一半;环磷酰胺使合用的 β-乙酰地高辛吸收减少,血药浓度降低。

5)间接作用:抗生素可抑制肠道细菌,而减少维生素 K 的合成,从而增加口服抗凝药的抗凝血活性。

(2)影响药物的分布

1)竞争血浆蛋白结合部位:当同时应用一种或多种药物时,它们有可能在血浆蛋白结合部位发生竞争,结果将使某一药物从蛋白结合部位被置换出来变成游离型,这样在剂量不变的情况下,加大了该药的毒性。

阿司匹林、吲哚美辛、氯贝丁酯、保泰松、水合氯醛及磺胺药等都有蛋白置换作用。如下表药物在蛋白结合部位的置换作用。

被置换药	置换药	结果
甲苯磺丁脲	水杨酸盐，保泰松，磺胺药	低血糖
华法林	水杨酸盐，氯贝丁酯，水合氯醛	出血
甲氨蝶呤	水杨酸盐，磺胺药	粒细胞缺乏症
硫喷妥钠	磺胺药	麻醉延长
胆红素	磺胺药	新生儿核黄疸

2）改变组织分布量：如去甲肾上腺素减少肝脏流量，减少了利多卡因在其主要代谢部位肝脏中的分布量，从而减少该药的代谢，结果使血中利多卡因浓度增高，反之异丙肾上腺素增加肝脏的血流量，因而增加利多卡因在肝脏中的分布及代谢，使其血药浓度降低。

（3）影响药物的代谢：酶诱导结果将使受影响药物的作用减弱或缩短。酶抑制结果将使另一药物的代谢减少，因而加强或延长其作用。常见的酶诱导剂与酶抑制剂见下表。

酶的诱导药物	酶的抑制药物
苯巴比妥、水合氯醛、格鲁米特、甲丙氨酯、苯妥英钠、扑米酮、卡马西平、尼可刹米、灰黄霉素、利福平、螺内酯	氯霉素、西咪替丁、异烟肼、三环类抗抑郁药、吩噻嗪类药物、胺碘酮、红霉素、甲硝唑、咪康唑、哌唑甲酯、磺吡酮

（4）影响药物的排泄

1）肾小球滤过：当血流通过肾小球时，与血浆蛋白结合的药物不能通过肾小球滤过膜，仍滞留于血流中；而游离型药物，只要分子大小适当，可经肾小球滤过膜进入原尿。

2）肾小管分泌：当两种酸性药物或两种碱性药物并用时，可相互竞争载体，出现竞争性抑制，使其中一种药物由肾小管分泌明显减少，有可能增强其疗效或毒性。

如丙磺舒与青霉素二者均为酸性药，同用时可产生相互作用，青霉素主要以原形从肾脏排出，其中有90%通过肾小管主动分泌到肾小管腔，若同时应用丙磺舒，后者竞争性占据酸性转运系统，阻碍青霉素经肾小管的分泌，因而延缓青霉素的排泄使其发挥较持久的效果。又如，高效利尿药呋塞米和依他尼酸（利尿酸）均能妨碍尿酸的排泄，造成尿酸在体内的积聚，引起痛风；阿司匹林妨碍甲氨蝶呤的排泄，加大后者毒性；双香

豆素与保泰松都能抑制氯磺丙脲的排泄，加强后者的降糖效应。

3）肾小管重吸收：在肾小管滤液中解离型与非解离型同时存在，非解离型的脂溶性较大，故易被肾小管重吸收，解离型的脂溶性小，不易透过肾小管上皮而难被重吸收。例如碳酸氢钠通过碱化尿液促进水杨酸类的排泄，在水杨酸药物中毒时有实际应用价值。

【真 题 再 现】

最佳选择题

1. 口服卡马西平的癫痫病患者同时口服避孕药可能会造成避孕失败，其原因是（2016年，21）
A. 联合用药易导致用药者对避孕药产生耐受性
B. 联合用药导致避孕药首过消除发生改变
C. 卡马西平和避孕药互相竞争血浆蛋白结合部位
D. 卡马西平为肝药酶诱导药，加快避孕药的代谢
E. 卡马西平为肝药酶抑制药，减慢避孕药的代谢
答案：1. D
解析：卡马西平是肝药酶的诱导剂，能够加速口服避孕药的代谢。

综合分析题

2. 西咪替丁与硝苯地平合用，可以影响硝苯地平的代谢，使硝苯地平的代谢速度（2015年，109）
A. 代谢速度不变　B. 代谢速度减慢
C. 代谢速度加快　D. 代谢速度先加快后减慢
E. 代谢速度先减慢后加快
答案：2. B
解析：西咪替丁是肝药酶抑制剂，和硝苯地平联用后代谢速度减慢。

【强 化 练 习】

多项选择题

1. 药物在胃肠吸收时相互影响的因素有（　　）
A. pH 的影响　　　B. 离子的作用
C. 胃肠运动的影响　D. 肠吸收功能的影响
E. 间接作用
2. 由于影响药物代谢而产生药物相互作用的

有（   ）

A. 氯霉素与双香豆素合用导致出血

B. 地高辛与考来烯胺同服时疗效降低

C. 酮康唑与特非那定合用导致心律失常

D. 利福平与口服避孕药合用导致意外怀孕

E. 口服降糖药与口服抗凝药合用时出现低血糖或导致出血

3. 药物相互作用对药动学的影响包括（   ）

A. 影响吸收　B. 影响分布　C. 影响排泄

D. 影响配伍　E. 影响代谢

参考答案

多项选择题：1. ABCDE 2. ABCDE 3. ABCE

考点 2 药效学方面的药物相互作用

（1）药物效应的协同作用

1）相加作用：阿司匹林与对乙酰氨基酚合用可使解热、镇痛作用相加；在高血压的治疗中，常采用两种作用环节不同的药物合用，可使降压作用相加，而量减少，不良反应降低，如 β 受体阻断药阿替洛尔与利尿药氢氯噻嗪合用后，作用相加。

2）增强作用：若两药合用的效应大于其个别效应的和，称之为增强作用。如磺胺甲噁唑与甲氧苄啶合用（SMZ+TMP），其抗菌作用增加 10 倍由抑菌变成杀菌；普鲁卡因注射液中加入少量肾上腺素，使其局部麻醉作用延长，毒性降低。

另一类增强作用指两种药物联合应用时，一种药物虽无某种生物效应，却可增强另一种药物的作用。例如可卡因无拟交感神经药物的作用，但它促进递质释放可增强肾上腺素的作用。

3）增敏作用：如近年研究的钙增敏药，作用于心肌收缩蛋白，增加肌钙蛋白 C（troponin C）对 Ca^{2+} 的亲和力，在不增加细胞内 Ca^{2+} 浓度的条件下，增强心肌收缩力。

药物效应的协同作用见下表。

A 药	B 药	相互作用结果
抗胆碱药	抗胆碱药（抗帕金森病药、丁酰苯类、吩噻嗪类、三环类抗抑郁药等）	抗胆碱作用增强、在湿热环境中中暑、麻痹性肠梗阻、中毒性精神病

续表

A 药	B 药	相互作用结果
降血压药	引起低血压的药（抗心绞痛药、血管扩张药、吩噻嗪类）	增加降压作用、直立性低血压
中枢神经抑制药	中枢神经抑制药（乙醇、镇吐药、抗组胺药、催眠镇静药、抗精神病药等）	损害精神运动机能、降低灵敏性、困倦、木僵、呼吸抑制、昏迷和死亡
甲氨蝶呤	复方新诺明	巨幼红细胞症
肾毒性药	肾毒性药（庆大霉素、妥布霉素和头孢噻吩）	增加神经毒性
神经-肌肉阻断药	有神经-肌肉阻断作用的药物（如氨基糖苷类）	增加神经-肌肉阻滞、延长窒息时间
补钾剂	留钾利尿药（氨苯蝶啶）	高钾血症

（2）药物效应的拮抗作用

1）生理性拮抗：生理性拮抗是指两个激动药分别作用于生理作用相反的两个特异性受体。如自体活性物质组胺可作用于 H_1 组胺受体，引起支气管平滑肌收缩，使小动脉、小静脉和毛细血管扩张，毛细血管通透性增加，引起血压下降，甚至休克；肾上腺素作用于 β 肾上腺素受体使支气管平滑肌松弛，小动脉、小静脉和毛细血管前括约肌收缩，可迅速缓解休克，用于治疗过敏性休克。

2）药理性拮抗

A. 抵消作用：是指当一种药物与特异性受体结合后，阻止激动剂与其结合，如 H_1 组胺受体拮抗药苯海拉明可拮抗 H_1 组胺受体激动药的作用；β 受体拮抗药可拮抗异丙肾上腺素的 β 受体激动作用，上述两药合用时的作用完全消失又称抵消作用。

B. 相减作用：两药合用时其作用小于单用时的作用则称为相减作用。如克林霉素与红霉素联用，红霉素可置换靶位上的克林霉素，或阻碍克林霉素与细菌核糖体 50s 亚基结合，从而产生拮抗作用。

C. 化学性拮抗：肝素过量可引起出血，用静注鱼精蛋白注射液解救，因后者带有强大阳电荷的蛋白，能与带有强大阴电荷的肝素形成稳定的复合物，使肝素的抗凝血作用迅速消失，这种类型拮抗称为化学性拮抗。

D. 生化性拮抗：苯巴比妥诱导肝微粒体酶，使避孕药代谢加速，效应降低，使避孕的妇女怀孕，此为生化性拮抗。

E. 脱敏作用：指某药可使组织或受体对另一药物的敏感性减弱。如长期应用受体激动剂使受体数目下调，敏感性降低，只有增加剂量才能维持疗效。

【真 题 再 现】

配伍选择题

A. 降压作用增强　B. 巨幼红细胞症

C. 抗凝作用下降　D. 高钾血症

E. 肾毒性增强

1. 氨苯地平合用氢氯噻嗪（2015 年，78）

2. 甲氧蝶呤合用复方磺胺甲噁唑（2015 年，79）

3. 庆大霉素合用呋塞米，产生的（2015 年，80）

答案：1. A　2. B　3. E

解析：

A 药	B 药	相互作用结果
降血压药	引起低血压的药（抗心绞痛药、血管扩张药、吩噻嗪类）	增加降压作用、直立性低血压
甲氨蝶呤	复方新诺明	巨幼红细胞症
肾毒性药	肾毒性药（庆大霉素、妥布霉素和头孢噻吩）	增加神经毒性

多项选择题

4. 药物的协同作用包括（2016 年，118）

A. 增敏作用　B. 脱敏作用　C. 增强作用

D. 相加作用　E. 拮抗作用

答案：4. ACD

解析：药物效应的协同作用：相加作用、增强作用、增敏作用。

【强 化 练 习】

最佳选择题

1. 普鲁卡因注射液中加入少量肾上腺素，肾上腺素使用药局部的血管收缩，减少普鲁卡因的吸收，使其局麻作用延长，毒性降低，属于（　　）

A. 相加作用　B. 增强作用　C. 增敏作用

D. 生理性拮抗　　E. 药理性拮抗

2. 与丙磺舒联合应用，有增效作用的药物是（　　）

A. 四环素　　B. 氯霉素　　C. 青霉素

D. 红霉素　　E. 罗红霉素

3. 下列联合用药产生拮抗作用的是（　　）

A. 磺胺甲噁唑合用甲氧苄啶

B. 华法林合用维生素 K

C. 克拉霉素合用奥美拉唑

D. 普鲁卡因合用肾上腺素

E. 哌替啶合用氯丙嗪

综合分析题

磺胺甲噁唑与甲氧苄啶合用，其抗菌作用增加 10 倍，由抑菌变成杀菌。

4. 磺胺甲噁唑与甲氧苄啶联合用药后，药理效应明显增强，其原因是（　　）

A. 相加作用　B. 增强作用　C. 增敏作用

D. 生理性拮抗　　E. 药理性拮抗

5. 以下关于联合用药的论述不正确的是（　　）

A. 联合用药可以减少或降低药物不良反应

B. 联合用药可以提高药物的疗效

C. 联合用药为同时或间隔一定时间内使用两种或两种以上的药物

D. 联合用药可以延缓机体耐受性或病原体产生耐药性，缩短疗程

E. 联合用药效果一定优于单独使用一种药物

多项选择题

6. 以下属于协同作用的是（　　）

A. 脱敏作用　B. 相加作用　C. 增强作用

D. 提高作用　E. 增敏作用

参考答案

最佳选择题：1. B　2. C　3. B

综合分析题：4. B　5. E

多项选择题：6. BCE

单 元 测 试

一、最佳选择题

1. 关于药物作用的选择性，正确的是（　　）

A. 与药物剂量无关

B. 选择性低的药物针对性强

C. 与药物本身的化学结构有关

D. 选择性与组织亲和力无关

E. 选择性高的药物副作用多

2. 关于药物的基本作用和药理效应特点,不正确的是( )

A. 具有选择性

B. 使机体产生新的功能

C. 具有治疗作用和不良反应两重性

D. 药理效应有兴奋和抑制两种基本类型

E. 通过影响机体固有的生理、生化功能而发挥作用

3. 药物作用的两重性指( )

A. 既有原发作用,又有继发作用

B. 既有副作用,又有毒性作用

C. 既有治疗作用,又有不良反应

D. 既有局部作用,又有全身作用

E. 既有对因治疗作用,又有对症治疗作用

4. 抗酸药中和胃酸,用于治疗胃溃疡的作用机制是( )

A. 影响酶的活性　　B. 干扰核酸代谢

C. 补充体内物质

D. 改变细胞周围的理化性质

E. 影响生物活性物质及其转运体

5. 药物的基本作用是使机体组织器官( )

A. 产生新的功能　　　B. 功能降低或抑制

C. 功能兴奋或抑制　　D. 功能兴奋或提高

E. 对功能无影响

6. 药物对动物急性毒性的关系是( )

A. LD_{50}越大,毒性越小

B. LD_{50}越大,毒性越大

C. LD_{50}越小,越易发生过敏反应

D. LD_{50}越大,越易发生毒性反应

E. LD_{50}越大,越易发生特异质反应

7. 以下属于质反应的药理效应指标有( )

A. 死亡状况　B. 心率次数　C. 尿量毫升数

D. 体重千克数　　E. 血压千帕数

8. 患者,男性,60岁,患充血性心力衰竭,采用利尿药治疗。药物A和B同时具有相同的利尿机制。5mg药物A与500mg药物B能够产生相同的利尿强度,这提示( )

A. 药物B的效能低于药物A

B. 药物A比药物B的效价强度强100倍

C. 药物A的毒性比药物B低

D. 药物A比药物B更安全

E. 药物A的作用时程比药物B短

9. B药比A药安全的依据是( )

A. B药的LD_{50}比A药大

B. B药的LD_{50}比A药小

C. B药的治疗指数比A药大

D. B药的治疗指数比A药小

E. B药的最大耐受量比A药大

10. 下列对半数有效量的叙述正确的是( )

A. 常用治疗量的一半

B. 产生最大效应所需剂量的一半

C. 一半动物产生毒性反应的剂量

D. 产生等效反应所需剂量的一半

E. 引起50%阳性反应或50%最大效应的浓度或剂量

11. 下列对治疗指数的叙述正确的是( )

A. 值越小则表示药物越安全

B. 评价药物安全性比安全指数更加可靠

C. 英文缩写为TI,可用LD_{50}/ED_{50}表示

D. 质反应和量反应的半数有效量的概念一样

E. 需用临床实验获得

12. A、B、C三种药物的LD_{50}分别为20mg/kg、40mg/kg、60mg/kg;ED_{50}分别为10mg/kg、10mg/kg、20mg/kg,三种药物的安全性大小顺序为( )

A. A>C>B　　　　B. B>C>A

C. C>B>A　　　　D. A>B>C

E. C>B>A

13. 有关受体的概念,不正确的是( )

A. 受体有其固有的分布和功能

B. 化学本质为大分子蛋白质

C. 存在于细胞膜、胞浆内或细胞核上

D. 具有特异性识别药物或配体的能力

E. 受体能与激动剂结合,不能与拮抗剂结合

14. 对于G蛋白偶联受体的描述不正确的是( )

A. G蛋白由三个亚单位组成

B. 在基础状态时,α亚单位上接有GDP

C. G蛋白只转导信号,而不会放大信号

D. 不同G蛋白在结构上的差别主要表现在α亚单位上

E. 受体与效应器间的信号转导都需经过G蛋

白介导

15. 受体拮抗药的特点是，与受体（　　）
A. 无亲和力，无内在活性
B. 有亲和力，有内在活性
C. 无亲和力，有内在活性
D. 有亲和力，无内在活性
E. 有亲和力，有较弱的内在活性

16. 激动剂的特点是（　　）
A. 对受体有亲和力，无内在活性
B. 对受体有亲和力，有内在活性
C. 对受体无亲和力，无内在活性
D. 对受体无亲和力，有内在活性
E. 促进传出神经末梢释放递质

17. 下列关于药物作用机制的描述中不正确的是（　　）
A. 影响离子通道
B. 干扰细胞物质代谢过程
C. 对某些酶有抑制或促进作用
D. 影响细胞膜的通透性或促进、抑制递质的释放
E. 改变药物的生物利用度

18. 下列物质属于第一信使的是（　　）
A. cAMP　　　B. cGMP　　　C. 生长因子
D. IP3　　　E. NO

19. 下列叙述正确的是（　　）
A. 拮抗剂内在活性较弱
B. 拮抗剂对受体亲和力弱
C. 激动药有内在活性，但无亲和力
D. 部分激动剂与受体结合后易解离
E. 激动药既有亲和力又有内在活性

20. 某药的量效关系曲线平行右移，说明（　　）
A. 效价增加　　　B. 作用受体改变
C. 作用机制改变　　D. 有阻断剂存在
E. 有激动剂存在

二、配伍选择题

A. LD_{50}　　　B. ED_{50}　　　C. LD_{50}/ED_{50}
D. LD_1/ED_{99}　　E. LD_5/ED_{95}
21. 治疗指数（　　）
22. 半数有效量（　　）
23. 半数致死量（　　）

A. 最小有效量　　B. 效能　　C. 效价强度
D. 治疗指数　　　E. 安全范围
24. 反应药物内在活性的是（　　）
25. 引起等效反应的相对剂量或浓度的是（　　）

A. 最小有效量　　B. 效能　　C. 效价强度
D. 治疗指数　　　E. 安全范围
26. LD_{50} 与 ED_{50} 的比值是（　　）
27. 反应药物内在活性的是（　　）
28. 引起等效反应的相对剂量或浓度是（　　）
A. 效价　　　B. 亲和力　　C. 治疗指数
D. 内在活性　　E. 安全指数
29. 评价药物安全性更可靠的指标（　　）
30. 评价药物作用强弱的指标（　　）
31. 评价药物是否与受体结合的指标是（　　）
A. 亲和力及内在活性都强
B. 与亲和力和内在活性无关
C. 具有一定亲和力但内在活性弱
D. 有亲和力、无内在活性，与受体不可逆性结合
E. 有亲和力、无内在活性，与激动药竞争相同受体
32. 效价高、效能强的激动药（　　）
33. 受体部分激动药（　　）
34. 竞争性拮抗药（　　）
35. 非竞争性拮抗药（　　）
A. 激动药　　　　　B. 竞争性拮抗药
C. 部分激动药　　　D. 非竞争性拮抗药
E. 拮抗药
36. 与受体有亲和力，内在活性强的是（　　）
37. 与受体有亲和力，内在活性弱的是（　　）
38. 与受体有亲和力，无内在活性的是（　　）
39. 使激动药与受体结合的量效曲线右移，最大效应不变的是（　　）
40. 使激动药与受体结合的量效曲线右移，最大效应降低的是（　　）
A. 耐受性　　B. 耐药性　　　C. 致敏性
D. 首剂现象　　E. 生理依赖性
41. 哌唑嗪具有（　　）
42. 反复使用麻黄碱会产生（　　）
43. 反复使用吗啡会出现（　　）
44. 反复使用抗生素，细菌会出现（　　）

A. 精神依赖性　　B. 药物耐受性

C. 交叉依赖性　　D. 生理依赖性

E. 药物强化作用

45. 滥用药物导致奖赏系统反复、非生理性刺激所致的特殊精神状态为（　　）

46. 滥用阿片类药物产生的药物戒断综合征的药理反应是（　　）

三、综合分析题

某患者分别使用两种降血压药物 A 和 B，A 药的 ED_{50} 为 0.1mg，血压降低到正常值所需剂量为 0.15mg；B 药的 ED_{50} 为 0.2mg，血压降低到正常值所需剂量为 0.25mg。

47. 关于两种药物以下说法正确的是（　　）

A. A 药的最小有效量大于 B 药

B. A 药的效能大于 B 药

C. A 药的效价强度大于 B 药

D. A 药的安全性小于 B 药

E. 以上说法都不对

48. 在服用降压药的同时不宜与哪种药物合用（　　）

A. 阿司匹林　B. 维生素 C　C. 红霉素

D. 氯丙嗪　　E. 奥美拉唑

临床上抗 HIV 病毒药齐多夫定是通过抑制核苷逆转录酶，抑制 DNA 链的增长。

49. 齐多夫定是通过哪种机制发挥药理作用的（　　）

A. 影响酶的活性　　　B. 作用于受体

C. 影响细胞离子通道

D. 改变细胞周围的理化性质

E. 干扰核酸代谢

50. 关于齐多夫定的治疗作用，正确的是（　　）

A. 符合用药目的的作用

B. 与用药目的无关的作用

C. 补充治疗不能纠正的病因

D. 主要指可消除致病因子的作用

E. 只改善症状，不是治疗作用

51. 以下不属于药物的特异性作用机制的是（　　）

A. 基因治疗　　　B. 作用于受体

C. 作用于酶　　　D. 影响神经递质或激素

E. 补充机体缺乏的物质

长期应用 β 受体拮抗药普萘洛尔时，突然停药可以由于 β 受体的敏感性增高而引起"反跳"现象。

52. 引起以上反跳现象的原因是（　　）

A. 同源脱敏　　　　B. 异源脱敏

C. 受体增敏　　　　D. 机体产生耐受性

E. 机体产生耐药性

53. 有关受体的概念，不正确的是（　　）

A. 化学本质为大分子蛋白质

B. 受体有其固有的分布和功能

C. 具有特异性识别药物或配体的能力

D. 存在于细胞膜、胞浆内或细胞核上

E. 受体能与激动剂结合，不能与拮抗剂结合

四、多项选择题

54. 以下关于药物作用于效应的说法，正确的有（　　）

A. 药物作用一般分为局部作用和全身作用

B. 药理效应的增强称为兴奋，减弱称为抑制

C. 药理效应是机体反应的具体表现，是药物作用的结果

D. 药物作用是药物与机体生物大分子相互作用所引起的初始作用

E. 药理效应在不同器官的同一组织，也可产生不同效应

55. 药物作用的选择性取决于（　　）

A. 药物的剂量　　　　B. 药物的脂溶性

C. 药物与组织的亲和力

D. 药物的生物利用度

E. 组织细胞对药物的反应性

56. 以下属于量反应的药理效应指标是（　　）

A. 心率　　　B. 惊厥　　　C. 血压

D. 尿量　　　E. 血糖

57. 关于受体的叙述，正确的是（　　）

A. 受体数目是有限的

B. 可与特异性配体结合

C. 拮抗剂与受体结合无饱和性

D. 受体与配体结合时具有结构专一性

E. 药物与受体的复合物可产生生物效应

58. 下列物质属第二信使的有（　　）

A. cAMP　　　B. cGMP　　　C. 生长因子

D. 转化因子　　　　E. NO

59. 药物的作用机制包括（　　　）

A. 基因治疗　　　　B. 作用于受体

C. 影响神经递质或激素

D. 改变细胞周围的理化性质

E. 补充机体缺乏的各种物质

60. 不属于竞争性拮抗剂的特点是（　　　）

A. 与受体结合是可逆的

B. 本身能产生生理效应

C. 本身不能产生生理效应

D. 能抑制激动药的最大效应

E. 使激动药的量效曲线平行右移

61. 受体的特性包括（　　　）

A. 饱和性　　B. 特异性　　C. 可逆性

D. 多样性　　E. 高灵敏性

62. 以下关于联合用药的论述正确的是（　　　）

A. 联合用药为同时或间隔一定时间内使用两种或两种以上的药物

B. 联合用药可以提高药物的疗效

C. 联合用药可以减少或降低药物不良反应

D. 联合用药可以延缓机体耐受性或病原体产生耐药性，缩短疗程

E. 联合用药效果一定优于单独使用一种药物

63. 药物在胃肠道吸收时相互影响的因素有（　　　）

A. pH 的影响　　　　B. 离子的作用

C. 胃肠运动的影响　D. 肠吸收功能的影响

E. 间接作用

64. 以下属于遗传因素对药物作用影响的是（　　　）

A. 年龄　　　B. 种族差异　C. 个体差异

D. 种属差异　E. 特异质反应

65. 影响药物效应的因素包括（　　　）

A. 体重　　　B. 年龄和性别　C. 给药时间

D. 病理状态　E. 给药剂量

66. 影响药物作用的机体方面的因素是（　　　）

A. 年龄　　　B. 性别　　　C. 身高

D. 病理状态　E. 精神状态

67. 药物剂量对药物作用的影响有（　　　）

A. 剂量不同，机体对药物的反应程度不同

B. 给药剂量越大，药物作用越强

C. 同一药物剂量大小和药物不良反应密切相关

D. 不同个体对同一药物的反应性存在差异

E. 同一药物在不同剂量时，作用强度不同，用途也不同

68. 以下不属于协同作用的是（　　　）

A. 脱敏作用　B. 相加作用　C. 增强作用

D. 提高作用　E. 增敏作用

69. 以下关于联合用药的论述，正确的是（　　　）

A. 联合用药可以减少或降低药物不良反应

B. 联合用药可以提高药物的疗效

C. 联合用药为同时或间隔一定时间内使用两种或两种以上的药物

D. 联合用药可以延缓机体耐受性或病原体产生耐药性，缩短疗程

E. 联合用药效果一定优于单独使用一种药物

参考答案

最佳选择题：1. C　2. B　3. C　4. D　5. C　6. A　7. A　8. B　9. C　10. E　11. C　12. B　13. E　14. C　15. D　16. B　17. E　18. C　19. E　20. D

配伍选择题：21. C　22. B　23. A　24. B　25. C　26. D　27. B　28. C　29. E　30. A　31. D　32. A　33. C　34. E　35. D　36. A　37. C　38. E　39. B　40. D　41. D　42. A　43. E　44. B　45. A　46. D

综合分析题：47. C　48. D　49. E　50. A　51. E　52. C　53. E

多项选择题：54. ABCDE　55. CE　56. ACDE　57. ABDE　58. ABE　59. ABCDE　60. BD　61. ABCDE　62. ABCD　63. ABCDE　64. BCDE　65. ABCDE　66. ABDE　67. ACDE　68. AD　69. ABCD

第八章 药品不良反应与药物滥用监控

章节概述

依据历年的考试分析来看，本章占用的分值约为 10 分左右，分值为整个科目的 8%。

本章共计 6 个小节，第 1、4 小节分值占比较高，应重点进行学习。其中第 1 节主要是掌握不良反应的不同分类，第 4 小节要是常见药源性疾病及其引起该疾病的药物。

章节	内容	分值
第一节	药物不良反应的定义和分类	3 分
第二节	药品不良反应因果关系评定依据及评定方法	0 分
第三节	药物警戒	1 分
第四节	药源性疾病	3 分
第五节	药物流行病学在药品不良反应监测中的作用	1 分
第六节	药物滥用与药物依赖性	2 分
合计		10 分

第一节 药物不良反应的定义和分类

考点 1 药品不良反应的传统分类

分类	特征	举例
A 型	剂量相关，容易预测，发生率高，死亡率低	副作用、毒性反应、后遗效应、首剂效应、继发反应和停药反应 普洛萘尔引起的心脏传导阻滞；抗胆碱药引起的口干等
B 型	剂量无关，难以预测，发生率低，死亡率高	特异质反应：红细胞葡萄糖-6-磷酸脱氢酶（G-6-PD）缺乏所致的溶血性贫血；变态反应（过敏反应）：青霉素引起的过敏性休克
C 型	与药理作用无关，背景发生率高，无明确的时间关系，潜伏期较长，难以重复，机制不清	非那西汀和间质性肾炎；抗疟药和视觉毒性

【强化练习】

最佳选择题

1. 以下有关"病因学 A 类药品不良反应"的叙述中，不正确的是（　　）
A. 可由药物代谢物所引起
B. 可由药物本身所引起
C. 死亡率也高
D. 又称为剂量相关性不良反应
E. 为药物固有的药理作用增强和持续所致

2. 以下有关 ADR 叙述中，不属于"病因学 B 类药品不良反应"的是（　　）
A. 与用药者体质相关
B. 与常规的药理作用无关
C. 用常规毒理学方法不能发现
D. 发生率较高，死亡率相对较高

E. 又称为与剂量不相关的不良反应

3. 以下"病因学 C 类药品不良反应"的叙述中，不正确的是（　　）
A. 长期用药后出现　　B. 潜伏期较长
C. 背景发生率高　　D. 与用药者体质相关
E. 用药反应发生没有明确的时间关系

配伍选择题

A. 副作用　　B. 继发反应　　C. 首剂效应
D. 特异质反应　　E. 致畸、致癌、致突变

4. 按药理作用的关系分型的 B 型 ADR 为（　　）

5. 按药理作用的关系分型的 C 型 ADR 为（　　）

参考答案

最佳选择题：1. C　2. D　3. D

配伍选择题：4. D　5. E

考点 2 根据药物的性质分类

1. **副作用或副反应** 指在药物按正常用法用量使用时，出现的与治疗目的无关的不适反应。如阿托品用于解除胃肠痉挛时，会引起口干、心悸、便秘等副作用。

2. **毒性作用** 指在药物剂量过大或体内蓄积过多时发生的危害机体的反应，一般较为严重。如药理学毒性：巴比妥类药物过量引起中枢神经系统过度抑制；病理学毒性：对乙酰氨基酚引起肝脏损害；基因毒性：氮芥的细胞毒性作用引起机体损伤。

3. **后遗效应** 指在停药后血药浓度已降低至最低有效浓度以下时仍残存的药理效应。如服用苯二氮卓类镇静催眠药物后，在次晨仍有乏力、困倦等"宿醉"现象；长期应用肾上腺皮质激素，可引起肾上腺皮质萎缩，一旦停药，肾上腺皮质功能低下，数月难以恢复。

4. **首剂效应** 指一些患者在初服某种药物时，由于机体对药物作用尚未适应而引起不可耐受的强烈反应。如哌唑嗪按常规剂量开始治疗常可致血压骤降。

5. **继发性反应** 由于药物的治疗作用所引起的不良反应，又称治疗矛盾。不是药物本身的效应，而是药物主要作用的间接结果。一般不发生于首次用药。如长期服用广谱抗生素如四环素，可引起葡萄球菌伪膜性肠炎（二重感染）。

6. **变态反应** 指机体受药物刺激所发生异常的免疫反应，引起机体生理功能障碍或组织损伤，又称为过敏反应。如微量的青霉素可引起过敏性休克。

7. **特异质反应** 也称特异性反应，因先天性遗传异常，该反应和遗传有关，与药理作用无关。如假性胆碱酯酶缺乏者，应用琥珀胆碱后，由于延长了肌肉松弛作用而常出现呼吸暂停反应。

8. **依赖性** 反复地用药所引起的人体心理上或生理上或两者兼有的对药物的依赖状态，表现出一种强迫性的要连续或定期用药的行为和其他反应。包括精神依赖性和身体依赖性。如阿片类和镇静催眠药在反复用药过程中，先产生精神依赖性，后产生身体依赖性。

9. **停药反应** 指长期服用某些药物，机体产生了适应性，若突然停药或减量过快易使机体的调节功能失调而发生功能紊乱，导致病情加重或临床症状上的一系列反跳回升现象，又称反跳反应。如长期应用 β 受体拮抗药普洛萘尔治疗高血压、心绞痛等，可使 β 受体密度上调而对内源性递质的敏感性增高，如突然停药，则会出现血压升高或心绞痛发作，患者产生危险。又如长期服用可乐定降压后突然停药，次日血压可剧烈回升。

10. **特殊毒性** 致癌、致畸和致突变属于药物的特殊毒性，三者合称"三致"反应，均为药物和遗传物质或遗传物质在细胞的表达发生相互作用的结果。

【真题再现】

最佳选择题

1. 应用地西泮催眠，次晨出现的乏力、困倦等反应属于（2016年，25）

A. 变态反应　B. 特异质反应　C. 毒性反应

D. 副反应　　E. 后遗效应

答案：1. E

解析：后遗效应是指在停药后血药浓度已降低至最低有效浓度以下时仍残存的药理效应。

配伍选择题

A. 过敏反应　B. 首剂效应　C. 副作用

D. 后遗效应　E. 特异质反应

2. 患者在初次服用哌唑嗪时，由于机体对药物作用尚未适应而引起不可耐受的强烈反应，该不良反应是（2015年，83）

3. 服用地西泮催眠次晨出现乏力、倦怠等"宿醉"现象，该不良反应是（2015年，84）

4. 服用阿托品治疗胃肠绞痛，出现口干等症状，该不良反应是（2015年，85）

答案：2. B　3. D　4. E

解析：2. 题首剂效应指一些患者在初服某种药物时，由于机体对药物作用尚未适应而引起不可耐受的强烈反应。3. 题后遗效应指在停药后血药浓度已降低至最低有效浓度以下时仍残存的药理效应。后遗效应可为短暂的或是持久的。4. 题副作用或副反应指在药物按正常用法用量使用时,出现的与治疗目的无关的不适反应。

【强化练习】

最佳选择题

1. "沙利度胺治疗妊娠呕吐导致无肢胎儿"属于( )
A. 特异性反应　　　B. 继发反应
C. 毒性,反应　　　D. 首剂效应
E. 致畸、致癌、致突变作用

2. 以下有关"继发反应"的叙述中,不正确的是( )
A. 又称治疗矛盾
B. 是与治疗目的无关的不适反应
C. 如抗肿瘤药治疗引起免疫力低下
D. 是药物治疗作用所引起的不良后果
E. 如应用广谱抗生素所引起的二重感染

3. 关于药物变态反应的论述,错误的是( )
A. 药物变态反应绝大多数为后天获得
B. 药物变态反应与人自身的过敏体质密切相关
C. 药物变态反应只发生在人群中的少数人
D. 结构类似的药物会发生交叉变态反应
E. 药物变态反应大多发生于首次接触药物时

4. 以下对"停药综合征"的表述中,不正确的是( )
A. 主要表现是"症状"反跳
B. 调整机体功能的药物不容易出现此类反应
C. 又称撤药反应
D. 长期连续使用某一药物;骤然停药,机体不适应此种变化
E. 系指骤然停用某种药物而引起的不良反应

5. 以下"ADR 事件"中,可以归属"后遗反应"的是( )
A. 服用催眠药引起次日早晨头晕、乏力
B. 停用抗高血压药后血压反跳
C. 停用糖皮质激素引起原疾病复发
D. 经庆大霉素治疗的患儿呈现耳聋
E. 经抗肿瘤药治疗的患者容易被感染

配伍选择题
A. 副作用　B. 特异质反应　C. 继发性反应
D. 停药反应　　　　　　　E. 首剂效应

6. 哌唑嗪降压药首次应用时引起血压骤降属于( )

7. 长期使用糖皮质激素,停药后引发原疾病的复发属于( )

8. 长期使用抗生素,导致不敏感菌株大量繁殖引发感染属于( )

9. 阿托品在使用时引起腹胀、尿潴留属于( )

多项选择题

10. 致依赖性药物的依赖性特征表现为( )
A. 致欣快作用　　　B. 情绪松弛
C. 出现幻觉　　　　D. 睡眠障碍
E. 中枢神经兴奋作用

参考答案
最佳选择题: 1. E　2. B　3. E　4. B　5. A
配伍选择题: 6. E　7. D　8. C　9. A
多项选择题: 10. ABCDE

考点3　新的分类

（1）A 类反应（augmented reaction, 扩大反应）是药物对人体呈剂量相关的反应, 它可根据药物或赋形剂的药理学和作用模式来预知。A 类反应是不良反应中最常见的类型, 常由各种药动学和药效学因素决定。

（2）B 类反应（bugs reaction, 过度反应或微生物反应）即由促进某些微生物生长引起的不良反应。该类反应在药理学上是可预测的, 但与 A 类反应不同的是其直接的和主要的药理作用是针对微生物体而不是人体。如抗生素引起的肠道内耐药菌群的过度生长等。

（3）C 类反应（chemical reaction, 化学反应）取决于药物会赋形剂的化学性质而不是药理学作用, 它们以化学刺激为基本形式, 致使大多数患者在使用某些制剂时会出现相似的反应。其严重程度主要与所用药物的浓度而不是剂量有关。

（4）D 类反应（delivery reaction, 给药反应）是因药物特定的给药方式而引起的。是剂型的物理性质和给药方式所致。特点是如果改变给药方式, 不良反应即可停止发生。如植入药物周围的炎症或纤维化、注射液中微粒引起

的血栓形成或血管栓塞。

（5）E类反应（exit reaction，撤药反应）只发生在停止给药或剂量突然减小后，该药再次使用时可使症状得到改善，反应的可能性更多与给药时程有关，而不是与剂量有关。常见的可引起车要反映的药物有阿片类、苯二氮䓬类、三环类抗抑郁药和可乐定等

（6）F类反应（familial reaction，家族性反应）此类不良反应具有家族性，反应特性由家族遗传疾病（或缺陷）决定。比较常见的有苯丙酮酸尿症、G-6-PD缺乏症和镰状细胞贫血病等。

（7）G类反应（gene toxicity reaction，基因毒性反应）一些药物能损伤基因，出现致癌、致畸等不良反应。

（8）H类反应（hypersensitivity reaction，过敏反应）可能是继A类反应后最常见的不良反应，类别很多，它们不是药理学所能预测的，也与剂量无关，因此减少剂量通常不会改善症状，必须停药。

（9）U类反应（unclassified reaction，未分类反应）：此类不良反应机制不明，如药源性味觉障碍、辛伐他汀的肌肉反应和吸入性麻醉药引起的恶心呕吐等。

【真题再现】

最佳选择题

依据新分类方法，药品不良反应按不同反应的英文名称首字母分为A～H和U九类，其中A类不良反应是指（2016年，24）

A. 促进微生物生长引起的不良反应

B. 家族遗传缺陷引起的不良反应

C. 取决于药物或赋形剂的化学性质引起的不良反应

D. 特定给药方式引起的不良反应

E. 药物对人体呈剂量相关的不良反应

答案：E

解析：A类反应是药物对人体呈剂量相关的反应。A选项是B类反应，B选项是F类反应，C是C类反应，D是D类反应。

【强化练习】

最佳选择题

1. 依据新分类方法，药品不良反应按不同反应的英文名称首字母分为A～H和U九类，其中C类不良反应是指（　　　）

A. 促进微生物生长引起的不良反应

B. 家族遗传缺陷引起的不良反应

C. 取决于药物或赋形剂的化学性质引起的不良反应

D. 特定给药方式引起的不良反应

E. 药物对人体呈剂量相关的不良反应

2. 按照ADR新的分类方法，由于家族遗传缺陷引起的不良反应属于（　　　）

A. A类反应　　B. B类反应　　C. E类反应

D. F类反应　　E. G类反应

参考答案

最佳选择题：1. C　2. D

第二节　药品不良反应因果关系评定依据及评定方法

考点1　药品不良反应因果关系评定依据

1. **时间相关性**　时间相关性指用药与不良反应的出现有无合理的时间关系。

2. **文献合理性**　文献合理性指与现有资料（或生物学上的合理性）是否一致，即从其他相关文献中已知的观点看因果关系的合理性。

3. **撤药结果**　不良反应一经发生，通常停药并采取对症治疗措施。如果在停药后症状得到缓解或根除，则可认为二者间存在因果关系的可能性大。

4. **再次用药结果**　不良反应症状消除后，再次用药后再次出现相同症状，停药再次消失，则以前确定的因果关系再次证实，可以认为二者间确实存在因果关系。

5. **影响因素甄别**　判明反应是否与并用药物的作用、患者病情的进展和其他治疗措施相关。

【强 化 练 习】

最佳选择题

以下不属于药品不良反应因果关系评定依据的是（　　）

A. 时间相关性　　B. 文献合理性

C. 撤药结果　　D. 影响因素甄别

E. 地点相关性

参考答案

最佳选择题：E

考点2　药品不良反应因果关系评定方法

我国药品不良反应监测中心所采用的 ADR 因果关系将关联性评价分为肯定、很可能、可能、可能无关、待评价、无法评价 6 级标准。

程度	相关因素
肯定	符合①时间顺序合理；②停药后反应停止、减轻或好转；③再次用药，反应再现；④文献作证；⑤已排除原患疾病等混杂因素
很可能	符合①②④⑤；无重复用药史；或基本排除合并用药影响
可能	符合①④；原患疾病或其他治疗也可造成这样的结果
可能无关	时间相关性不密切；反应与已知不符；原患疾病或其他治疗也可造成这样的结果
待评价	内容不全，等待补充；因果关系难定，缺乏文献佐证
无法评价	缺项太多，因果关系难定，资料无法补充

【强 化 练 习】

多项选择题

微观评价方法中肯定的条件是（　　）

A. 时间顺序合理

B. 该反应与已知的药品不良反应不符合

C. 停药后反应停止

D. 重复用药反应再现

E. 其他影响因素符合条件

参考答案

多项选择题：ACD

第三节　药物警戒

考点1　药物警戒与药品不良反应监测的区别

区别	不良反应监测	药物警戒
监测对象	质量合格药品	质量合格药品、其他药品（低于法定标准药品、药物相互作用）
工作内容	不良反应监测	不良反应监测，用药失误，药品用于未核准适应证、缺乏疗效报告，中毒病例报告，药物滥用/误用
工作本质	工作集中在药物不良信息的收集、分析与监测等方面，是一种相对被动的手段	积极主动地开展药物安全性相关的各项评价工作。药物警戒是对药品不良反应监测的进一步完善，也是药学监测更前沿的工作

【真 题 再 现】

最佳选择题

药物警戒与不良反应检测共同关注（2016 年，27）

A. 药品与食物不良相互作用

B. 药物误用　　C. 药物滥用

D. 合格药品的不良反应

E. 药品用于无充分科学依据并未经核准的适应证

答案： D

解析： 药物警戒与药品不良反应监测：①相似之处：最终目的都是为了提高临床合理用药的水平，保障公众用药安全，改善公众身体健康状况，提高公众的生活质量。②区别：药物警戒涵括了药物从研发直到上市使用的整个过程，而药品不良反应监测仅仅是指药品上市前提下的监测。药物警戒扩展了药品不良反应监测工作的内涵。

【强 化 练 习】

多项选择题

药物警戒的主要内容包括（　　）

A. 早期发现未知药品的不良反应及其相互

作用

B. 发现已知药品的不良反应的增长趋势

C. 分析药品不良反应的风险因素

D. 分析药品不良反应的可能的机制

E. 对风险/效益评价进行定量分析

参考答案

多项选择题：ABCDE

第四节　药源性疾病

考点1　诱发药源性疾病的因素

1. 不合理用药　主要表现为违反用药禁忌证、选药不当、用法不合理、配伍错误等。

2. 机体易感因素

（1）乙酰化代谢异常：体内进行乙酰化代谢尚有两种快速型（又分快速型和中间型）和缓慢型，缓慢型乙酰化代谢异常易发生药物慢性蓄积中毒反应。

（2）葡萄糖-6-磷酸脱氢酶（G-6-PD）缺陷：G-6-PD 有许多不同亚型，其缺陷有广泛的种族分布，但以黑人和地中海地区的人群较为常见。当有此种缺陷者应用氧化性药物后，极易引起药源性氧化性溶血性贫血。

（3）红细胞生化异常：患者对氧化剂药物特别敏感，易引起高铁血红蛋白血症，此外，有异常遗传素质者，即使接受治疗剂量的双香豆素抗凝药，也可发生明显的抗凝作用延长；口服避孕药在少数人身上可引起静脉血栓，A

型血型的发生率高于 O 型的人。

（4）性别：不同性别，由于生理、心理及精神等因素，其药源性疾病发生情况不同。

（5）年龄：不同年龄人群药源性疾病的发生率不同。

【强 化 练 习】

最佳选择题

1."非甾体抗炎药导致前列腺素合成障碍"显示药源性疾病的发生原因是（　　）

A. 药物的多重药理作用　　B. 病人因素

C. 药品质量　　　　D. 药物相互作用

E. 医疗技术因素

2."对乙酰氨基酚导致剂量依赖性肝细胞坏死"显示药源性疾病的原因是（　　）

A. 病人因素　　　　B. 药品质量

C. 剂量与疗程　　　D. 药物相互作用

E. 医护人员因素

3."四环素的降解产物引起严重不良反应"，其诱发原因属于（　　）

A. 剂量因素　B. 环境因素　C. 病理因素

D. 药物因素　E. 饮食因素

4. 儿童和老人慎用影响水、盐代谢及酸碱平衡的药物（　　）

A. 年龄　B. 药物因素　C. 给药方法

D. 性别　E. 用药者的病理状况

参考答案

最佳选择题：1. A　2. C　3. D　4. A

考点2　常见的药源性疾病

1. 药源性肾病

疾病	引起药源性肾病的药物
急性肾衰竭	非甾体抗炎药、ACEI 类、环孢素
急性过敏性间质性肾炎	青霉素类、头孢菌素类、磺胺类、噻嗪类（多与剂量无关）
急性肾小管坏死	氨基糖苷类、两性霉素 B、造影剂、环孢素
肾小管梗阻	尿酸或草酸盐（抗肿瘤药引起肿瘤组织溶解形成尿酸）
肾病综合征	金盐、青霉胺、卡托普利

2. 药源性肝疾病　引起药源性疾病的药物：四环素类、他汀类、抗肿瘤药。复方制剂：磺胺甲噁唑-甲氧苄啶；阿莫西林-克拉维酸、异烟肼-利福平的肝毒性比单个药严重，其原因是其中一个药能诱导 CYP450 增加另一个药物的毒性代谢产物生成增加。

3. 药源性皮肤病

疾病	引起药源性皮肤病的药物
Steven-Johnoson 综合征和中毒性表皮坏死	磺胺类、抗惊厥药、别嘌醇、非甾体抗炎药
血管炎和血清病	血管炎：别嘌醇、青霉素、氨茶碱、磺胺类、噻嗪类利尿药、丙硫氧嘧啶、雷尼替丁、喹诺酮类和免疫抑制剂血清病：头孢氨苄、米诺环素、普萘洛尔和链激酶
血管神经性水肿	ACEI 类（XX 普利）引起迟发性血管性水肿

4. 药源性心血管系统损害

疾病	药物
引起心律失常	强心苷、抗心律失常药（普鲁卡因胺、胺碘酮）、钾盐
室性期前收缩	肾上腺素
心动过速	肾上腺素激动药（麻黄碱、多巴胺、去氧肾上腺素、苯丙胺、酚妥拉明、异丙肾上腺素）
窦性心动过速/心绞痛	肼屈嗪
心动过缓	新斯的明
尖端扭转性室性心动过速	抗心律失常药、硝苯地平、洋地黄类、异丙肾上腺素、氯丙嗪、异丙嗪、阿米替林、阿司咪唑

5. 药源性耳聋与听力障碍

类型	药物
氨基糖苷类	新霉素＞庆大霉素＞二氢链霉素＞阿米卡星＞大观霉素
非甾体抗炎药	布洛芬、萘普生最常见（芳基丙酸类非甾抗炎药）
高效利尿药	呋塞米、依他尼酸
抗疟药	氯喹、奎宁
其他类	抗肿瘤药、大环内酯类、万古霉素、四环素类

【真题再现】

多项选择题

1. 可引起药源性心血管损害的药物有（2015年，117）

A. 地高辛　　B. 胺碘酮　　C. 新斯的明
D. 奎尼丁　　E. 利多卡因

答案：1. ABCDE

解析：可引起药源性心血管损害的药物：①心律失常：强心苷、胺碘酮、普鲁卡因胺、钾盐等。②室性期前收缩：a. 肾上腺素心动过缓、血压下降或休克：新斯的明；b. 心动过速：麻黄素、多巴胺、去氧肾上腺素、苯丙胺。③尖端扭转性室性心动过速：奎尼丁、利多卡因、美心律、恩卡因、氟卡尼、胺碘酮、阿普林定、溴苄胺、硝苯地平、洋地黄类、异丙肾上腺素、氯丙嗪、异丙嗪、阿米替林及一些新型的 H_1 受体阻断药阿司咪唑。

配伍选择题

A. 药源性急性胃溃疡　　B. 药源性肝病
C. 药源性耳聋　　D. 药源性心血管损害
E. 药源性血管神经性水肿

2. 地高辛易引起（2016年，82）

3. 庆大霉素易引起（2016年，83）

4. 利福平易引起（2016年，84）

答案：2. D　3. C　4. B

解析：2. 题药源性心血管系统损害：强心苷、

胺碘酮、普鲁卡因胺、钾盐等。3. 题药源性耳聋与听力障碍：①氨基糖苷类抗生素、非甾体抗炎药、高效利尿药、抗疟药和抗肿瘤药等；②大环内酯类、万古霉素、四环素等；③非甾体抗炎药布洛芬和萘普生。4. 题药源性肝疾病：四环素类、他汀类、抗肿瘤药等。

【强 化 练 习】

最佳选择题

1. 根据疾病所累及的器官系统对药源性疾病的分类不包括（　　）

A. 药源性肝脏疾病　　B. 药物后效应型

C. 药源性肾脏疾病

D. 药源性消化系统疾病

E. 药源性血液系统疾病

综合分析题

　　某患者，男，30 岁，叩诊呈浊音，语颤增强，肺泡呼吸音低和湿啰音，被诊断为肺结核。

2. 针对该患者使用的抗菌药物为（　　）

A. 甲氧苄啶-磺胺甲异噁唑

B. 阿莫西林-克拉维酸　C. 异烟肼-利福平

D. 青霉素-链霉素　　　E. 红霉素-四环素

3. 该患者应用上述药物会引起哪种疾病增强（　　）

A. 药源性肾病　　　B. 药源性肝病

C. 药源性皮肤病　　D. 药源性心血管系统损害

E. 药源性耳聋与听力障碍

多项选择题

4. 以下引起药源性肾病的药物中，具有直接肾毒性的是（　　）

A. 新霉素　　B. 异烟肼　　C. 阿米卡星

D. 庆大霉素　E. 妥布霉素

5. 可导致药源性肝损害的有（　　）

A. 氟康唑　　B. 辛伐他汀　　C. 利福平

D. 对乙酰氨基酚　E. 罗红霉素

参考答案

最佳选择题：1. B

综合分析题：2. C　3. B

多项选择题：4. ACDE　5. ABCD

考点 3　药源性疾病的防治

1. 加强认识，慎重用药。

2. 加强管理、认真贯彻《药品管理法》，加强药品的监督管理，是预防药源性疾病的法律措施。

3. 加强临床药学服务。

4. 坚持合理用药

（1）要明确诊断，依据病情和药物适应证，正确选用药。用药前要详询用药史。使用青霉素等抗生素、普鲁卡因等麻醉药、破伤风抗毒素等生物制品、细胞色素 C 等生化制剂和泛影酸钠等诊断药之前，必须做过敏试验，并做好抢救准备。

（2）根据治疗对象的个体差异、生理特点及药学知识，研究给药方案是否合理，有无药物相互作用及配伍禁忌。

（3）监督患者的用药行为，观察药物疗效和不良反应，及时调整治疗方案和处理不良反应。

（4）要慎重使用新药，应参阅有关资料，密切观察药效及药物毒性，以及肝、肾功能状态，实行个体化用药。

（5）根据病情缓急、用药目的及药物性质，确定给药剂量、用药时间、给药方法及疗程；老年人用药，儿童用药都应在帮助患者用完药后离开。

（6）尽量减少联合用药，服用复方制剂一定要了解所含药物成分，避免不良的药物相互作用。

（7）药师、护士发放药物应做到“三查七对”。

5. 加强医药科普教育。

6. 加强药品不良反应监测报告制度。

【真 题 再 现】

最佳选择题

　　药源性疾病是因药品不良反应发生程度较严重且持续时间过长引起，下列关于药源性疾病的防治，不恰当的是（2015 年，28）

A. 根据病情的药物适应证，正确使用

B. 根据对象个体差异，建立合理给药方案

C. 监督患者用药行为，及时调整给药方案和处理不良反应

D. 慎重使用新药，实体个体化给药

E. 尽量联合用药

答案：E

解析：尽量减少联合用药，服用复方制剂一定要了解所含药物成分，避免不良的药物相互作用。

【强化练习】

最佳选择题

以下有关"药源性疾病防治的基本原则"的叙述中，不正确的是（ ）

A. 对所用药物均实施血药浓度检测

B. 加强 ADR 的检测报告

C. 一旦发现药源性疾病，及时停药

D. 大力普及药源性疾病的防治知识

E. 严格掌握药物的适应证和禁忌证，选用药物要权衡利弊

参考答案

最佳选择题：A

第五节 药物流行病学在药品不良反应监测中的作用

考点 1 药物流行病学的主要任务

其具体任务包含五个方面：

（1）药物上市前临床试验的设计和上市后药物有效性再评价。

（2）上市后药物的不良反应或非预期作用的监测。

（3）国家基本药物遴选。

（4）药物利用情况的调查研究。

（5）药物经济学研究。

【真题再现】

最佳选择题

药物流行病学是临床药学与流行病学两个学科相互申通、延伸发展起来的新的医学研究领域，主要任务不包括（2015 年，29）

A. 新药临床实验前药效学研究的设计

B. 药品上市前临床试验的设计

C. 上市后药品有效性再评价

D. 上市后药品不良反应或非预期作用的检测

E. 国家基本药物的遴选

答案：A

解析：药物流行病学的主要任务是研究和实施监测以及防止药品不良反应的发生，不仅是药物上市后的监测，还包括了药物在临床，甚至临床前的研制阶段中的监测。

其具体任务包含五个方面：①药物上市前临床试验的设计和上市后药物有效性再评价；②监测上市后药物的不良反应或非预期作用；③国家基本药物遴选；④药物利用情况的调查研究；⑤药物经济学研究。

【强化练习】

最佳选择题

1. 下列关于药物流行病学的说法，不正确的是（ ）

A. 药物流行病学是应用流行病学相关知识，推理研究药物在人群中的效应

B. 药物流行病学是研究人群中与药物有关的事件的分布及其决定因素

C. 药物流行病学是通过在少量的人群中研究药物的应用及效果

D. 药物流行病学侧重药物在人群中的应用效应，尤其是药品不良反应

E. 药物流行病学的研究范畴包括药物有利作用研究、药物经济学研究等

多项选择题

2. 药物流行病学的主要任务（ ）

A. 药品上市前临床试验的设计和上市后药品有效性再评价

B. 上市后药品的不良反应或非预期作用的监测

C. 国家基本药物的遴选

D. 药物经济学研究

E. 药物利用情况的调查研究

3. 药物流行病学局限性主要有（ ）

A. 缺乏相应数据库的支撑

B. 选择研究对象时往往存在偏性

C. 实验设计很难按随机的原则设立对照

D. 可以回答药物对特定人群的效应与价值

E. 现有的数据极少能包括研究所需要的全部信息

参考答案

最佳选择题：1. C

多项选择题：2. ABCDE　3. ABCE

考点 2　药物流行病学的主要研究方法

1. **描述性研究**　描述性研究是药物流行病学研究的起点。包括：病例报告、生态学研究、横断面调查。

2. **分析性研究**　包括队列研究（定群研究）、病例对照研究。

3. **实验性研究**。

【强 化 练 习】

多项选择题

药物流行病学的研究方法（　　　）

A. 描述性研究　　　B. 分析性研究

C. 生态学研究　　　D. 实验性研究

E. 病例对照研究

参考答案

多项选择题：ABD

第六节　药物滥用与药物依赖性

考点 1　基本概念

1. 精神活性物质，又称精神活性药物，系可显著影响人们精神活动的物质，包括麻醉药品、精神药品和烟草、酒精及挥发性溶剂等不同类型的物质。

2. 药物滥用是指非医疗目的地使用具有致依赖性潜能的精神活性物质的行为。

3. 药物依赖性是精神活性药物的一种特殊毒性，指在这类药物滥用的条件下，药物与机体相互作用所形成的一种特殊精神状态和身体状态。分为精神依赖性和身体依赖性两类。

（1）精神依赖性是由于滥用致依赖性药物对脑内奖赏系统产生反复的非生理性刺激所致的一种特殊精神状态。

（2）身体依赖性又称生理依赖性，是指药物滥用造成机体对所滥用药物的适应状态。

药物戒断综合征：在这种特殊身体状态下，一旦突然停止使用或减少用药剂量，导致机体已经形成的适应状态发生改变，用药者会相继出现一系列以中枢神经系统反应为主的严重症状和体征，呈现极为痛苦的感受及明显的生理功能紊乱，甚至可能危及生命。

人体对一种药物产生身体依赖性时，停用该药所引发的戒断综合征可能为另一性质相似的药物所抑制，并维持原已形成的依赖性状态，这种状态称作上述两药间的交叉依赖性。

4. 药物耐受性指人体在重复用药条件下形成的一种对药物的反应性逐渐减弱的状态。药物滥用形成的药物依赖性常同时伴有对该药物的耐受性。

【真 题 再 现】

配伍选择题

A. 精神依赖性　　　B. 药物耐受性

C. 身体依赖性　　　D. 药物强化作用

E. 交叉依赖性

1. 滥用药物导致脑内奖赏系统产生反复，非生理学刺激所致的特殊精神状态属于（2015年，81）

2. 滥用阿片类药物产生药物戒断综合征的药理学反应是（2015年，82）

答案：1. A　2. C

解析： 1. 已证实中脑-边缘多巴胺通路是产生药物奖赏效应的主要调控部位，称为"奖赏系统"。精神依赖性是由于滥用致依赖性药物对脑内奖赏系统产生反复的非生理性刺激所致的一种特殊精神状态。2. 药物戒断综合征是指在这种特殊身体状态下，一旦突然停止使用或减少用药剂量，导致机体已经形成的适应状态发生改变，用药者会相继出现一系列以中枢神经系统反应为主的严重症状和体征，呈现极为痛苦的感受及明显的生理功能紊乱，甚至可能危及生命。

【强 化 练 习】

最佳选择题

1. 关于身体依赖性，下列哪项表述不正确（　　　）

A. 中断用药后出现戒断综合征

B. 中断用药后一般不出现躯体戒断症状

C. 中断用药后使人非常痛苦甚至有生命危险

D. 中断用药后产生一种强烈的躯体方面的

损害

E. 中断用药后精神和躯体出现一系列特有的症状

2. 下列哪种情况属于药物滥用（　　）

A. 错误地使用药物　　B. 不正当地使用药物

C. 社交性使用药物　　D. 境遇性使用药物

E. 强制性地有害地使用药物

3. 下列说法正确的是（　　）

A. 精神活性物质不存在交叉依赖性

B. 任何药物都能产生依赖性

C. 药物依赖性只表现为精神依赖性

D. 精神活性物质的依赖性与服用时间的长短无关

E. 药物依赖性是精神活性药物的一种特殊毒性

配伍选择题

A. 药物滥用　　　B. 精神依赖性

C. 身体依赖性　　D. 交叉依赖性

E. 药物耐受性

4. 非医疗目的地使用具有致依赖性潜能的精神活性物质的行为（　　）

5. 又称生理依赖性（　　）

6. 是一种反复发作为特征的慢性脑病（　　）

7. 可能表现为两药间所有药理作用均可相互替代（　　）

8. 人体在重复用药条件下形成的一种对药物的反应性逐渐减弱的状态（　　）

参考答案

最佳选择题：1. B　2. E　3. E

配伍选择题：4. A　5. C　6. B　7. D　8. E

考点2　药物依赖性的治疗

1. 阿片类药物的依赖性治疗

（1）美沙酮替代治疗：美沙酮系合成的阿片类镇痛药，其作用维持时间长，成瘾潜力小，且口服吸收好，是目前用作阿片类药物如海洛因依赖性患者替代递减治疗的主要药物。

（2）可乐定治疗：可乐定用于脱毒治疗的剂量一般高于临床抗高血压剂量。成人可由0.1mg，每日3次开始，逐步增至日量1.5mg以下，以期有效地控制戒断症状，而无严重不良反应发生。治疗剂量维持一周后，可于一周

内递减完毕。

（3）东莨菪碱综合戒毒法：作用：①可控制吗啡成瘾的戒断症状；②减轻或逆转吗啡耐受；③促进毒品的排泄。

（4）预防复吸：纳曲酮系长效阿片受体阻断药，脱瘾后服用纳曲酮可以防止吸毒引起的欣快感，起到屏障作用。纳曲酮预防复吸的成功依赖于坚持服药。

（5）心理干预和其他疗法：阿片类成瘾者常伴有不同程度的心理障碍和精神紊乱，通过厌恶、认知治疗和心理矫治有助于成瘾者的脱瘾和预防复吸。

2. 可卡因和苯丙胺类依赖性的治疗　戒断症状较轻，一般不需要治疗戒断反应，可用 $5-HT_3$ 受体阻断药昂丹司琼或丁螺环酮抑制觅药渴求，但疗效不明显；对出现的精神异常症状，可用 D_2 受体阻断药氟哌啶醇治疗；停药后的抑郁症状可用地昔帕明治疗。

3. 镇静催眠药依赖性的治疗　用慢弱类镇静催眠药或抗焦虑药治疗；用递减法逐步脱瘾。

【真 题 再 现】

最佳选择题

下列不属于阿片类药物依赖性治疗方法的是（2015年，30）

A. 美沙酮替代治疗　　　B. 可乐定治疗

C. 东莨菪碱综合治疗

D. 昂丹司琼抑制觅药渴求　E. 心理干预

答案：D

解析：阿片类药物的依赖性治疗：①美沙酮替代治疗；②可乐定治疗；③东莨菪碱综合戒毒法；④预防复吸；⑤心理干预和其他疗法。

【强 化 练 习】

最佳选择题

1. 阿片类麻醉品过量中毒使用什么药物救治（　　）

A. 洛贝林　　B. 纳曲酮　　C. 尼可刹米

D. 肾上腺素　E. 喷他佐辛

多项选择题

2. 药物依赖性的治疗原则包括（　　）

A. 心理教育　B. 预防复吸　C. 回归社会

D. 消除戒断症状　E. 控制戒断症状

3. 阿片类药物的依赖性治疗方法（　　　）

A. 美沙酮替代治疗　　　　B. 可乐定治疗

C. 东莨菪碱综合戒毒法　　　D. 预防复吸

E. 心理干预和其他疗法

参考答案

最佳选择题：1. B

多项选择题：2. BCE　3. ABCDE

单元测试

一、最佳选择题

1. 以下有关"病因学 A 类药品不良反应"的叙述中，最正确的是（　　　）

A. 具有可预见性　B. 潜伏期较长

C. 非特异性　D. 发生率低　E. 死亡率高

2. C 型药品不良反应的特点有（　　　）

A. 发病机制为先天性代谢异常

B. 多发生在长期用药后　　C. 潜伏期较短

D. 可以预测　E. 有清晰的时间联系

3. 以下"病因学 B 类药品不良反应"的叙述中，不正确的是（　　　）

A. 与用药者体质相关

B. 与常规的药理作用无关

C. 发生率较高，病死率相对较高

D. 用常规毒理学方法不能发现

E. 称为与剂量不相关的不良反应

4. 身体依赖性在中断用药后出现（　　　）

A. 欣快感觉　B. 抑郁症　C. 躁狂症

D. 愉快满足感　　　　E. 戒断综合征

5. 属于精神药品的是（　　　）

A. 吗啡　　B. 可待因　　C. 可卡因

D. 大麻　　E. 苯巴比妥

6. 不属于精神活性物质的是（　　　）

A. 烟草　　B. 酒精　　C. 麻醉药品

D. 精神药品　E. 放射性药品

7. 如果不良反应是"药物与人体抗体发生的一种非正常的免疫反应"，则称为（　　　）

A. 毒性反应　B. 继发反应　C. 过敏作用

D. 过度反应　E. 遗传药理学不良反应

8. "肾上腺皮质激素抗风湿、撤药后症状反跳"属于（　　　）

A. 后遗效应　B. 停药反应　C. 过度作用

D. 继发反应　E. 毒性反应

9. "镇静催眠药引起次日早晨困倦、头昏、乏力"属于（　　　）

A. 后遗反应　B. 停药反应　C. 毒性反应

D. 过敏反应　E. 继发反应

10. "链霉素、庆大霉素等抗感染治疗导致耳聋"属于（　　　）

A. 毒性反应　　　　B. 特异性反应

C. 继发反应　　　　D. 首剂效应　E. 副作用

11. 以下有关"特异性反应"的叙述中，最正确的是（　　　）

A. 发生率较高

B. 是先天性代谢紊乱表现的特殊形式

C. 与剂量相关　D. 潜伏期较长

E. 由抗原抗体的相互作用引起

12. "后遗效应"的正确概念是（　　　）

A. 即药物依赖性

B. 患者个体差异、病理状态所引起的敏感性增加

C. 如停用抗高血压药出现血压反跳、心悸、出汗

D. 血药浓度达到最高限浓度以上、生物效应仍然不明显

E. 血药浓度降至最低限浓度以下、生物效应仍然存在

13. "应用免疫抑制药治疗原发疾病、导致二重感染"属于（　　　）

A. 副作用　　B. 继发反应　C. 毒性反应

D. 后遗效应　E. 特异性反应

14. 依据新分类方法，药品不良反应按不同反应的英文名称首字母分为 A～H 和 U 九类，其中 B 类不良反应是指（　　　）

A. 促进微生物生长引起的不良反应

B. 家族遗传缺陷引起的不良反应

C. 取决于药物或赋形剂的化学性质引起的不良反应

D. 特定给药方式引起的不良反应

E. 药物对人体呈剂量相关的不良反应

15. 依据新分类方法，药品不良反应按不同反应的英文名称首字母分为 A～H 和 U 九类，其

中 D 类不良反应是指（　　）

A. 促进微生物生长引起的不良反应

B. 家族遗传缺陷引起的不良反应

C. 取决于药物或赋形剂的化学性质引起的不良反应

D. 特定给药方式引起的不良反应

E. 药物对人体呈剂量相关的不良反应

16. 按照 A.D.R 新的分类方法，药物对人体呈剂量相关的不良反应属于（　　）

A. A 类反应　　B. B 类反应　　C. E 类反应

D. F 类反应　　E. G 类反应

17. "氨基糖苷类联用呋塞米导致肾、耳毒性增加"显示药源性疾病的原因是（　　）

A. 药物相互作用　　B. 药品质量

C. 病人因素　　　　D. 剂量与疗程

E. 医疗技术因素

18. "慢性肝病患者服用巴比妥类药可诱发肝性脑病"显示药源性疾病的原因是（　　）

A. 药物的多重药理作用　　B. 医护人员因素

C. 药品质量　D. 病人因素　E. 药物相互作用

19. "他汀类血脂调节药导致横纹肌溶解多在连续用药 3 个月"显示引发药源性疾病的是（　　）

A. 药物相互作用　　B. 剂量与疗程

C. 药品质量因素　　D. 医疗技术因素

E. 病人因素

20. "抗肿瘤药引起粒细胞减少"显示发生药源性疾病的主要原因是（　　）

A. 剂量与疗程　　　B. 医疗技术因素

C. 病人因素　　　　D. 药物的多重药理作用

E. 药品质量

21. 以下药物不会引起尖端扭转性室性心动过速的是（　　）

A. 奎尼丁　　B. 利多卡因　C. 甲氧苄啶

D. 胺碘酮　　E. 氯丙嗪

22. 以下药品不良反应的可能原因，不属于"药物因素"的是（　　）

A. 药物的相互作用

B. 给药途径（静脉滴注、静脉注射不良反应发生率高）

C. 药物的药理作用

D. 药物赋形剂、溶剂、染色剂等附加剂的影响

E. 药物的理化性质、副产物、代谢产物的作用

23. "缺乏葡萄糖-6-磷酸脱氢酶者服用磺胺药引起黄疸"说明其诱因属于（　　）

A. 环境因素　B. 病理因素　　C. 遗传因素

D. 生理因素　E. 饮食因素

24. 一般来说，对于药品的不良反应，女性较男性更为敏感（　　）

A. 年龄　B. 药物因素　　C. 给药方法

D. 性别　E. 用药者的病理状况

25. 一般人对阿司匹林的过敏反应不常见，但慢性支气管炎患者对其过敏反应发生率却高很多（　　）

A. 年龄　B. 药物因素　　C. 给药方法

D. 性别　E. 用药者的病理状况

26. 氯霉素引起粒细胞减少症女性是男性的 3 倍（　　）

A. 药物因素　B. 性别因素　　C. 给药方法

D. 生活和饮食习惯　　E. 工作和生活环境

27. 关于药物流行病学的研究方法，说法不正确的是（　　）

A. 分析性研究是药物流行病学的起点

B. 描述性研究包括病例报告、生态学研究和横断面调查

C. 分析性研究包括队列研究和病例对照研究

D. 实验性研究是按照随机分配的原则将研究人群分为实验组和对照组

E. 药物流行病学的研究方法主要有描述性研究、分析性研究和实验性研究

28. 关于药物滥用的说法不正确的是（　　）

A. 严重危害社会

B. 具有无节制反复过量使用的特征

C. 造成对用药个人精神和身体的损害

D. 与医疗上的不合理用药相似

E. 非医疗目的地使用具有致依赖性潜能的精神活性物质的行为

29. 药物依赖性是由什么相互作用造成的一种精神状态（　　）

A. 药物与食物　　B. 药物与药物

C. 药物与机体　　D. 食物与机体

E. 药物与烟酒

30. 对麻醉药品依赖（　　）

A. 只需治疗不需预防

B. 治疗比预防更重要

C. 预防比治疗更重要

D. 预防和治疗同等重要

E. 预防和治疗都不重要

31. 下列说法不正确的是（ ）

A. 精神活性物质没有强化作用

B. 精神活性物质的使用次数越少，对身体的危害越小

C. 连续反复地应用精神活性药物，机体可能呈现耐受性

D. 连续反复地应用精神活性药物，机体对其反应可能增强

E. 精神活性物质能产生身体依赖性、精神依赖性及药物渴求现象

32. 身体依赖性在中断用药后出现（ ）

A. 欣快感觉 B. 抑郁症 C. 躁狂症

D. 愉快满足感 E. 戒断综合征

二、配伍选择题

A. 致癌 B. 后遗效应 C. 毒性反应

D. 过敏反应 E. 停药综合征

33. 按药理作用的关系分型的 B 型 ADR 为（ ）

34. 按药理作用的关系分型的 C 型 ADR 为（ ）

A. A 型药品不良反应 B. B 型药品不良反应

C. C 型药品不良反应 D. 首剂效应

E. 毒性反应

35. 与剂量不相关的药品不良反应属于（ ）

36. 多发生在长期用药后，潜伏期长，难以预测的不良反应属于（ ）

37. 与剂量相关的药品不良反应属于（ ）

38. 药物引起人的生理、生化功能异常和病理变化的属于（ ）

A. 年龄 B. 药物因素 C. 给药方法

D. 性别 E. 用药者的病理状况

39. 麻醉用阿托品引起腹胀、尿潴留属于（ ）

40. 对于药品不良反应，女性较男性更为敏感属于（ ）

41. 儿童和老年人慎用影响水、盐代谢及酸碱平衡的药物属于（ ）

42. 一般人对阿司匹林的过敏反应不常见，但慢性支气管炎患者对其过敏反应发生率很高，属于（ ）

A. 药物因素 B. 性别因素 C. 给药方法

D. 生活和饮食习惯 E. 工作和生活环境

43. 胶囊壳染料可引起固定性药疹属于（ ）

44. 静脉滴注、静脉注射、肌内注射不良反应发生率较高属于（ ）

45. 长期熬夜会对药物吸收产生影响属于（ ）

三、综合分析题

链霉素是一种氨基糖苷类药，是结核病的首选药物，但容易损害听觉神经，可以引起眩晕，运动时失去协调能力，可以引起耳鸣，听力下降，严重时出现耳聋。

46. 上述临床实例中所发生的不良反应属于（ ）

A. 副作用 B. 毒性反应 C. 变态反应

D. 后遗效应 E. 特异质反应

47. "药品不良反应"的正确概念是（ ）

A. 因使用药品导致患者死亡

B. 药物治疗过程中出现的不良临床事件

C. 治疗期间所发生的任何不利的医疗事件

D. 正常使用药品出现于用药目的无关或意外的有害反应

E. 因使用药品导致患者住院或住院时间延长或显著的伤残

四、多项选择题

48. 以下"病因学 C 类药品不良反应"的叙述中，正确的是（ ）

A. 非特异性 B. 潜伏期较长

C. 背景发生率高 D. 与用药者体质相关

E. 用药与反应发生没有明确的时间关系

49. 药品不良反应因果关系评价方法包括（ ）

A. 微观评价 B. 宏观评价

C. 影响因素评价 D. 时间评价

E. 剂量评价

50. 以下哪些是药物变态反应的特点（ ）

A. 药物过敏绝大多数为先天获得

B. 与过敏体质密切相关

C. 药物过敏状态的形成有一定的潜伏期

D. 人群中多数人都有可能发生药物过敏

E. 药物过敏再次发生有潜伏期

51. 以下属于药品不良反应因果关系评定依据的是（　　）

A. 时间相关性　　B. 文献合理性

C. 撤药结果　　D. 影响因素甄别

E. 地点相关性

52. 药物警戒的意义包括（　　）

A. 对我国药品监管法律法规体制的完善，具有重要意义

B. 药品不良反应监测工作的更加深入和更有成效离不开药物警戒的引导

C. 药物警戒工作可以节约资源

D. 药物警戒工作能挽救生命

E. 药物警戒工作对保障我国公民安全健康用药具有重要的意义

53. 国家基本药物遴选的原则是（　　）

A. 防治必需　B. 价格合理　C. 使用方便

D. 中西药并重　　　E. 临床首选

54. 药物警戒的工作内容是（　　）

A. 药品不良反应监测

B. 药物的滥用与误用

C. 急慢性中毒的病例报告

D. 用药失误或缺乏有效性的报告

E. 与药物相关的病死率的评价

55. 以下有关"药源性疾病防治的基本原则"的叙述中，正确的是（　　）

A. 对所用药物均实施血药浓度检测

B. 加强 ADR 的检测报告

C. 一旦发现药源性疾病，及时停药

D. 大力普及药源性疾病的防治知识

E. 严格掌握药物的适应证和禁忌证，选用药物要权衡利弊

56. 以下属于易引起肾病综合征的药物是（　　）

A. 金盐　B. 青霉胺　　C. 尿酸

D. 非甾体抗炎药　　　E. 卡托普利

57. 可导致药源性肝损害的有（　　）

A. 四环素类　B. 他汀类　　C. 抗肿瘤药

D. 磺胺类　　E. 抗惊厥药

58. 用于药物流行病学研究的数据库包括（　　）

A. 医药补助计划数据库

B. 策划的初级卫生服务数据库

C. 加拿大的 Saskatchewan 数据库

D. 欧洲各国医学统计研究所组织

E. 美国医药分析与调查计算机联网系统

59. 药物流行病学的应用（　　）

A. 为合理用药提供依据

B. 了解药物在人群中的实际使用情况

C. 可以回答药物对特定人群的效应与价值

D. 促进广大人群合理用药，提高人群生命质量

E. 促进人群健康，控制疾病

60. 药物流行病学的研究范畴（　　）

A. 药物利用研究　B. 药物有利作用研究

C. 药物经济学研究　　D. 药物安全性研究

E. 药物相关事件和决定因素的分析

参考答案

最佳选择题：1. A　2. B　3. C　4. E　5. E　6. E　7. C　8. B　9. A　10. A　11. B　12. E　13. B　14. A　15. D　16. A　17. A　18. D　19. B　20. D　21. C　22. B　23. C　24. D　25. E　26. B　27. A　28. E　29. C　30. C　31. A　32. E

配伍选择题：33. D　34. A　35. B　36. C　37. A　38. E　39. B　40. D　41. A　42. E　43. A　44. C　45. D

综合分析题：46. B　47. D

多项选择题：48. ABCE　49. AB　50. ABCE　51. ABCD　52. ABCDE　53. ABCDE　54. ABCDE　55. BCDE　56. ABE　57. ABC　58. ABCDE　59. ABCDE　60. ABCDE

第九章 药物体内动力学过程

章 节 概 述

本章是药动学的内容，用数学方法来量化药物在体内的变化过程。依据历年的考试分析来看，本章占用的分值约为 10 分左右，分值为整个科目的 8%。本章内容难度较大，复习时应主要掌握重要内容。

本章共计 10 个小节，第 2、3、10 节分值占比较高，应重点进行学习。本章主要是掌握药动学基本参数的基本概念及其求算公式，并识别不同模型的血药浓度与时间的关系式。

章节	内容	分值
第一节	药动学基本概念、参数及其临床意义	1分
第二节	单室模型静脉注射给药	2分
第三节	单室模型静脉滴注给药	2分
第四节	单室模型血管外给药	0分
第五节	双室模型给药	0分
第六节	多剂量给药	1分
第七节	非线性药动学	1分
第八节	统计矩分析在药动学中的应用	1分
第九节	给药方案设计与个体化给药	0分
第十节	生物利用度与生物等效性	2分
合计		10分

第一节 药动学基本概念、参数及其临床意义

考点 1 药动学参数

速率常数用来描述这些过程速度与浓度的关系，它是药动学的特征参数，如表征药物吸收过程的吸收速率常数 k_a，表征药物消除过程的消除速率常数 k，和表征药物在尿中排泄快慢的尿排泄速率常数 k_e。速率常数的单位是时间的倒数，如 min^{-1} 或 h^{-1}。

生物半衰期指药物在体内的量或血药浓度降低一半所需要的时间，常以 $t_{1/2}$ 表示，单位取"时间"。生物半衰期表示药物从体内消除的快慢，代谢快、排泄快的药物，其 $t_{1/2}$ 小；代谢慢、排泄慢的药物，$t_{1/2}$ 大。$t_{1/2}$ 是药物的特征参数，不因药物剂型、给药途径或剂量而改变。

表观分布容积是体内药量与血药浓度间相互关系的一个比例常数，用"V"表示。表观分布容积的单位通常以"L"或"L/kg"表示，后者考虑体重与分布容积的关系。

清除率是单位时间从体内消除的含药血浆体积，又称为体内总清除率（TBCL），清除率常用"CL"表示。CL 是表示从血液或血浆中清除药物的速率或效率的药学参数，单位用"体积/时间"表示，在临床上主要体现药物消除的快慢。

【真 题 再 现】

配伍选择题

A. 清除率　　　　B. 速率常数
C. 生物半衰期　　D. 绝对生物利用度
E. 相对生物利用度

1. 单位用"体积/时间"表示的药动学参数是（2016 年，88）

答案：1. A

解析：清除率是单位时间从体内消除的含药血浆体积，又称为体内总清除率（TBCL），清除率常用"CL"表示。CL 是表示从血液或血浆中清除药物的速率或效率的药学参数，单位用"体积/时间"表示，在临床上主要体现药物消除的快慢。

A. 0.2303　　B. 0.3465　　C. 2.0
D. 3.072　　E. 8.65

给某患者静脉注射一单室模型药物，剂量为 100.0mg，测得不同时刻给药浓度数据如下表，外推出浓度为 11.55μg/ml。

t（h）	1.0	2.0	3.0	4.0	5.0	6.0
C（μg/ml）	8.40	5.94	4.20	2.97	2.10	1.48

2. 该药物的半衰期（单位：h）是（2016年，91）

答案：C

解析：生物半衰期是药物在体内的量或血药浓度降低一半所需要的时间。从表中可知，$t_{1/2}$是2h。半衰期公式 $t_{1/2}=0.693/k$，得 $k=0.3465$。$V=X_0/C_0=100/11.55=8.65$。

【强 化 练 习】

最佳选择题

1. 下列有关药物表观分布容积的叙述中，叙述正确的是（　　）

A. 表观分布容积大，表明药物在血浆中浓度小

B. 表观分布容积表明药物在体内分布的实际容积

C. 表观分布容积不可能超过体液量

D. 表观分布容积的单位是升/小时

E. 表观分布容积具有生理学意义

2. 下列关于药物从体内消除的叙述错误的是（　　）

A. 消除速度常数等于各代谢和排泄过程的速度常数之和

B. 消除速度常数可衡量药物从体内消除的快慢

C. 消除速度常数与给药剂量有关

D. 一般来说不同的药物消除速度常数不同

E. 药物按一级动力学消除时药物消除速度常数不变

3. 某药物的 $t_{1/2}$ 为 1 小时，有 40%的原形药经肾排泄而消除，其余的受到生物转化，其生物转化速率常数 Kb 约为（　　）

A. 0.05h^{-1}　　B. 0.78h^{-1}　　C. 0.14h^{-1}

D. 0.99h^{-1}　　E. 0.42h^{-1}

配伍选择题

A. CL　B. $t_{1/2}$　C. β　　D. V　E. AUC

4. 生物半衰期（　　）

5. 曲线下的面积（　　）

6. 表观分布容积（　　）

7. 清除率（　　）

参考答案

最佳选择题：1. A　2. C　3. E

配伍选择题：4. B　5. E　6. D　7. A

第二节　单室模型静脉注射给药

考点1　血药浓度-时间关系

$$C = C_0 e^{-kt}$$

$$\lg C = -\frac{k}{2.303}t + \lg C_0$$

其中 C_0 为时间是零时的初始血药浓度。

考点2　参数的求算

（1）半衰期（$t_{1/2}$）

$$t_{1/2} = \frac{0.693}{k}$$

（2）表观分布溶剂（V）

$$V = \frac{X_0}{C_0}$$

式中，X_0 为静注剂量，C_0 为初始浓度

（3）血药浓度-时间曲线下面积

$$AUC = \frac{C_0}{k} \qquad AUC = \frac{X_0}{kV}$$

（4）清除率（CL）

$$CL = \frac{X_0}{AUC}$$

【真 题 再 现】

最佳选择题

1. 某药抗一级速率过程消除，消除速率常数 $k=0.095h^{-1}$，该药的半衰期是（2015年，31）

A. 8.0h　B. 7.3h　C. 5.5h　D. 4.0h　E. 3.7h

答案：1. B

解析：生物半衰期为 $t_{1/2}=0.693/k=0.693/0.095=7.3$。

2. 静脉注射某药，$X_0=60mg$，若初始血药浓度为 15μg/ml，其表观分布容积 V 是（2015年，32）

A. 0.25L　B. 2.5L　C. 4L　D. 15L　E. 40L

答案：2. C

解析：表观分布容积 $V=X/C=60/15=4$。

配伍选择题

A. 0.2303　　　B. 0.3465　　　C. 2.0

D. 3.072 E. 8.65

给某患者静脉注射一单室模型药物，剂量为 100.0mg，测得不同时刻给药浓度数据如下表，外推出浓度为 11.55μg/ml。

t（h）	1.0	2.0	3.0	4.0	5.0	6.0
C（μg/ml）	8.40	5.94	4.20	2.97	2.10	1.48

3. 该药物的消除速率常数（单位：h^{-1}）是（ ）（2016 年，92）

4. 该药物的表观分布容积（单位：L）是（ ）（2016 年，93）

答案：3. B 4. E

解析：生物半衰期是药物在体内的量或血药浓度降低一半所需要的时间。从表中可知，$t_{1/2}$ 是 2h。3. 半衰期公式 $t_{1/2}=0.693/k$，得 $k=0.3465$。4. $V=X_0/C_0=100/11.55=8.65$。

A. $MRT = \dfrac{AUMC}{AUC}$

B. $C_{SS} = \dfrac{k_0}{kV}$

C. $f_{SS} = 1 - e^{-kt}$

D. $C = \dfrac{k_0}{kV}(1 - e^{-kt})$

E. $\dfrac{dX_u}{dt} = k_e \cdot X_0 e^{-kt}$

5. 单室模型静脉滴注给药过程中，血药浓度与时间的关系式是（ ）（2015 年，86）

6. 单室模型静脉滴注给药过程中，稳态血药浓度的计算公式是（ ）（2015 年，87）

答案：5. D 6. B

【强 化 练 习】

最佳选择题

1. 某病人单次静脉注射某药物 10mg，半小时血药浓度是多少（已知 $t_{1/2}=4h$，$V=60L$）（ ）

A. 0.153μg/ml B. 0.225μg/ml

C. 0.301μg/ml D. 0.458μg/ml

E. 0.610μg/ml

2. 某药静脉注射经 2 个半衰期后，其体内药量为原来的（ ）

A. 1/2 B. 1/4 C. 1/8 D. 1/16 E. 1/32

3. 某患者静脉注射（推注）某药，已知剂量

$X_0=500mg$，$V=10L$，$k=0.1h^{-1}$，$T=10h$，该患者给药达稳态后的平均稳态血药浓度是（ ）

A. 0.05mg/L B. 0.5mg/L C. 5mg/L

D. 50mg/L E. 500mg/L

4. 单室模型静脉注射给药，血药浓度随时间变化关系式为（ ）

A. $\dfrac{dX_u}{dt} = k_e \cdot X_0 e^{-kt}$

B. $C = \dfrac{k_0}{kV}(1 - e^{-kt})$

C. $C = \dfrac{k_a F X_0}{V(k_a - k)}(e^{-kt} - e^{-k_a t})$

D. $C = A e^{-\alpha t} + B e^{-\beta t}$

E. $C = C_0 e^{-kt}$

配伍选择题

A. 单室模型静脉注射给药血药浓度随时间变化的方程

B. 单室模型静脉滴注给药血药浓度随时间变化的方程

C. 单室模型静脉注射给药血药浓度-时间曲线下面积

D. 双室模型静脉注射给药血药浓度与时间的方程

E. 单室模型静脉滴注的稳态血药浓度方程

5. $\lg C = -\dfrac{k}{2.303}t + \lg C_0$（ ）

6. $AUC = X_0/kV$（ ）

综合分析题

给某患者静脉注射一单室模型药物，剂量 1050mg，测得不同时刻血药浓度数据如下：

t（h）	1.0	2.0	3.0	4.0	6.0	8.0	10.0
C（μg/ml）	109.78	80.35	58.81	43.04	23.05	12.35	6.61

7. 该药的半衰期为（ ）

A. 0.55h B. 1.11h C. 2.22h

D. 2.28h E. 4.44h

8. 该药的清除率为（ ）

A. 1.09h B. 2.18L/h C. 2.28L/h

D. 0.090L/h E. 0.045L/h

参考答案

最佳选择题：1. A 2. B 3. D 4. E

配伍选择题：5. A　6. C

综合分析题：7. C　8. B

考点 3　尿药排泄速度与时间的关系

$$\frac{dX_u}{dt} = k_e \cdot X_0 e^{-kt}$$

【强 化 练 习】

最佳选择题

1. 有关尿药排泄速度法、总量减量法特点的描述正确的是（　　）

A. 速度法的集尿时间比总量减量法短

B. 总量减量法的实验数据波动小，估算参数准确

C. 丢失一两份尿样对速度法无影响

D. 总量减量法实验数据比较凌乱，测定的参数不精确

E. 总量减量法与尿药速度法均可用来求动力学参数 k 和 k_e

2. 单室模型静脉注射给药，采用尿药排泄数据进行分析，尿药排泄速度与时间的关系为（　　）

A. $C = C_0 e^{-kt}$　　　　B. $C = \frac{k_0}{kV}(1 - e^{-kt})$

C. $C = \frac{k_a F X_0}{V(k_a - k)}(e^{-kt} - e^{-k_a t})$

D. $C = A e^{-\alpha t} + B e^{-\beta t}$　　E. $\frac{dX_u}{dt} = k_e \cdot X_0 e^{-kt}$

参考答案

最佳选择题：1. D　2. E

第三节　单室模型静脉滴注给药

考点 1　血药浓度-时间关系

$$C = \frac{k_0}{kV}(1 - e^{-kt})$$

式中，k_0 为零级静脉滴注速度，k 为一级消除速度常数。

考点 2　稳态血药浓度 C_{ss} 和达坪分数 f_{ss}

$$C_{ss} = \frac{k_0}{kV}$$

$$f_{ss} = 1 - e^{-kt}$$

以 $t_{1/2}$ 的个数 n 来表示时间，则：$n = -3.323 \lg (1 - f_{ss})$

式中，n 表示静脉滴注给药达到坪浓度某一分数所需 $t_{1/2}$ 的个数。由此式即可求出任何药物达 C_{ss} 某一分数 f_{ss} 所需的时间（即半衰期的个数），见下表。

半衰期个数（n）	达坪分数（C_{ss}%）	半衰期个数（n）	达坪分数（C_{ss}%）
1	50.00	5	96.88
2	75.00	6	98.44
3	87.50	6.64	99.00
3.32	90.00	7	99.22
4	93.75		99.61

【强 化 练 习】

最佳选择题

1. 关于单室静脉滴注给药的错误表述是（　　）

A. k_0 是零级滴注速度

B. 稳态血药浓度 C_{ss} 与滴注速度 k_0 成正比

C. 稳态时体内药量或血药浓度恒定不变

D. 欲滴注达稳态浓度的 99%，需滴注 3.32 个半衰期

E. 静脉滴注前同时静注一个 k_0/k 的负荷剂量，可使血药浓度一开始就达稳态

2. 单室模型的药物恒速静脉滴注 6.64 个半衰期达稳态时（　　）

A. 50%　B. 75%　C. 90%　D. 95%　E. 99%

3. 单室模型药物恒速静脉滴注给药，达稳态药物浓度 90% 需要的滴注给药时间是（　　）

A. 1.12 个半衰期　B. 2.24 个半衰期

C. 3.32 个半衰期　D. 4.46 个半衰期

E. 6.64 个半衰期

4. 单室模型静脉滴注给药，血药浓度随时间变化关系式为（　　）

A. $\frac{dX_u}{dt} = k_e \cdot X_0 e^{-kt}$　　B. $C = \frac{k_0}{kV}(1 - e^{-kt})$

C. $C = \dfrac{k_a F X_0}{V(k_a - k)}(e^{-kt} - e^{-k_a t})$

D. $C = A e^{-\alpha t} + B e^{-\beta t}$

E. $C = C_0 e^{-kt}$

5. 对某患者静脉滴注单室模型药物，已知该药的 $t_{1/2}$=1.9h，V=100L，若要使稳态血药浓度达到 3μg/ml，则 k_0 等于（　　）

A. 50.42mg/h　B. 100.42mg/h　C. 109.42mg/h

D. 120.42mg/h　E. 121.42mg/h

配伍选择题

A. $C = \dfrac{k_0}{kV}(1 - e^{-kt})$　B. $\lg C = -\dfrac{k}{2.303}t + \lg C_0$

C. $C = \dfrac{k_a F X_0}{V(k_a - k)}(e^{-kt} - e^{-k_a t})$

D. $C = A e^{-\alpha t} + B e^{-\beta t}$　E. $\dfrac{dX_u}{dt} = k_e \cdot X_0 e^{-kt}$

6. 单室模型静脉注射给药血药浓度随时间变化的公式是（　　）

7. 单室模型静脉滴注给药血药浓度随时间变化的公式是（　　）

综合分析题

　　某患者体重为 75kg，用利多卡因治疗心律失常，利多卡因的表观分布容积 V=1.7L/kg，k=0.46h^{-1}，希望治疗一开始便达到 2μg/ml 的治疗浓度，请确定：

8. 静滴速率为（　　）

A. 1.56mg/h　　B. 117.30mg/h　　C. 58.65mg/h

D. 29.32mg/h　　E. 15.64mg/h

9. 负荷剂量为（　　）

A. 255mg　　　B. 127.5mg　　　C. 25.5mg

D. 510mg　　　E. 51mg

参考答案

最佳选择题：1. D　2. E　3. C　4. C　5. C

配伍选择题：6. B　7. A

综合分析题：8. B　9. A

考点 3　负荷剂量

$$X_0 = C_{ss} V$$

【真题再现】

综合分析题

　　注射用美洛西林/舒巴坦规格 1.25（美洛西林 1.0g，舒巴坦 0.25g），成人静脉符合单室模型。美洛西林表观分布容积 V=0.5L/kg。体重 60kg 患者用此药进行呼吸系统感染治疗，希望美洛西林达到 0.1g/L，需给美洛西林/舒巴坦的负荷剂量为（2015 年，101）

A. 1.25g（1 瓶）　　B. 2.5g（2 瓶）

C. 3.75g（3 瓶）　　D. 5.0g（4 瓶）

E. 6.25g（5 瓶）

答案：C

解析：负荷剂量又称为首剂量，$X_0 = C_{ss} V = $ 0.1×60×0.5/1×1.25=3.75。

【强化练习】

最佳选择题

1. 欲使血药浓度迅速达到稳态，可采取的给药方式是（　　）

A. 首先静脉注射一个负荷剂量，然后恒速静脉滴注

B. 单次静脉注射给药

C. 多次静脉注射给药

D. 单次口服给药

E. 多次口服给药

2. 静脉滴注的负荷剂量等于（　　）

A. $k \cdot C_{ss}$　　　B. $V \cdot C_{ss}$　　C. AUC/k

D. $Vk \cdot C_{ss}$　　E. AUC$\cdot C_{ss}$

参考答案

最佳选择题：1. A　2. B

第四节　单室模型血管外给药

考点 1　血药浓度-时间关系

$$C = \dfrac{k_a F X_0}{V(k_a - k)}(e^{-kt} - e^{-k_a t})$$

其中 F 为吸收系数（0≤F≤1），表示吸收占剂量的分数值，或称其为"生物利用度"。

考点 2　峰浓度、达峰时间及曲线下面积的计算

　　血药浓度-时间曲线下面积求算方法：

$$\text{AUC} = \dfrac{F X_0}{kV}$$

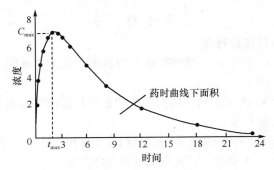

单室模型血管外给药的 C_{max} 与 t_{max}

【强 化 练 习】

最佳选择题

1. 单室模型单剂量血管外给药，血药浓度-时间关系为（ ）

A. $C_n = \dfrac{X_0}{v}\left(\dfrac{1-e^{-nk\tau}}{1-e^{-k\tau}}\right)e^{-kt}$

B. $C = \dfrac{k_0}{kV}(1-e^{-kt})$

C. $C = \dfrac{k_aFX_0}{V(k_a-k)}(-e^{-kt}-e^{-k_at})$

D. $C = Ae^{-\alpha t} - Be^{-\beta t}$ E. $C = C_0e^{-kt}$

2. 关于单室模型单剂量血管外给药的错误表述是（ ）

A. $C\text{-}t$ 公式为双指数方程

B. 达峰时间与给药剂量 X_0 成正比

C. 峰浓度与给药剂量 X_0 成正比

D. 曲线下面积与给药剂量 X_0 成正比

E. 由残数法可求药物的吸收速度常数 k_0

配伍选择题

A. $C = C_0e^{-kt}$ B. $C = Ae^{-\alpha t} + Be^{-\beta t}$

C. $C = \dfrac{k_0}{kV}(1-e^{-kt})$

D. $C_n = \dfrac{X_0}{v}\left(\dfrac{1-e^{-nk\tau}}{1-e^{-k\tau}}\right)e^{-kt}$

E. $C = \dfrac{k_aFX_0}{V(k_a-k)}(e^{-kt}-e^{-k_at})$

3. 单室模型静脉注射给药，$c\text{-}t$ 关系式是（ ）

4. 单室模型血管外给药，$c\text{-}t$ 关系式是（ ）

5. 单室模型静脉滴注给药，$c\text{-}t$ 关系式是（ ）

第五节 双室模型给药

考点 1 静脉注射血药浓度-时间关系

$$C = Ae^{-\alpha t} + Be^{-\beta t}$$

α 称为分布速度常数或快配置速度常数；β 称为消除速度常数或称为慢配置速度常数。

考点 2 静脉滴注稳态血药浓度 C_{ss}

$$C_{ss} = \frac{k_0}{V_C k_{10}}$$

其中，k_{10} 为药物从中央室消除的速度常数。

【强 化 练 习】

最佳选择题

1. 表示二室模型静脉给药的血药浓度与时间的关系式是（ ）

A. $\lg C = (-k/2.303)t + \lg C_0$

B. $\dfrac{dxu}{dt} = k_e \cdot X_0 e^{-kt}$

C. $C = k_0/kV(1-e^{-kt})$

D. $C = A \cdot e^{-\alpha t} + B \cdot e^{-\beta t}$

E. $dC/dt = V_m \cdot C/K_m + C$

多项选择题

2. 下面哪些参数是混杂参数（ ）

A. k B. α C. β D. γ E. K_m

第六节 多剂量给药

考点 1 血药浓度-时间关系

（1）单室模型静脉注射重复给药血药浓度与时间的关系为：

$$C_n = \frac{X_0}{v}\left(\frac{1-e^{-nk\tau}}{1-e^{-k\tau}}\right)e^{-kt}$$

式中，C_n 为 n 次给药后的血药浓度。

（2）单室模型血管外重复给药血药浓度与时间的关系为：

$$C_n = \frac{k_a F X_0}{V(k_a - k)}\left(\frac{1-\mathrm{e}^{-nk\tau}}{1-\mathrm{e}^{-k\tau}}\mathrm{e}^{-kt} - \frac{1-\mathrm{e}^{-nk_a\tau}}{1-\mathrm{e}^{-k_a\tau}}\mathrm{e}^{-k_a t}\right)$$

考点 2　平均稳态血药浓度

（1）具单室模型特征药物静脉注射给药达稳态时，其平均稳态血药浓度为：

$$\overline{C}_{ss} = \frac{X_0}{V/k\tau}$$

（2）口服给药时的平均稳态血药浓度为：

$$\overline{C}_{ss} = \frac{FX_0}{V/k\tau}$$

考点 3　体内药量的蓄积

蓄积系数又称蓄积因子或积累系数，以 R 表示。

$$R = \frac{1}{1-\mathrm{e}^{-k\tau}}$$

如给药间隔时间与生物半衰期相等，则 $R=2$，即稳态时体内药量为单剂量给药的二倍。τ 越小，蓄积程度越大，半衰期较大的药物容易产生蓄积。

【真题再现】

最佳选择题

关于线性药物动力学的说法，错误的是（2016年，30）

A. 单室模型静脉注射给药，$\lg C$ 对 t 作图，得到直线的斜率为负值

B. 单室模型静脉滴注给药，在滴注开始时可以静注一个负荷剂量，使血药浓度迅速达到或接近稳态浓度

C. 单室模型口服给药，在血药浓度达峰瞬间，吸收速度等于消除速度

D. 多剂量给药，血药浓度波动与药物半衰期、给药间隔时间有关

E. 多剂量给药，相同给药间隔下，半衰期短的药物容易蓄积

答案：E

解析：多剂量给药，相同给药间隔下，半衰期长的药物容易蓄积。

【强化练习】

最佳选择题

1. 关于多剂量给药体内药量的蓄积不正确的是（　　）

A. 多剂量给药体内药量的蓄积程度用蓄积系数表示

B. 不同药物在体内的蓄积程度存在差异

C. 蓄积程度过大可能导致毒性反应

D. 蓄积系数与给药时间间隔有关，给药间隔越小，蓄积程度越大

E. 当给药间隔相同时，半衰期较小的药物易发生蓄积

2. 以下关于多剂量给药稳态血药浓度的叙述中，正确的是（　　）

A. 达到稳态后，血药浓度始终维持在一个恒定值

B. 平均稳态血药浓度是最大稳态血药浓度的最小稳态血药浓度的算术平均值

C. 增加给药频率，最大稳态血药浓度的最小稳态血药浓度的差值减少

D. 平均稳态血药浓度在数值上更接近最小稳态血药浓度

E. 半衰期越长，稳态血药浓度越小

配伍选择题

A. $X_0^* = 2X_0$　　　　B. $t_{1/2}=0.693/k$

C. $\overline{C}_{ss} = \dfrac{FX_0}{Vk\tau}$　D. $C_{ss}=k_0/kV$　E. $C=C_0\mathrm{e}^{-kt}$

3. 维持剂量与首剂量的关系式为（　　）

4. 平均稳态血药浓度与给药剂量 X_0 的给药间隔 τ 的关系式为（　　）

参考答案

最佳选择题：1. E　2. D

配伍选择题：3. A　4. C

第七节　非线性药动学

考点 1　非线性药动学的特点

（1）药物的消除不呈现一级动力学特征，即消除动力学是非线性的。

（2）当剂量增加时，消除半衰期延长。

（3）AUC 和平均稳态血药浓度与剂量不成正比。

（4）其他可能竞争酶或载体系统的药物，影响其动力学过程。

【真题再现】

最佳选择题

关于非线性药物动力学特点的说法，正确的是（　）（2016 年，29）

A. 消除呈现一级动力学特征

B. AUC 与剂量成正比

C. 剂量增加，消除半衰期延长

D. 平均稳态血药浓度与剂量成正比

E. 剂量增加，消除速率常数恒定不变

答案：C

解析：非线性药动学的特点具非线性动力学特征药物的体内过程有以下特点：①药物的消除不呈现一级动力学特征，即消除动力学是非线性的；②当剂量增加时，消除半衰期延长；③AUC 和平均稳态血药浓度与剂量不成正比；④其他可能竞争酶或载体系统的药物，影响其动力学过程。

【强化练习】

多项选择题

非线性药动学的特点包括（　）

A. 药物的消除不呈现一级动力学特征，即消除动力学是非线性的

B. 当剂量增加时，消除半衰期减少

C. AUC 和平均稳态血药浓度与剂量不成正比

D. 其他可能竞争酶或载体系统的药物，影响其动力学过程

E. 以剂量对相应的血药浓度进行归一化，所得的曲线明显不重叠

参考答案

多项选择题：ABCD

考点 2　米氏方程

$$-\frac{\mathrm{d}C}{\mathrm{d}t}=\frac{V_{\mathrm{m}}\cdot C}{K_{\mathrm{m}}+C}$$

式中，$-\mathrm{d}C/\mathrm{d}t$ 为药物浓度在 t 时间的下降速度，V_{m} 为药物消除过程的理论最大速度，K_{m} 为 Michaelis 常数，简称米氏常数，是指药物消除速度为 V_{m} 一半时的血药浓度。

【强化练习】

最佳选择题

1. 非线性动力学参数中两个最重要的常数是（　）

A. K，V_{m}　B. K_{m}，V　C. K，V　D. K，CL　E. K_{m}，V_{m}

2. 以下关系式中，表示非线性药动学体内药物变化速度是（　）

A. $-\dfrac{\mathrm{d}C}{\mathrm{d}t}=\dfrac{V_{\mathrm{m}}\cdot C}{K_{\mathrm{m}}+C}$　　B. $C=\dfrac{k_0}{kV}(1-\mathrm{e}^{-kt})$

C. $C=\dfrac{k_aFX_0}{V(-k_a-k)}(\mathrm{e}^{-kt}-\mathrm{e}^{-k_at})$

D. $C=A\mathrm{e}^{-\alpha t}+B\mathrm{e}^{-\beta t}$　　E. $C=C_0\mathrm{e}^{-kt}$

参考答案

最佳选择题：1. E　2. A

第八节　统计矩分析在药动学中的应用

考点 1　统计矩的基本概念

1. **零阶矩**　血药浓度-时间曲线下面积定义为药时曲线的零阶矩：

$$\mathrm{AUC}=\int_0^{t^*}C\mathrm{d}t+\frac{C^*}{k}$$

曲线由零到 t^* 曲线下面积用梯形法求出。

2. **一阶矩**　药物在体内的平均滞留时间（mean residence time，MRT）即一阶矩可用下式定义：

$$\mathrm{MRT}=\frac{\mathrm{AUMC}}{\mathrm{AUC}}$$

3. **二阶矩**　平均滞留时间的方差（variance of mean residence time，VRT）为二阶矩，表示药物在体内滞留时间的变异程度，可表示如下：

$$\mathrm{VRT}=\int_0^\infty(t-\mathrm{MRT})^2C\mathrm{d}t\Big/\int_0^\infty C\mathrm{d}t$$

【真题再现】

配伍选择题

A. $\mathrm{MRT}=\dfrac{\mathrm{AUMC}}{\mathrm{AUC}}$

B. $C_{\mathrm{ss}}=\dfrac{k_0}{kV}$

C. $f_{ss} = 1 - e^{-kt}$

D. $C = \dfrac{k_0}{kV}(1 - e^{-kt})$

E. $\dfrac{dX_u}{dt} = k_e \cdot X_0 e^{-kt}$

1. 药物在体内的平均滞留时间的计算公式是（2015年，88）

答案：1. A

解析：药物在体内的平均滞留时间（mean residence time，MRT）即一阶矩。

A. 药物消除速率常数

B. 药物消除半衰期

C. 药物在体内的达峰时间

D. 药物在体内的峰浓度

E. 药物在体内的平均滞留时间

2. MRT 是指（2016年，90）

答案：2. E

解析：药物在体内的平均滞留时间（mean residence time，MRT）即一阶矩。

【强 化 练 习】

最佳选择题

1. 用统计矩法求出的药动学参数 MRT 是指（　　）

A. 药物消除速率常数

B. 药物在体内的平均滞留时间

C. 药物在体内的达峰时间

D. 药物在体内的峰浓度

E. 药物消除半衰期

配伍选择题

A. MRT　B. VRT　C. MAT　D. AUMC　E. AUC

2. 零阶矩（　　）

3. 一阶矩（　　）

4. 二阶矩（　　）

5. 平均吸收时间（　　）

多项选择题

6. 用统计矩法可求出的药动学参数有（　　）

A. F　B. k　C. CL　D. t_{max}　E. α

参考答案

最佳选择题：1. B

配伍选择题：2. E　3. A　4. B　5. C

多项选择题：6. ABC

第九节　给药方案设计与个体化给药

考点 1　给药方案设计及治疗药物监测

1. **给药方案设计**

（1）根据半衰期确定给药方案

$$X_0^* = 2X_0$$

其中，X 为首剂量，X_0 为维持剂量。

（2）根据平均稳态血药浓度制定给药方案

$$\overline{C}_{ss} = \frac{FX_0}{kV\tau}$$

（3）使稳态血药浓度控制在一定范围内的给药方案

$$\tau = \frac{1}{k} \cdot \ln \frac{C_{max}^{ss}}{C_{min}^{ss}}$$

（4）静脉滴注给药方案设计

$$k_0 = C_{ss}kV$$

2. **给药方案个体化方法**　比例法、一点法、重复一点法

3. **治疗药物监测**　有下列情况需进行血药浓度监测。

（1）个体差异很大的药物，即患者间有较大的药动学差异，如三环类抗抑郁药。

（2）具非线性动力学特征的药物，尤其是非线性特征发生在治疗剂量范围内，如苯妥英钠。

（3）治疗指数小、毒性反应强的药物，如强心苷类药、茶碱、锂盐、普鲁卡因胺等。

（4）毒性反应不易识别，用量不当或用量不足的临床反应难以识别的药物，如用地高辛控制心律失常时，药物过量也可引起心律失常。

（5）特殊人群用药，患有心、肝、肾、胃肠道疾病者，婴幼儿及老年人的动力学参数与正常人会有较大的差别，如肾功能不全的患者应用氨基糖苷类抗生素。

（6）常规剂量下没有疗效或出现毒性反应，测定血药浓度有助于分析原因。

（7）合并用药而出现的异常反应，药物之间的相互作用使药物在体内的吸收或消除发

生改变,因此需要通过监测血药浓度对剂量进行调整。

(8)长期用药,血药浓度可受各种因素的影响而发生变化,有的可在体内逐渐蓄积而发生毒性反应;也有的血药浓度反而降低,导致无效;需测定血药浓度,调整剂量。

(9)诊断和处理药物过量或中毒。

【强化练习】

最佳选择题

1. 拟定给药方案时,主要可以调节以下哪一项( )

A. $t_{1/2}$ 和 k　　B. C_{ss} 和 V　　C. X_0 和 τ

D. V 和 CL　　E. C_{max}^{ss} 和 C_{min}^{ss}

2. 根据半衰期进行给药方案设计时,下列说法错误的是( )

A. 对 $t_{1/2}$ 很短、治疗窗较窄的药物,可采用静脉滴注

B. 对 $t_{1/2}$ 很短的药物,需要根据治疗窗的大小选择给药方案

C. 对中速处置类药物,多采用给药间隔等于 $t_{1/2}$,且首次给予负荷剂量的方案

D. 当给药间隔 $<t_{1/2}$ 时,血药浓度波动大,当给药间隔 $>t_{1/2}$ 时,药物可能有蓄积

E. 对 $t_{1/2}$ 较长的药物,采用多次分量的给药方案

多项选择题

3. 关于给药方案的设计叙述正确的是( )

A. 当首剂量等于维持剂量的 2 倍时,血药浓度迅速能够达到稳态血药浓度

B. 当给药间隔等于药物半衰期时,体内药物浓度大约经 5~7 个半衰期达到稳态水平

C. 根据半衰期制定给药方案不适合半衰期过短或过长的药物

D. 根据平均稳态血药浓度制定给药方案,一般药物给药间隔为 1~2 个半衰期

E. 对于治疗窗非常窄的药物,采用静脉滴注方式给药

4. 治疗药物需进行血药浓度监测的情况包括( )

A. 个体差异很大的药物

B. 具非线性动力学特征的药物

C. 治疗指数大、毒性反应强的药物

D. 毒性反应不易识别的药物

E. 合并用药而出现异常反应

5. 给药方案个体化方法包括( )

A. 比例法　　B. 多元法　　C. 一点法

D. 重复一点法　　E. 二点法

参考答案

最佳选择题: 1. C　2. D

多项选择题: 3. ABCDE　4. ABDE　5. ACD

第十节　生物利用度与生物等效性

考点1　基本概念

1. 生物利用度(bioavailability,BA)是指药物被吸收进入血液循环的速度与程度。

生物利用度包括两方面的内容:生物利用速度与生物利用程度。生物利用速度即药物进入血液循环的快慢。常用血药浓度-时间曲线的达峰时间比较制剂间的吸收快慢,达峰时间短,药物吸收快。峰浓度亦与吸收速度有关,但它还与吸收的量有关。生物利用程度,即药物进入血液循环的多少,可通过血药浓度-时间曲线下的面积表示,因为它与药物吸收总量成正比。

2. 试验制剂(T)与参比制剂(R)的血药浓度-时间曲线下的面积的比率称相对生物利用度。当参比制剂是静脉注射剂时,则得到的比率称绝对生物利用度,因静脉注射给药药物全部进入血液循环。

相对生物利用度:

$$F = \frac{AUC_T}{AUC_R} \times 100\%$$

绝对生物利用度:

$$F = \frac{AUC_T}{AUC_{iv}} \times 100\%$$

【真题再现】

综合分析题

洛美沙星结构如下:

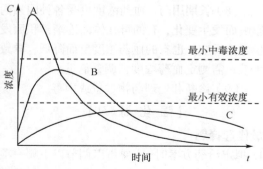

对该药进行人体生物利用度研究,采用静脉注射与口服给药方式,给药剂量均为400mg,静脉给药和口服给药的 AUC 分别为 40μg·h/ml 和 36μg·h/ml。

1. 基于上述信息分析,洛美沙星生物利用度计算正确的是（2015年，104）

A. 相对生物利用度为 55%

B. 绝对生物利用度为 55%

C. 相对生物利用度为 90%

D. 绝对生物利用度为 90%

E. 绝对生物利用度为 50%

答案：1. D

解析： 绝对生物利用度 =AUCT/AUC$_{iv}$×100%=36/40×100%=90%。

配伍选择题

A. 清除率 　　　　B. 速率常数

C. 生物半衰期 　　D. 绝对生物利用度

E. 相对生物利用度

2. 同一药物相同剂量的试验制剂 AUC 与参比制剂 AUC 的比值称为（2016年，87）

3. C_{max} 是指（2016年，89）

答案：2. E 　　3. D

解析：2. 题相对生物利用度（relatived bioavailability）是以其他非静脉途径给药的制剂（如片剂和口服溶液）为参比制剂获得的药物吸收进入体循环的相对量,是同一种药物不同制剂之间比较吸收程度与速度而得到的生物利用度。

3. 题制剂的生物利用度应该用峰浓度 C_{max}、达峰时间 t_{max} 和血药浓度-时间曲线下面积三个指标全面地评价,它们是制剂生物等效性评价的三个主要参数。

多项选择题

4. 三种药物的血药浓度-时间曲线如下图,对 A、B、C 三种药物的临床应用和生物利用度分析,正确的是（2015年，118）

A. 制剂 A 的吸收速度最慢

B. 制剂 A 的打峰时间最短

C. 制剂 A 可能引起中毒

D. 制剂 C 可能无治疗作用

E. 制剂 B 为较理想的药品

答案：4. BCDE

解析:图中 A、B、C 三种制剂具有相同的 AUC,但制剂 A 吸收快,达峰时间短,峰浓度大,已超过最小中毒浓度,因此临床上应用可能会出现中毒反应。制剂 B 达峰比制剂 A 稍慢,血药浓度有较长时间落在最小中毒浓度与最小有效浓度之间,因此可以得到较好的疗效。制剂 C 的血药浓度一直在最小有效浓度以下,所以在临床上可能无效。

【强化练习】

最佳选择题

1. 关于生物利用度的说法不正确的是（　　　　）

A. 是药物进入体循环的速度和程度,是一个相对的概念

B. 根据选择的参比制剂的不同分为绝对生物利用度和相对生物利用度

C. 完整表达一个药物的生物利用度需 t_{max}、C_{max}、AUC 三个参数

D. 生物利用度的程度是指与标准参比制剂相比,试验制剂中被吸收药物总量的相对比值

E. 与给药剂量和途径无关

2. 血管外给药的 AUC 与静脉注射给药的 AUC 的比值称为（　　　　）

A. 波动度 　　　　　　B. 相对生物利用度

C. 绝对生物利用度 　D. 脆碎度 　E. 絮凝度

3. 关于生物利用度的描述,哪一项是正确的（　　　　）

A. 所有制剂必须进行生物利用度检查

B. 生物利用度越高越好

C. 生物利用度与疗效无关

D. 生物利用度越低越好

E. 生物利用度相对固定,过大或过小均不利于医疗应用

配伍选择题

A. 相对生物利用度　　B. 绝对生物利用度

C. 生物等效性　D. 肠肝循环　E. 生物利用度

4. 反映其吸收程度和速度的主要药物动力学参数无统计学差异的是(　　　)

5. 反映剂型中的药物进入体循环的速度和程度的是(　　　)

6. 当参比制剂是静脉注射剂时,试验制剂与参比制剂 AUC 的比值代表(　　　)

多项选择题

7. 用于表达生物利用度的参数有(　　　)

A. F　B. V　C. t_{max}　D. CL　E. C_{max}

参考答案

最佳选择题：1. A　2. C　3. E

配伍选择题：4. C　5. E　6. B

多项选择题：7. CE

考点 2　生物等效性评价

　　生物等效性(bioequivalence,BE)是指一种药物的不同制剂在相同试验条件下,给以相同剂量,反映其吸收程度和速度的主要药动学参数无统计学差异。

　　生物等效性评价是对求得的生物利用度参数进行统计分析,血药浓度法的评价参数是 AUC、C_{max}、t_{max}。常用的统计分析方法有方差分析、双单侧检验、(1-2α)置信区间、贝叶斯分析等。

【真 题 再 现】

最佳选择题

不同企业生产一种药物不同制剂,处方和生产工艺可能不同,欲评价不同制剂间吸收速度和程度是否相同,应采用评价方法是(2015年,23)

A. 生物等效性试验

B. 微生物限度检查法

C. 血浆蛋白结合率测定法

D. 平均滞留时间比较法　E. 制剂稳定性实验

答案：A

解析：生物等效性(bioequivalence,BE)是指一种药物的不同制剂在相同试验条件下,给以相同剂量,反映其吸收程度和速度的主要药动学参数无统计学差异。

【强 化 练 习】

最佳选择题

1. 关于生物利用度和生物等效性试验设计的错误表述是(　　　)

A. 研究对象的选择条件为：年龄一般为 18～40 岁,体重为标准体重±10%的健康自愿受试者

B. 在进行相对生物利用度和生物等效性研究时,应首先选择国内外已上市相同剂型的市场主导制剂为标准参比制剂

C. 采用双周期交叉随机试验设计,两个试验周期之间的时间间隔不应少于药物的 10 个半衰期

D. 整个采样期时间至少应为 3～5 个半衰期或采样持续到血药浓度为 C_{max} 的 1/20～1/10

E. 服药剂量一般应与临床用药一致,受试制剂和参比制剂最好为等剂量

2. 关于生物等效性下列哪一种说法是正确的(　　　)

A. 两种产品在吸收的速度上没有差别

B. 两种产品在吸收程度上没有差别

C. 两种产品在吸收程度与速度上没有差别

D. 在相同实验条件下,相同剂量的药剂等效产品,他们吸收速度与程度没有显著差别

E. 两种产品在消除时间上没有差别

多项选择题

3. 生物等效性评价常用的统计分析方法包括(　　　)

A. 方差分析　B. 双单侧检验　　C. 卡方检验

D. (1-2α)置信区间　　　　　E. 贝叶斯分析

参考答案

最佳选择题：1. A　2. D

多项选择题：3. ABDE

单 元 测 试

一、最佳选择题

1. 关于房室模型的概念不正确的是(　　　)

A. 房室模型理论是通过建立一个数学模型来模拟机体

B. 单室模型是指药物进入体内后能迅速在血

液与各组织脏器之间达到动态平衡

C. 房室模型中的房室数一般不宜多于三个

D. 房室概念具有生理学和解剖学的意义

E. 房室模型中的房室划分依据药物在体内各组织或器官的转运速率而确定的

2. 房室模型中的"房室"划分依据是（　　）

A. 以生理解剖部位划分

B. 以速度论的观点，即以药物分布的速度与完成分布所需时间划分

C. 以血流速度划分

D. 以药物与组织亲和性划分

E. 以药物进入血液循环系统的速度划分

3. 下列关于药动学参数的说法错误的是（　　）

A. 速率常数是描述速率过程变化快慢的重要参数

B. 一级速率常数的单位为"时间"的倒数，如 min^{-1} 或 h^{-1}

C. 清除率即单位时间内从体内消除的药物表观分布容积

D. 生物半衰期是衡量药物从体内消除快慢的指标

E. 零级速率常数单位是"时间·浓度$^{-1}$"

4. 关于清除率的叙述，错误的是（　　）

A. 清除率没有明确的生理学意义

B. 清除率的表达式为 $CL=kV$

C. 清除率包括了速度与容积两种要素，在研究生理模型时是不可缺少的参数

D. 清除率的表达式为 $CL=(-dX/dt)/C$

E. 清除率是机体或机体某一部位在单位时间内清除掉相当于多少体积的血液中的药物

5. 假设药物消除符合一级动力学过程，需要多少个 $t_{1/2}$ 可以药物消除 99.9%（　　）

A. $4\ t_{1/2}$　　　　B. $6\ t_{1/2}$　　　　C. $8\ t_{1/2}$

D. $10\ t_{1/2}$　　　　E. $12\ t_{1/2}$

6. 单室模型静脉注射给药，其血药浓度随时间变化的关系式为（　　）

A. $\dfrac{dX_u}{dt} = k_e \cdot X_0 e^{-kt}$

B. $C = \dfrac{k_0}{kV}(1-e^{-kt})$

C. $C = \dfrac{k_a F X_0}{V(k_a - k)}(e^{-kt} - e^{-k_a t})$

D. $C = Ae^{-\alpha t} + Be^{-\beta t}$　　　E. $C = C_0 e^{-kt}$

7. 静脉注射某药，X_0=60mg，若初始血药浓度为 10μg/ml，其表观分布容积 V 是（　　）

A. 1L　B. 3L　C. 6L　D. 12L　E. 15L

8. 单室模型静脉注射的描述错误的是（　　）

A. 单室模型静脉注射的药动学方程为：$C=C_0 e^{-kt}$

B. 单室模型静脉注射给药血药浓度的对数-时间图是一条直线

C. 药物的生物半衰期与消除速率常数成正比

D. 单室模型静脉注射给药，药物消除 90%所需时间为 $3.32 t_{1/2}$

E. 药物的消除速度与该时刻体内的药物量成正比

9. 给某患者静脉注射某单室模型药物，剂量 1000mg，消除速率常数为 $0.3123h^{-1}$，则该药的 $t_{1/2}$ 为（　　）

A. 3.22h　B. 2.22h　C. 1.22h　D. 2h　E. 12h

10. 静脉滴注给药达到稳态血药浓度 99%所需半衰期的个数为（　　）

A. 8　B. 6.64　C. 5　D. 3.32　E. 1

11. 单室模型药物恒速静脉滴注给药，达稳态血药浓度 75%。所需的滴注给药时间（　　）

A. 1 个半衰期　B. 2 个半衰期　C. 3 个半衰期

D. 4 个半衰期　E. 5 个半衰期

12. 静脉滴注单室模型药物的稳态血药浓度主要决定于（　　）

A. k　B. $t_{1/2}$　C. CL　D. k_0　E. V

13. 单室模型的药物恒速静脉滴注 3 个半衰期，血药浓度达稳态时的（　　）

A. 50%　B. 75%　C. 88%　D. 90%　E. 95%

14. 以近似生物半衰期的时间间隔给药，为了迅速达到稳态血药浓度，应将首次剂量（　　）

A. 增加 0.5 倍　　　B. 增加 1 倍

C. 增加 2 倍　D. 增加 3 倍　E. 增加 4 倍

15. 为迅速达到稳态血药浓度，可采取下列哪一个措施（　　）

A. 每次用药量加倍　　　B. 缩短给药间隔时间

C. 每次用药量减半　　　D. 延长给药间隔时间

E. 首次剂量加倍，而后按其原来的间隔时间给予原剂量

16. 表示尿药速度法的尿药排泄速度与时间的

关系式是（ ）

A. $\lg C=（-k/2.303）t+\lg C_0$

B. $\dfrac{dX_u}{dt}=k_e \cdot X_0 e^{-kt}$ C. $C=k_0/kV（1-e^{-kt}）$

D. $C=A\cdot e^{-\alpha t}+B\cdot e^{-\beta t}$ E. $dC/dt=V_m\cdot C/K_m+C$

17. 关于双室模型的说法不正确的是（ ）

A. 双室模型有周边室和中央室构成

B. 中央室的血液较周边室快

C. 药物消除发生在中央室

D. 药物消除发生在周边室

E. 药物优先分布在血流丰富的组织和器官中

18. 关于多剂量给药血药浓度的波动程度表述不正确的是（ ）

A. 有效血药浓度范围很窄的药物，血药浓度波动过大，易引起中毒

B. 波动百分数可以衡量血药浓度的波动程度

C. 波动度可以衡量血药浓度的波动程度

D. 血药浓度变化率可以衡量血药浓度的波动程度

E. 重复给药达到稳态时，稳态血药浓度 C_{ss} 恒定不变

19. 单室模型血管外给药中的吸收速率常数的计算可采用（ ）

A. 残数法 B. 对数法 C. 速度法

D. 统计矩法 E. 以上都不是

20. 单室模型口服给药用残数法求 k_a 的前提条件是（ ）

A. $k=k_a$，且 t 足够大 B. $k\gg k_a$，且 t 足够大

C. $k\ll k_a$，且 t 足够大 D. $k\gg k_a$，且 t 足够小

E. $k\ll k_a$，且 t 足够小

21. 关于非线性药物动力学的特征，表述正确的是（ ）

A. 药物的生物半衰期与剂量无关

B. 当 C 远大于 K_m 时，血药浓度下降的速度与药物浓度无关

C. 稳态血药浓度与给药剂量成正比

D. 药物代谢物的组成、比例不因剂量变化而变化

E. 血药浓度-时间曲线下面积与剂量成正比

22. 关于生物半衰期的叙述错误的是（ ）

A. 肾功能、肝功能低下者，药物生物半衰期延长

B. 体内药量或血药浓度下降一半所需要的时间

C. 正常人的生物半衰期基本相似

D. 药物的生物半衰期可以衡量药物消除速度的快慢

E. 具有相似药理作用、结构类似的药物，其生物半衰期相差不大

23. 用统计矩估算的药物动力学参数主要的计算依据为（ ）

A. 稳态时的分布容积 B. 平均稳态血药浓度

C. 峰浓度 D. 达峰时间

E. 血药浓度-时间曲线下面积

24. 研究 TDM 的临床意义不包括（ ）

A. 监督临床用药

B. 研究药物在体内的代谢变化

C. 研究治疗无效的原因

D. 确定患者是否按医嘱服药

E. 研究合并用药的影响

25. 不需要进行血药浓度监测的药物是（ ）

A. 长期用药

B. 治疗指数大、毒性反应小的药物

C. 具非线性药动学特征的药物

D. 个体差异大的药物 E. 特殊用药人群

26. 关于生物利用度测定方法叙述正确的有（ ）

A. 采用双周期随机交叉试验设计

B. 洗净期为药物的 3～5 个半衰期

C. 整个采样时间至少 7 个半衰期

D. 多剂量给药计划要连续测定 3 天的峰浓度

E. 所用剂量不得超过临床最大剂量

27. 以静脉注射给药为标准参比制剂求得的生物利用度称为（ ）

A. 静脉生物利用度 B. 相对生物利用度

C. 绝对生物利用度 D. 生物利用度

E. 参比生物利用度

28. 需进行生物利用度研究的药物不包括（ ）

A. 用于预防、治疗严重疾病及治疗剂量与中毒剂量接近的药物

B. 剂量-反应曲线陡峭或具不良反应的药物

C. 溶解速度缓慢、相对不溶解或在胃肠道成为不溶性的药物

D. 溶解速度不受粒子大小、多晶型等影响的药物制剂

E. 制剂中的辅料能改变主药特性的药物制剂

29. 下列关于生物利用度的描述正确的是（　　）

A. 饭后服用维生素 B_2 将使生物利用度降低

B. 无定型药物的生物利用度大于稳定型的生物利用度

C. 药物微粉化后都能增加生物利用度

D. 药物的脂溶性越大，生物利用度越差

E. 药物的水溶性越大，生物利用度越好

二、配伍选择题

A. 清除率　　B. 表观分布容积

C. 二室模型　D. 单室模型　E. 房室模型

30. 机体或机体的某些消除器官在单位时间内清除掉相当于多少体积的流经血液中的药物（　　）

31. 把机体看成药物分布速度不同的两个单元组成的体系（　　）

32. 用数学模拟药物在体内吸收、分布、代谢和排泄的速度过程而建立起来的数学模型（　　）

A. 肠肝循环　　B. 生物利用度

C. 生物半衰期　D. 表观分布容积

E. 单室模型药物

33. 在体内各组织器官中迅速分布并迅速达到动态分布平衡的药物是（　　）

34. 药物随胆汁进入小肠后被小肠重吸收的现象是（　　）

35. 服用药物后，主药到达体循环的相对数量和相对速度是（　　）

36. 体内药量 X 与血药浓度 C 的比值是（　　）

A. 单室模型静脉注射给药血药浓度随时间变化的方程

B. 单室模型静脉滴注给药血药浓度随时间变化的方程

C. 单室模型静脉注射给药血药浓度-时间曲线下面积

D. 双室模型静脉注射给药血药浓度与时间的方程

E. 单室模型静脉滴注的稳态血药浓度方程

37. $C = Ae^{-\alpha t} + Be^{-\beta t}$ （　　）

38. $C_{ss}=k_0/kV$ （　　）

39. $C = \dfrac{k_0}{KV}(1-e^{-kt})$ （　　）

A. K_m　B. C_{ss}　C. k_0　D. V_m　E. f_{ss}

40. 稳态血药浓度是（　　）

41. 米氏常数是（　　）

42. 达坪分数是（　　）

43. 零级静脉滴注速度是（　　）

A. $X_0^* = 2X_0$　　B. $C = \dfrac{k_0}{kV}(1-e^{-kt})$

C. $X_0^* = X_0 \dfrac{1}{(1-e^{-k\tau})}$　D. $X_0^* = C_{ss}V$

E. $C = C_0 e^{-kt}$

44. 单室模型静脉注射给药，体内药量随时间变化关系式是（　　）

45. 单室模型多剂量静脉注射给药，首剂量与维持剂量的关系式是（　　）

46. 单室模型静脉滴注和静脉注射联合用药，首剂量（负荷剂量）的计算公式是（　　）

A. 单室单剂量血管外给药 c-t 关系式

B. 单室单剂量静脉滴注给药 c-t 关系式

C. 单室单剂量静脉注射给药 c-t 关系式

D. 单室多剂量静脉注射给药 c-t 关系式

E. 多剂量函数

以下关系式代表

47. $C = C_0 e^{-kt}$ （　　）

48. $C = \dfrac{k_0}{kV}(1-e^{-kt})$ （　　）

49. $C = \dfrac{k_a F X_0}{V(k_a-k)}(e^{-kt} - e^{-k_a t})$ （　　）

50. $C_n = \dfrac{X_0}{v}\left(\dfrac{1-e^{-nk\tau}}{1-e^{-k\tau}}\right)e^{-kt}$ （　　）

A. V_d　B. CL　C. C_{max}　D. AUC　E. C_{ss}

51. 评价指标"表观分布容积"可用英文缩写表示为（　　）

52. 评价指标"稳态血药浓度"可用英文缩写表示为（　　）

53. 评价指标"药时曲线下面积"可用英文缩写表示为（　　）

54. 评价指标"清除率"可用英文缩写表示为（　　）

A. CL=kV　B. $t_{1/2}$=0.693/k　C. GFR
D. $V=X_0/C_0$　E. AUC=FX_0/Vk

55. 生物半衰期（　　）
56. 表观分布容积（　　）
57. 清除率（　　）
A. 甲药　B. 乙药　C. 丙药　D. 丁药　E. 一样

三、综合分析题

甲、乙、丙、丁四种药物的表观分布容积（V）分别为25L、20L、15L、10L，现各分别静脉注射1g，注毕立即取血样测定药物浓度，试问：

58. 血药浓度最高的是（　　）
59. 在体内分布体积最广的是（　　）
60. 血药浓度最小的是（　　）
61. 在体内分布体积最小的是（　　）
静脉注射某药，X_0=60mg，具有一级消除过程，消除速度常数为 0.3465h^{-1}，初始血药浓度为10μg/ml。

62. 生物半衰期为（　　）
A. 10h　B. 8h　C. 6h　D. 4h　E. 2h
63. 表观分布容积为（　　）
A. 5L　B. 6L　C. 15L　D. 20L　E. 30L

四、多项选择题

64. 下列有关药物表观分布容积的叙述中正确的是（　　）
A. 表观分布容积大，表明药物在血浆中浓度小
B. 表观分布容积表明药物在体内分布的实际容积
C. 表观分布容积有可能超过体液量
D. 表观分布容积的单位是升或升/千克
E. 表观分布容积具有生理学意义
65. 关于非线性药动学的特点，表述正确的是（　　）
A. 平均稳态血药浓度与剂量成正比
B. AUC 与剂量不成正比
C. 药物消除半衰期随剂量增加而延长
D. 药物的消除不呈现一级动力学特征，即是非线性的

E. 其他药物可能竞争酶或载体系统，其动力学过程可能受合并用药的影响
66. 用统计矩法可求出的药动学参数有（　　）
A. V_{ss}　B. $t_{1/2}$　C. CL　D. t_{max}　E. α
67. 给药方案设计的一般原则应包括（　　）
A. 安全范围广的药物不需要严格的给药方案
B. 对于治疗指数小的药物，需要制定个体化给药方案
C. 对于表现出非线性动力学特征的药物，需要制定个体化给药方案
D. 给药方案设计和调整，常需要进行血药浓度监测
E. 给药方案设计和调整，需要在临床治疗以前进行
68. 影响给药方案的因素有（　　）
A. 药物的药理活性　　B. 给药时间
C. 药动学特征　　　　D. 患者的个体因素
E. 给药剂量
69. 影响生物利用度的因素是（　　）
A. 药物的化学稳定性
B. 药物在胃肠道中的分解
C. 肝脏的首过效应　　D. 制剂处方组成
E. 非线性特征药物

参考答案
最佳选择题：1. D　2. B　3. E　4. A　5. D　6. E　7. C　8. C　9. B　10. B　11. B　12. C　13. C　14. B　15. E　16. B　17. D　18. E　19. A　20. C　21. B　22. E　23. E　24. C　25. B　26. A　27. C　28. D　29. B

配伍选择题：30. A　31. C　32. E　33. E　34. A　35. B　36. C　37. D　38. E　39. D　40. B　41. A　42. E　43. C　44. A　45. C　46. D　47. C　48. B　49. A　50. D　51. A　52. E　53. B　54. D　55. D　56. C　57. A

综合分析题：58. D　59. A　60. A　61. D　62. E　63. B

多项选择题：64. ACD　65. BCDE　66. ABC　67. ABCD　68. ACD　69. BCDE

第十章 药品质量与药品标准

章 节 概 述

本章是药学分析部分的内容，依据历年的考试分析来看，本章占用的分值约为 5 分左右，分值为整个科目的 4%。虽然本章分值占比不高，但是内容较多，考察的范围较广，因此，应作为重点关注的复习章节。

本章共计 2 个小节，分值占比相差不大，第 1 节主要是掌握中国药典中凡例、正文中的相关内容，第 2 节主要是掌握药物检测的项目及体内药物的检测的种类。

章节	内容	分值
第一节	药品标准与药典	2分
第二节	药品质量检验与体内药物检测	3分
合计		5分

第一节 药品标准与药典

考点1 药品标准（国家、国际）

1. **国家药品标准** 包括《中华人民共和国药典》、《药品标准》和药品注册标准。

2. **国际药品标准**

（1）《美国药典》（美国药典-国家处方集）：缩写 USP 或 USP-NF

（2）《英国药典》：缩写 BP。

（3）《欧洲药典》：缩写 EP 或 Ph.Eur.。

（4）《日本药局方》：缩写 JP。

（5）《中华人民共和国药典》：简称《中国药典》，缩写 ChP。

3. **《中国药典》** 由一部、二部、三部、四部及增补本组成。

（1）一部收载药材和饮片、植物油脂和提取物、成方制剂和单味制剂。

（2）二部分为两部分，第一部分收载化学药、抗生素、生化药品及各类药物制剂（列于原料药之后），第二部分收载放射性药物制剂。

（3）三部收载生物制品，包括：生物制品通则、总论、各论（正文品种）、通则（包括制剂通则、通用方法、技术指南）。

（4）四部收载通则和药用辅料（通则包括：制剂通则、通用方法/检测方法与指导原则）。

【真 题 再 现】

配伍选择题

A. BP　B. USP　C. ChP　D. EP　E. NF

1. 美国药典的缩写（2015 年，89）

2. 英国药典的缩写（2015 年，90）

答案：1. B　2. A

解析：1. 题《美国药典》全称为 The United States Pharmacopeia，缩写为 USP，由美国药典委员会编辑出版。2. 题《英国药典》（British Pharmacopoeia，缩写为 BP）由英国药典委员会编制，是英国制药标准的唯一法定来源。

【强 化 练 习】

配伍选择题

A. JP　B. USP　C. BP　D. ChP　E. Ph.Eur.

（以下各国药典的缩写是）

1. 美国药典（　　）

2. 日本药局方（　　）

3. 欧洲药典（　　）

4. 中国药典（　　）

5. 英国药典（　　）

参考答案

配伍选择题：1. B　2. A　3. E　4. D　5. C

考点2 凡例

1. **项目与要求**

（1）规格：即制剂的标示量，系指每一支、片或其他每一单位制剂中含有主药的重量（或效价）或含量（%）或装量。注射液项下，如为"1ml：10mg"，系指注射液装量为 1ml，其中含有主药 10mg。对于列有处方或标有浓度的制剂，也可同时规定装量规格。

（2）贮藏

遮光系指用不透光的容器包装，例如棕色容器或黑纸包裹的无色透明、半透明容器。

避光系指避免日光直射。

密闭系指将容器密闭，以防止尘土及异物进入。

密封系指将容器密封以防止风化、吸潮、挥发或异物进入。

熔封或严封系指将容器熔封或用适宜的材料严封，以防止空气与水分的侵入并防止污染。

阴凉处系指贮藏处温度不超过20℃。

凉暗处系指 C 藏处避光并温度不超过20℃。

冷处系指贮藏处温度为2～10℃。

常温系指温度为10～30℃。

除另有规定外，贮藏项下未规定贮藏温度的一般系指常温。

2. 限度　原料药的含量（%），除另有注明者外，均按重量计。如规定上限为100%以上时，系指用药典规定的分析方法测定时可能达到的数值，它为药典规定的限度或允许偏差，并非真实含有量；如未规定上限时，系指不超过101.0%。

3. 标准物质　标准品与对照品系指用于鉴别、检查、含量测定的标准物质。

标准品系指用于生物检定或效价测定的标准物质，其特性量值一般按效价单位（或μg）计，以国际标准品标定。

对照品系指采用物理化学方法进行鉴别、检查或含量测定时使用的标准物质，其特性量值一般按纯度计。

4. 计量（见下表）

名称	单位
长度	米（m），分米（dm），厘米（cm），毫米（mm），微米（μm），纳米（nm）
体积	升（L），毫升（ml），微升（μl）
质（重）量	千克（kg），克（g），毫克（mg），微克（μg），纳克（ng），皮克（pg）
压力	兆帕（MPa），千帕（kPa），帕（Pa）
动力黏度	帕秒（Pa·s）、毫帕秒（mPa·s）

名称	单位
运动黏度	平方毫米每秒（mm^2/s），平方米每秒（m^2/s）
波数	厘米的倒数（cm^{-1}）
密度	千克每立方米（kg/m^3），克每立方厘米（g/cm^3）
放射性活度	吉贝可（GBq），兆贝可（MBq），千贝可（kBq），贝可（Bq）

5. 精确度（见下表）

称取重量（g）	可称取重量范围（g）
0.1	0.06～0.14
2	1.5～2.5
2.0	1.95～2.05
2.00	1.995～2.005

称定：称取重量应准确至所取重量的百分之一。

精密称定：称取重量应准确至所取重量的千分之一。

精密量取：精密量取。

取用量为"约"若干：指该量不得超过规定量的±10%。

恒重：指供试品经连续两次干燥或炽灼后的重量差异在0.3mg以下的重量。

干燥至恒重的第二次及以后各次称重：均应在规定条件下继续干燥1小时后进行。

炽灼至恒重的第二次及以后各次称重：应在继续炽灼30分钟后进行。

考点3　正文

1. 含量或效价的规定

（1）对于原料药，用"含量测定"的药品，其含量限度均用有效物质所占的百分数（%）

表示，此百分数，除另有注明者外，均系指重量百分数。

（2）为了能正确反映药品的含量，一般应通过检查项下的"干燥失重"或"水分"，将药品的含量换算成干燥品的含量。

（3）用"效价测定"的抗生素或生化药品，其含量限度用效价单位表示。

（4）对于制剂，含量（效价）的限度一般用含量占标示量的百分率表示。

2. 性状

（1）溶解度：分为"极易溶解"、"易溶"、"溶解"、"略溶"、"微溶"、"极微溶解"、"几乎不溶或不溶"等7种。如"极易溶解"，是指溶质 1g（ml）能在溶剂不到 1ml 中溶解；"几乎不溶或不溶"是指溶质 1g（ml）在溶剂 10 000ml 中不能完全溶解。

（2）物理常数：主要有相对密度、馏程、熔点、凝点、比旋度、折光率、黏度、吸收系数、碘值、皂化值和酸值。

3. 鉴别

鉴别是指用规定的试验方法辨识药品与名称的一致性，即辨别药品的真伪。

如阿司匹林的鉴别：①加热水解后与 $FeCl_3$ 反应生成紫堇色化合物；②碱水解后再酸化析出水杨酸沉淀及醋酸臭味；③红外光谱法鉴别（IR）。

4. 检查（见下表）

检查	项目
安全性检查	"异常毒性"、"热原"、"细菌内毒素"、"无菌"、"升压物质"、"降压物质"及"过敏反应"
有效性检查	和药物的疗效有关、但不能通过其他分析有效控制的项目。如抗酸药检查"制酸力"；含氟或乙炔基的要检查"含氟量"和"乙炔基"；难溶性药物微粉化后检查"粒度"；片剂检查"崩解时限"或"溶出度"
均一性检查	制剂均匀程度，如片剂等固体制剂的"重量差异"、"含量均匀度"
纯度检查	对药品中的杂质进行检查，一般为限量检查。如"游离水杨酸"不得过 0.1%；"干燥失重"减失重量不得过 0.5%

5. 含量和效价测定（见下表）

测定方法	特点	适用范围	分类
化学分析法	精密度高，准确性好	原料药	酸碱滴定、氧化还原滴定
仪器分析法	灵敏度高、专属性强	药物制剂	紫外/荧光/原子吸收分光光度法；高效液相/气相色谱法
生物活性测定法	根据药品对微生物作用强度测定效价	抗生素	生物/微生物检定法

【真 题 再 现】

最佳选择题

1. 对《中国药典》规定的项目与要求的理解，错误的是（2015年，34）

A. 如果注射剂规格为"1ml：10mg"，是指每支装药量为 1ml，含有主药 10mg

B. 如果片剂规格为"0.1g"，指的是每片中含有主药 0.1g

C. 贮藏条件为"密闭"，是指容器密闭，以防止尘土及异物进入

D. 贮藏条件为"遮光"，是指用不透光的容器包装

E. 贮藏条件为"在阴凉处保存"，是指保存温度不超过10℃

答案：1. E

解析：规格即制剂的标示量，系指每一支、片或其他每一单位制剂中含有主药的重量（或效价）或含量（%）或装量。注射液项下，如为"1ml：10mg"，系指注射液装量为 1ml，其中含有主药 10mg。对于列有处方或标有浓度的制剂，也可同时规定装量规格。

2. 中国药典对药品质量标准中含量（效价）限度的说法，错误的是（2016年，32）

A. 原料药的含量限度是指有效物质所占百

分比

B. 制剂含量限度一般用含量占标示量的百分率表示

C. 制剂效价限度一般用效价占标示量的百分率表示

D. 抗生素效价限度一般用重量单位（mg）表示

E. 原料药含量测定的百分比一般是指重量百分比

答案：2. D

解析：用"效价测定"的抗生素或生化药品，其含量限度用效价单位表示。

多项选择题

3. 药品标准正文内容,除收载有名称、结构式、分子式、分子量与性状外,还收载有（2016年, 116）

A. 鉴别　B. 检查　C. 含量测定

D. 药动学参数　　E. 不良反应

答案：3. ABC

解析：药典的正文内容：品名、有机药物的结构式、分子式与分子量、来源或有机药物的化学名称、含量或效价测定、来源或有机药物的化学名称、含量或效价规定、处方、制法、形状、鉴别、检查、含量或效价测定、类别、规格、贮藏、制剂及杂质信息。

【强化练习】

最佳选择题

1. 为正确使用《中国药典》进行药品质量检定的基本原则是（　　）

A. 凡例　B. 正文　C. 附录　D. 索引　E. 总则

2. 《中国药典》规定,称取"2.0g"是指称取（　　）

A. 1.5～2.5g　B. 1.95～2.05g　　C. 1.4～2.4g

D. 1.995～2.005g　　　　E. 1.94～2.06g

3. 《中国药典》（二部）中规定,"贮藏"项下的冷处是指（　　）

A. 不超过20℃　B. 避光并不超过20℃

C. 0～5℃　D. 2～10℃　E. 10～30℃

4. 在药品质量标准中,药品的外观、臭、味等内容归属的项目为（　　）

A. 性状　　B. 鉴别　　　C. 检查

D. 含量测定　　E. 类别

5. 国家药品标准中原料药的含量（％）如未规定上限时,系指不超过（　　）

A. 98.0%　　B. 99.0%　　C. 100.0%

D. 101.0%　　E. 102.0%

参考答案

最佳选择题：1. A　2. B　3. D　4. A　5. D

第二节　药品质量检验与体内药物检测

考点1　取样

1. 取样的单元数（即实施取样的包装件数 n）因产品类别和批量的不同而不同。

原料药的 n 根据实施取样批药品的包装件数（N）确定。

①当 $n \leqslant 100$ 时,按《药品抽样指导原则》的列表数目取样。

②当 $n > 100$ 时,实施取样的包装件数 $n = \sqrt{N}$。

2. 制剂的取样单元数根据最终的样品数确定。

（1）如需抽取的最终样品数少于6个最小包装时,应当从相应数量的取样单元中抽取。例如,须收取4个最小包装,应当从4件包装中各取1个最小包装。

（2）如需抽取的最终样品数等于或多于6个最小包装,则应从6个取样单元中抽取,并且从各取样单元中抽取的最小包装数应大致相等。例如,须抽取12个最小包装,应当从6件包装中各取2个最小包装。

考点2　药品检验

1. **性状**　物理常数测定法。

（1）熔点测定法：条件为遇热晶型不转化,初熔点与全熔点易区分的药品。见下表。

方法	测定范围	例子
第一法	测定易粉碎固体药品（多数药物）	普鲁卡因、硫酸阿托品

续表

方法	测定范围	例子
第二法	测定不易粉碎固体药品	脂肪、脂肪酸、石蜡、羊毛脂等
第三法	测定凡士林或其他类似物	乙琥胺

（2）旋光度测定法：比旋度：偏振光透过

长 1dm，且每 1dm 中含有旋光性物质 1g 的溶液，在一定波长与温度下，测得的旋光度称为比旋度，以 $[\alpha]_D^t$ 表示。

《中国药典》规定，除另有规定外，测定温度为 20℃，测定管长度为 1dm，使用钠光谱的 D 线作为光源，在此条件下测定的比旋度用 $[\alpha]_D^{20}$ 表示。

2. 鉴别

（1）化学鉴别法见下表。

反应类型	反应条件	例子
颜色反应	三氯化铁反应 —→ 紫堇色	对乙酰氨基酚（酚羟基）、阿司匹林
	重氮化反应：芳伯氨基+亚硝酸钠	磺胺甲噁唑
	双缩脲反应：氨基醇+硫酸铜 —→ 蓝色	盐酸麻黄碱
	Vitali 反应：莨菪酸+醇制氢氧化钾 —→ 深紫色	硫酸阿托品
	Marquis 反应：异喹啉类生物碱+甲醛-硫酸试液 —→ 紫堇色	吗啡
	硫色素反应：维生素 B_1+铁氰化钾 —→ 蓝色荧光的硫色素	维生素 B_1
	氧化还原褪色：①司可巴比妥使碘褪色；②维生素 C 使二氯靛酚钠褪色	
沉淀反应	丙二酰脲的银盐反应	苯巴比妥
	斐林试剂反应：葡萄糖+碱性酒石酸铜 —→ 红色沉淀（氧化亚铜）	葡萄糖
气体生成反应	尼可刹米+氢氧化钠共热 —→ 二乙胺臭气，使湿润的红色石蕊试纸变蓝色	
焰色反应	钾紫、钠黄、钙砖红、钡黄绿	

（2）光谱鉴别法

1）紫外-可见分光光度法：波长范围为 200～760nm，用于药物鉴别的通常是紫外吸收光谱（200～400nm）。如布洛芬的 0.4%氢氧化钠溶液，在 265nm 与 273nm 的波长处有最大吸收，在 245nm 与 271nm 的波长处有最小吸收，在 259nm 的波长处有一肩峰。

2）红外分光光度法（IR）波长范围为 2.5～25μm（4000～400cm^{-1}）。

典型化学基团的红外吸收特征峰见下表。

峰位（cm^{-1}）	峰强	振动形式	归属基团或化学键
3750～3000	强	v_{OH}、v_{NH}	O—H、N—H
3300～3000	弱～中等	$v_{\equiv CH}$、$v_{=CH}$、v_{ArH}	$\equiv$C—H、$=$C—H、Ar—H
3000～2700	弱～强	v_{-CH}	C—H（烷基）、—CHO

续表

峰位（cm⁻¹）	峰强	振动形式	归属基团或化学键
2400～2100	弱～中等	$v_{C≡C}$、$v_{C≡N}$	C≡C、C≡N
1900～1650	强	$v_{C=O}$	C=O（醛、酮、羧酸及其衍生物）
1670～1500	中等～强	$v_{C=C}$、$v_{C=N}$、$δ_{N-H}$	C=C、C=N、N—H
1300～1000	强	v_{C-O}	C—O（醚、酯、羧酸）
1000～650	中等～强	$δ_{=C-H}$、$δ_{Ar-H}$	不同取代形式双键、苯环

（3）色谱鉴别法

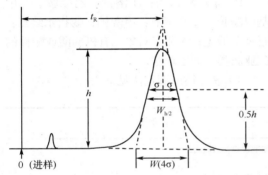

色谱图及色谱峰参数示意图

常用术语：

1）保留时间（t_R）：从进样开始到组分色谱峰顶点的时间间隔称为该组分的保留时间，单位通常为分钟（min）。

2）半高峰宽（$W_{h/2}$）：峰高一半处的峰宽称为半高峰宽，与标准差 $σ$（色谱峰上的拐点，即 0.607 倍峰高处至峰高垂线间的距离）的关系为：$W_{h/2}=2.355σ$。

3）峰宽（W）：通过色谱峰两侧的拐点作切线，在基线上的截距称为峰宽，或称基线宽度，$W=4σ$ 或 $W=1.699W_{h/2}$。

4）峰高（h）：组分色谱峰顶点至时间轴的垂直距离称为峰高，单位通常为毫伏（mV）。

5）峰面积（A）：组分色谱峰与基线围成的区域的面积称为峰面积，单位通常为毫伏·秒（mV·s）。

上述各项参数中，保留时间主要用于组分的鉴别；半高峰宽或峰宽主要用于色谱柱柱效的评价；峰高或峰面积主要用于组分的含量测定。

3．纯度检查（见下表）

检查方法	检查项目	例子
化学分析法	溶液澄清度	阿司匹林酯类杂质不溶于碳酸钠
	重金属检查	硫代乙酰胺法：重金属杂质在 pH 3.5 的醋酸盐缓冲液中与显色剂硫代乙酰胺反应呈黄褐色
	炽灼残渣	阿司匹林 700～800℃炽灼后，以残留的无机盐类的重量限制金属性杂质的量
光谱分析法	紫外-可见分光光度法	①肾上腺素检查：酮体　②地蒽酚检查：二羟基蒽醌
	旋光度检查	硫酸阿托品特殊杂质：莨菪碱
色谱法	薄层色谱法	杂质对照法：供试品溶液和杂质对照品比较（浓度符合限度）
		自身稀释对照法：供试品液和自身供试品稀释液（稀释到规定限度）

续表

检查方法	检查项目	例子
色谱法	高效液相色谱法	内标法、外标法、加（不加）校正因子主成分自身对照法、面积归一化法
	气相色谱法	内标法、外标法、标准加入法

4. 含量与效价测定

（1）滴定分析法

1）酸碱滴定法

A. 酸性指示剂：甲基橙、溴酚蓝、溴甲酚绿、甲基红。

B. 碱性指示剂：溴百里酚蓝、酚红、酚酞、百里酚酞。

2）非水溶液滴定法

A. 非水碱量法

①溶剂：冰醋酸或冰醋酸-醋酐；②滴定液：高氯酸的冰醋酸溶液；③指示终点：结晶紫、电位法；④测定对象：有机弱碱及其氢卤酸盐、硫酸盐、磷酸盐、有机酸盐，以及有机酸的碱金属盐，如地西泮、肾上腺素、盐酸麻黄碱、硫酸阿托品、水杨酸钠、枸橼酸钾。

B. 非水酸量法：①溶剂：乙二胺、二甲基甲酰胺；②滴定液：甲醇钠；③指示终点：麝香草酚蓝；④测定对象：有机弱酸或酸性的酰亚胺类，如乙琥胺。

3）氧化还原滴定法见下表。

滴定方法	原理		例子
碘量法	直接碘量法		如维生素C、二巯丙醇
	间接碘量法	置换碘量法	氧化性药物
		剩余碘量法	还原性或生物碱类药物，如复方对乙酰氨基酚片中的咖啡因
铈量法	硫酸铈 Ce（SO$_4$）$_2$ 滴定还原性药物		金属低价化合物或还原性药物：硫酸亚铁片、葡萄糖酸亚铁及其制剂、富马酸亚铁及其制剂、硝苯地平等
亚硝酸钠滴定法	亚硝酸钠滴定液在盐酸溶液中与芳伯胺基定量发生重氮化反应		含有芳伯胺基（潜在的）的药物：盐酸普鲁卡因

（2）紫外-可见分光光度法：用于药物含量测定的方法主要有吸收系数法和对照品比较法（各国药典主要采用方法）。

（3）高效液相色谱法

1）内标法——可避免样品前处理及进样体积误差对结果的影响，如甲地高辛、布洛伪麻胶囊（加校正因子）含量的测定。

2）外标法——精密称取对照品和供试品分别测定，如炔诺酮含量的测定。

（4）抗生素微生物鉴定法见下表：

分类	培养基	原理	检定方法
管碟法	琼脂培养基	比较标准品与供试品两者对接种的试验菌产生的抑菌圈的大小	二剂量法，三剂量法
浊度法	液体培养基	通过测定培养后细菌浊度值的大小，比较标准品与供试品对试验菌生长抑制的程度	标准曲线法

5. 非无菌产品微生物限度检查

（1）微生物计数法：包括平皿法、薄膜过滤法和最可能数法。

（2）控制菌检查法。

【真题再现】

最佳选择题

1. 非无菌药品被某些微生物污染后可能导致其活性降低，所以多数非无菌制剂需进行微生物限度检查，常用于药品微生物限度检查的方法是（2016 年，31）

A. 平皿法　　B. 铈量法　　C. 碘量法

D. 色谱法　　E. 比色法

答案：1. A

解析：微生物计数方法：平皿法、薄膜过滤法和最可能数法。

2. 某药物采用高效液相色谱法检测，药物响应信号强度随时间变化的色谱图及参数如下，其中可用于该药物含量测定的参数是（2016 年，34）

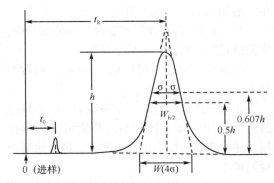

A. t_0　B. t_R　C. W　D. h　E. σ

答案：2. D

解析：峰高 h 或峰面积 A 主要用于组分的含量测定。

多项选择题

3. 临床治疗药物的药物学参数通常基于血药浓度的获得，常用的血药浓度测定方法有（2016 年，115）

A. 红外分光光度法（IR）

B. 薄层色谱发（TLC）

C. 酶免疫法（ELISA）

D. 高相液相色谱法（HPLC）

E. 液相色谱-质谱联用法（LG-MS）

答案：3. CDE

解析：体内样品测定常用的方法有免疫分析法、色谱分析法。

【强化练习】

最佳选择题

1. 色谱法用于定量的参数是（　　　）

A. 峰面积　　B. 保留时间　　C. 保留体积

D. 峰宽　　E. 死时间

2. 铈量法中常用的滴定剂是（　　　）

A. 碘　　B. 高氯酸　　C. 硫酸铈

D. 亚硝酸钠　　E. 硫代硫酸钠

3. 在高效液相色谱的测定方法中，公式 C_X（含量）$=C_R（A_X/A_R）$ 适用的方法是（　　　）

A. 内标法　　B. 外标法　　C. 主成分自身对照法

D. 标准加入法　　E. 面积归一化法

4. 用非水滴定法测定杂环类药物氢卤酸盐时，一般须加入醋酸汞，其目的是（　　　）

A. 增加酸性　　　　B. 除去杂质干扰

C. 消除氢卤酸根影响

D. 消除微量水分影响　　E. 增加碱性

5. 药物鉴别试验中属于化学方法的是（　　　）

A. 紫外光谱法　　B. 红外光谱法

C. 用微生物进行试验　　D. 用动物进行试验

E. 制备衍生物测定熔点

配伍选择题

A. 高氯酸滴定液　　　　B. 亚硝酸钠滴定液

C. 氢氧化钠滴定液　　　　D. 硫酸铈滴定液

E. 硝酸银滴定液

6. 盐酸普鲁卡因（　　　）

7. 苯巴比妥（　　　）

8. 地西泮（　　　）

多项选择题

9. 氧化还原滴定法一般包括（　　　）

A. 碘量法　　　　B. 间接滴定法

C. 铈量法　　　　D. 亚硝酸钠法

E. 直接滴定法

10. 碘量法按照滴定方式的不同可分为（　　　）

A. 碘滴定法　　　　B. 重碘化滴定法

C. 置换碘量法　　　　D. 碘酸钾法

E. 剩余碘量法

11. 《中国药典》采用红外光谱法进行鉴别的

药物有（　　）

A. 阿司匹林　B. 肾上腺素　C. 盐酸吗啡

D. 维生素 C　E. 盐酸普鲁卡因

参考答案

最佳选择题：1. A　2. C　3. B　4. C　5. E

配伍选择题：6. B　7. E　8. A

多项选择题：9. ACD　10. ACE　11. ACDE

考点 3　药品检验报告书

记载了药品检验机构对药品质量作出的技术检定结论，具有法律效力，对药品检验结果的判定必须明确、有依据。

内容包括：①品名、规格、批号、数量、包装、有效期、生产单位、检验依据；②取样日期、报告日期；③检验项目、标准规定、检验结果；④检验结论。

【真题再现】

多项选择题

以下为左氧氟沙星的部分报告书。

检验项目	标准	检验结果
鉴别		
（1）液相色谱	主峰保留时间应与对照药品保留时间一致	主峰保留时间与对照药品保留时间一致
（2）紫外光谱	226、294nm 波长处有最大吸收，263 nm 波长处有最小吸收	226、294 nm 波长处有最大吸收，263 nm 波长处有最小吸收
检查		
有关物质	杂质 A≤0.3%	0.30%
	其他单杂≤0.3%	0.20%
	其他总杂≤0.7%	0.80%
含量测定	应为标示量的 90.0%～110.0%	110.10%

以下合格的项目有（2015 年，119）

A. 紫外光谱　B. 杂质 A

C. 其他单杂　D. 其他总杂　E. 含量测定

答案：ABC

【强化练习】

多项选择题

某药物报告见下表。

检验项目	标准	检验结果
紫外光谱	应在 226、294nm 波长处有最大吸收，在 263 nm 波长处有最小吸收	在 263 nm 波长处有最小吸收

续表

检验项目	标准	检验结果
杂质 A	0.3%	0.3%
其他杂质	0.3%	0.2%
其他总杂	0.7%	0.8%
含量测定	标示量为 90.0%～110.0%	110.1%

以下合格的项目有（　　）

A. 紫外光谱　B. 杂质 A　　C. 其他单杂

D. 其他总杂　E. 含量测定

参考答案

多项选择题：ABC

考点 4　体内药物检测

1. 体内样品的种类

（1）血样：全血、血浆、血清，是最常用的体内样品。

1）全血：采集后需置含有抗凝剂的试管中，混合均匀，即得。

2）血浆：将全血置含有抗凝剂的离心管中，混匀离心后，取上清液。

3）血清：将全血置不含抗凝剂的试管中，室温放置后，再离心，取上清液。

抗凝剂：肝素、EDTA、草酸盐、枸橼酸盐等。

血浆比血清分离快、制取量多，因而较血清更为常用。如果抗凝剂与药物可能发生作用，并对药物浓度测定产生干扰，则以血清为检测样本。

（2）尿液：用于药物尿液累积排泄量、药物尿清除率或生物利用度的研究，以及药物代谢物及其代谢途径、类型和速率等的研究。

尿液放置时可因细菌繁殖而变混浊，因此，采集后应立即测定。若不能立即测定，必须采集后立即处置：低温或加入防腐剂后冷藏保存。

常用防腐剂：二甲苯、氯仿、醋酸或盐酸等。

2. 体内样品的测定法

（1）免疫分析法：放射免疫法、荧光免疫法、发光免疫法、酶免疫法、电化学免疫法。

（2）色谱分析法：气相色谱法（GC）、高效液相色谱法（HPLC）、色谱-质谱联用法（GC-MS、LC-MS）。

【真题再现】

最佳选择题

1. 临床上，治疗药物检测常用的生物样品是（ ）（2015年，35）

A. 全血 B. 血浆 C. 唾液 D. 尿液 E. 粪便

答案：1. B

解析：因为药物与血浆纤维蛋白几乎不结合，所以，血浆与血清中药物的浓度通常相近。血浆比血清分离快、制取量多，因而较血清更为常用。

2. 临床治疗药物监测的前提是体内药物浓度的准确测定。在体内药物浓度测定中，如果抗凝剂、防腐剂可能与被监测的药物发生作用，并对药物浓度的测定产生干扰，则检测样品宜选择（2016年，33）

A. 汗液 B. 尿液 C. 全血 D. 血浆 E. 血清

答案：2. E

解析：如果抗凝剂与药物可能发生作用，并对药物浓度测定产生干扰，则以血清为检测样本。

【强化练习】

最佳选择题

1. 在体内药物分析中最为常用的样本是（ ）

A. 尿液 B. 血液 C. 唾液 D. 脏器 E. 组织

2. 体内药物分析中最难、最繁琐，而且也最重要的一个环节是（ ）

A. 样品的采集 B. 蛋白质的去除

C. 样品的分析 D. 样品的制备

E. 样品的贮存

多项选择题

3. 体内样品测定的常用方法（ ）

A. UV B. IR C. GC

D. HPLC-MS E. GC-MS

4. 临床治疗药物的药动学参数通常基于血药浓度的获得，常用的血药浓度方法有（ ）

A. 红外分光光度法 B. 薄层色谱法

C. 酶免疫法 D. 高效液相色谱法

E. 液相色谱-质谱联用法

参考答案

最佳选择题：1. B 2. D

多项选择题：3. CDE 4. CDE

单 元 测 试

一、最佳选择题

1. 《中国药典》的英文名称缩写是（ ）

A. BP B. INN C. USP D. CADN E. ChP

2. 与药品质量检定有关的共性问题的统一规定收载在《中国药典》的（ ）

A. 通则部分 B. 索引部分 C. 前言部分

D. 凡例部分 E. 正文部分

3. 下列说法正确的是（ ）

A. 标准品除另有规定外，均按干燥品进行计算后使用

B. 对照品是指用于生物检定、抗生素或生化药品中含量或效价测定的标准物质

C. 冷处指2～10℃

D. 凉暗处指避光且不超过25℃

E. 常温指20～30℃

4. 药典中、收载阿司匹林"含量测定"部分是（ ）

A. 凡例 B. 一部的正文 C. 二部的正文

D. 三部的正文 E. 四部的通则

5. 为使所取样有代表性，当原料药包装件数为400件时，取样为（ ）

A. 100 B. 50 C. 20 D. 10 E. 9

6. 药品检验中的一次取样至少应可供检验（ ）

A. 2次 B. 3次 C. 4次 D. 5次 E. 6次

7. 测定不易粉碎的固体药物的熔点，《中国药典》采用的方法是（ ）

A. 第一法 B. 第二法 C. 第三法

D. 第四法 E. 附录Ⅴ法

8. 基于分子外层价电子吸收一定能量后，由低能级跃迁到较高能级产生的吸收光谱（ ）

A. 红外吸收光谱 B. 荧光分析法

C. 紫外-可见吸收光谱 D. 质谱 E. 电位法

9. 某药物采用高效液相色谱法检测，药物响应信号强度随时间变化的色谱图及参数如下，其中可用于该药含量测定的参数是（ ）

A. t_0 B. t_R C. W D. h E. σ

10. 无菌药品被微生物污染后可能导致其活性

降低，所以多数无菌制剂需进行微生物限度检查，常用于药品微生物限度检查的方法是（　　）

A. 平皿法　　B. 铈量法　　C. 碘量法
D. 色谱法　　E. 比色法

二、配伍选择题

A. 避光　B. 密闭　C. 密封　D. 阴凉处　E. 冷处
11. 不超过 20℃（　　）
12. 指 2～10℃（　　）
13. 将容器密闭，以防止尘土及异物进入（　　）

A. 1.5～2.5g　B. ±10%　C. 1.95～2.05g
D. 百分之一　E. 千分之一
14. 《中国药典》规定"称定"时，指称取重量应准确至所取重量的（　　）
15. 取用量为"约"若干时，指该量不得超过规定量的（　　）
16. 称取"2g"指称取重量可为（　　）

A. 液体药物的物理性质
B. 不加供试品的情况下，按样品测定方法，同法操作
C. 用对照品代替样品同法操作
D. 用作药物的鉴别，也可反映药物的纯度
E. 可用于药物的鉴别、检查和含量测定
17. 熔点（　　）
18. 旋光度（　　）
19. 空白试验（　　）

A. 3750～3000cm^{-1}　　B. 1900～1650cm^{-1}
C. 1900～1650cm^{-1}；1300～1000cm^{-1}
D. 3750～3000cm^{-1}；1300～1000cm^{-1}
E. 3300～3000cm^{-1}；1675～1500cm^{-1}；1000～650cm^{-1}

红外光谱特征参数归属
20. 苯环（　　）
21. 羟基（　　）
22. 羰基（　　）
23. 胺基（　　）

A. 酚酞　B. 淀粉　C. 荧光黄
D. 邻二氮菲　　E. 结晶紫
以下滴定方法使用的指示剂是
24. 酸碱滴定法（　　）
25. 碘量法（　　）
26. 铈量法（　　）

三、多项选择题

27. 《中国药典》规定的标准品是指（　　）
A. 用于鉴别、检查、含量测定的标准物质
B. 除另有规定外，均按干燥品（或无水物）进行计算后使用
C. 用于抗生素效价测定的标准物质
D. 用于生化药品中含量测定的标准物质
E. 由国务院药品监督管理部门指定的单位制备、标定和供应
28. 属于体内药物分析样品的是（　　）
A. 尿液　B. 泪液　C. 注射液　D. 大输液　E. 汗液
29. 滴定分析的方法有（　　）
A. 对照滴定法　B. 直接滴定法　C. 置换滴定法
D. 空白滴定法　E. 剩余滴定法
30. 紫外分光光度法用于含量测定方法有（　　）
A. 校正因子法　　B. 归一化法
C. 对照品比较法　D. 吸收系数法
E. 计算分光光度法
31. 红外光谱的构成及在药物分析中的应用，描述正确的有（　　）
A. 由基频区、指纹区等构成
B. 不同化合物 IR 光谱不同，具有指纹性
C. 多用于鉴别
D. 用于无机药物鉴别
E. 用于不同晶型药物的鉴别
32. 药品检验报告书上必须含有哪些项目才能保证有效（　　）
A. 检验者签章　　　　B. 复合者签章
C. 部门负责人签章　　D. 公司法人签章
E. 检验机构公章

参考答案
最佳选择题：1. E　2. D　3. C　4. C　5. C　6. B　7. B　8. C　9. D　10. A
配伍选择题：11. D　12. E　13. B　14. D　15. B　16. A　17. D　18. E　19. B　20. E　21. D　22. B　23. A　24. A　25. B　26. D
多项选择题：27. ACDE　28. ABE　29. BCE　30. CDE　31. BC　32. ABCE

第十一章 常用药物的结构特征与作用

章 节 概 述

本章节是药物化学部分的内容，内容最多，难度较大。依据历年的考试分析来看，本章占用的分值约为 20 分左右，分值为整个科目的 16%。本章应作为重要章节进行复习。

本章共计 9 个小节，分值占比相差不大，其中第 1、5、7、9 节是重点学习的内容。本章重点掌握药物的分类、结构特征、构效关系及其作用机制。

章节	内容	分值
第一节	精神与中枢神经系统疾病用药	3 分
第二节	解热、镇痛、抗炎药及抗痛风药	2 分
第三节	呼吸系统疾病用药	2 分
第四节	消化系统疾病用药	0 分
第五节	循环系统疾病用药	4 分
第六节	内分泌系统疾病用药	2 分
第七节	抗菌药物	3 分
第八节	抗病毒药	1 分
第九节	抗肿瘤药	3 分
合计		20 分

第一节 精神与中枢神经系统疾病用药

考点 1 镇静与催眠药物

1. 分类

（1）苯二氮䓬类药物：地西泮、艾司唑仑、三唑仑。

（2）非苯二氮䓬类药物：唑吡坦、艾司佐匹克隆。

2. 结构特征

（1）苯二氮䓬类药物的基本结构如下：

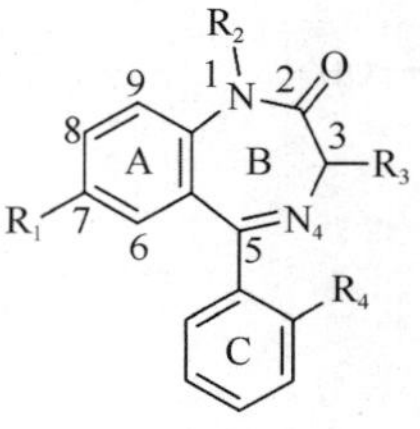

构效关系：

1）A 环上 7-位的取代基的性质对生物活性影响。当 7 位引入吸电子取代基时，药物活性明显地增强，吸电子越强，作用越强，其次序为 $NO_2 > Br > CF_3 > Cl$，如硝西泮和氯硝西泮活性均比地西泮强。

2）B 环：3 位（R_3）引入羟基，分子极性增加，易于排泄；其衍生物保持活性，更加安全。

代表药物：奥沙西泮，是地西泮的活性代谢产物。

3）C 环：苯环是药效必须基团，苯环的 2'位（R_4）引入吸电子基团（F、Cl），活性增强。如氟西泮、氟地西泮。

4）1，2 位并上三唑环，代谢稳定性增加，提高与受体的亲和力，活性显著增加。如艾司唑仑、阿普唑仑、三唑仑。

（2）非苯二氮䓬类药物

1）唑吡坦：咪唑并吡啶结构。

2）艾司佐匹克隆：吡咯酮结构；一个手性中心，S-右旋体，具有很好的短效催眠作用，而左旋体无活性且易引起毒副作用。

【真 题 再 现】

最佳选择题

在苯二氮䓬结构的 1，2 位并上三氮唑结构，其脂溶性增加，易通过血糖屏障，产生较强的镇静催眠作用的药物是（2016 年，35）

A. 地西泮

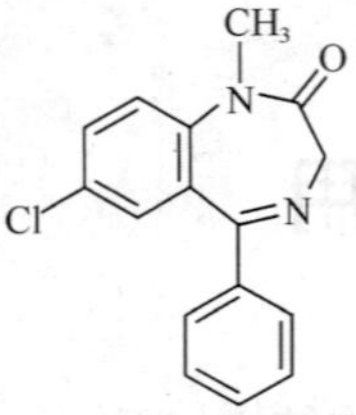

B. 奥沙西泮

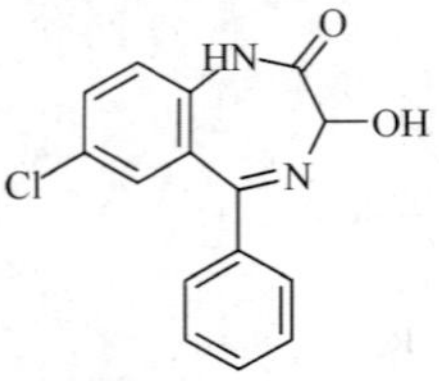

C. 氟西泮

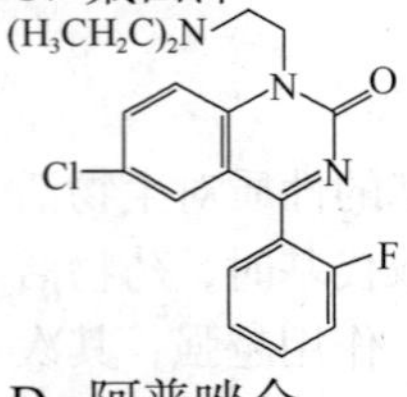

D. 阿普唑仑

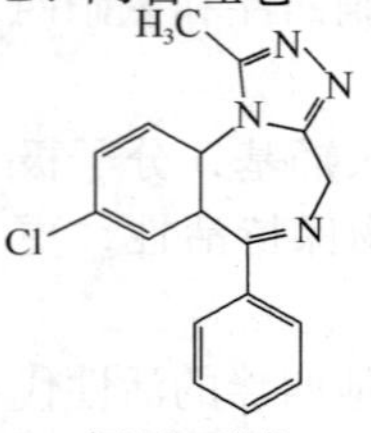

E. 氟地西泮

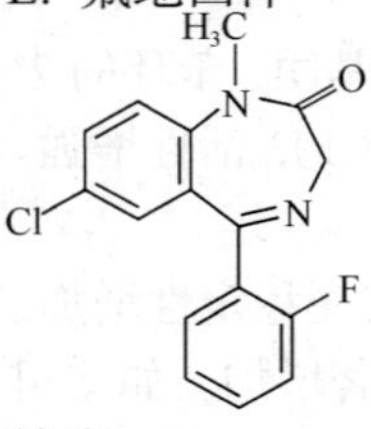

答案：D

【强 化 练 习】

最佳选择题

1. 地西泮经体内代谢，1 位脱甲基，3 位羟基化生成的活性代谢产物为（　　）

A. 去甲西泮　B. 劳拉西泮　C. 替马西泮

D. 奥沙西泮　E. 氯硝西泮

2. 佐匹克隆的化学结构是（　　）

A.

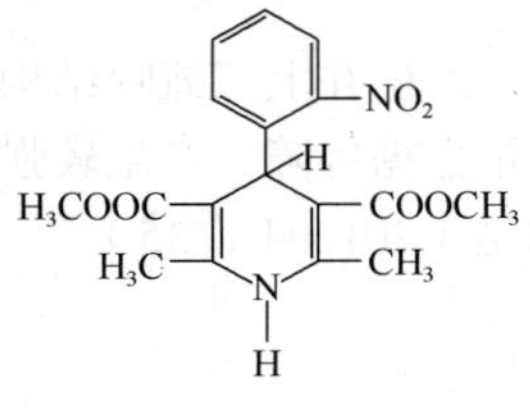

B.

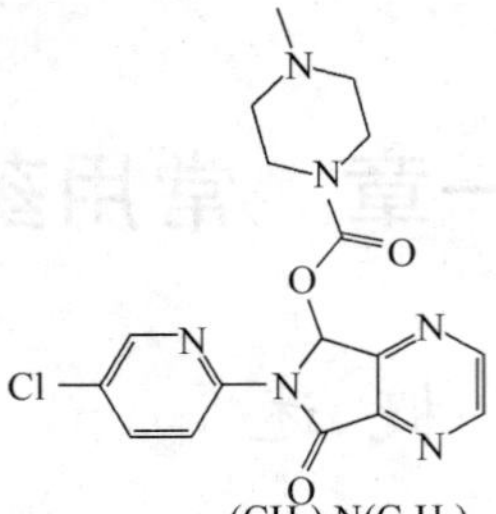

C.

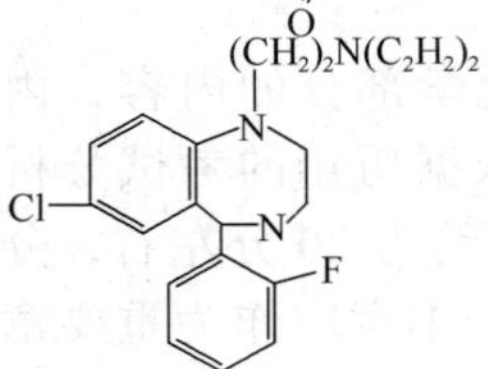

D.

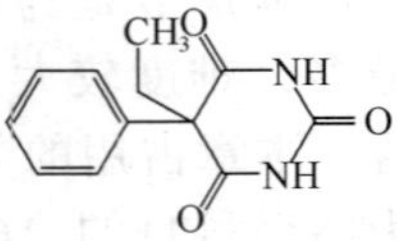

E.

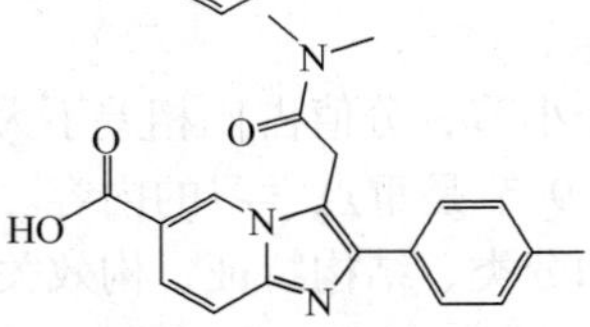

3. 如下化学结构的药物是（　　）

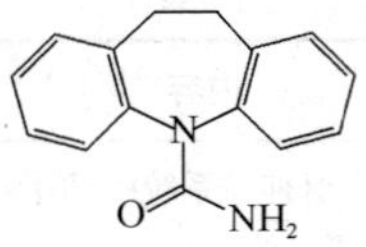

A. 奥卡西平　B. 加巴喷丁　C. 艾司唑仑

D. 佐匹克隆　E. 卡马西平

4. 唑吡坦的主要临床用途是（　　）

A. 抗癫痫　　B. 抗精神病　C. 镇静催眠

D. 抗抑郁　　E. 抗惊厥

5. 在 1，4-苯二氮䓬类结构的 1，2 位上并入三唑环，生物活性明显增强，原因是（　　）

A. 药物对代谢的稳定性增加

B. 药物与受体的亲和力增加

C. 药物的极性增大　D. 药物的亲水性增大

E. 药物对代谢的稳定性及对受体的亲和力均增大

多项选择题

6. 下列药物具有镇静催眠作用的是（　　）

A.

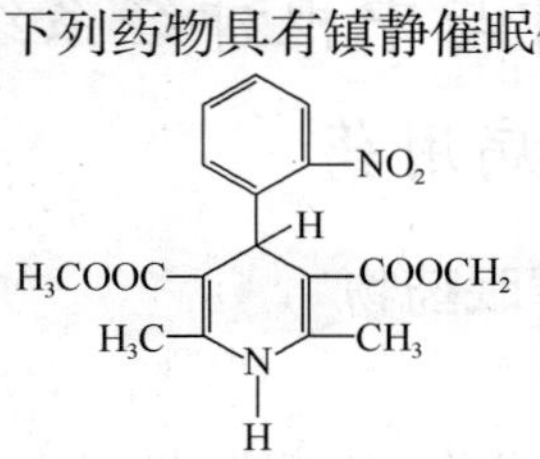

B.

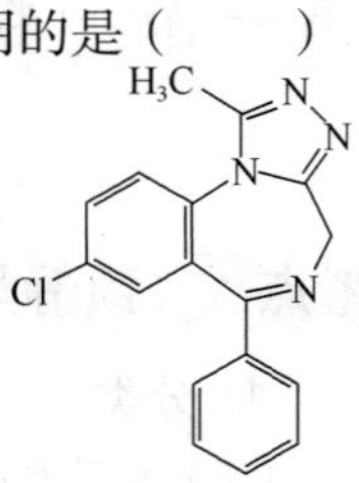

C.

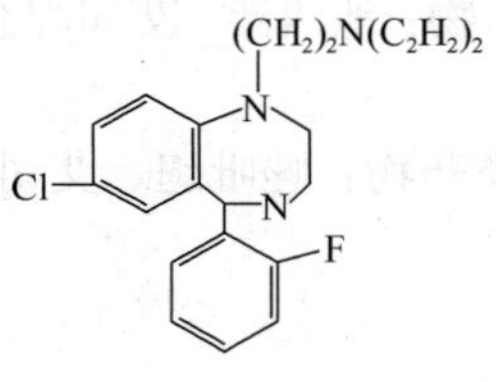

D.

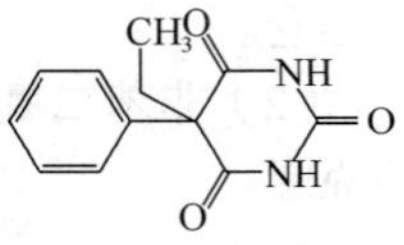

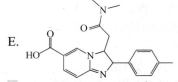

E.

7. 属于二苯并氮䓬类的药物有（　　　）

A. 硝西泮　　B. 奥卡西平　C. 地西泮

D. 卡马西平　E. 苯妥英钠

8. 结构中具有三氮唑结构的药物是（　　　）

A. 艾司唑仑　B. 扎来普隆　C. 唑吡坦

D. 三唑仑　　　E. 阿普唑仑

9. 与奥卡西平相关的正确描述是（　　　）

A. 二苯并氮䓬母核

B. 具有苯二氮䓬母核

C. 是卡马西平的10-氧代衍生物

D. 具有酰胺结构

E. 具有不良反应低、毒性小的优点

参考答案

最佳选择题：1. D　2. B　3. E　4. C　5. E

多项选择题：6. BCDE　7. BD　8. ADE

9. ACDE

考点2　抗癫痫药物

1. 分类

（1）巴比妥类及相关药物：苯巴比妥、苯妥英钠。

（2）二苯并氮䓬类药物：卡马西平、奥卡西平。

2. 结构特征

（1）巴比妥类及相关药物：巴比妥类药物

为环丙二酰脲（又称巴比妥酸）的衍生物。巴比妥酸的基本结构如下：

1）结构共性：5位必须双取代才呈现活性（单取代口服不易吸收，无镇静催眠作用）。

2）构效关系：①5位为芳香烃或饱和烷烃：不易代谢，长效（苯巴比妥）；②5位为支链烷烃或不饱和烷烃：中效或短效（戊巴比妥、司可巴比妥）；③5位为芳香烃或饱和烷烃：不易代谢，长效（苯巴比妥）；④5位为支链烷烃或不饱和烷烃：中效或短效（戊巴比妥、司可巴比妥）；⑤2位"O"以电子等排体"S"取代：脂溶性增加，易透过血脑屏障，但容易迅速分配到脂肪中——短效（硫喷妥）。

3）主要药物：苯妥英钠：①两个苯环只有一个氧化，代谢产物与葡萄糖醛酸结合排出体外；②具有"饱和代谢动力学"的特点。

（2）二苯并氮䓬类药物

主要药物见下表。

卡马西平		①代谢生成环氧化物发挥抗惊厥作用 ②用于癫痫的部分性发作或者其他全身性发作
奥卡西平		①卡马西平的10-酮基衍生物 ②可以阻断脑内电压依赖性的钠通道，有很强的抗癫痫活性

【强化练习】

最佳选择题

1. 苯巴比妥的化学结构为（　　　）

A.　　　　　　　B.

C.

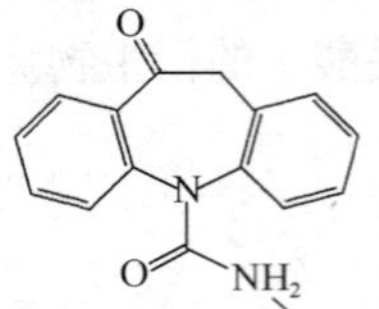

D.

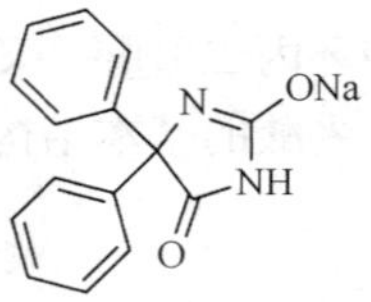

E.

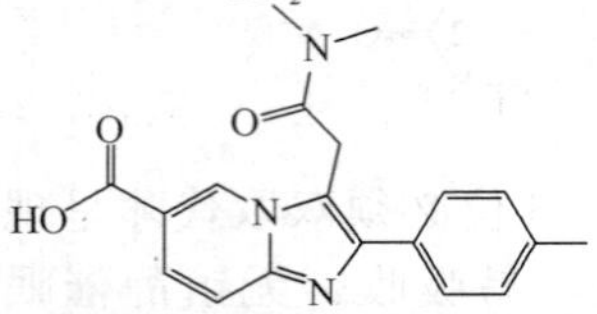

2. 下列药物不具有抗癫痫作用的是（   ）

A.

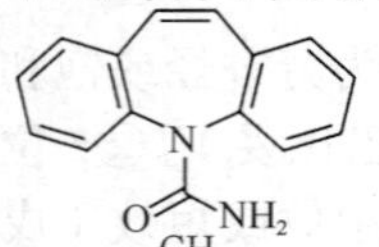

B.

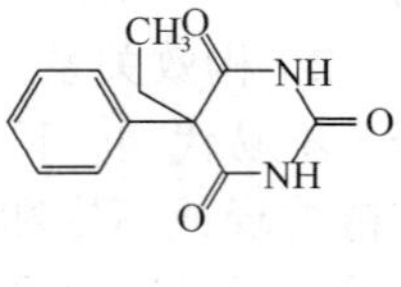

C.

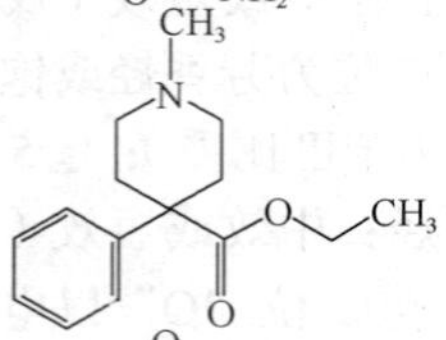

D.

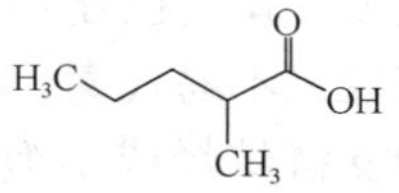

E.

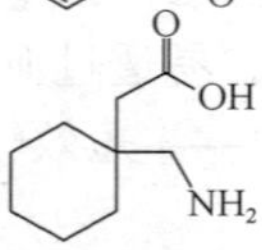

3. 在代谢过程中具有饱和代谢动力学特点的药物是（   ）

A. 苯妥英钠　B. 苯巴比妥　C. 艾司唑仑

D. 阿米替林　E. 氟西汀

4. 卡马西平属于哪一类抗癫痫药（   ）

A. 丁二酰亚胺类　B. 巴比妥类

C. 苯二氮□类　　D. 二苯并氮□类

E. 丁酰苯类

5. 抗癫痫药苯妥英钠属于（   ）

A. 巴妥类　B. 丁二酰亚胺类　C. 苯并二氮□类

D. 乙内酰脲类　　E. 二苯并氮□类

配伍选择题

A.

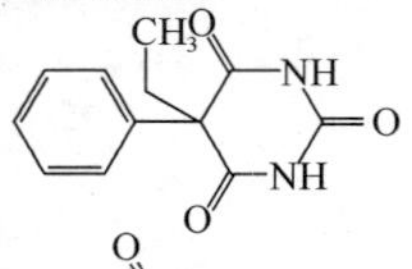

B.

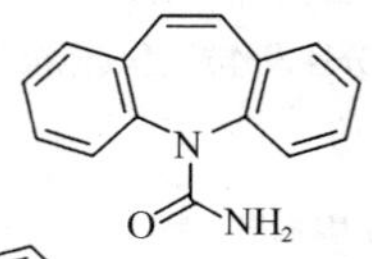

C.

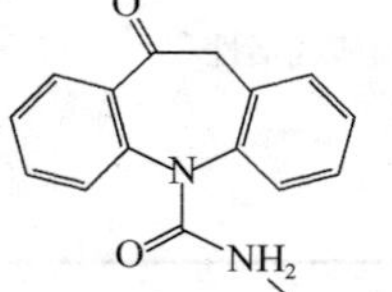

D.

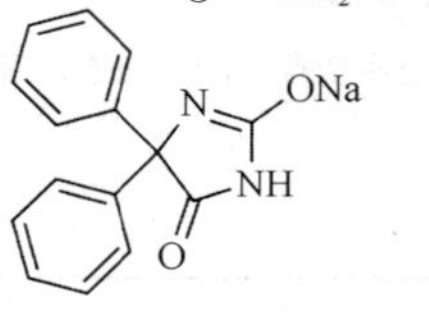

E.

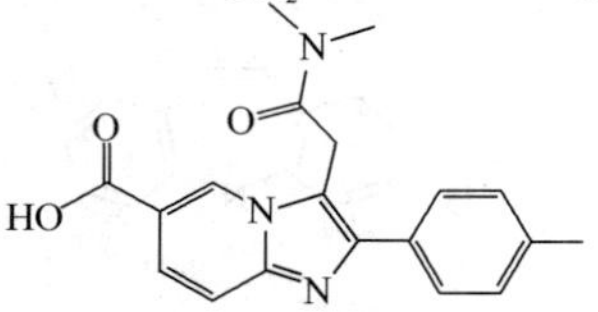

6. 奥卡西平的化学结构是（   ）

7. 卡马西平的化学结构是（   ）

多项选择题

8. 具有抗癫痫作用的药物是（   ）

A. 苯巴比妥　B. 奥卡西平　C. 奋乃静

D. 地西泮　E. 苯妥英钠

参考答案

最佳选择题：1. A　2. C　3. A　4. D　5. D

配伍选择题：6. C　7. B

多项选择题：8. ABDE

考点 3　抗精神病药物

1. 分类

（1）吩噻嗪类药物：氯丙嗪、奋乃静。

（2）其他三环类药物：氯普噻吨、氯氮平。

（3）其他结构药物：利培酮。

2. 结构特征

（1）吩噻嗪类药物

1）共同特征：①主要副作用是锥体外系作用。代表药物为氯丙嗪。②光毒化过敏反应：服用氯丙嗪等药物后应尽量减少户外活动，避免日光照射。③吩噻嗪母核易氧化变红，注射液需加入抗氧剂（对氢醌、连二亚硫酸钠、亚硫酸氢钠或维生素C）。

吩噻嗪类药物的基本结构如下：

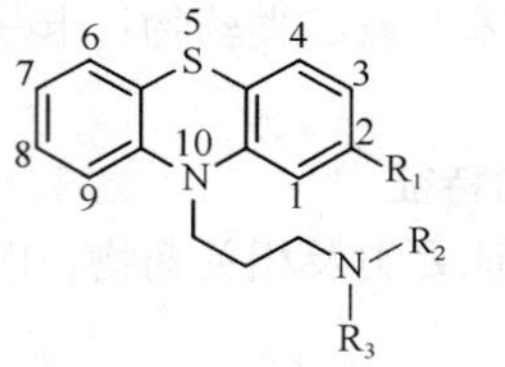

2）构效关系：①2位（R_1）引入吸电子基，活性增强，吸电子越强，活性越强，CF_3＞C_1＞$COCH_3$＞H＞OH，2位乙酰基取代时，药物作用和毒性均降低。②10位取代基中的N原子常为叔胺，也可为氮杂环，含哌嗪取代的侧链时作用最强。如奋乃静、氟奋乃静的活性比氯丙嗪强。③可利用氟奋乃静10位取代基中的伯醇基制备出长链脂肪酸酯类前药，延长作用时间。如庚氟奋乃静。

（2）其他三环类药物

噻吨类代表药物氯普噻吨。结构如下：

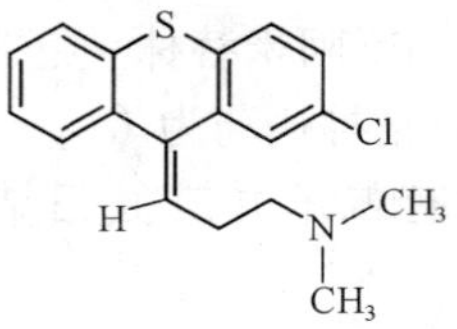

构效关系：①侧链以羟乙基哌嗪取代，得到活性更强的珠氯噻醇。②2 位以三氟甲基取代，得到氟哌噻吨，活性增强。

（3）其他结构药物

利培酮，结构如下：

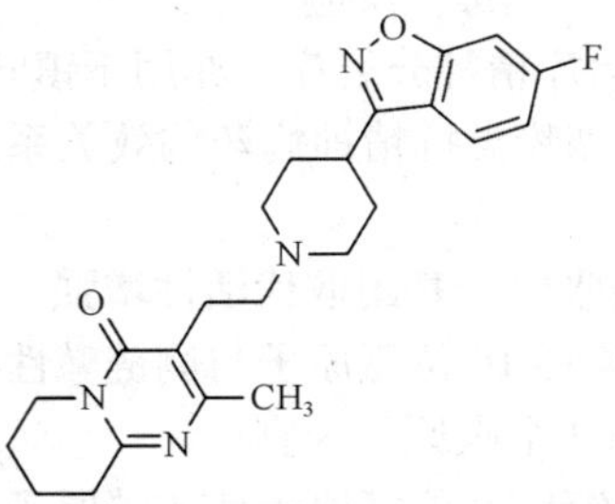

1）是运用骈合原理设计的非经典抗精神病药物。

2）口服吸收完全，体内代谢产物帕利哌酮和 N-去烃基衍生物，均具有抗精神病活性，且半衰期比原药长。

【真 题 再 现】

最佳选择题

非经典抗精神病药利培酮

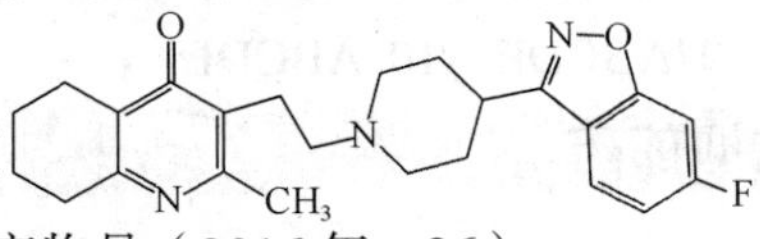

的活性代谢产物是（2016 年，36）

A. 氯氮平

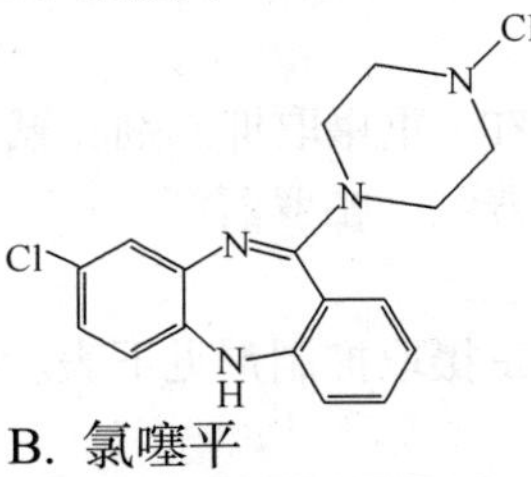

B. 氯噻平

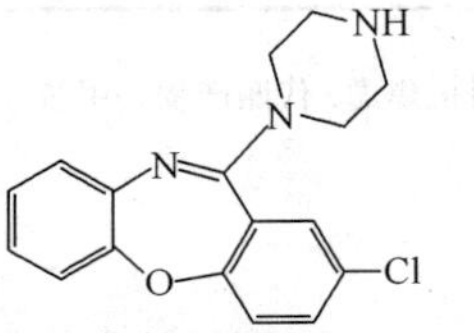

C. 齐拉西酮

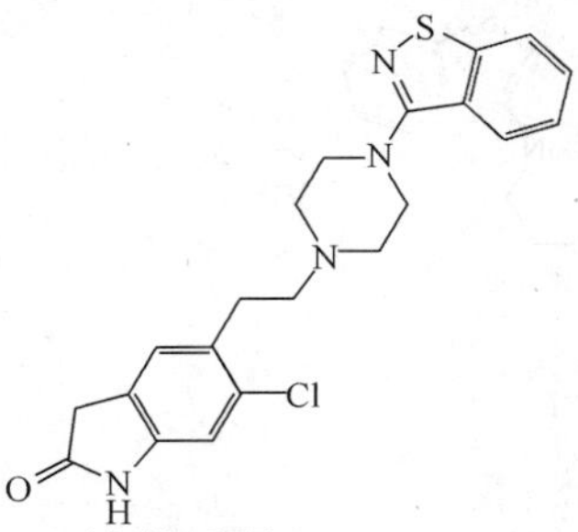

D. 帕利哌酮

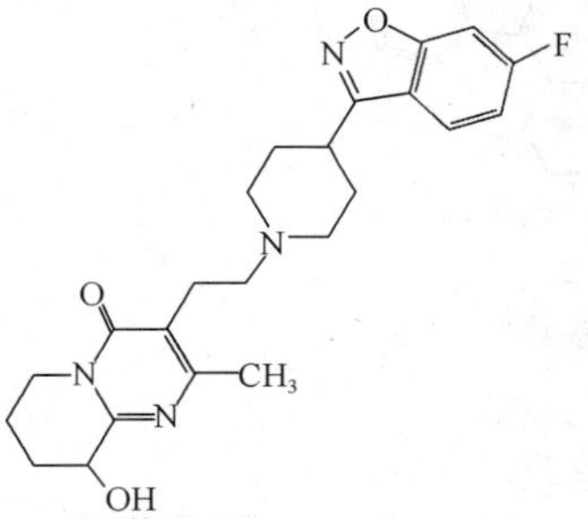

E. 阿莫沙平

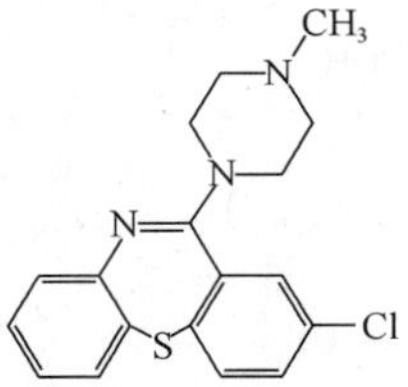

【强 化 练 习】

最佳选择题

1. 根据化学结构氯丙嗪属于（　　　）

A. 苯并二氮□类　B. 吩噻嗪类

C. 硫杂蒽类　D. 丁酰苯类　E. 酰胺类

2. 氯丙嗪的结构中不含有（　　　）

A. 吩噻嗪环　B. 二甲氨基　C. 二乙氨基

D. 丙胺　　　E. 环上有氯取代

3. 抗精神病药奋乃静的化学结构式为（　　　）

A.

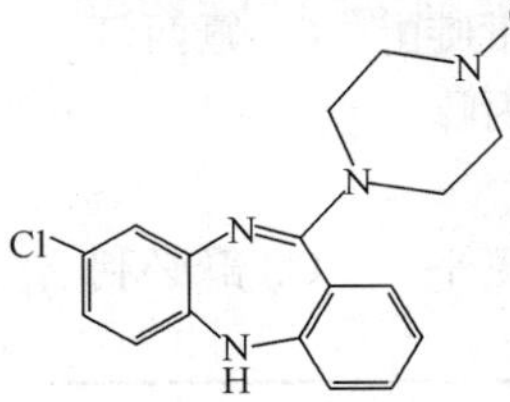

B.

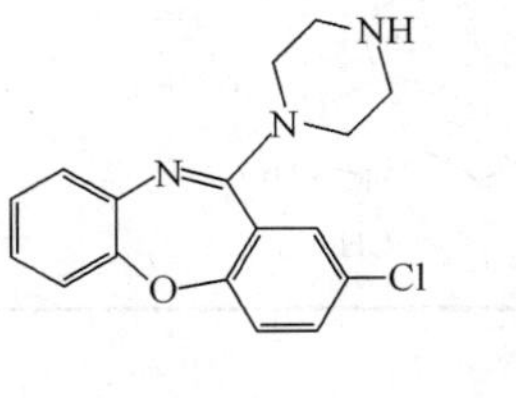

C.

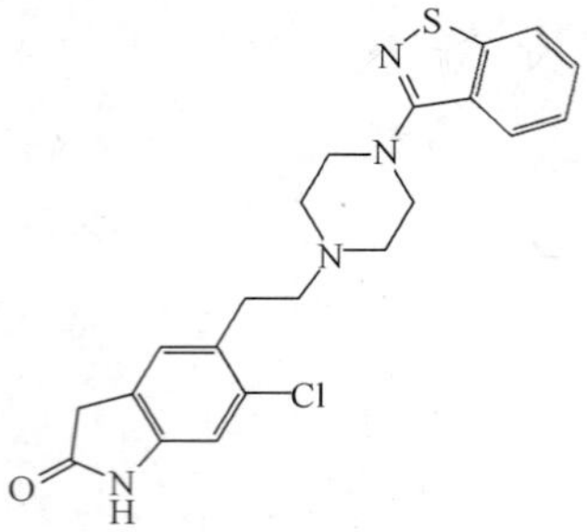

D.

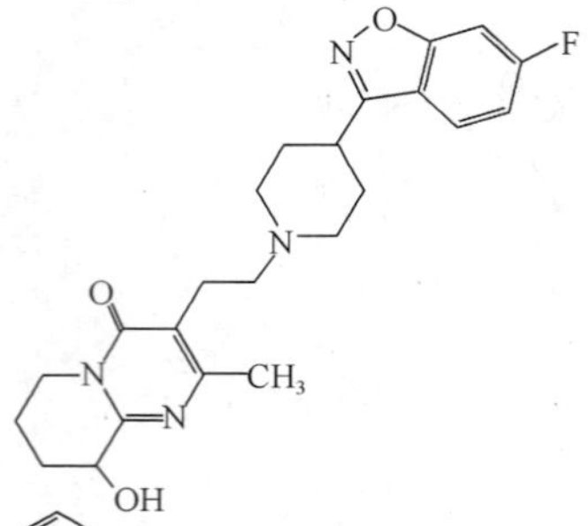

E.

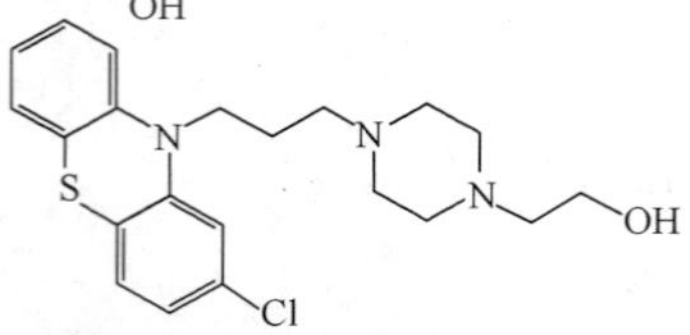

4. 与奋乃静叙述不相符的是（　　　）

A. 含有哌嗪乙醇结构

B. 含有三氟甲基吩噻嗪结构

C. 用于抗精神病治疗

D. 结构中含有吩噻嗪环

E. 结构中含有哌嗪环

5. 以下不属于三环类抗精神失常药的是（　　　）

A. 氯丙嗪　　B. 氯米帕明　C. 阿米替林

D. 奋乃静　　E. 氟西汀

6. 在日光照射下课发生严重的光毒性反应的药物是（　　　）

A. 舍曲林　　B. 氟吡啶醇　C. 氟西汀

D. 阿米替林　E. 氯丙嗪

配伍选择题

A. 奋乃静　　　B. 氯氮平　　　C. 舒必利

D. 氟西汀　　　E. 阿米替林

7. 吩噻嗪类抗精神病药为（　　　）

8. 结构中含有二苯并二氮䓬结构的药物为（　　　）

多项选择题

9. 有关氯丙嗪的叙述，正确的是（　　　）

A. 分子中有吩噻嗪环

B. 为多巴胺受体拮抗剂　C. 具人工冬眠作用

D. 由于遇光分解产生自由基，部分病人在强日光下发生光毒化反应

E. 用于治疗精神分裂症，亦用于镇吐等

10. 对吩噻嗪类抗精神病药构效关系的叙述正确的是（　　　）

A. 2 位被吸电子基团取代活性增强

B. 吩噻嗪环 10 位氮原子与侧链碱性氨基氮原子间相隔 3 个碳原子为宜

C. 吩噻嗪环 10 位氮原子换成碳原子，再通过双键与侧链相连，为噻吨类抗精神病药

D. 侧链上碱性氨基，可以是二甲氨基或哌嗪基

E. 碱性侧链末端含伯醇基时，可制成长链脂肪酸酯的前药，可使作用时间延长

参考答案

最佳选择题：1. B　2. C　3. E　4. B　5. E

6. E

配伍选择题：7. A　8. B

多项选择题：9. ABCDE　10. ABCDE

考点 4　抗抑郁药

1. 分类

（1）去甲肾上腺素重摄取抑制剂：氯米帕明、阿米替林、多塞平

（2）5-羟色胺（5-HT）重摄取抑制剂：氟西汀、文拉法辛、西酞普兰、帕罗西汀

2. 主要药物

（1）去甲肾上腺素重摄取抑制剂见下表。

氯米帕明

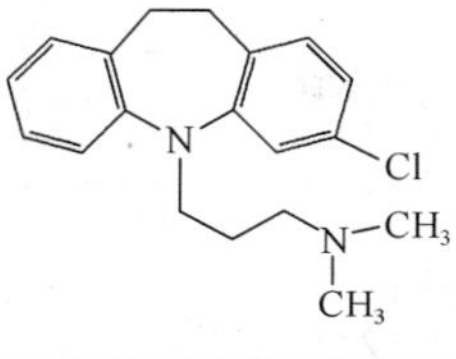

①二苯并氮䓬类

②起效快，抗抑郁同时抗焦虑，代谢产物去甲氯米帕明仍有活性

续表

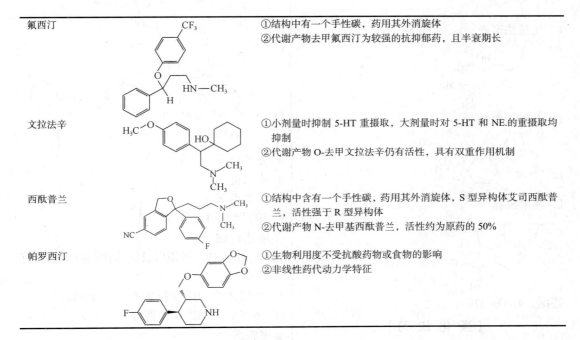

| 阿米替林 | ①二苯并庚二烯类
②代谢产物去甲替林抗抑郁作用比丙咪嗪强,可改善患者的情绪 |
| 多塞平 | ①二苯并噁嗪类
②以 85:15 的 E 型和 Z 型异构体的混合物给药,Z 型异构体抑制 5-HT 重摄取活性较强,E 型异构体抑制去甲肾上腺素重摄取活性较优 |

（2）5-羟色胺（5-HT）重摄取抑制剂见下表。

氟西汀	①结构中有一个手性碳,药用其外消旋体 ②代谢产物去甲氟西汀为较强的抗抑郁药,且半衰期长
文拉法辛	①小剂量时抑制 5-HT 重摄取,大剂量时对 5-HT 和 NE.的重摄取均抑制 ②代谢产物 O-去甲文拉法辛仍有活性,具有双重作用机制
西酞普兰	①结构中含有一个手性碳,药用其外消旋体,S 型异构体艾司西酞普兰,活性强于 R 型异构体 ②代谢产物 N-去甲基西酞普兰,活性约为原药的 50%
帕罗西汀	①生物利用度不受抗酸药物或食物的影响 ②非线性药代动力学特征

【真 题 再 现】

配伍选择题

A. 氟西汀　　B. 艾司佐匹克隆
C. 艾司唑仑　D. 齐拉西酮　　E. 美沙酮

1. 口服吸收好,生物利用度高,属于 5-羟色胺摄取抑制剂的抗抑郁药是（2015 年,91）

2. 因左旋体引起不良反应,而以右旋体上市,具有短效催眠作用的药物是（2015 年,92）

3. 可用于阿片类成瘾替代治疗的氨基酮类药物是（2015 年,93）

答案：1. A　2. B　3. E

解析：1. 题 5-羟色胺（5-HT）重摄取抑制剂代表药物：氟西汀、帕罗西汀、文拉法辛、西酞普兰。2. 题艾司佐匹克隆是佐匹克隆的 5-S-(+) 异构体（右旋体）,催眠作用迅速佐匹克隆的左旋体无活性且易引起毒副作用。3. 题美沙酮的左旋体镇痛作用强,右旋体作用极弱,药用其外消旋体。用于各种剧烈疼痛、戒除海洛因成瘾的替代疗法。

多项选择题

4. 在体内可发生去甲基化代谢,其代谢产物仍具有活性的抗抑郁药物的有（2016 年,119）

A. 氟西汀

B. 舍曲林

C. 文拉法辛

D. 艾司西酞普兰

E. 阿米替林

答案：4. ABCDE

【强化练习】

最佳选择题

1. 属于去甲肾上腺素重摄取抑制剂的抗抑郁药物是（ ）

A. 舒必利　B. 阿米替林　C. 舍曲林

D. 帕罗西汀　E. 氟西汀

配伍选择题

A. 去甲肾上腺素重摄取抑制剂

B. 5-HT 重摄取抑制剂　C. 单胺氧化酶抑制剂

D. 硫杂蒽类抗精神病药

E. 吩噻嗪类抗精神失常药

2. 阿米替林（ ）

3. 奋乃静（ ）

4. 氟西汀（ ）

5. 氯普噻吨（ ）

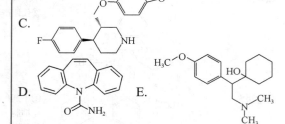

A.

B.

C.

D.　E.

6. 氟西汀（ ）

7. 奋乃静（ ）

8. 卡马西平（ ）

9. 帕罗西汀（ ）

多项选择题

10. 具有 5-HT 重摄取抑制作用的抗抑郁药有（ ）

A. 西酞普兰　B. 文拉法辛　C. 氟西汀

D. 多塞平　E. 帕罗西汀

参考答案

最佳选择题：1. B

配伍选择题：2. A　3. E　4. B　5. D　6. B

7. A　8. D　9. C

多项选择题：10. ABCDE

考点 5　镇痛药

1. 分类

（1）天然生物碱及类似物：吗啡、可待因、纳洛酮。

（2）哌啶类药物：哌替啶、芬太尼。

（3）氨基酮类药物：美沙酮。

（4）其他合成镇痛药：布桂嗪、曲马多。

2. 结构特征

天然生物碱及类似物吗啡的结构如下：

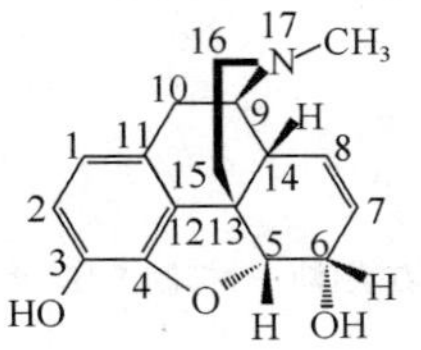

构效关系：①3位羟甲基化,得到可待因；②3位、6位羟基同时酯化,得到海洛因；③17位氮甲基被烯丙基取代,6位羟基氧化成酮,7位双键氢化得到纳洛酮；④可待因的6位羟基氧化成酮,7位双键氢化,得到羟考酮,是阿片受体纯激动剂,镇痛作用无封顶效应。

3. 主要药物

（1）天然生物碱及类似物见下表。

吗啡	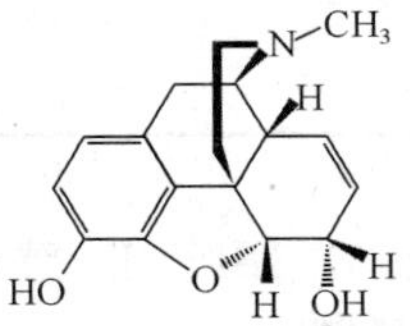	①具有酸碱两性 ②性质不稳定,光照下即能氧化变质 ③含有两个羟基发生第Ⅱ相生物结合反应
可待因	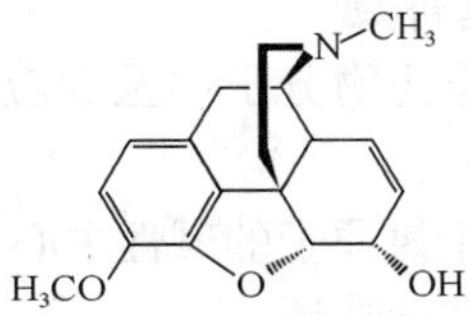	①镇痛活性仅是吗啡的1/10 ②主要用于镇咳
纳洛酮	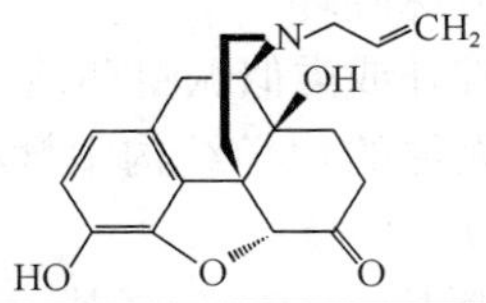	①吗啡受体的拮抗剂 ②用于吗啡过量的解毒剂、戒毒剂

（2）哌啶类药物见下表。

哌替啶	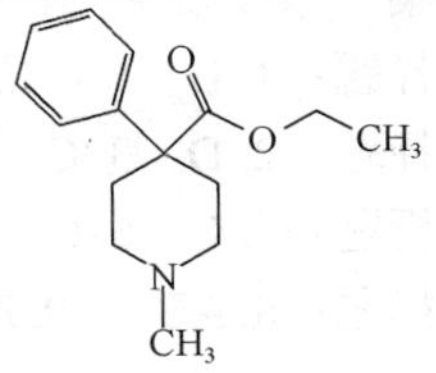	①4-苯基哌啶类 ②酯键较稳定,水溶液短时间煮沸不被水解③体内被酯酶水解失活
芬太尼	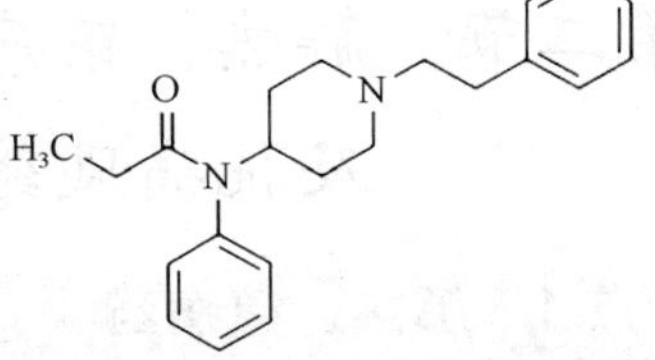	①4-苯氨基哌啶类 ②亲脂性高,易于通过血脑屏障,镇痛活性强 ③作用时间短

（3）氨基酮类药物

代表药物是美沙酮,结构如下：

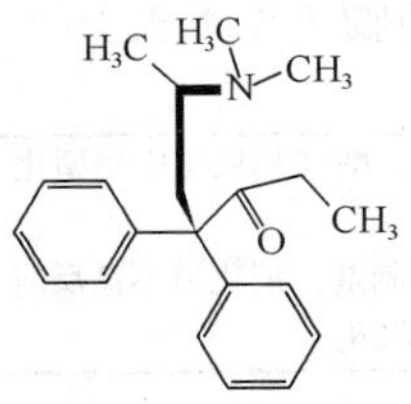

特点：①高度柔性的开链吗啡类似物,仅保留吗啡的A环；②镇痛活性左旋体大于右旋体,药用外消旋体。

（4）其他合成镇痛药见下表。

| 布桂嗪 | 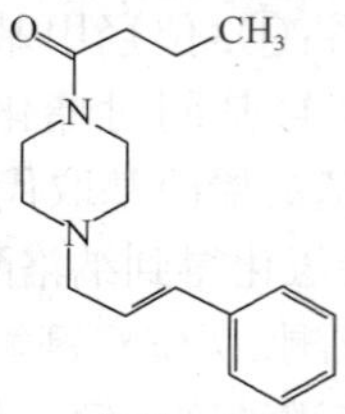 | ①又名强痛定，是阿片受体激动-拮抗剂
②连续使用可致耐受和成瘾 |
| 曲马多 | 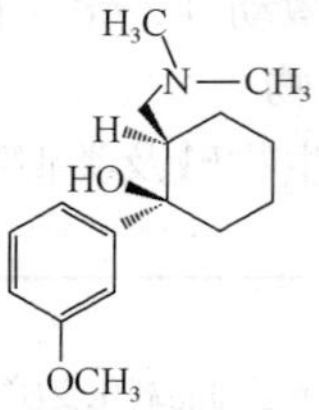 | ①微弱的 μ 受体激动剂
②有两个手性中心，用外消旋体，右旋体（+）抑制 5-HT 重摄取，左旋体（-）抑制 NE 重摄取
③代谢产物 O-脱甲基曲马多，镇痛作用强于原药 |

【强 化 练 习】

最佳选择题

1. 能部分代谢成吗啡，而产生成瘾性的药物是（　　）

A. 纳洛酮　　B. 布托啡诺　C. 右丙氧芬

D. 苯噻啶　　E. 可待因

配伍选择题

A. 吗啡喃结构　　　B. 苯吗喃结构

C. 哌啶结构　　　　D. 氨基酮结构

E. 环己基胺结构

2. 美沙酮含有（　　）

3. 芬太尼含有（　　）

4. 哌替啶含有（　　）

综合分析题

　　有一癌症晚期患者，近日疼痛难忍，使用中等程度的镇痛药无效，为了减轻或消除患者的痛苦。

5. 根据病情表现，可选用的治疗药物是（　　）

A. 地塞米松　B. 桂利嗪　　C. 美沙酮

D. 对乙酰氨基酚　　　E. 可待因

6. 选用治疗药物的结构特征（类型）是（　　）

A. 甾体类　　B. 哌嗪类　　C. 氨基酮类

D. 哌啶类　　E. 吗啡喃类

7. 该药还可用于（　　）

A. 解救吗啡中毒　B. 吸食阿片戒毒

C. 抗炎　D. 镇咳　E. 感冒发烧

多项选择题

8. 镇痛药物分子中至少应具有的结构和药效基团为（　　）

A. 一个氮原子的碱性中心　　B. 苯环

C. 苯并咪唑环　　　　　　　D. 萘环

E. 哌啶环或类似哌啶环结构

9. 芬太尼的化学结构中含有以下哪些取代基（　　）

A. 哌啶基　　B. 酚羟基　　C. 醇羟基

D. 丙酰胺基　E. 苯乙基

参考答案

最佳选择题：1. E

配伍选择题：2. D　3. C　4. C

综合分析题：5. C　6. C　7. B

多项选择题：8. ABE　9. ADE

第二节　解热、镇痛、抗炎药及抗痛风药

考点 1　解热、镇痛药

1. 分类

（1）水杨酸类：阿司匹林。

（2）乙酰苯胺类：对乙酰氨基酚。

2. 主要药物（见下表）

| 阿司匹林 | 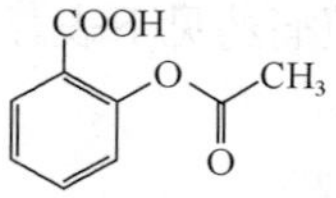 | ①阿司匹林变色：水解成水杨酸，酚羟基氧化成醌型化合物
②羧酸是药效团，邻位羟基必需
③环氧化酶（COX）的不可逆抑制剂，消化道不良反应
④解热、镇痛、抗炎、抗血小板聚集 |

续表

| 对乙酰氨基酚 | (HO—苯环—NH—C(=O)—CH₃ 结构) | ①合成中引入杂质对氨基酚，毒性较大
②小部分代谢生产乙酰亚胺醌，有肝、肾毒性
③中毒解救：谷胱甘肽或者乙酰半胱氨酸解毒
④与抗凝药合用增加抗凝作用，抗凝药应酌情减量 |

【真 题 再 现】

最佳选择题

关于对乙酰氨基酚的说法，错误的是（2015年，36）

A. 对乙酰氨基酚分子中含有酰胺键，正常储存条件下易发生变质

B. 对乙酰氨基酚在体内代谢可产生乙酰亚胺醌，引起肾毒性和肝毒性

C. 大剂量服用对乙酰氨基酚引起中毒时，可用谷胱甘肽、乙酰半胱氨酸解毒

D. 对乙酰氨基酚在体内主要与葡萄糖醛酸或硫酸结合，从肾脏排泄

E. 对乙酰氨基酚可与阿司匹林形成前药

答案：A

解析：对乙酰氨基酚分子中含有酰胺键，相对稳定。贮藏不当时可发生水解，产生对氨基酚。

【强 化 练 习】

最佳选择题

1. 某男60岁，误服大量的对乙酰氨基酚，为防止肝坏死，可选用的解毒药是（　　）

A. 谷氨酸　　B. 甘氨酸　　C. 缬氨酸

D. 乙酰半胱氨酸　E. 胱氨酸

2. 阿司匹林杂质中，能引起过敏反应的是（　　）

A. 水杨酸　B. 醋酸苯酯　C. 乙酰水杨酸酐

D. 水杨酸苯酯　　E. 乙酰水杨酸苯酯

配伍选择题

A. 阿司匹林　B. 布洛芬　　C. 吲哚美辛

D. 双氯芬酸　E. 对乙酰氨基酚

3. 结构中不含有羧基的药物是（　　）

4. 结构中含有异丁基的药物是（　　）

5. 结构中含有酯基的药物是（　　）

6. 结构中含有二氯苯胺基的药物是（　　）

综合分析题

在药物结构中含有羧基，具有解热、镇痛和抗炎作用，还有抑制血小板凝聚作用。

7. 根据结构特征和作用，该药是（　　）

A. 布洛芬　　B. 阿司匹林　C. 美洛昔康

D. 塞来昔布　E. 奥扎格雷

8. 该药禁用于（　　）

A. 高脂血症　B. 肾炎　C. 冠心病

D. 胃溃疡　　E. 肝炎

9. 该药的主要不良反应是（　　）

A. 胃肠刺激　B. 过敏　C. 肝毒性

D. 肾毒性　　E. 心脏毒性

参考答案

最佳选择题：1. D　2. C

配伍选择题：3. E　4. B　5. A　6. D

综合分析题：7. B　8. D　9. A

考点2　非甾体抗炎药

1. 分类

（1）羧酸类：吲哚美辛、双氯芬酸、布洛芬。

（2）非羧酸类：美洛昔康、塞来昔布。

2. 主要药物

（1）羧酸类非甾体抗炎药见下表。

| 吲哚美辛 | (吲哚结构，5位 H₃CO—，2位 —CH₃，2位侧链 —CH₂—C(=O)—OH，N上连 —C(=O)—对氯苯环—Cl) | ①抗炎活性与乙酸基酸性强度成相关
②5位取代基可防止药物的体内代谢，对活性也有影响
③2位甲基取代，加强与受体的作用
④室温下空气中稳定，但对光敏感 |

续表

| 双氯芬酸 | 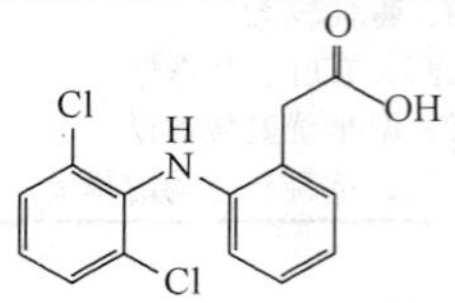 | ①解热镇痛抗炎作用强，不良反应小
②非甾抗炎药中剂量最小 |
| 布洛芬 | 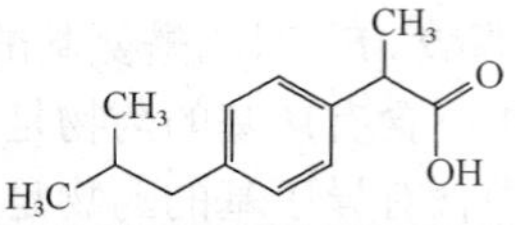 | ①引入甲基后，提高消炎作用，且毒性下降
②（S）异构体活性强，市售外消旋体
③体内无效（R）异构体转化为（S）型 |

（2）非羧酸类非甾体抗炎药见下表。

| 美洛昔康 | 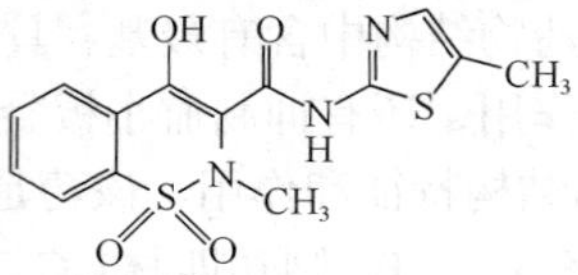 | ①昔康类，1，2-苯并噻嗪结构
②作用于 COX-2，无胃肠道副作用
③抗炎作用强于吡罗昔康 |
| 塞来昔布 | 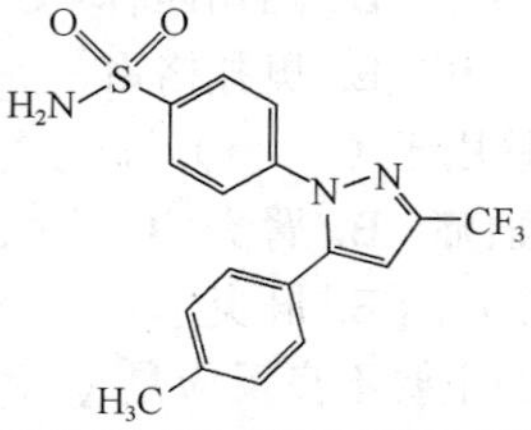 | ①昔布类
②选择性环氧酶 COX-2 抑制剂
③磺酰基体积大：不易与 COX-1 结合所以避免了胃肠道副作用
④但有心血管事件风险 |

【真题再现】

配伍选择题

A. 舒林酸

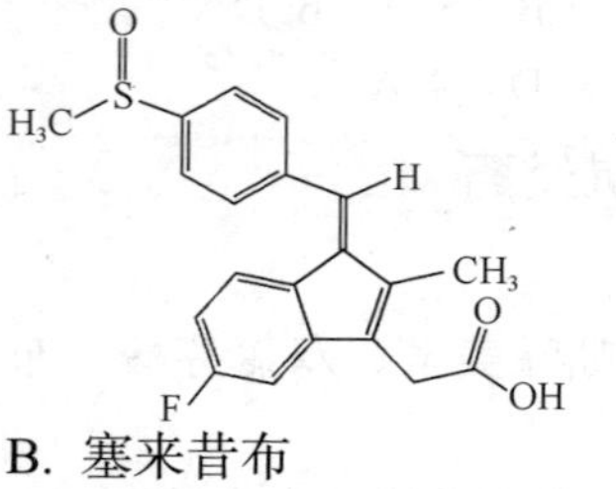

B. 塞来昔布

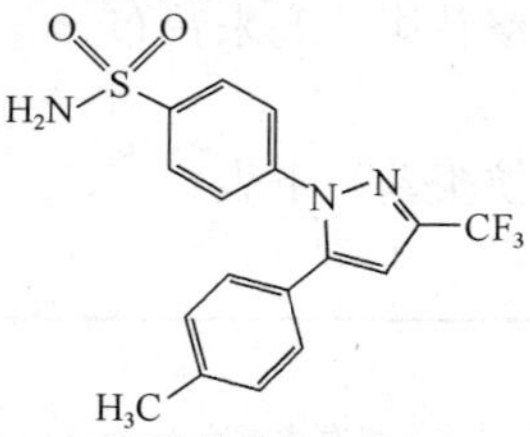

C. 吲哚美辛

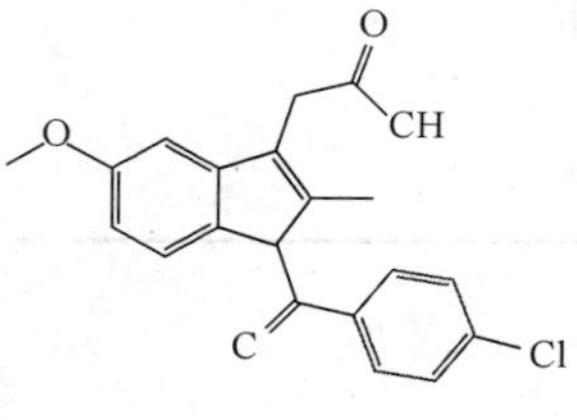

D. 布洛芬

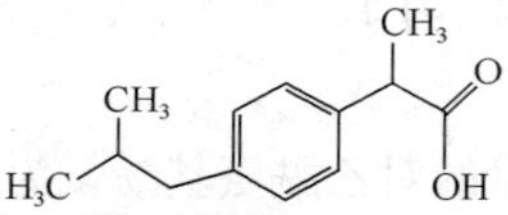

E. 萘丁美酮

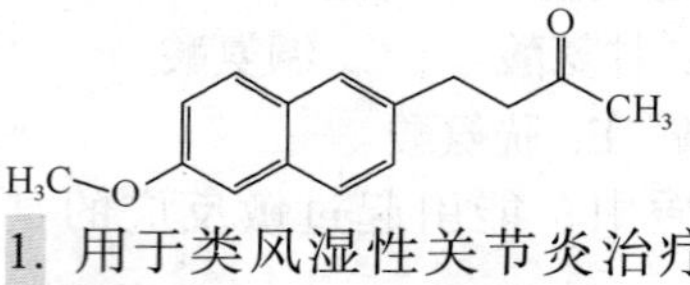

1. 用于类风湿性关节炎治疗的选择性环氧酶-2（COX-2）抑制剂是（2016年，94）

2. 在体外无效，体内经还原代谢产生甲硫基化合物而显示生物活性的非甾体抗炎药物的是（2016年，95）

答案：1. B　2. A

解析：1. 题塞来昔布是选择性环氧酶-2（COX-2）抑制剂。2. 题舒林酸在体外无效，体内经还原代谢产生甲硫基化合物而显示生物活性的非甾体抗炎药物。

【强化练习】

最佳选择题

1. 对 COX-1 和 COX-2 均有抑制抑制作用的是

（   ）

A. 美洛昔康 B. 吡罗昔康 C. 塞来昔布
D. 舒林酸 E. 羟布宗

2. 布洛芬的化学结构为（   ）

A.
B.
C.
D.
E.

3. 以吲哚美辛为代表的芳基烷酸类药物在临床的作用是（   ）

A. 抗过敏 B. 抗病毒 C. 利尿
D. 抗炎、镇痛、解热 E. 抗肿瘤

4. 与布洛芬叙述不符的是（   ）

A. 含有异丁基 B. 含有苯环
C. 为羧酸类非甾体抗炎药
D. 临床用其右旋体 E. 为环氧合酶抑制剂

5. 下列描述与吲哚美辛结构不符的是（   ）

A. 结构中含有对氯苯甲酰基
B. 结构中含有咪唑环
C. 结构中含有甲氧基
D. 结构中含有羧基 E. 结构中含有吲哚环

6. 具有 1，2-苯并噻嗪结构的药物是（   ）

A. 美洛昔康 B. 吲哚美辛 C. 萘普生
D. 芬布芬 E. 酮洛芬

多项选择题

7. 属于芳基丙酸类的非甾体抗炎药是（   ）

A. 阿司匹林 B. 布洛芬 C. 萘普生
D. 双氯芬酸 E. 吲哚美辛

8. 含有手性碳原子的药物有（   ）

A. 双氯芬酸 B. 别嘌醇 C. 美洛昔康
D. 萘普生 E. 布洛芬

参考答案

最佳选择题：1. A 2. C 3. D 4. D 5. B 6. A
多项选择题：7. BD 8. DE

考点3 抗痛风药

主要药物见下表。

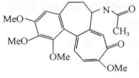

秋水仙碱		①天然生物碱
		②可控制尿酸盐对关节造成的炎症，用于痛风急性期
		③有抗肿瘤作用，长期应用有骨髓抑制副作用
		④不良反应与剂量相关，口服比静注安全
别嘌醇		①抑制黄嘌呤氧化酶，抑制尿酸生成
		②用于原发和继发高尿酸血症，反复发作或慢性痛风者，痛风石、尿酸性肾结石、尿酸性肾病、伴肾功能不全高尿酸血症
苯溴马隆		①苯并呋喃衍生物
		②抑制肾小管对尿酸的重吸收，促进尿酸排泄

【真题再现】

最佳选择题

通过抑制黄嘌呤氧化酶减少尿酸生成的抗痛风药是（2015年，37）

A. 秋水仙碱　B. 丙磺舒　　C. 别嘌醇

D. 苯溴马隆　E、布洛芬

答案：E

解析：别嘌醇的作用机制是抑制黄嘌呤氧化酶，抑制尿酸生成。

【强化练习】

配伍选择题

A. 舒林酸　　B. 美洛昔康　C. 别嘌醇

D. 丙磺舒　　E. 布洛芬

1. 含磺酰胺基的抗痛风药（　　）

2. 含磺酰胺基的非甾体抗炎药（　　）

A.

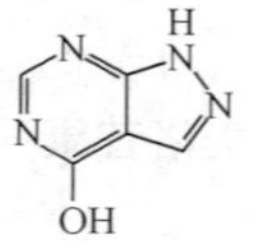

B.

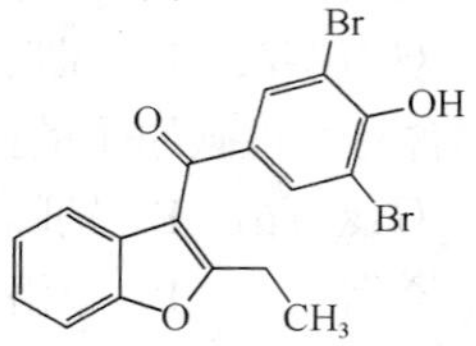

C.

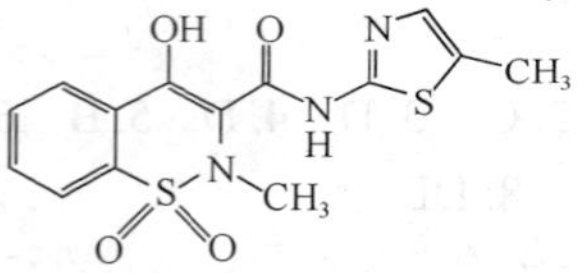

D.

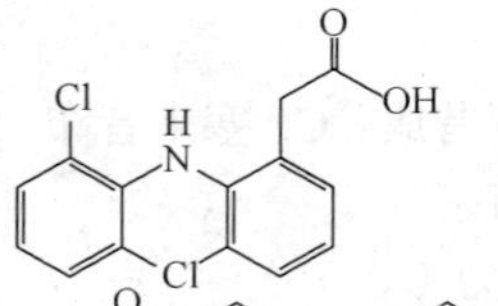

E.

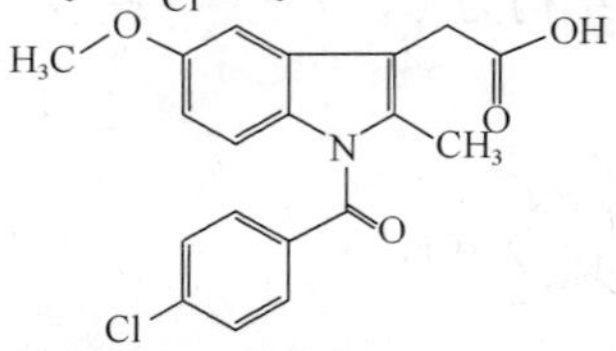

3. 美洛昔康的结构（　　）

4. 别嘌醇的结构（　　）

5. 秋水仙碱的结构（　　）

多项选择题

6. 用于治疗痛风病的药物有（　　）

A. 塞来昔布　B. 别嘌醇　　C. 美洛昔康

D. 丙磺舒　　E. 秋水仙碱

参考答案

配伍选择题：1. D　2. B　3. C　4. A　5. E

多项选择题：6. BDE

第三节　呼吸系统疾病用药

考点1　镇咳药

主要药物见下表。

可待因		①直接抑制延脑咳嗽中枢，镇咳作用强而迅速
		②体内代谢产生吗啡、N-去甲基可待因、去甲吗啡、氢化可待因
		③有成瘾性，特殊管理
右美沙芬		①抑制延髓咳嗽中枢，镇咳作用与可待因相等或略强
		②主要用于干咳，无镇痛作用
		③左旋美沙芬无镇咳作用，有镇痛作用

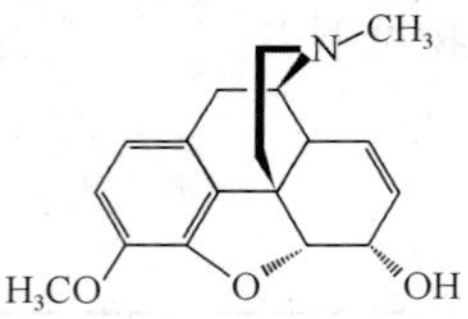

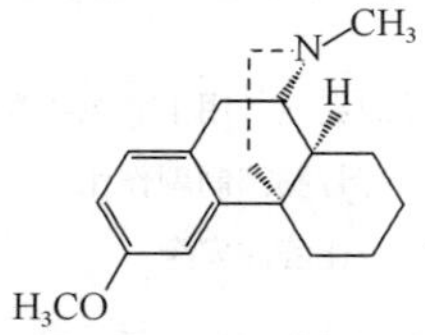

【强化练习】

1. 下列哪项与可待因的结构描述不符（　　）

A. 含N-甲基哌啶　B. 含呋喃环

C. 含酚羟基　D. 含醇羟基　E. 药用磷酸盐

2. 可待因具有成瘾性，其主要原因是（　　）

A. 具有吗啡的基本结构

B. 代谢后产生吗啡

C. 与吗啡具有相同的构型

D. 与吗啡具有相似疏水性

E. 可待因本身具有成瘾性

3. 具有如下结构的药物属于（　　）

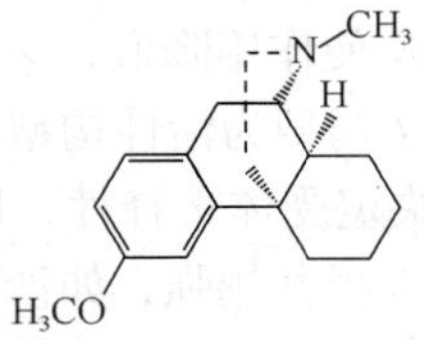

A. 镇痛药 　　B. 镇咳药 　　C. 麻醉药

D. 镇静药 　　E. 祛痰药

4. 具有苯吗喃结构的镇咳药是（ 　 ）

A. 右美沙芬 　B. 溴己新 　　C. 可待因

D. 羧甲司坦 　E. 苯丙哌林

多项选择题

5. 作用于中枢的中枢性镇咳药有（ 　 ）

A. 喷托维林 　B. 乙酰半胱氨酸 　C. 可待因

D. 苯丙哌林 　E. 右美沙芬

参考答案

最佳选择题：1. C　2. B　3. B　4. A

多项选择题：5. CE

考点2　祛痰药

主要药物见下表。

溴己新	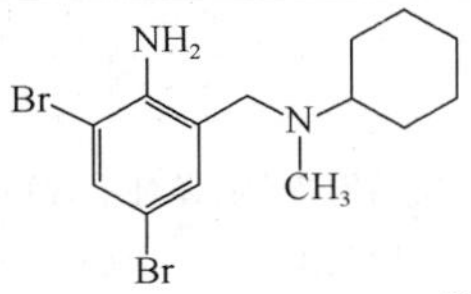	①黏痰溶解剂，用于支气管炎和呼吸道疾病 ②溴己新代谢生成氨溴索（作用更强） ③氨溴索有两个手性中心，药用其反式异构体混合物，还有一定镇咳作用，是可待因的1/2
氨溴索	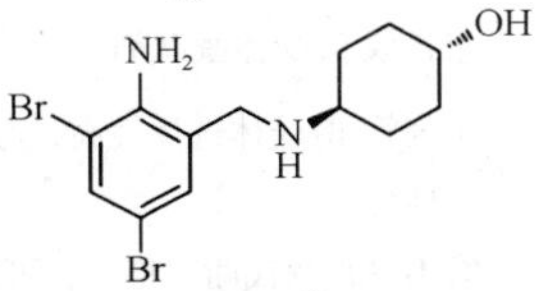	
乙酰半胱氨 酸	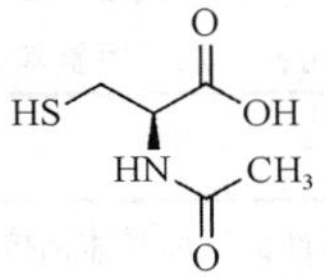	①黏痰溶解剂 ②用于对乙酰氨基酚解毒（巯基）
羧甲司坦	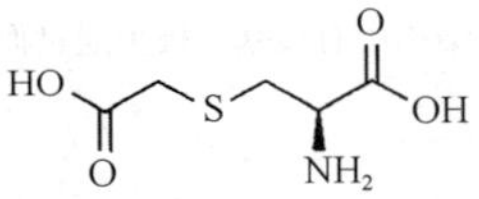	①半胱氨酸类似物，含羧甲基 ②黏痰调节剂 ③机制与乙酰半胱氨酸不同（巯基不游离）

【强 化 练 习】

最佳选择题

1. 溴己新为（ 　 ）

A. 解热镇痛药 　　　　　　B. 镇静催眠药

C. 抗精神病药　D. 镇咳祛痰药　E. 降血压药

配伍选择题

A. 氨溴索 　　B. 乙酰半胱氨酸 　C. 可待因

D. 苯丙哌林 　E. 右美沙芬

2. 结构中含有巯基的是（ 　 ）

3. 由代谢产物发展而来的是（ 　 ）

4. 具有旋光性，药用其右旋体的是（ 　 ）

多项选择题

5. 与氨溴索叙述相符的是（ 　 ）

A. 为溴己胺的活性代谢物　B. 镇咳药

C. 有顺反异构体　D. 分子中有两个手性中心

E. 黏痰溶解剂，用作祛痰药

6. 属于祛痰药的是（ 　 ）

A. 氨溴索 　　B. 可待因 　　C. 乙酰半胱氨酸

D. 羧甲司坦 　E. 苯丙哌林

参考答案

最佳选择题：1. D

配伍选择题：2. B　3. A　4. E

多项选择题：5. ACDE　6. ACD

考点3　平喘药

1. 分类

（1）β_2受体激动剂：沙丁胺醇、沙美特罗、特布他林。

（2）影响白三烯的平喘药：孟鲁司特、色甘酸钠。

（3）M胆碱受体阻断剂：噻托溴铵、异丙托溴铵。

（4）糖皮质激素：倍氯米松、氟替卡松、

布地奈德。

（5）磷酸二酯酶抑制剂：茶碱、氨茶碱。

2. 结构特征

β₂ 受体激动剂的基本结构如下：

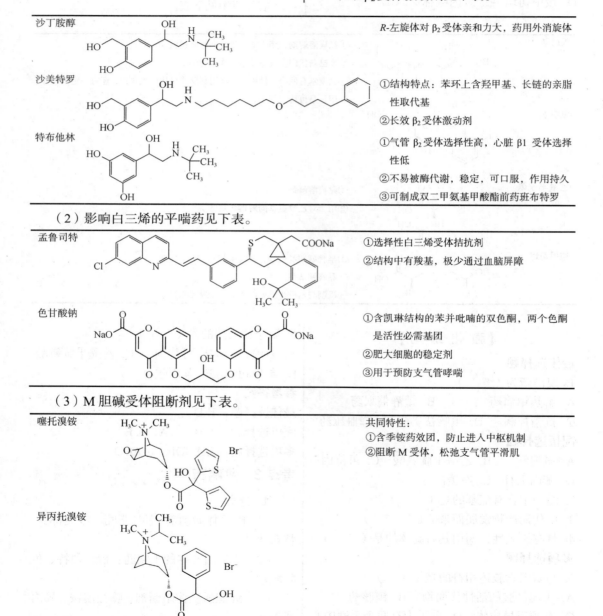

构效关系：①具有 β-苯乙胺结构骨架，碳链增长或缩短均使作用降低；②β 碳上带有羟基，有手性，R 构型为活性构型；③氨基上的取代基（R）决定受体选择性，取代基体积越大，对 β 受体选择性越强，如沙丁胺醇；④苯环上酚羟基可使活性增强，儿茶酚结构活性最强，但易代谢失活，不可口服，无羟基时活性减弱，作用时间延长，中枢兴奋作用大。

3. 主要药物

（1）β₂ 受体激动剂见下表。

沙丁胺醇		R-左旋体对 β₂ 受体亲和力大，药用外消旋体
沙美特罗		①结构特点：苯环上含羟甲基、长链的亲脂性取代基 ②长效 β₂ 受体激动剂
特布他林		①气管 β₂ 受体选择性高，心脏 β1 受体选择性低 ②不易被酶代谢，稳定，可口服，作用持久 ③可制成双二甲氨基甲酸酯前药班布特罗

（2）影响白三烯的平喘药见下表。

孟鲁司特		①选择性白三烯受体拮抗剂 ②结构中有羧基，极少通过血脑屏障
色甘酸钠		①含凯琳结构的苯并吡喃的双色酮，两个色酮是活性必需基团 ②肥大细胞的稳定剂 ③用于预防支气管哮喘

（3）M 胆碱受体阻断剂见下表。

噻托溴铵		共同特性： ①含季铵药效团，防止进入中枢机制 ②阻断 M 受体，松弛支气管平滑肌
异丙托溴铵		

（4）糖皮质激素见下表。

丙酸倍氯米松	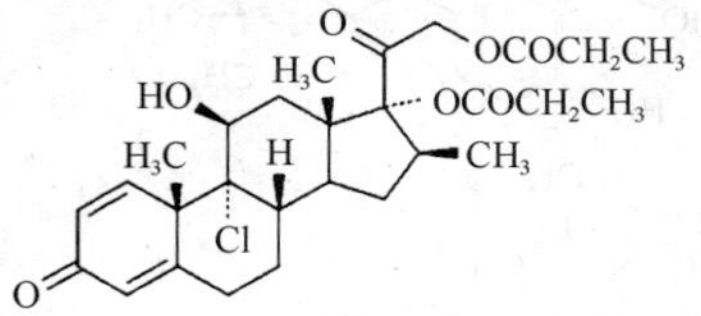	代谢生成单丙酸酯有一定活性，进一步水解成倍氯米松没有活性	共同特性：都存在易被代谢失活的药效团，在非作用部分易于代谢成无效或糖皮质激素作用小的物质，减少糖皮质激素的副作用。
丙酸氟替卡松	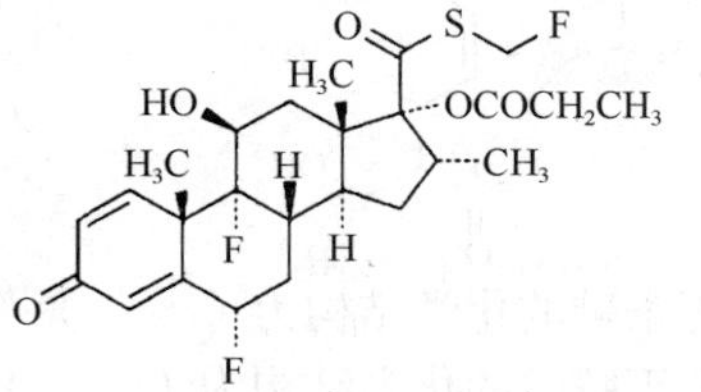	①17位β硫代羧酸酯具有活性，代谢成羧酸后无活性，能避免皮质激素的全身作用 ②具有气道局部较高的抗炎活性和较少的全身副作用	
布地奈德	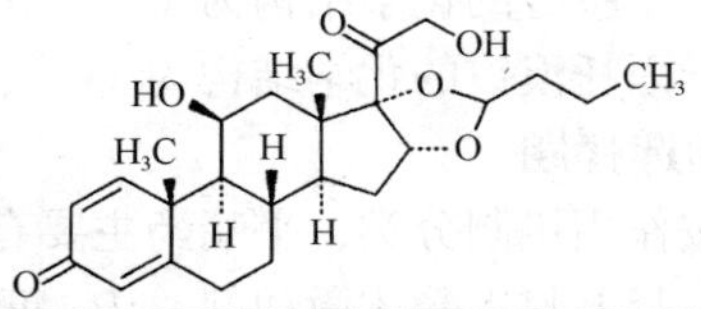	氢化泼尼松引入16α-羟基，并于丁醛缩合的产物	

（5）磷酸二酯酶抑制剂见下表。

| 茶碱 | 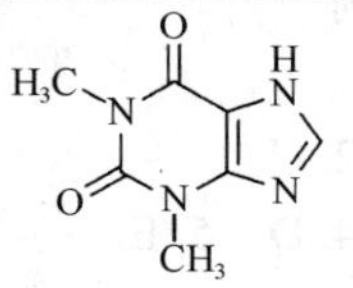 | ①黄嘌呤衍生物，抑制磷酸二酯酶 ②治疗窗窄，须监测血药浓度（TDM） ③体内代谢易受地尔硫□、西咪替丁、红霉素、环丙沙星等影响 |
| 氨茶碱 | 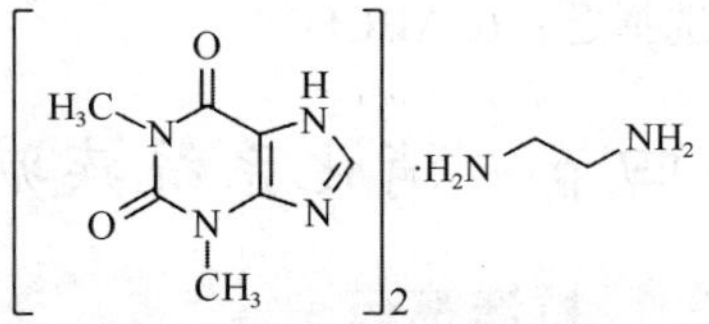 | ①是茶碱和乙二胺的复盐 ②乙二胺增加其水溶性，可做注射剂使用 |

【真题再现】

最佳选择题

1. 通过稳定肥大细胞而预防各型哮喘发作的是（2015年，38）
A. 沙丁胺醇　B. 扎鲁司特　C. 噻托溴铵
D. 齐留通　E. 色甘酸钠
答案：1. E
解析：色甘酸钠是肥大细胞的稳定剂。

2. 属于糖皮质激素的平喘药是（2015年，39）
A. 茶碱　B. 丙酸氟替卡松　C. 异丙托溴铵
D. 孟鲁司特　　　　E. 沙美特罗
答案：2. B
解析：糖皮质激素（吸入）：丙酸倍氯米松、丙酸氟替卡松、布地奈德。

3. 属于糖皮质激素类平喘药的是（2016年，37）

A. 茶碱　B. 布地奈德　C. 噻托溴铵
D. 孟鲁司特　E. 沙丁胺醇
答案：3. B

综合分析题

患者，男，过敏性哮喘，使用丙酸氟替卡松吸入气雾剂控制哮喘症状，使用疗程2周。患者担心糖皮质激素药物会产生全身性糖皮质激素副作用。因此咨询药师。

丙酸氟替卡松的结构如下：

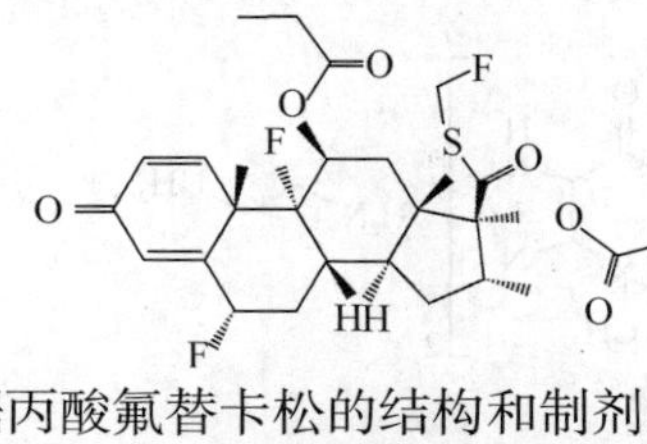

4. 依据丙酸氟替卡松的结构和制剂的特点，对患者咨询问题的科学解释是（2016年，104）

A. 丙酸氟替卡松没有糖皮质激素样作用

B. 丙酸氟替卡松气雾剂中有拮抗激素作用的药物，能避免产生全身性糖皮质激素副作用

C. 丙酸氟替卡松体内不发生代谢，用药后很快从尿中排除，能避免产生全身性糖皮质激素副作用

D. 丙酸氟替卡松结构中 16 位甲基易氧化，失去活性，能避免产生全身性糖皮质激素副作用

E. 丙酸氟替卡松结构中 17 位 β 羧酸酯具有活性，在体内水解产生的 β 羧酸失去活性，能避免产生全身性糖皮质激素作用

答案：4. E

解析：丙酸氟替卡松由于仅 17 位β羧酸酯具有活性，而β羧酸衍生物不具有活性，故丙酸氟替卡松经水解可失活，能避免皮质激素的全身作用。

【强化练习】

最佳选择题

1. 与异丙托溴铵不符的是（　　　）

A. 为 M 胆碱受体拮抗剂

B. 具有莨菪碱的一般理化性质

C. 在酸碱条件下均比较稳定

D. 分子中托品酸是消旋体

E. 不易透过血脑屏障，中枢副作用低

2. 属于 β 肾上腺素受体激动药的是（　　　）

A. 异丙托溴铵　　　B. 扎鲁司特

C. 沙丁胺醇　 D. 丙酸倍氯米松　 E. 齐留通

配伍选择题

3. 氨茶碱的化学结构为（　　　）

4. 沙丁胺醇的化学结构为（　　　）

5. 异丙托溴铵的化学结构为（　　　）

多项选择题

6. 按作用机制分类，平喘药主要有（　　　）

A. β₂ 肾上腺素受体激动剂　　B. 糖皮质激素

C. 磷酸二酯酶抑制剂

D. 与白三烯相关的药物

E. M 胆碱受体抑制剂

参考答案

最佳选择题：1. C　 2. C

配伍选择题：3. C　 4. D　 5. E

多项选择题：6. ABCDE

第四节　消化系统疾病用药

考点 1　抗溃疡药

1. 分类

（1）组胺 H2 受体拮抗剂：西咪替丁、雷尼替丁。

（2）质子泵抑制剂：奥美拉唑、埃索美拉唑。

2. 结构特征

（1）组胺 H₂ 受体拮抗剂（XX 替丁）

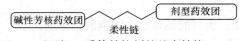

碱性芳核药效团　　柔性链　　剂型药效团

组胺 H₂ 受体拮抗剂的基本结构

1）碱性芳杂环：咪唑环或碱性基团取代的呋喃环、噻唑环等，可增强活性。

2）柔性链：一般为四原子链，2 位为硫原子时可使连接链更具柔性，延长或引入支链，活性降低。

3）平面极性基团：一般为胍基或脒基，

可通过氢键与受体结合。

（2）质子泵抑制剂（XX 拉唑）

基本结构：苯并咪唑+亚磺酰基（亚砜）+

吡啶环，如下图所示：

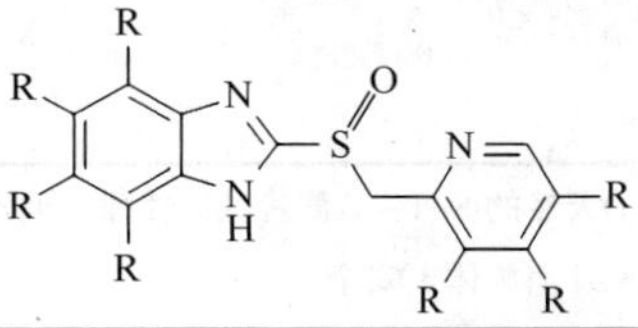

3. 主要药物

（1）组胺 H_2 受体拮抗剂（XX 替丁）见下表。

西咪替丁	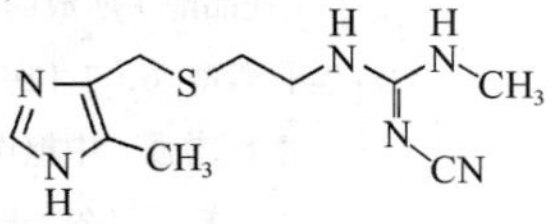	①结构：咪唑+含 S 四原子链+氰基胍 ②多种晶型，A.晶型效果最好 ③极性大，口服好，有首过效应
雷尼替丁	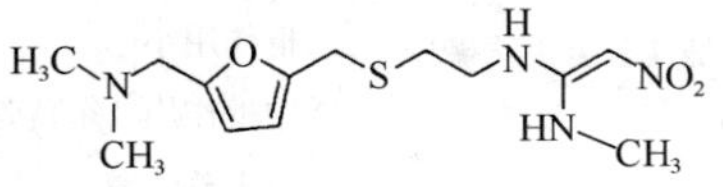	①极性药效团：二氨基硝基乙烯 ②反式有效，顺式无效 ③口服吸收迅速，50%首过，肌注生物利用度高

（2）质子泵抑制剂（XX 拉唑）见下表。

奥美拉唑	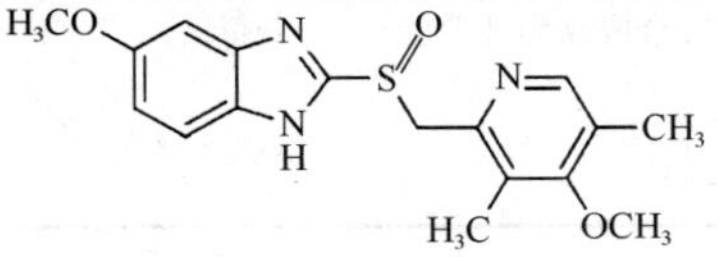	①酸碱两性，稳定性差，低温避光保存 ②前药循环（或奥美拉唑循环） ③S，R 异构体活性相同，但代谢酶不同。（－）-S-异构体代谢更慢
埃索美拉唑	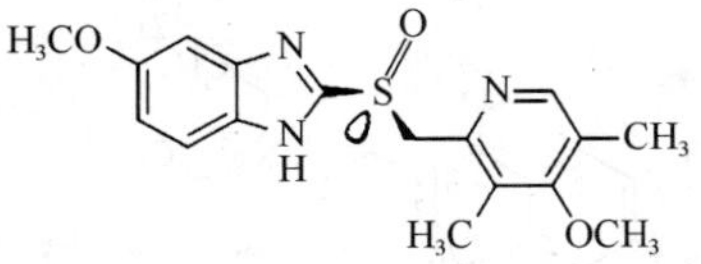	①奥美拉唑的 S-（－）异构体，单独上市 ②代谢更慢，体内循环重复生成，血药浓度更高，维持时间更长 ③钠盐注射，镁盐口服

【强 化 练 习】

最佳选择题

1. 西咪替丁结构中含有（　　）

A. 呋喃环　　B. 噻唑环　　C. 噻吩环

D. 咪唑环　　E. 吡啶环

2. 含有硝基乙烯二胺结构片段的抗溃疡药是
（　　）

A. 法莫替丁　B. 奥美拉唑　C. 西咪替丁

D. 雷尼替丁　E. 罗沙替丁

配伍选择题

A.

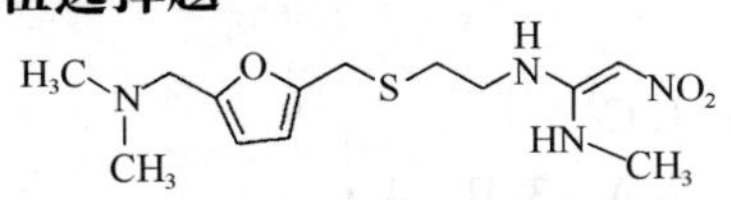

B.

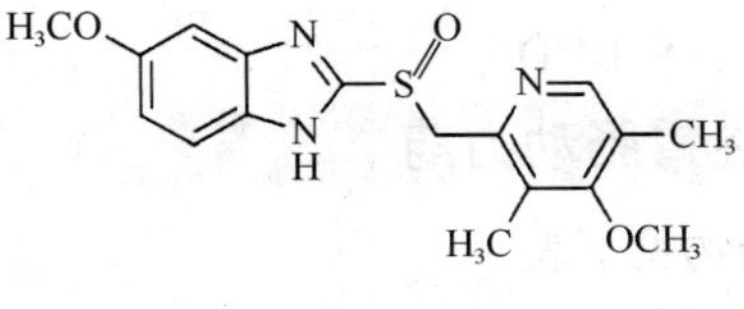

C.

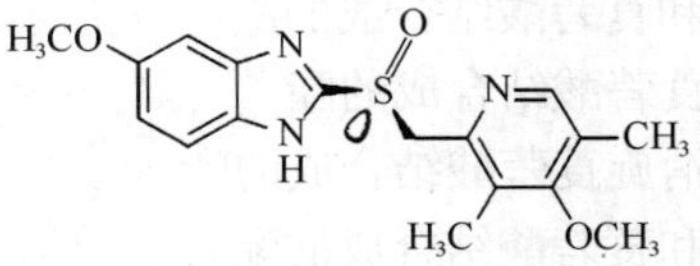

D.

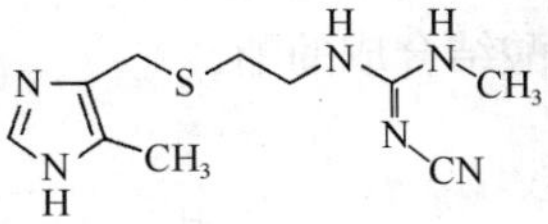

E.

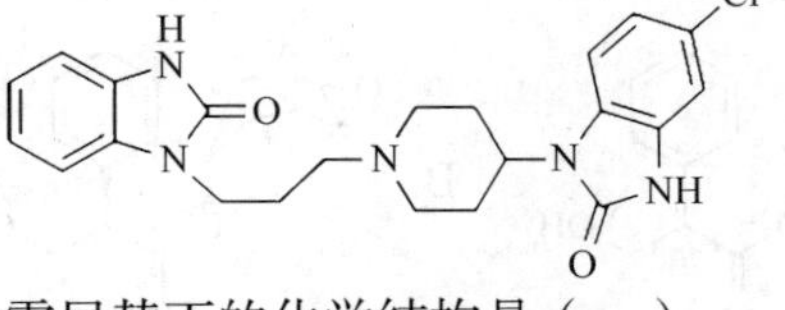

3. 雷尼替丁的化学结构是（　　）

4. 奥美拉唑的化学结构是（　　）

多项选择题

5. 下列哪些药物常用作抗溃疡药（　　）

A. H1 受体拮抗剂　B. 质子泵抑制剂

C. β 受体拮抗剂　　D. H2 受体拮抗剂

E. 钙拮抗剂

考点2　解痉药

主要药物见下表。

阿托品	①天然的 S-（-）莨菪碱活性强，但毒性大，外消旋体更安全 ②药用外消旋	共同特性： ①是莨菪酸（托品酸）与莨菪醇（托品醇）所成的酯 ②莨菪醇 6，7 位引入氧桥，脂溶性增强，中枢作用强；6 位引入羟基，分子极性增强，中枢作用小
东莨菪碱	①有 6，7 氧桥，脂溶性增强 ②易进入中枢神经系统，是莨菪类生物碱中中枢作用最强的药物	③中枢作用：东莨菪碱>阿托品>山莨菪碱
山莨菪碱	①有 6β-羟基，极性增强，难透过血脑屏障；中枢作用很弱 ②天然品具左旋性称 654-1，合成品为外消旋体称 654-2	

【强 化 练 习】

最佳选择题

1. 阿托品是（　　　）

A. 东莨菪醇和莨菪酸结合成的酯

B. 莨菪醇和莨菪酸结合成的酯

C. 莨菪醇和消旋莨菪酸结合成的酯

D. 山莨菪醇和莨菪酸结合成的酯

E. 东莨菪醇和樟柳酸结合成的酯

配伍选择题

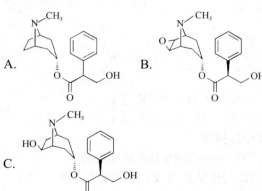

2. 阿托品的结构式为（　　　）

3. 东莨菪碱的结构式为（　　　）

4. 山莨菪碱的结构式为（　　　）

多项选择题

5. 属于莨菪生物碱的药物有（　　　）

A. 甲氧氯普胺　　B. 东莨菪碱　C. 阿托品

D. 山莨菪碱　　　E. 托烷司琼

参考答案

最佳选择题：1. C

配伍选择题：2. A　3. B　4. C

多项选择题：5. BCD

考点3　促胃肠动力药

主要药物见下表。

甲氧氯普胺

①中枢性和外周性多巴胺 D_2 拮抗剂，具有促动力和止吐作用

②有锥体外系副作用

多潘立酮

①外周性多巴胺 D_2 拮抗剂

②分子极性大，不能透过血脑屏障，中枢副作用较少

③止吐活性低于甲氧氯普胺

【强 化 练 习】

最佳选择题

1. 多潘立酮属于（　　）

A. 抗溃疡药　B. 抗过敏药　C. 胃动力药

D. 抗炎药　　E. 抗肿瘤药

2. 结构中含有芳伯氨基的药物是（　　）

A. 甲氧氯普胺　　B. 多潘立酮

C. 雷尼替丁　D. 昂丹司琼　E. 托烷司琼

3. 促胃肠动力药多潘立酮的基本母核是（　　）

A. 硝基咪唑　B. 托品烷　　C. 噻唑

D. 吡唑　　　E. 苯并咪唑

配伍选择题

A.　B.　C.　D.　E.

4. 促胃肠动力药多潘立酮的化学结构是（　　）

5. 促胃肠动力药甲氧氯普胺的化学结构是

（　　）

参考答案

最佳选择题：1. C　2. A　3. E

配伍选择题：4. E　5. D

第五节　循环系统疾病用药

考点 1　抗心律失常药

1. 分类

（1）钠通道阻滞剂：美西律、普罗帕酮。

（2）钾通道阻滞剂：胺碘酮。

（3）β肾上腺素受体拮抗剂：普萘洛尔、美托洛尔、倍他洛尔、比索洛尔、拉贝洛尔。

2. 结构特征

β肾上腺素受体拮抗剂基本结构如下：

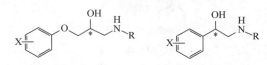

芳氧丙醇胺类　　　　苯乙醇胺类

芳氧丙醇胺类代表药物：普萘洛尔、美托洛尔、倍他洛尔、比索洛尔。

苯乙醇胺类代表药物：拉贝洛尔。

共同特征：①侧链上的羟基是关键药效团；②芳环部分可以是苯环、萘环、芳杂环或稠环等，芳环上可有不同取代基（X），氨基上有一个取代基（R）；③芳氧丙醇胺类的芳环、羟基和氨基可与苯乙醇胺类完全重叠，符合 β 受体的空间要求；④有一个手性中心，芳氧丙醇胺类 S-构型拮抗作用强，苯乙醇胺类 R-构型拮抗作用强。

3. 主要药物

（1）钠通道阻滞剂见下表。

| 美西律 | | ①属ⅠB类，轻度阻滞钠通道
②抗心律失常和局麻作用与利多卡因相同
③碱性尿液中易被肾小管重吸收，需监测尿液pH
④治疗窗窄，需监测血药浓度 |
| 普罗帕酮 | | ①属ⅠC类，强度阻滞钠通道
②有轻度β受体拮抗作用，S异构体活性大 |

（2）钾通道阻滞剂

胺碘酮结构如下：

1）含碘原子，进一步代谢较困难，易蓄积，长期用药导致心律失常。

2）结构与甲状腺素类似，含有碘原子，影响甲状腺素代谢。

（3）β肾上腺素受体拮抗剂见下表。

普萘洛尔		①有一个手性中心，S-构型拮抗作用强，药用外消旋体 ②主要在肝脏代谢，肝损害患者慎用 ③对β₁和β₂受体均有阻断作用 ④脂溶性高，易产生中枢效应，还有抑制心脏、引起支气管痉挛和哮喘的副作用
美托洛尔		①选择性β₁受体拮抗剂，β₁、β₂拮抗能力比约为3 ②有轻度局麻作用，无内源性拟交感活性
倍他洛尔		①较新的选择性β₁受体拮抗剂 ②β₁受体阻断作用是普萘洛尔的4倍 ③口服易吸收，生物利用度高，无首过效应，半衰期长，每天给药一次
比索洛尔		①高选择性的β₁受体拮抗剂，对β₂亲和力很低，不影响气管和血管 ②无明显负性肌力效应
拉贝洛尔		①拮抗α₁、β₁和β₂受体，不会显著改变心率和心输出量 ②临床用外消旋体，治疗原发性高血压

【真题再现】

综合分析题

根据生理效应，肾上腺素受体分为 α 受体和 β 受体，α 受体分为 α_1、α_2 等亚型，β 受体分为 β_1、β_2 等亚型。α_1 受体的功能主要为收缩血管平滑肌，增强心肌收缩力；α_2 受体的功能主要为抑制心血管活动，抑制去甲肾上腺素、乙酰胆碱和胰岛素的释放，同时也具有收缩血管壁平滑肌作用。β_1 受体的功能主要为增强心肌收缩力、加快心率等；β_2 受体的功能主要为松弛血管和支气管平滑肌。

1. 普萘洛尔是 β 受体阻断药的代表，属于芬氧丙醇胺类结构类型。普萘洛尔的结构是（2016年，102）

A.

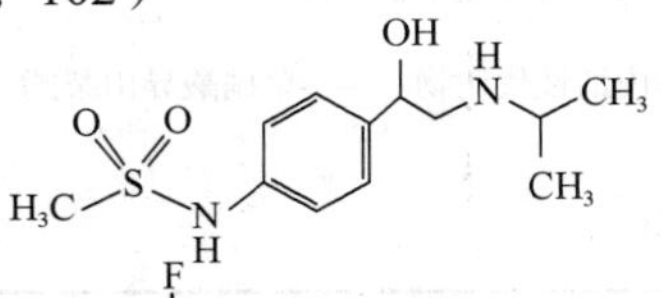

B.

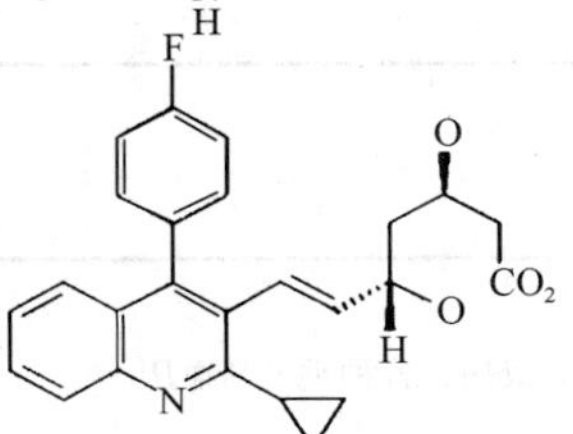

C.

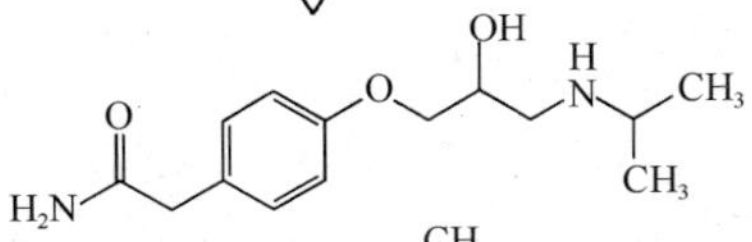

D.

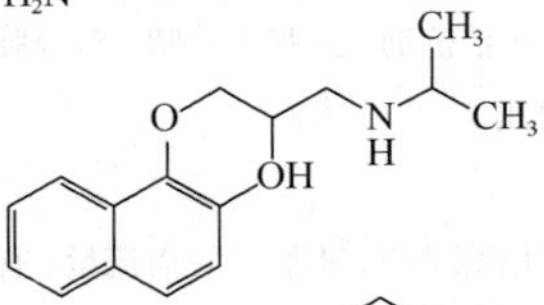

E.

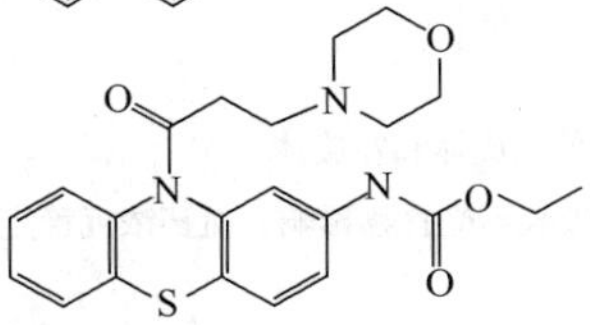

答案：1. B

2. 胰岛细胞上的 β 受体属于 β_2 亚型。根据肾上腺素受体的功能分析，对于合并糖尿病的室上性心动过速患者，宜选用的抗心律失常药物类型是（2016年，103）

A. 选择性 β_1 受体阻断药

B. 选择性 β_2 受体阻断药

C. 非选择性 β 受体阻断药

D. β_1 受体激动药

E. β_2 受体激动药

答案：2. A

【强化练习】

最佳选择题

1. 下列药物中，主要用于抗心律失常的是（　　）

A. 硝酸甘油　B. 甲基多巴　C. 美西律

D. 洛伐他汀　E. 硝苯地平

2. 结构与利多卡因相似，以醚键代替利多卡因结构中的酰胺键的药物是（　　）

A. 美西律　　　B. 利多卡因　　C. 普鲁卡因胺

D. 普罗帕酮　　E. 奎尼丁

配伍选择题

A. 含有苯乙醇胺结构　B. 含有咔唑结构

C. 含有苯并酸酯结构　D. 含有双醚结构

E. 含有环丙甲基乙基醚结构

3. 倍他洛尔的结构中（　　）

4. 卡维地洛的结构中（　　）

5. 比索洛尔的结构中（　　）

6. 拉贝洛尔的结构中（　　）

参考答案

最佳选择题：1. C　2. A

配伍选择题：3. E　4. B　5. D　6. A

考点2　抗心绞痛药

1. 分类

（1）硝酸酯类：硝酸甘油、硝酸异山梨酯、单硝酸异山梨酯。

（2）钙通道阻滞剂

1）1，4二氢吡啶类：硝苯地平、非洛地平、氨氯地平、尼莫地平。

2）芳烷基胺类：维拉帕米。

3）苯硫氮䓬类：地尔硫䓬。

2. 结构特征

1，4二氢吡啶类的基本结构如下：

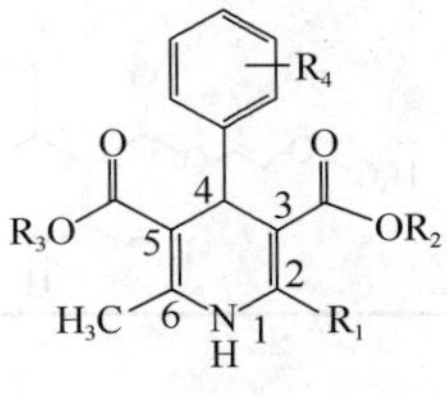

1）构效关系：①1，4-二氢吡啶环是活性必需基团，N-1 上不宜带有取代基，6 位为甲基取代；②4 位取代基常为苯环，若改为芳杂环，则毒性增大；③3、5 位上的羧酸酯基为活性必需基团，若换为其他吸电子基团（如乙酰基、氰基）则活性降低；④当 3、5 位两端取代基 R_2 和 R_3 不同时，4 位碳原子为手性碳，具有立体选择性，影响作用部位。

2）共性：①遇光极不稳定，发生光催化的歧化反应，产生硝基苯吡啶和亚硝基苯吡啶衍生物（对人体极为有害）；②柚子汁能减慢该类药物的代谢速度，体内浓度增加；③除尼索地平外，均有首过效应。

3. 主要药物

（1）硝酸酯类见下表。

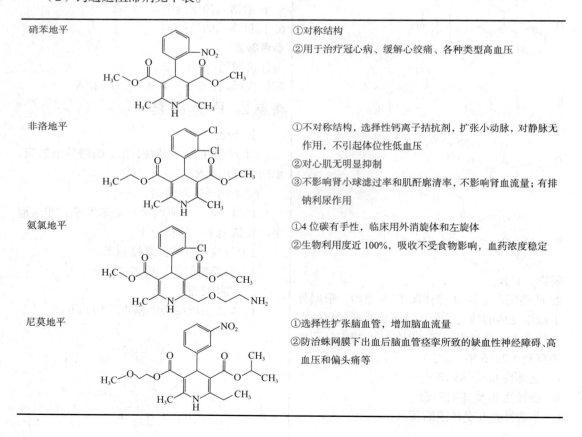

硝酸甘油	①有挥发性，吸收水分成塑胶状
	②舌下含服，起效快，避免首过效应
硝酸异山梨酯	①有两种晶型：稳定型（药用）和不稳定型（可转为稳定型）
	②代谢产生单硝酸异山梨酯，有活性
	③含二硝酸酯，脂溶性大，有头痛不良作用
单硝酸异山梨酯	①是硝酸异山梨酯的体内活性代谢物——5-单硝酸异山梨酯
	②作用时间长
	③水溶性大，副作用降低

（2）钙通道阻滞剂见下表。

硝苯地平	①对称结构
	②用于治疗冠心病、缓解心绞痛、各种类型高血压
非洛地平	①不对称结构，选择性钙离子拮抗剂，扩张小动脉，对静脉无作用，不引起体位性低血压
	②对心肌无明显抑制
	③不影响肾小球滤过率和肌酐廓清率，不影响肾血流量；有排钠利尿作用
氨氯地平	①4 位碳有手性，临床用外消旋体和左旋体
	②生物利用度近 100%，吸收不受食物影响，血药浓度稳定
尼莫地平	①选择性扩张脑血管，增加脑血流量
	②防治蛛网膜下出血后脑血管痉挛所致的缺血性神经障碍、高血压和偏头痛等

续表

| 维拉帕米 | 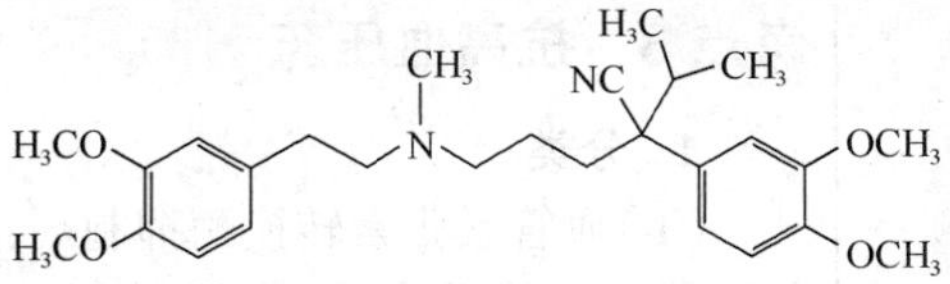 | ①药用外消旋体
②呈弱碱性，化学稳定性好，但甲醇溶液在紫外线照射下可分解
③主要代谢物去甲维拉帕米（N-脱甲基）有活性 |
| 地尔硫䓬 | 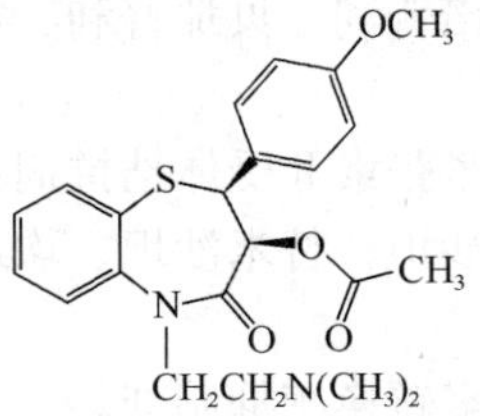 | ①有两个手性碳原子，D-顺式体活性最高，即 2S、3S 异构体
②口服吸收迅速完全，但有较高首过效应
③有肝肠循环，主要代谢途径有脱乙酰基、N-脱甲基、O-脱甲基，去乙酰基地尔硫䓬仍有活性。
④高选择性钙通道阻滞剂，对大的冠状动脉和侧支循环具有较强的扩张作用，治疗各型心绞痛 |

【真题再现】

最佳选择题

1. 关于维拉帕米的结构特征和作用的说法，错误的是（2016 年，38）

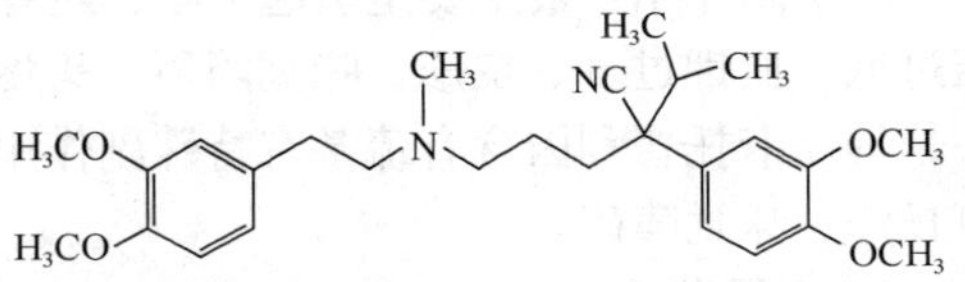

A. 属于芳烷基胺类的钙通道阻滞剂

B. 含有甲胺结构，易发生 N-脱甲基化代谢

C. 具有碱性，易被强酸分解

D. 结构中含有手性碳原子，现仍用外消旋体

E. 通常口服给药，易被吸收

答案：1. C

解析： 维拉帕米呈弱碱性，不管在加热、光化学降解，还是酸、碱水溶液中，稳定性良好。

综合分析题

二氢吡啶类钙通道阻滞剂基本结构如下图（硝苯地平的结构式）二氢吡啶是该类药物的必需药效团之一，二氢吡啶类钙通道阻滞剂代谢酶通常为 CYP3A4，影响该酶活性的药物可产生药物各药物相互作用，钙通道阻滞剂的代表药物是硝苯地平。

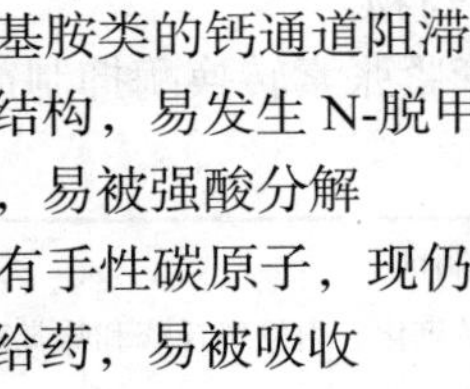

2. 本类药物的两个羧酸酯结构不同时，可产生手性异构体，且手性异构体的活性也有差异，其手性中心的碳原子编号是（2015 年，107）

A. 2　B. 3　C. 4　D. 5　E. 6

答案：2. C

3. 本类药物通常以消旋体上市，但有一药物分别以消旋体和左旋体先后上市，且左旋体活性较优，该药物是（2015 年，108）

A. 尼群地平　B. 硝苯地平　C. 非洛地平

D. 氨氯地平　E. 尼莫地平

答案：3. D

解析： 氨氯地平含氯、2-氨基乙氧基甲基，4 位碳有手性，临床用外消旋体和左旋体。

【强化练习】

最佳选择题

1. 二氢吡啶环上，3、5 位取代基均为甲酸甲酯的药物是（　　）

A. 氨氯地平　B. 尼卡地平　C. 硝苯地平

D. 尼群地平　E. 尼莫地平

配伍选择题

A. 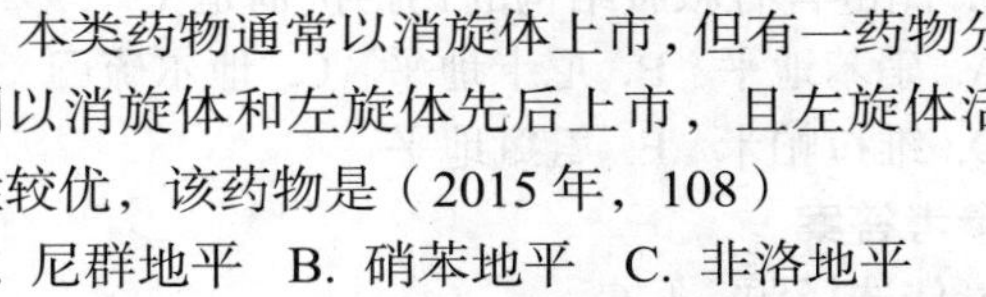　

B.

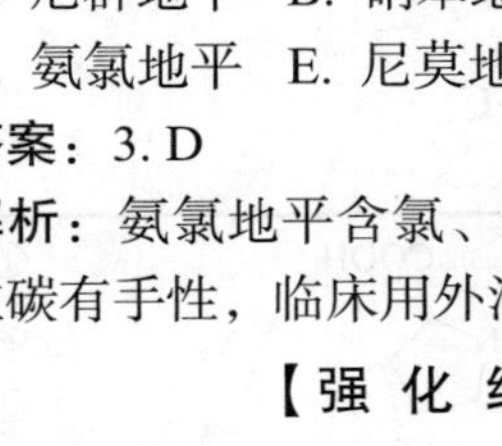

C.

（3-硝基苯基二氢吡啶结构，含 H₃C—O—CO、CO—O—CH(CH₃)₂、H₃C、CH₃、NH）

D.

O₂NO—CH₂—CH(ONO₂)—CH₂—ONO₂

E.

（含 O₂NO、H、O、ONO₂ 的双环结构）

2. 维拉帕米的结构是（　　　）

3. 尼莫地平的结构是（　　　）

多项选择题

4. 下列钙拮抗剂中，存在手性中心的药物有
（　　　）

A. 硝苯地平　B. 尼莫地平　C. 非洛地平

D. 桂利嗪　E. 氨氯地平

5. 侧链含有叔胺结构的钙拮抗剂是（　　　）

A. 硝苯地平　B. 尼卡地平　C. 地尔硫□

D. 维拉帕米　E. 氨氯地平

参考答案

最佳选择题：1. C

配伍选择题：2. A　3. C

考点 3　抗高血压药

1. 分类

（1）血管紧张素转换酶抑制剂：卡托普利、依那普利、赖诺普利、贝那普利、雷米普利、福辛普利。

（2）血管紧张素 Ⅱ 受体拮抗剂：氯沙坦、缬沙坦、厄贝沙坦、替米沙坦、坎地沙坦。

2. 作用

血管紧张素转换酶抑制剂。

（1）作用机制：抑制 ACE 酶，能有效阻断血管紧张素 Ⅰ 向血管紧张素 Ⅱ 转化，从而发挥降血压活性。

（2）作用特点：特别适用于患有充血性心力衰竭（CHF）、左心室功能紊乱（LVD）或糖尿病的高血压患者。

（3）副作用：最主要是引起干咳，还有血压过低、血钾过多、皮疹、味觉障碍、头疼、头晕等。卡托普利因含有巯基有特殊副作用：斑丘疹、味觉障碍。

3. 主要药物

（1）血管紧张素转换酶抑制剂（××普利）

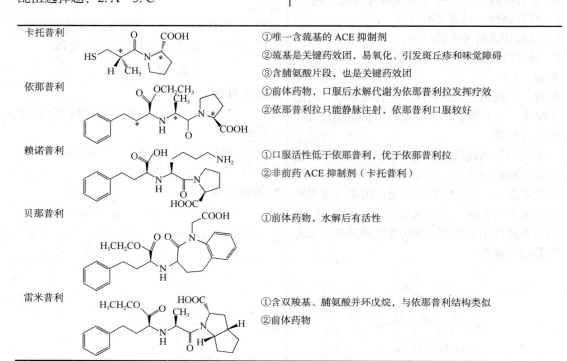

卡托普利	（结构式）	①唯一含巯基的 ACE 抑制剂
		②巯基是关键药效团，易氧化、引发斑丘疹和味觉障碍
		③含脯氨酸片段，也是关键药效团
依那普利	（结构式）	①前体药物，口服后水解代谢为依那普利拉发挥疗效
		②依那普利拉只能静脉注射，依那普利口服较好
赖诺普利	（结构式）	①口服活性低于依那普利，优于依那普利拉
		②非前药 ACE 抑制剂（卡托普利）
贝那普利	（结构式）	①前体药物，水解后有活性
雷米普利	（结构式）	①含双羧基、脯氨酸并环戊烷，与依那普利结构类似
		②前体药物

续表

| 福辛普利 | 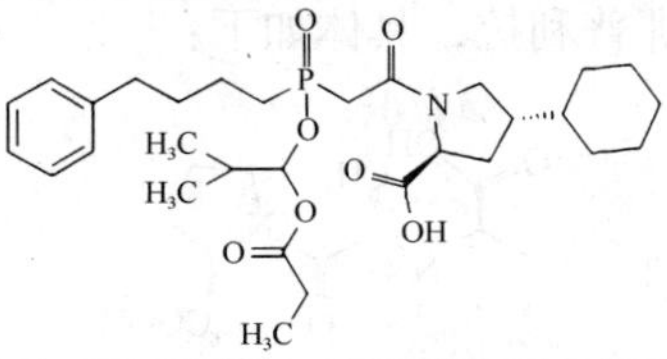 | ①含磷酰基、脯氨酸，以磷酰基替代依那普利拉中的羧基
②前体药物，水解成福辛普利拉发挥作用
③作用优于卡托普利，低于依那普利拉 |

（2）血管紧张素Ⅱ受体拮抗剂（××沙坦）

氯沙坦	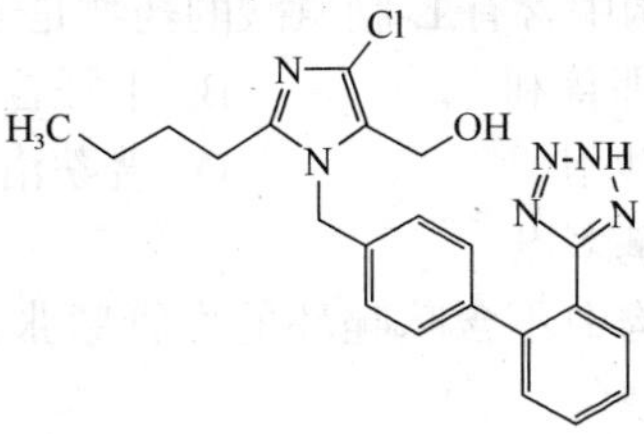	①咪唑环 2 位丁基保证其脂溶性和疏水性 ②咪唑环 5 位羟甲基代谢成甲酸衍生物，活性强于原药
缬沙坦	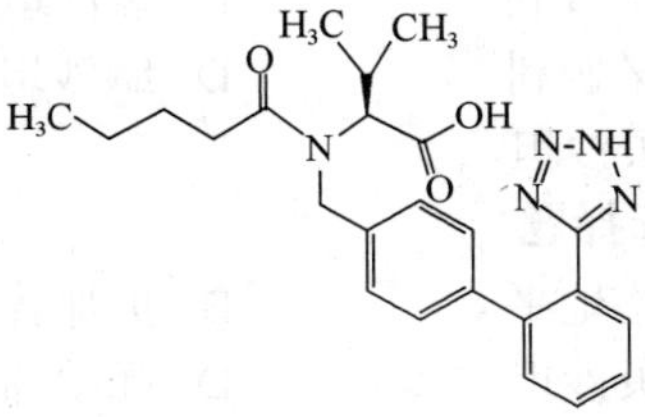	①作用稍高于氯沙坦 ②用于轻、中度高血压，尤其适用于 A.C.E.抑制剂不耐受的患者 ③联合用药：缬沙坦+氨氯地平，缬沙坦+氢氯噻嗪
厄贝沙坦	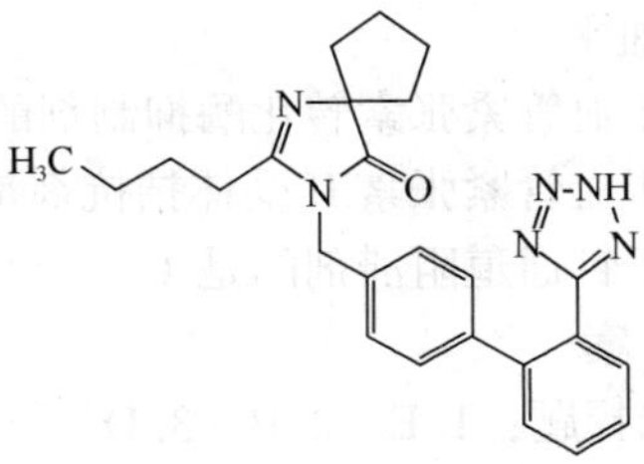	①与受体亲和力强 ②治疗原发性高血压，合并高血压的Ⅱ型糖尿病肾病的治疗 ③联合用药：厄贝沙坦+氢氯噻嗪
替米沙坦	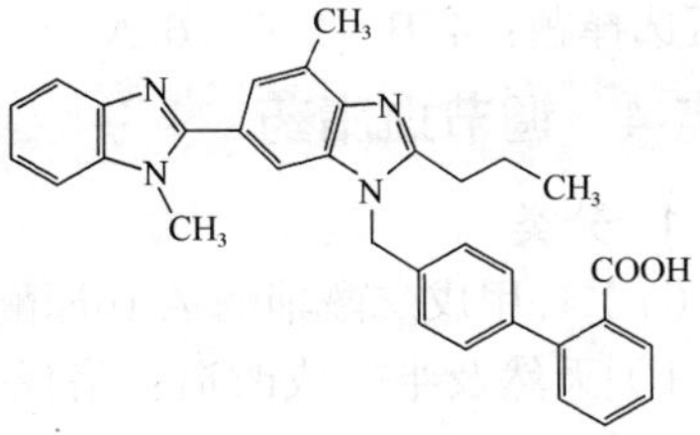	①特异性血管紧张素Ⅱ受体 1（AT1 型）拮抗剂 ②该类药物中半衰期最长、分布体积最大的药物
坎地沙坦	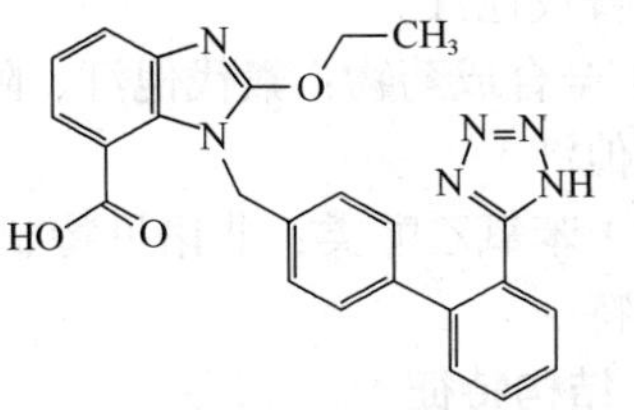	①含四氮唑环、苯并咪唑环 ②前药是坎地沙坦酯

结构共性：

①含有酸性基团的联苯结构，酸性基团可以为四氮唑环或羧酸

②联苯的一端连有咪唑环或可视为咪唑环开环衍生物

【真题再现】

最佳选择题

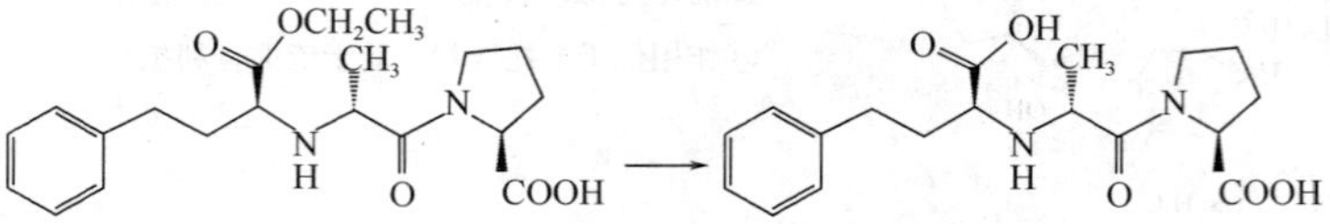

关于依那普利拉的说法，正确的是（2016 年，39）

A. 依那普利是含有苯丙氨酸结构的药物

B. 依那普利分子中只含有 1 个手性中心

C. 依那普利口服吸收极差，只能静脉注射给药

D. 依那普利结构中含有碱性的赖氨酸基团，是产生药效的关键药效团

E. 依那普利代谢产物依那普利拉，具有抑制 ACE 作用

答案：E.

【强化练习】

最佳选择题

1. 血管紧张素转化酶抑制剂卡托普利的化学结构是（ ）

A.

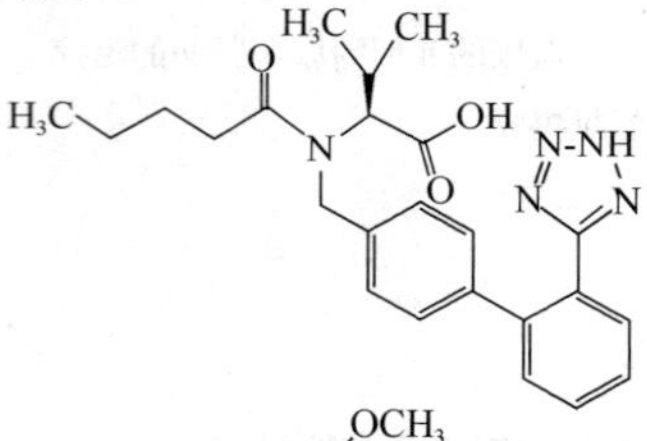

B.

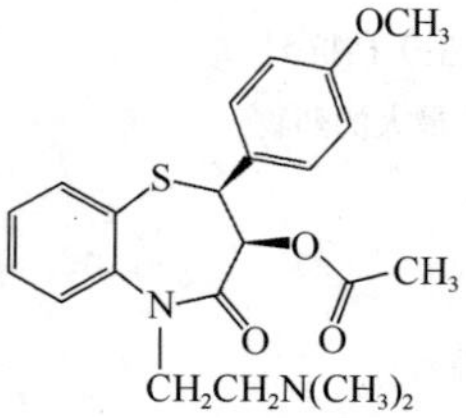

C.

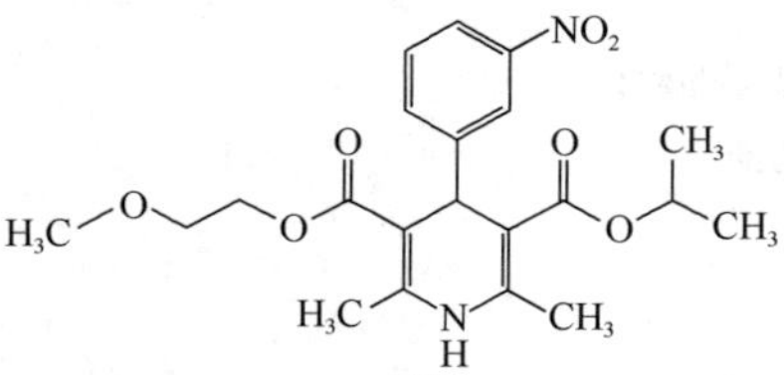

D.

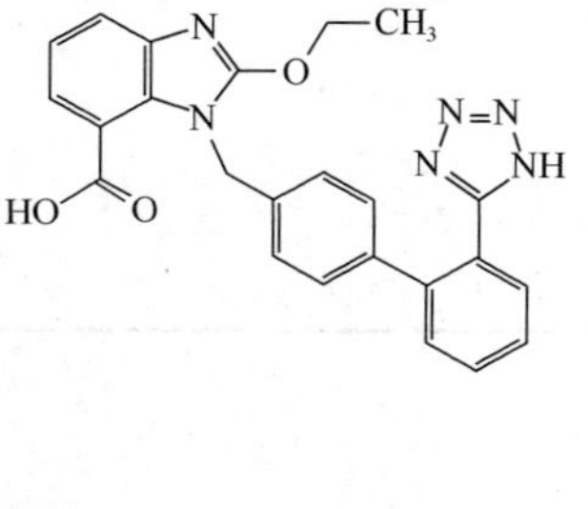

依那普利是前体药物，口服给药后在体内水解为依那普利拉，具体如下：

E.

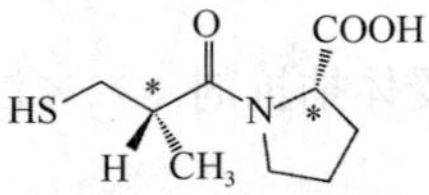

2. 结构中含有 L-脯氨酸的药物是（ ）

A. 贝那普利　　　　　B. 卡托普利

C. 氯沙坦　　　　　　D. 普萘洛尔

E. 甲基多巴

3. 结构中不含咪唑环的血管紧张素 II 受体拮抗剂是（ ）

A. 福辛普利　　　　　B. 氯沙坦

C. 赖诺普利　　　　　D. 缬沙坦

E. 厄贝沙坦

配伍选择题

A. 非洛地平　　　　　B. 贝那普利

C. 厄贝沙坦　　　　　D. 哌唑嗪

E. 利血平

4. 属于血管紧张素转化酶抑制剂的是（ ）

5. 属于血管紧张素 II 受体拮抗剂的是（ ）

6. 属于钙通道阻滞剂的是（ ）

参考答案

最佳选择题：1. E　2. B　3. D

配伍选择题：4. B　5. C　6. A

考点 4　调节血脂药

1. 分类

（1）羟甲戊二酰辅酶 A 还原酶抑制剂

1）天然及半合成改造：洛伐他汀、辛伐他汀、普伐他汀。

2）全合成药物：氟伐他汀、阿托伐他汀、瑞舒伐他汀。

（2）苯氧乙酸类：非诺贝特、吉非罗齐、苯扎贝特。

2. 结构特征

羟甲戊二酰辅酶 A 还原酶抑制剂的基本结构如下：

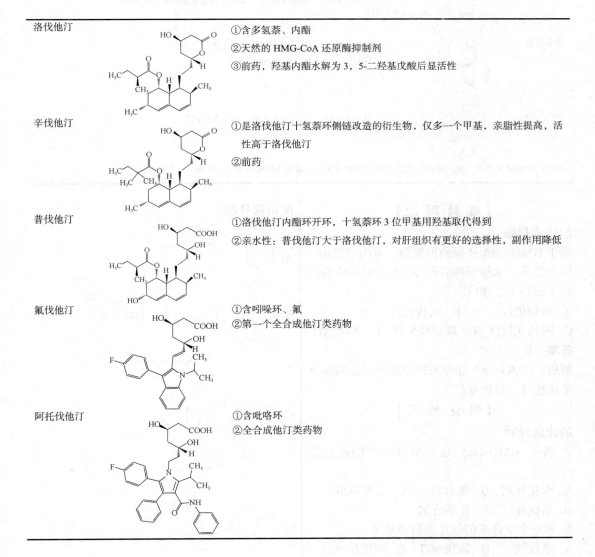

　　构效关系：①3，5-二羟基羧酸是酶抑制活性的必需结构，含有内酯的化合物为前药，必须经水解才能起效；②3，5-二羟基的绝对构型必须与洛伐他汀的构型一致；③环 A 部分的十氢化萘环是与酶活性部位结合的必需结构，若换为环己烷，则活性降为 1/10 000；④环 B 部分的 W、X、Y 可以为碳或氮，n 为 0 或 1。

　　共性：①HMG-CoA 还原酶是胆固醇合成限速酶，他汀类药物主要降低胆固醇水平；②会引起肌肉疼痛或横纹肌溶解副作用，尤其是西立伐他汀（已撤出市场）。

3. 主要药物

　　（1）羟甲戊二酰辅酶 A.还原酶抑制剂（XX他汀）见下表。

洛伐他汀		①含多氢萘、内酯 ②天然的 HMG-CoA 还原酶抑制剂 ③前药，羟基内酯水解为 3，5-二羟基戊酸后显活性
辛伐他汀		①是洛伐他汀十氢萘环侧链改造的衍生物，仅多一个甲基，亲脂性提高，活性高于洛伐他汀 ②前药
普伐他汀		①洛伐他汀内酯环开环，十氢萘环 3 位甲基用羟基取代得到 ②亲水性：普伐他汀大于洛伐他汀，对肝组织有更好的选择性，副作用降低
氟伐他汀		①含吲哚环、氟 ②第一个全合成他汀类药物
阿托伐他汀		①含吡咯环 ②全合成他汀类药物

续表

瑞舒伐他汀	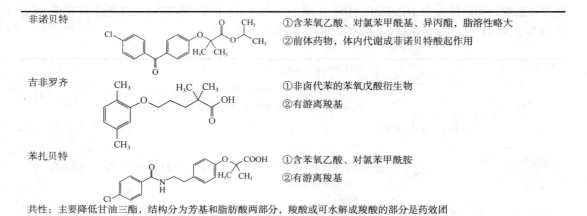	①含多取代的嘧啶环、磺酰基 ②适用于经饮食控制或其他药物不能控制的血脂异常

（2）苯氧乙酸类药物见下表。

非诺贝特		①含苯氧乙酸、对氯苯甲酰基、异丙酯，脂溶性略大 ②前体药物，体内代谢成菲诺贝特酸起作用
吉非罗齐		①非卤代苯的苯氧戊酸衍生物 ②有游离羧基
苯扎贝特		①含苯氧乙酸、对氯苯甲酰胺 ②有游离羧基

共性：主要降低甘油三酯，结构分为芳基和脂肪酸两部分，羧酸或可水解成羧酸的部分是药效团

【真题再现】

最佳选择题

属于 HMG-CoA 还原酶抑制剂，有内酯结构，属于前药，水解开环后有 3，5-二羟基羧酸的是（2015 年，40）

A. 普伐他汀　　　B. 氟伐他汀

C. 阿托伐他汀　D. 瑞舒伐他汀　E. 辛伐他汀

答案： E

解析： HMG-CoA 还原酶抑制剂属于前药的有辛伐他汀、洛伐他汀。

【强化练习】

最佳选择题

1. 属于 HMG-CoA 还原酶抑制剂的药物是（　　）

A. 卡托普利　B. 氨力农　　C. 乙胺嘧啶

D. 洛伐他汀　E. 普萘洛尔

2. 第一个全合成的他汀类药物是（　　）

A. 洛伐他汀　B. 氟伐他汀　C. 阿托伐他汀

D. 瑞舒伐他汀　　E. 辛伐他汀

配伍选择题

A.

B.

C.

D.

E.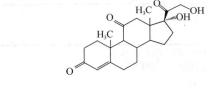

3. 吉非罗齐的化学结构式为（　　　）
4. 辛伐他汀的化学结构式为（　　　）
5. 氟伐他汀的化学结构式为（　　　）
6. 洛伐他汀的化学结构式为（　　　）

参考答案

最佳选择题：1. D　2. B

配伍选择题：3. A　4. E　5. D　6. C

第六节　内分泌系统疾病用药

考点 1　甾体激素类

1. 分类

（1）肾上腺糖皮质激素：氢化可的松、泼尼松、氢化泼尼松、曲安奈德、地塞米松、倍他米松。

（2）雌激素：雌二醇、雌三醇、戊酸雌二醇、炔雌醇、尼尔雌醇。

（3）孕激素：黄体酮、醋酸甲羟孕酮、醋酸甲地孕酮、炔诺酮、左炔诺孕酮。

（4）雄性激素及蛋白同化激素：睾酮、甲睾酮、苯丙酸诺龙、司坦唑醇。

2. 结构特征

（1）肾上腺糖皮质激素

1）基本结构是△4（4 位双键）-3，20-二酮和 11，17α，21-三羟基（或羰基）孕甾烷。

2）天然存在的糖皮质激素是可的松和氢化可的松。

（2）雌激素

1）天然存在的雌激素有雌酮、雌二醇、雌三醇，具有雌甾烷母核，A.环为芳香环、有 18 位甲基、3-酚羟基、17-羟基或羰基。

2）天然雌激素在体内迅速代谢，且口服无效。

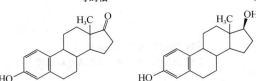

可的松　　　　　　　　氢化可的松

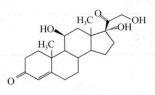

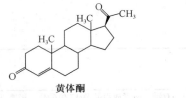

雌酮　　　　　雌二醇　　　　雌三醇

（3）孕激素

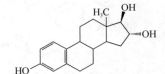

黄体酮

1）天然孕激素主要是黄体酮，具有△4-3，20-二酮孕甾烷基本结构

2）口服后迅速代谢失活，只能肌注或使用栓剂。

（4）雄性激素及蛋白同化激素

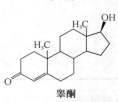

睾酮

1）睾酮是天然雄激素，具有 3 位羰基、17 位羟基、4 位双键，母核为雄甾烷。

2）易被代谢失活。

3. 主要药物

（1）肾上腺糖皮质激素见下表。

泼尼松		可的松和氢化可的松 1 位增加双键，得到泼尼松和氢化泼尼松，抗炎活性增大，水钠潴留副作用降低
氢化泼尼松		
曲安奈德		引入 9α-氟原子、16α-羟基并与 17α-羟基制成缩酮，可抵消 9α-氟原子所致的钠潴留活性，糖皮质激素作用增加。
地塞米松		①16 位引入甲基，可阻碍 17 位的氧化代谢，抗炎活性增加，副作用下降 ②16α-甲基是地塞米松，16β-甲基是倍他米松，两者为差向异构体，是目前应用最广泛的强效皮质激素
倍他米松		

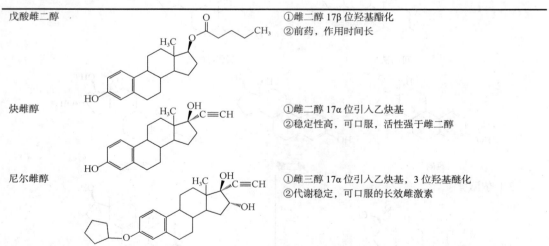

（2）雌激素见下表。

戊酸雌二醇		①雌二醇 17β 位羟基酯化 ②前药，作用时间长
炔雌醇		①雌二醇 17α 位引入乙炔基 ②稳定性高，可口服，活性强于雌二醇
尼尔雌醇		①雌三醇 17α 位引入乙炔基，3 位羟基醚化 ②代谢稳定，可口服的长效雌激素

（3）孕激素见下表。

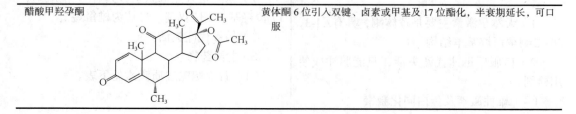

醋酸甲羟孕酮		黄体酮 6 位引入双键、卤素或甲基及 17 位酯化，半衰期延长，可口服

续表

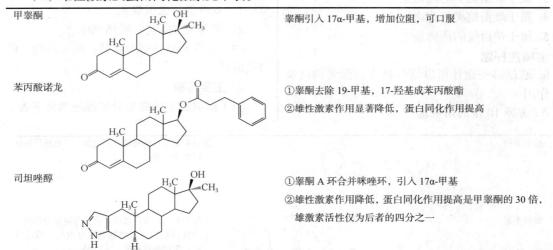

醋酸甲地孕酮	
炔诺酮	①睾酮引入 17α-乙炔基，去除 19-甲基 ②口服孕激素
左炔诺孕酮	①炔诺酮的 18 位延长一个甲基 ②活性强，左旋体有效，右旋体无效

（4）雄性激素及蛋白同化激素见下表。

甲睾酮	睾酮引入 17α-甲基，增加位阻，可口服
苯丙酸诺龙	①睾酮去除 19-甲基，17-羟基成苯丙酸酯 ②雄性激素作用显著降低，蛋白同化作用提高
司坦唑醇	①睾酮 A 环合并咪唑环，引入 17α-甲基 ②雄性激素作用降低，蛋白同化作用提高是甲睾酮的 30 倍，雄激素活性仅为后者的四分之一

【真 题 再 现】

多项选择题

通过对天然雌激素进行结构改造获得的作用时间长的雌激素类药物有（2016 年，120）

A. 雌三醇　　B. 苯甲酸雌二醇

C. 尼尔雌醇　D. 炔雌醇　　E. 炔诺酮

答案：BC

【强 化 练 习】

最佳选择题

1. 以下属于左炔诺孕酮的化学结构的是(　　　　)

E.

2. 具有下列化学结构的药物是（　　）

A. 地塞米松　　B. 氢化可的松　　C. 氟轻松

D. 曲安奈德　　E. 波尼松龙

配伍选择题

A. 己烯雌酚　　B. 甲睾酮　　C. 雌二醇

D. 醋酸甲地孕酮　　　　　　E. 达那唑

3. 属于雄甾烷类的药物是（　　）

4. 属于雌甾烷类的药物是（　　）

5. 属于孕甾烷的药物是（　　）

多项选择题

6. 通过哪些途径可以增强糖皮质激素的抗炎作用（　　）

A. 去掉 10 位的角甲基

B. 9α 位引入氟原子

C. 将 21 位羟基成醋酸酯

D. 16α 为引入甲基　　　　E. 1, 2 位引入双键

参考答案

最佳选择题：1. D　2. A

配伍选择题：3. B　4. C　5. D

多项选择题：6. BDE

考点 2　降糖药

1. 分类

（1）胰岛素分泌促进剂

1）磺酰脲类：格列齐特、格列本脲、格列吡嗪、格列喹酮、格列美脲。

2）非磺酰脲类：瑞格列奈、那格列奈。

（2）胰岛素增敏剂

1）双胍类：二甲双胍。

2）噻唑烷二酮类：吡格列酮

（3）α-葡萄糖苷酶抑制剂：阿卡波糖、伏格列波糖。

2. 主要药物

（1）磺酰脲类胰岛素分泌促进剂见下表。

格列齐特	脲基末端连有吡咯烷并环戊烷，降血糖活性比甲苯磺丁脲强
格列本脲	①脲基末端连有环己基，有显著降血糖活性 ②磺酰胺对位以芳酰胺基烷基取代，吸收迅速，作用强且长效，毒性低
格列吡嗪	
格列喹酮	

续表

| 格列美脲 | ①脲基末端连有甲基环己基，阻碍了环己烷的羟基化代谢
②高效、长效降血糖 |

（2）非磺酰脲类胰岛素分泌促进剂见下表。

| 瑞格列奈 | ①氨甲酰甲基苯甲酸衍生物
②含一个手性碳，S-（+）异构体活性好，临床用 S-（+）异构体 |
| 那格列奈 | ①D-苯丙氨酸衍生物，R-（-）异构体活性好
②毒性低，降糖作用良好 |

共性：
①具有氨基酸结构（酰胺、羧基）
②对 K^+-ATP 通道具有"快开"和"快闭"作用，起效迅速、作用时间短。使胰岛素的分泌达到模拟人体的生理模式，即餐时胰岛素升高，餐后回落，被称为"餐时血糖调节剂"

（3）胰岛素增敏剂见下表。

| 二甲双胍 | ①双胍类胰岛素增敏剂
②具强碱性，盐酸盐呈中性
③吸收快，半衰期短
④几乎全部以原形经肾排泄，肾功能损害者禁用 |
| 吡格列酮 | ①噻唑烷二酮类胰岛素增敏剂
②作用：a. 增加胰岛素对靶组织敏感性，减少肝糖产生。 b. 增强外周组织对葡萄糖摄取
③靶点为细胞核的过氧化酶-增殖体活化受体 |

（4）α-葡萄糖苷酶抑制剂见下表。

| 阿卡波糖 | ①结构均为单糖或多糖类似物
②作用机制：抑制 α-葡萄糖苷酶，减慢糖类水解产生葡萄糖的速度，并延缓葡萄糖的吸收
③1、2 型糖尿病均适用 |

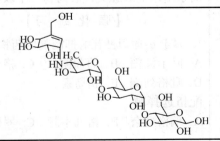

续表

| 伏格列波糖 | 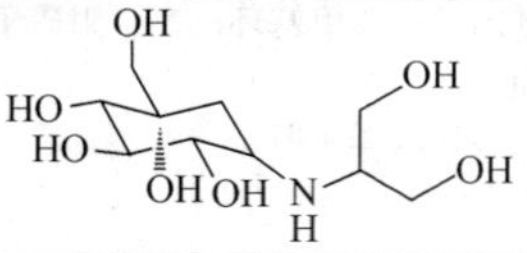 |

【真题再现】

最佳选择题

1. 根据磺酰脲类降糖药的构效关系，当脲上取代基为甲基环己基时，甲基阻碍了环己基上的羟基化反应，因此具有高效、长效降血糖作用，下列降糖药中，具有上述结构特征的是（2016年，40）

A. 格列齐特

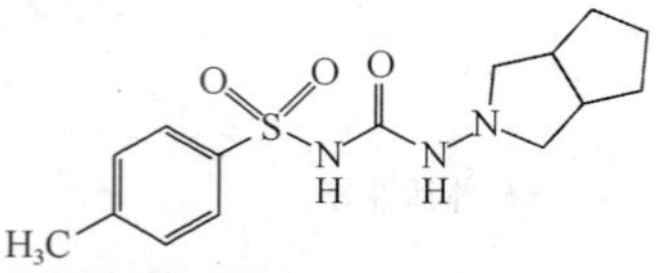

B. 格列本脲

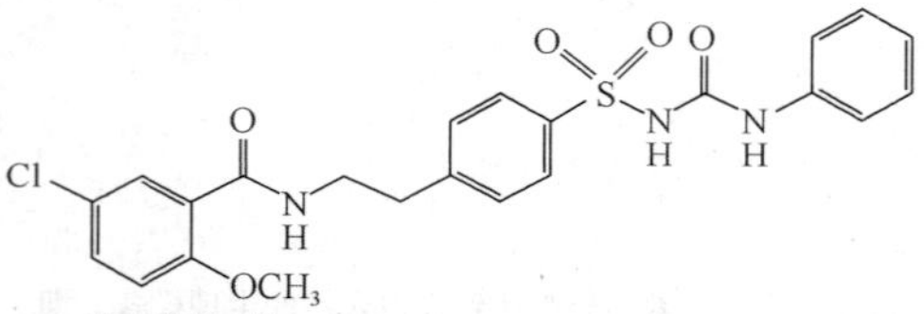

C. 格列吡嗪

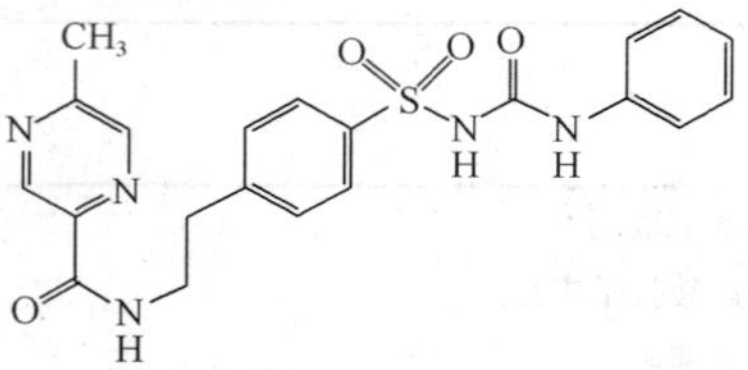

D. 格列喹酮

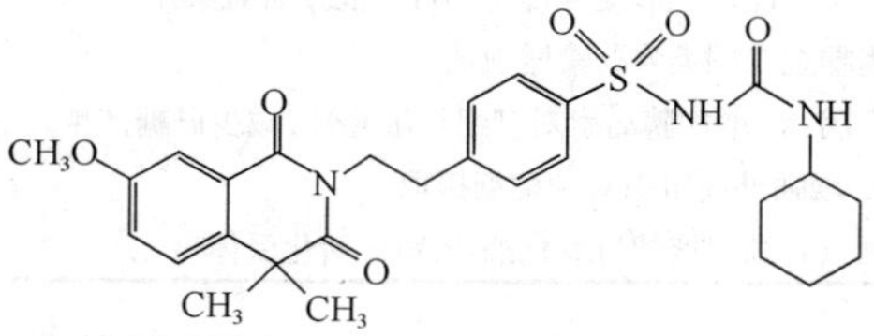

E. 格列美脲

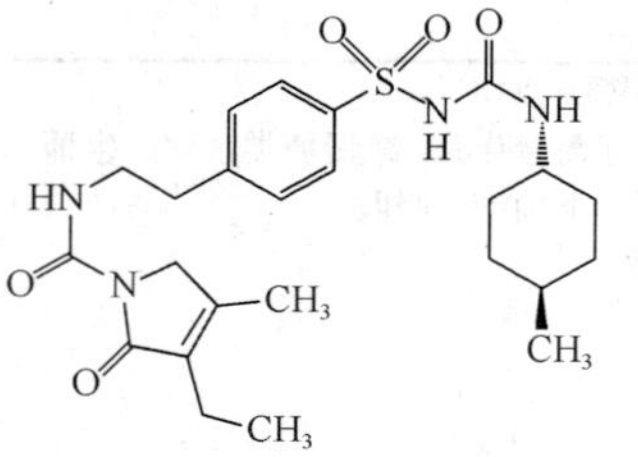

答案：1. E

综合分析题

A.

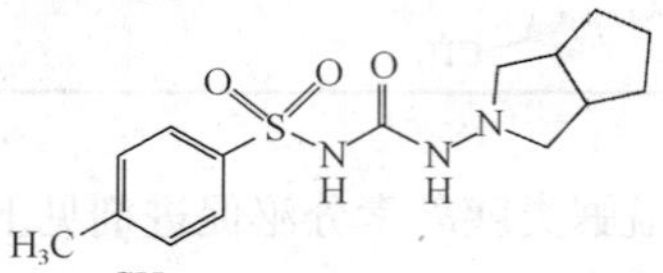

B.

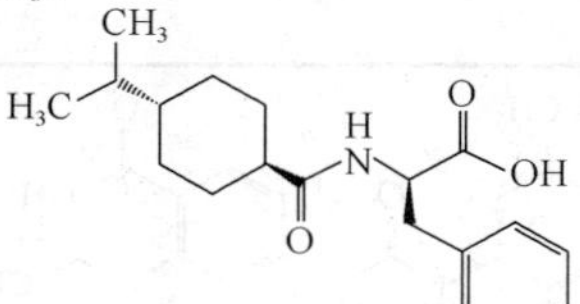

C.

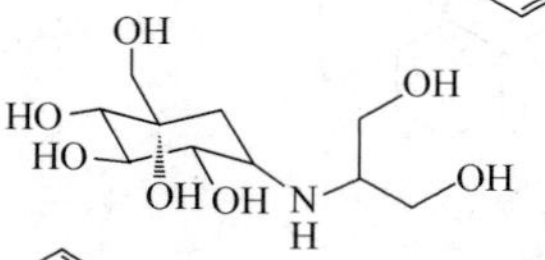

D.

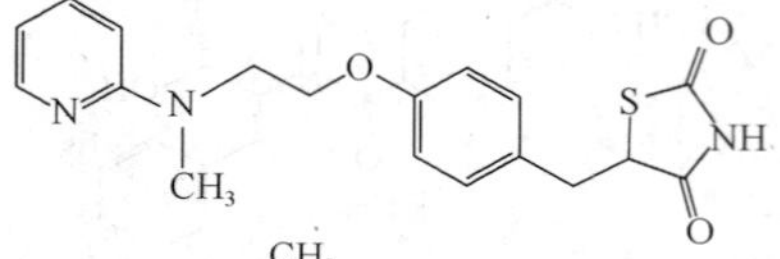

E.

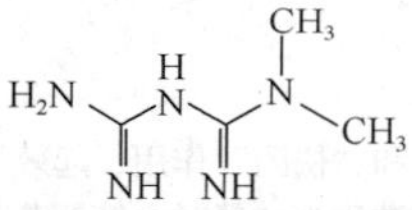

2. 为 D-苯丙氨酸的衍生物，为被称为"餐时血糖调节剂"的药物是（2015 年，99）

3. 含双胍类结构母核，属于胰岛素增敏剂的口服降糖药物是（2015 年，100）

答案：2. B　3. E

解析：2. 题非磺酰脲类胰岛素分泌促进剂（X 格列奈）具有氨基酸结构（酰胺、羧基），对 K^+-ATP 通道具有"快开"和"快闭"作用，起效迅速、作用时间短。使胰岛素的分泌达到模拟人体的生理模式，即餐时胰岛素升高，餐后回落，被称为"餐时血糖调节剂"。3. 题胰岛素增敏剂双胍类代表药物二甲双胍。

【强化练习】

1. 属于 α-葡萄糖苷酶抑制剂的药物是（　　　）

A. 阿卡波糖　B. 葡萄糖　　C. 格列吡嗪

D. 吡格列酮　E. 胰岛素

配伍选择题

A. 瑞格列奈　B. 格列本脲　C. 罗格列酮

D. 二甲双胍　E. 阿卡波糖

2. 属非磺酰脲类促胰岛素分泌剂的药物是（　　）

3. 属非噻唑烷二酮类胰岛素增敏剂的药物是（　　）

A.

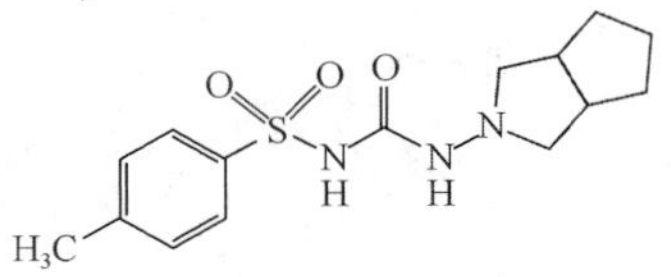

B.

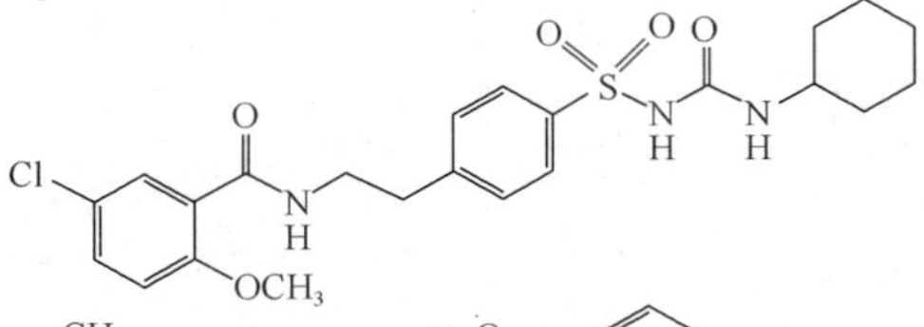

C.

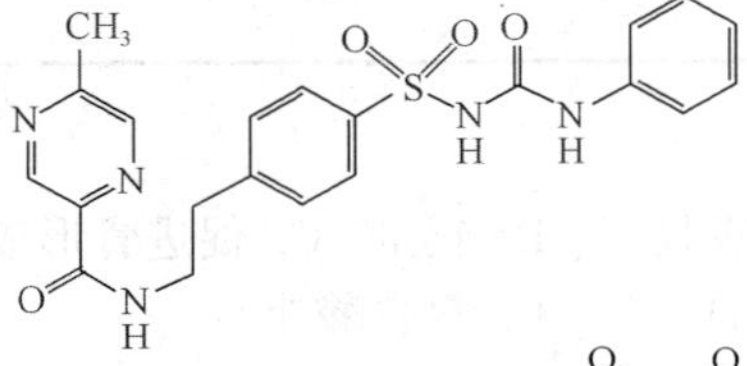

D.

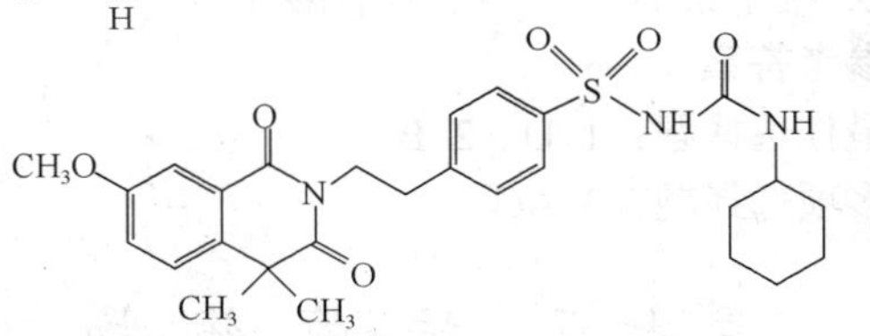

E.

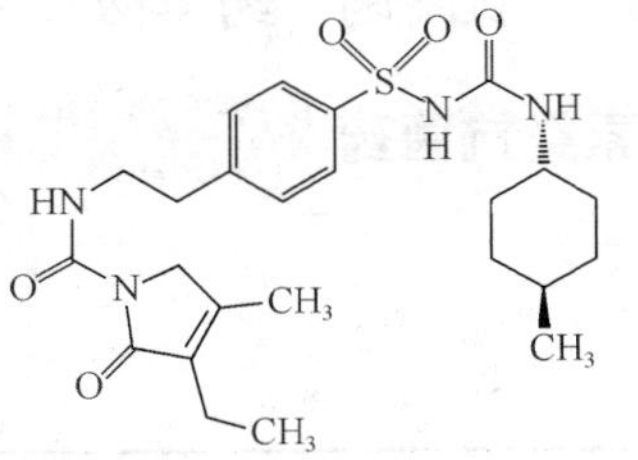

4. 格列本脲的化学结构式是（　　）

5. 格列喹酮的化学结构式是（　　）

6. 格列齐特的化学结构式是（　　）

7. 格列美脲的化学结构式是（　　）

多项选择题

8. 某女性糖尿病患者，年龄 65 岁，肝功能和肾功能均不良，以下哪些药物要慎用（　　）

A. 瑞格列奈　　　　　　B. 阿卡波糖

C. 格列本脲　　　　　　D. 二甲双胍

E. 甲苯磺丁脲

参考答案

最佳选择题：1. A

配伍选择题：2. A　3. D　4. B　5. D　6. A

7. E

多项选择题：8. CDE

考点 3　调节骨代谢与形成药物

1. 分类

（1）双磷酸盐类：依替膦酸二钠、阿仑膦酸钠。

（2）促进钙吸收药物：阿法骨化醇、骨化三醇。

2. 主要药物

（1）双磷酸盐类药物见下表。

依替膦酸二钠		①具有双向作用，小剂量时抑制骨吸收，大剂量时抑制骨矿化和骨形成
		②用于防治各种骨质疏松，高钙血症，大剂量用于预防和治疗异位骨化
阿仑膦酸钠		①是氨基双膦酸盐
		②抗骨吸收作用强，没有骨矿化抑制
		③可单独或与维生素 D 合用治疗骨质疏松症
		④口服常见不良反应：消化道症状

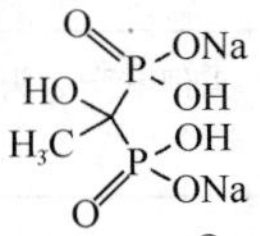

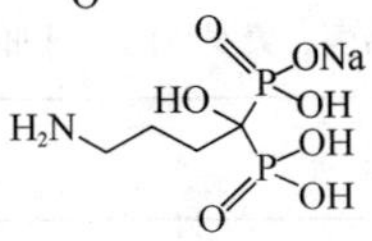

共性：

①焦磷酸盐类似物；碳原子上取代基一个是羟基，一个是烷基；可与钠离子成盐

②口服吸收差，容易与食物中阳离子形成复合物，减少药物吸收

③大约 50% 的吸收剂量沉积在骨组织中，保存较长时间

④体内不代谢，以原形从尿液中排出

（2）促进钙吸收药物。

阿法骨化醇

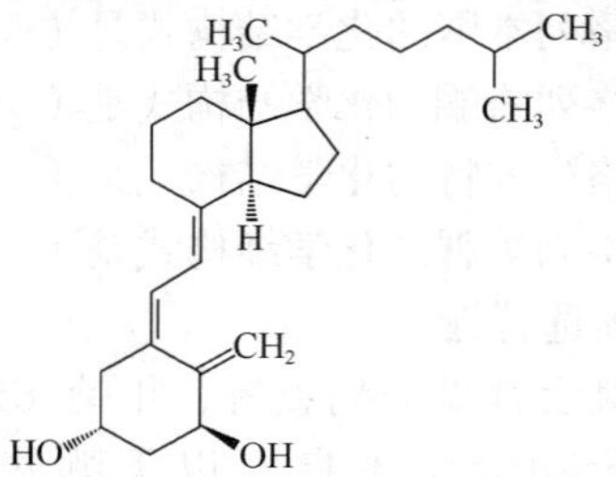

①阿法骨化醇和骨化三醇是维生素 D_3 体内活性代谢物
②阿法骨化醇稳定性较好，在体内可进一步转化为骨化三醇

骨化三醇

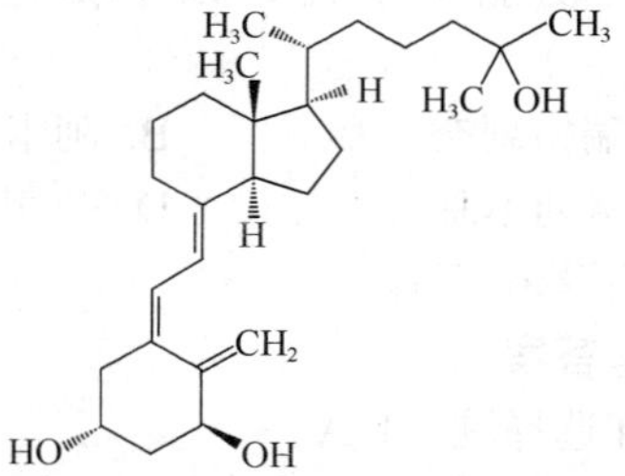

【强化练习】

最佳选择题

1. 抗骨吸收的药物是（　　）
A. 雷洛昔芬　B. 阿法骨化醇　　C. 乳酸钙
D. 依替膦酸二钠　　　　　E. 雌二醇
2. 有一位 70 岁男性老人患骨质疏松症，应首选的治疗药物是（　　）
A. 乳酸钙　　　　B. 骨化三醇
C. 雷洛昔芬　　　D. 依替膦酸二钠
E. 雌二醇

多项选择题

3. 防治骨质疏松的药物按照作用机制可分为

（　　）
A. 抑制骨吸收　　B. 钙剂　C. 促进骨形成
D. 维生素 D　　　E. 双膦酸盐

参考答案
最佳选择题：1. D　2. B
多项选择题：3. AC

第七节　抗菌药物

考点 1　抗生素类抗菌药

1. 分类

抗生素类抗菌药	β-内酰胺类	青霉素类	青霉素、氨苄西林、阿莫西林、哌拉西林
		头孢菌素类	头孢氨苄、头孢唑林、头孢克洛、头孢呋辛、头孢哌酮、头孢曲松、头孢吡肟
		其他类	克拉维酸、舒巴坦、亚胺培南、美罗培南、氨曲南
	氨基糖苷类		阿米卡星
	大环内脂类		红霉素、克拉霉素、罗红霉素、阿奇霉素
	四环素类		多西环素、米诺环素

2. 构效关系

（1）青霉素类抗菌药物的基本结构如下：

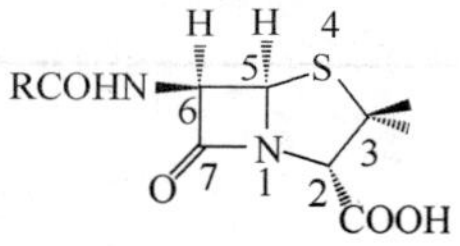

共性：①含有 β-内酰胺环与四氢噻唑环骈和的结构；②该类药物有交叉过敏反应，引起过敏的根源：青霉噻唑高聚物。

构效关系：①在 6 位侧链引入吸电子基团，增加了对酸的稳定性；②在 6 位侧链酰胺上连有较大空间位阻的取代基，增加了 β-内酰胺环的稳定性；③在 6 位侧链 α 位引入极性亲水性基团如：氨基、羧基、磺酸基等，可扩大抗菌谱。

（2）头孢菌素类药物的基本结构如下：

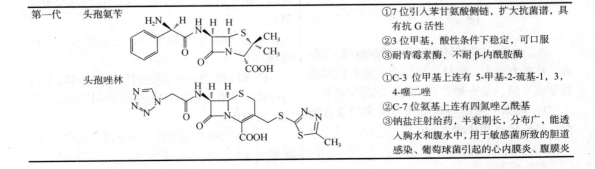

共性：①含有 β-内酰胺环与氢化噻嗪环骈和的结构；②β-内酰胺环稳定性高于青霉素，多数头孢菌素类药物均耐酸，可口服；③7 位酰胺取代基是抗菌谱决定基团，3 位取代基影响抗菌活性和药物动力学性质。

构效关系：①7 位上 α 氢原子，以甲氧基取代可增加对酶的稳定性；②7 位侧链上酰胺基，扩大抗菌谱，提高活性；③噻嗪环中的硫原子对抗菌活性有较大影响；④3 位取代基，可影响抗菌效力和药代动力学性质。

3. 代表药物

（1）青霉素类抗菌药物见下表。

青霉素		①β-内酰胺环不稳定：酸性或碱性条件下，β-内酰胺环裂解，不能与氨基糖苷类等碱性药合用；水溶液不稳定，易水解，临床用钠盐/钾盐粉针剂 ②半衰期短，可与丙磺舒合用，降低青霉素的排泄速度，延长作用时间 ③青霉素不耐酸、不能口服、抗菌谱窄，不耐酶
氨苄西林		青霉素 6 位酰胺侧链引入苯甘氨酸，有较大极性，增加抗 G 活性，可口服的广谱抗生素
阿莫西林		氨苄西林结构中苯丙氨酸上的苯环 4 位引入羟基，口服生物利用度提高。
哌拉西林		引入极性较大的哌嗪酮，有抗假单胞菌活性，对铜绿假单胞菌、变形杆菌、肺炎球菌等作用强

（2）头孢菌素类药物见下表。

第一代	头孢氨苄		①7 位引入苯甘氨酸侧链，扩大抗菌谱，具有抗 G 活性 ②3 位甲基，酸性条件下稳定，可口服 ③耐青霉素酶，不耐 β-内酰胺酶
	头孢唑林		①C-3 位甲基上连有 5-甲基-2-巯基-1，3，4-噻二唑 ②C-7 位氨基上连有四氮唑乙酰基 ③钠盐注射给药，半衰期长，分布广，能透入胸水和腹水中，用于敏感菌所致的胆道感染、葡萄球菌引起的心内膜炎、腹膜炎

续表

第二代	头孢克洛		C-3 位氯原子，亲脂性比甲基强，改变药动学性质，口服吸收好
	头孢呋辛		①C-7 位连有顺式的甲氧肟基酰基侧链，对 β-内酰胺酶稳定 ②C-3 位为氨基甲酸酯，改变药动学性质，钠盐可注射 ③羧基酯化后制成前药，脂溶性增大，可口服
第三代	头孢哌酮		①C-3 位为硫代甲基四氮唑杂环，提高抗菌活性并有良好的药动学性质，血药浓度较高 ②C-7 位侧链连有乙基哌嗪酮，提高抗菌活性 ③对铜绿假单胞菌的作用较强
	头孢曲松		①C-7 位侧链连有 2-氨基噻唑-α-甲氧亚氨基乙酰基（顺式甲氧肟基），耐 β-内酰胺酶 ②C-3 位为强酸性杂环 6-羟基-1，2，4-三嗪-5-酮，产生独特的非线性的剂量依赖性药动学性质 ③钠盐注射给药，分布广泛，可通过脑膜，在脑脊液中可达到治疗浓度，治疗脑膜炎
第四代	头孢吡肟		①C-3 位引入带正电荷的季铵基团，能迅速穿透细菌的细胞壁，对大多数 G+和 G-产生高度活性，尤其是对金黄色葡萄球菌等 G+球菌 ②C-7 位侧链连有 2-氨基噻唑-α-甲氧亚氨基乙酰基（顺式甲氧肟基），耐 β-内酰胺酶

（3）其他类药物

1）氧青霉烷类

克拉维酸结构如下：

A. 由 β-内酰胺环和氢化异噁唑环骈和而成，环张力更大，更易与酶结合，使 β-内酰胺酶彻底失活，是一种"自杀性"的酶抑制剂。

B. 临床上使用与阿莫西林组成的复方制剂，可使阿莫西林增效 130 倍。

2）青霉烷砜类

舒巴坦结构如下：

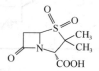

A. 有青霉烷酸的基本结构，但硫被氧化成砜，是广谱的、不可逆竞争性 β-内酰胺酶抑制剂。

B. 活性小于克拉维酸，稳定性大于克拉维酸。

C. 舒他西林——舒巴坦与氨苄西林以 1∶1 的形式以次甲基相连形成的双酯结构的前体药物，可口服。

D. 舒巴坦头孢哌酮复方制剂是单独头孢哌酮的 4 倍。

3）碳青霉烯类见下表。

| 亚胺培南 | ①对多数 β 内酰胺酶高度稳定，对脆弱杆菌、铜绿假单胞菌有高效
②单独用时受肾肽酶代谢而分解失活，常与肾肽酶抑制剂西司他丁钠合用，保护亚胺培南，且降低肾毒性 |
| 美罗培南 | ①4 位带有甲基的广谱碳青霉烯类抗生素，结构稳定，不易分解变质
②对肾肽酶稳定
③杀菌作用强，血药浓度高、组织分布广 |

4）单环 β-内酰胺类

氨曲南结构如下：

A. 是全合成的单环 β-内酰胺类抗生素。

B. N 原子上连有强吸电基磺酸基团，更有利于 β-内酰胺环打开。

C. C2 位的 α-甲基增加对 β-内酰胺酶的稳定性。

（4）氨基糖苷类抗生素。

阿米卡星结构如下：

1）是在卡那霉素分子的链霉胺部分引入氨基羟丁酰基侧链得到的半合成抗生素。

2）抗菌活性：氨基羟丁酰基侧链的构型为 *L*-（-）型时最好，为 *DL*-（±）型时降低一半，为 *D*-（+）最低。

3）引入基团后对钝化酶稳定，对卡那霉素有耐药的铜绿假单胞菌、大肠埃希菌和金黄色葡萄球菌均有显著作用。

（5）大环内酯类抗菌药物见下表。

| 红霉素 | ①水溶性小，只能口服
②酸性条件下不稳定，形成螺旋酮化合物（产生胃肠道反应的主要原因）
可与乳糖醛酸成盐，可注射使用
将氨基糖上 2-羟基与各种酸成酯，可提高稳定性和水溶性，如琥乙红霉素 |
| 克拉霉素 | ①是对红霉素 C-6 羟基甲基化的衍生物
②C-9 羰基在酸中稳定，口服吸收好 |

续表

罗红霉素 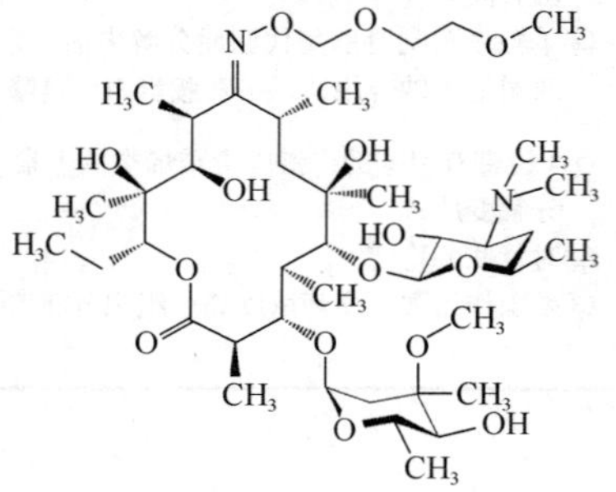	①是对红霉素 C-9 修饰后的衍生物 ②化学稳定性好，口服吸收迅速，副作用小，组织分别广，特别在肺组织中的浓度比较高
阿奇霉素 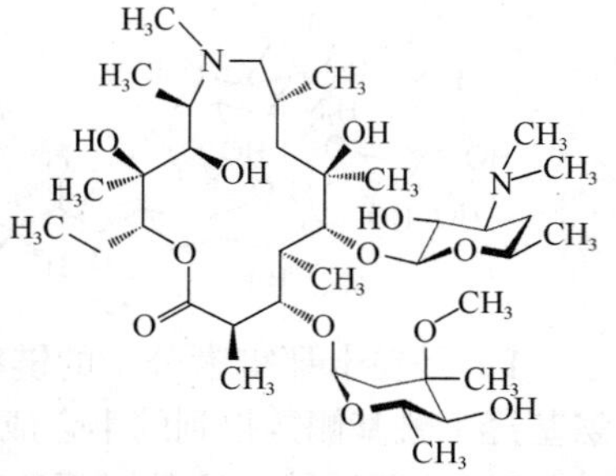	①第一个含氮的 15 元大环内酯抗生素 ②碱性增大，具有独特的药动学性质，吸收后可被转运到感染部分，达到很高的组织浓度，一般可比细胞外浓度高 300 倍

（6）四环素类抗菌药物见下表。

多西环素 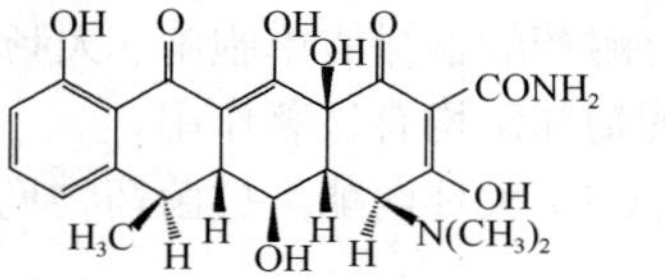	土霉素 6 位去除羟基的衍生物，稳定性高
米诺环素 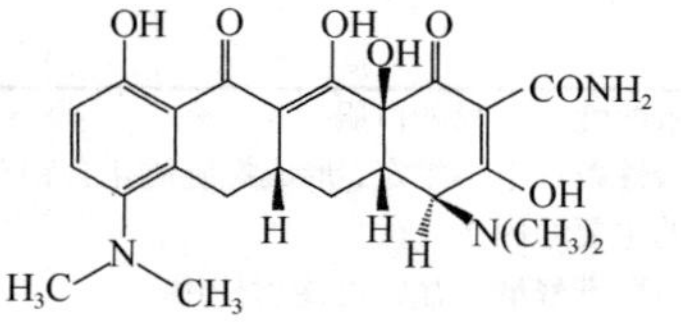	四环素脱去 6 位甲基和羟基，引入 7-二甲氨基的衍生物，对酸很稳定

共性：
①两性化合物，含酚羟基和烯醇羟基，二甲胺
②干燥条件下固体较稳定，遇日光可变色；酸性及碱性下都不稳定。酸碱性下生产脱水物（无活性）、C-4 差向异构体（毒性较大），碱性下生产有内酯结构的异构体
③分子中的羟基、烯醇羟基和羰基在近中性条件下与金属离子螯合

【真题再现】

配伍选择题

A. 氨曲南　　B. 克拉维酸　　C. 哌拉西林

D. 亚胺培南　　E. 他唑巴坦

1. 属于青霉烷砜类的抗生素是（2015 年，94）

2. 属于碳青霉烯类的抗生素是（2015 年，95）

答案：1. E　2. D

解析：β-内酰胺类抗菌药物的分类：①青霉素类——青霉素、氨苄西林、阿莫西林、哌拉西林；②头孢菌素类——头孢氨苄、头孢唑林、头孢克洛、头孢呋辛、头孢哌酮、头孢曲松、头孢吡肟；③其他类——克拉维酸、舒巴坦、亚胺培南、美罗培南、氨曲南。

综合分析题

注射用美洛西林/舒巴坦规格 1.25（美洛西林 1.0g，舒巴坦 0.25g），成人静脉注射符合单室模型。美洛西林表观分布容积 V=0.5L/kg。

3. 关于复方制剂美洛西林与舒巴坦的说法，正

确的（2015 年，102）

A. 美洛西林为"自杀性"β-内酰胺酶抑制剂

B. 舒巴坦为氨苄西林经改造而来的，抗菌作用强

C. 舒巴坦可增强美洛西林对 β-内酰胺酶稳定性

D. 美洛西林具有甲氧肟基对 β-内酰胺酶具高稳定作用

E. 舒巴坦属于碳青霉烯类抗生素

答案：3. C

解析：舒巴坦有青霉烷酸的基本结构，但硫被氧化成砜，是广谱的、不可逆竞争性 β-内酰胺酶抑制剂。

综合分析题

洛美沙星结构如下：

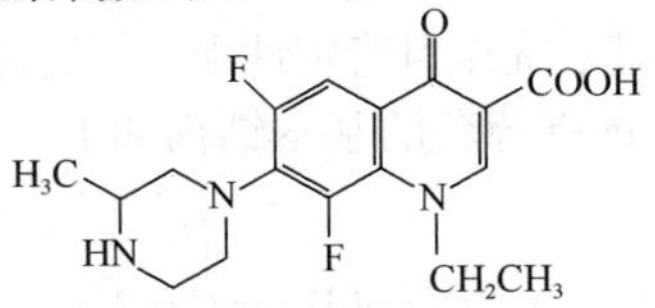

对该药进行人体生物利用度研究，采用静脉注射与口服给药方式，给药剂量均为 400mg，静脉给药和口服给药的 AUC 分别为 40μg·h/ml 和 36μg·h/ml。

4. 根据喹诺酮类抗菌药构效关系，洛美沙星关键药效基团是（2015 年，105）

A. 1-乙基 3-羧基   B. 3-羧基 4-酮基

C. 3-羧基 6-氟   D. 6-氟 7-甲基哌嗪

E. 6、8-二氟代

答案：4. B

解析：喹诺酮类抗菌药构效关系，A 环上的 3-羧基、4-羰基是关键药效团。

5. 洛美沙星是喹诺酮母核 8 位引入氟构效分析，8 位引入氟后，使洛美沙星（2015 年，106）

A. 与靶酶 DNA 聚合酶作用强，抗菌活性减弱

B. 药物光毒性减少   C. 口服利用度增加

D. 消除半衰期 3～4 小时，需一日多次给药

E. 水溶性增加，更易制成注射液

答案：5. C

解析：8-F 可提高口服生物利用度，口服吸收迅速、完全且稳定性强，但光毒性大。

【强 化 练 习】

最佳选择题

1. 具有碳青霉烯结构的非经典 β-内酰胺抗生素是（   ）

A. 舒巴坦   B. 克拉维酸 C. 亚胺培南

D. 氨曲南   E. 克拉霉素

2. 属于大环内酯类抗生素的是（   ）

A. 克拉维酸 B. 罗红霉素 C. 阿米卡星

D. 头孢克洛 E. 盐酸林可霉素

3. 分子中含有手心中心，左旋体活性大于右旋体的药物是（   ）

A. 磺胺甲噁唑   B. 诺氟沙星

C. 环丙沙星 D. 氧氟沙星 E. 吡嗪酰胺

配伍选择题

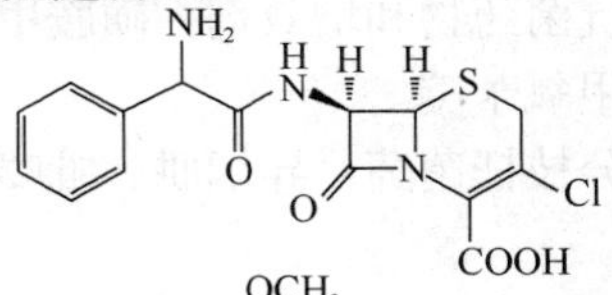

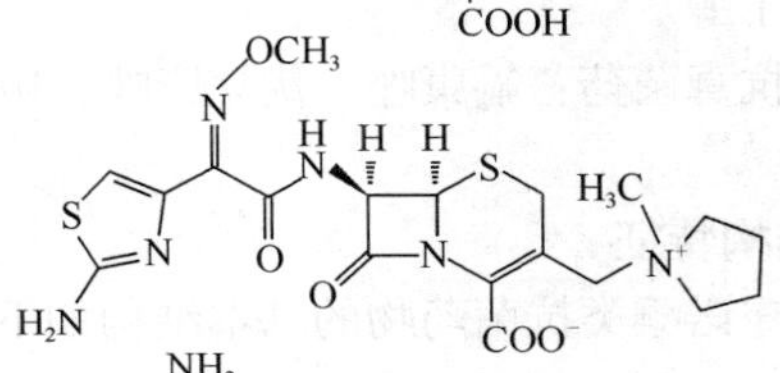

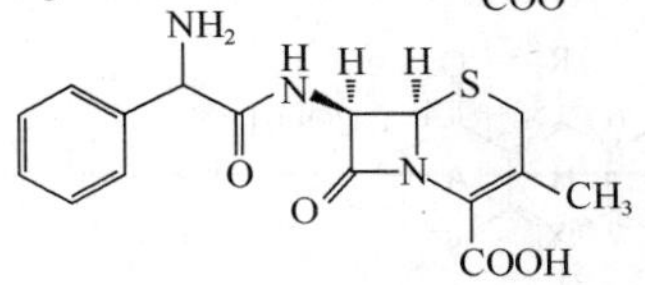

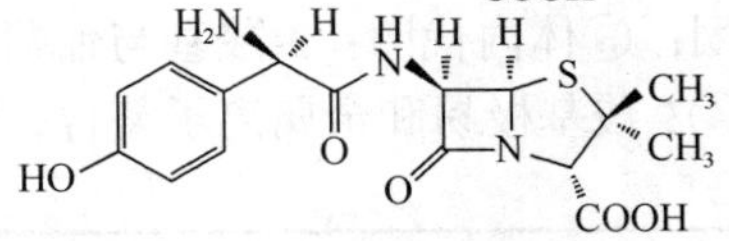

4. 头孢羟氨苄的化学结构是（   ）

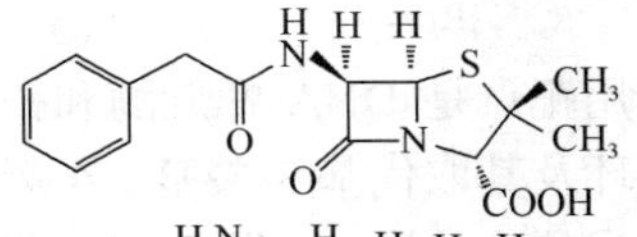

5. 头孢克洛的化学结构是（   ）

6. 阿莫西林的化学结构是（   ）

7. 青霉素的化学结构是（   ）

多项选择题

8. 属于氨基糖苷类的抗生素有（   ）

A. 奈替米星 B. 克拉霉素 C. 妥布霉素

D. 阿米卡星 E. 依替米星

9. 某女患者青霉素皮试呈阳性，以下哪些药物不能使用（   ）

A. 氨苄西林 B. 头孢克洛 C. 哌拉西林

D. 阿莫西林 E. 替莫西林

10. 对 β-内酰胺类抗生素有增效作用的是（   ）

A. 克拉维酸 B. 甲氧苄啶 C. 舒巴坦

D. 氨曲南　　E. 克拉霉素

参考答案

最佳选择题：1. C　2. B　3. D

配伍选择题：4. C　5. A　6. E　7. D

多项选择题：8. ACDE　9. ACDE　10. ABC

考点2　合成抗菌药

1. 分类

（1）氨基糖苷类：诺氟沙星、环丙沙星、左氧氟沙星、洛美沙星、莫西沙星。

（2）磺胺类抗菌药物和增效剂：磺胺甲噁唑、磺胺嘧啶、甲氧苄啶。

（3）抗结核分枝杆菌药：异烟肼、吡嗪酰胺、乙胺丁醇。

（4）抗真菌药：氟康唑、伏立康唑、伊曲康唑。

2. 结构特征

（1）喹诺酮类抗菌药物的基本结构如下：

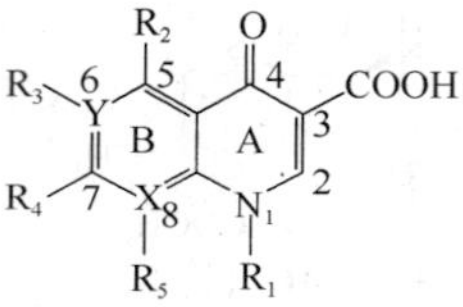

共性：①作用靶点是 DNA 螺旋酶和拓扑异构酶Ⅳ；②A 环及其取代基 3-羧基、4-羰基是关键药效团；③体内代谢：3-羧基与葡萄糖醛酸结合；④3-羧基极易和金属离子螯合，降低抗菌活性，造成体内金属离子流失。

构效关系：①1 位取代基（R_1）对抗菌活性影响较大，乙基、氟乙基、环丙基取代较好；②B 环可做较大改变，可以是苯环（X，Y＝CH）、吡啶环（X＝N，Y＝CH）、嘧啶环（X，Y＝N）；③5 位（R_2）引入氨基，对活性略有影响，但可提高吸收能力和组织分布的选择性；④6 位（R_3）引入氟原子，增加药物与靶酶 DNA 聚合酶作用和增加进入细菌细胞的通透性，增强抗菌活性；⑤7 位（R_4）引入五元环或六元环，抗菌活性均增加，以哌嗪基为最好；⑥8 位（R_5）以氟、甲氧基取代或与 1 位成环，可增大活性；8-F 可提高口服生物利用度，⑦口服吸收迅速、完全且稳定性强，但光毒性大。

（2）抗真菌药的基本结构如下：

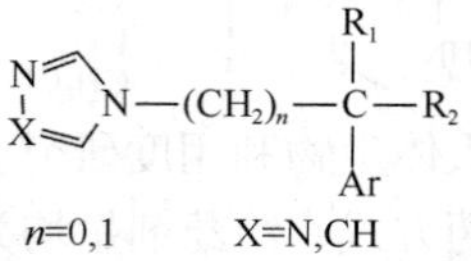

$n=0,1$　　$X=N,CH$

构效关系：①有一个五元芳香杂环；②两个氮原子为咪唑类（咪康唑、益康唑、酮康唑），三个氮原子为三氮唑类（氟康唑、伊曲康唑、伏立康唑）；③唑环 N_1 连有侧链，侧链上至少有一个芳香环。

3. 主要药物

（1）喹诺酮类抗菌药物见下表。

诺氟沙星	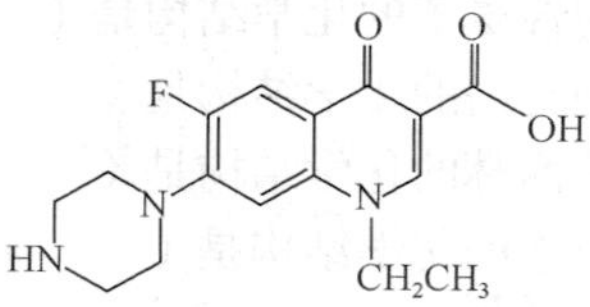 ①喹诺酮类第一个引入氟原子的药物 ②7 位哌嗪基为抗菌活性重要药效团 ③哌嗪基的碱性使分子的碱性和水溶性增加，使其抗菌活性增加
环丙沙星	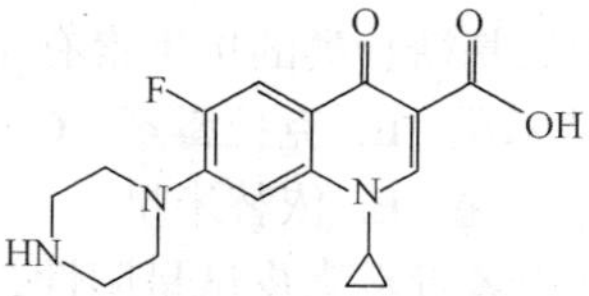 ①1-环丙基时，可明显改善药动学性质 ②C-9 羰基在酸中稳定，口服吸收好
左氧氟沙星	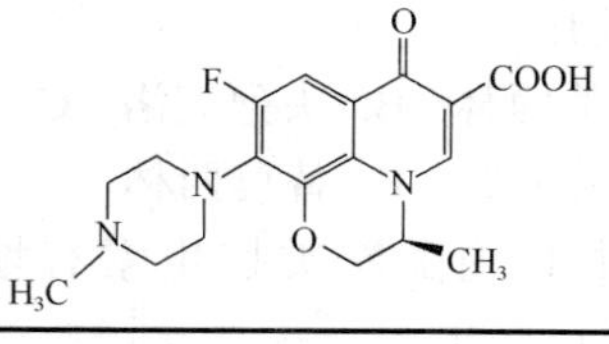 ①1 位与 8 位成环，含有手性碳，药用左旋体 ②水溶性好，更易制成注射剂 ③喹诺酮类中毒副作用最小

续表

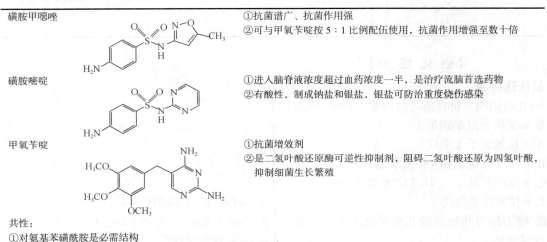

洛美沙星		①6 位和 8 位同时引入两个氟原子，7 位引入 3-甲基哌嗪 ②8 位氟原子可提高生物利用度，可口服且稳定性好，但会增加光毒性
莫西沙星		①7 位的二氮杂环取代可使其耐药性降低 ②8 位甲氧基与 8 位氢的类似物相比，具有对革兰阳性菌高活性和耐药突变的低选择性 ③8-甲氧基存在，对光稳定且潜在光毒性很低 ④口服吸收好，生物利用度低 ⑤在肺、窦和炎症损伤等组织中达到高浓度

（2）磺胺类抗菌药物见下表。

磺胺甲噁唑		①抗菌谱广、抗菌作用强 ②可与甲氧苄啶按 5 : 1 比例配伍使用，抗菌作用增强至数十倍
磺胺嘧啶		①进入脑脊液浓度超过血药浓度一半，是治疗流脑首选药物 ②有酸性，制成钠盐和银盐，银盐可防治重度烧伤感染
甲氧苄啶		①抗菌增效剂 ②是二氢叶酸还原酶可逆性抑制剂，阻碍二氢叶酸还原为四氢叶酸，抑制细菌生长繁殖

共性：
①对氨基苯磺酰胺是必需结构
②磺酰胺上的 N-单取代增强抑菌作用，杂环取代好，N，N-双取代丧失活性
③芳氨上的氨基为游离的氨基才有效

（3）抗结核分枝杆菌药见下表。

异烟肼		①分子中的酰肼基可与金属离子络合 ②与食物、耐酸药物（特别是含铝的耐酸药物）同服，干扰吸收 ③代谢产生乙酰肼，产生肝毒性
比嗪酰胺		①有足够的亲水性，确保足够血药浓度，药物在感染部位被释放 ②有一定的亲脂性，确保穿透结核菌细胞 ③在作用部位易水解，其他部位不易水解，水解成吡嗪酸发挥作用
乙胺丁醇		含两个构型相同的手性碳，分子呈对称性，有三个旋光异构体

（4）抗真菌药见下表。

氟康唑		①含两个弱碱性的三氮唑环和亲脂性的二氟苯 ②口服吸收好，不受食物、抗酸药、组胺 H_2 受体拮抗剂影响
伏立康唑		①是改善氟康唑水溶性设计的衍生物 ②广谱抗真菌药物 ③是肝药酶抑制剂，药物相互作用发生率高
伊曲康唑		①含有 1，2，4-三氮唑和 1，3，4 三氮唑，两个唑基在苯基取代的哌嗪两端 ②脂溶性较强，在体内某些脏器组织中浓度较高 ③代谢产生羟基伊曲康唑，活性更强，但半衰期更短

【强 化 练 习】

最佳选择题

1. 在喹诺酮类抗真菌药的构效关系中，该类药物必要的药效基团是（　　）

A. 1 位氮原子无取代

B. 3 位上有羧基和 4 位是羰基

C. 5 位的氨基　　　　D. 7 位无取代

E. 6 位氟原子取代

2. 喹诺酮类药物影响儿童对钙离子吸收的结构因素是（　　）

A. 1 位上的脂肪烃基　　B. 6 位的氟原子

C. 3 位的羧基和 4 位的酮羰基

D. 7 位的脂肪杂环　　　E. 1 位的氮原子

3. 氟康唑的化学结构属于（　　）

A. 吡唑类　　B. 咪唑类　　C. 三氮唑类

D. 四氮唑类　E. 丙烯胺类

配伍选择题

A.

B.

C.

D.

E.

4. 异烟肼的化学结构是（　　　）
5. 磺胺甲噁唑的化学结构是（　　　）
6. 左氧氟沙星的化学结构是（　　　）
7. 环丙沙星的化学结构是（　　　）

多项选择题

8. 下列属于抗结核杆菌药物的是（　　　）

A. 异烟肼　　B. 吡嗪酰胺　　C. 乙胺丁醇

D. 环丙沙星　E. 磺胺甲噁唑

参考答案

最佳选择题：1. B　2. C　3. C

配伍选择题：4. C　5. D　6. E　7. A

多项选择题：8. ABC

第八节　抗 病 毒 药

考点 1　核苷类

1. 分类

（1）核苷类：齐多夫定、司他夫定、拉米夫定。

（2）开环核苷类：阿昔洛韦、更昔洛韦、喷昔洛韦、泛昔洛韦。

2. 主要药物

（1）核苷类抗病毒药物（非开环）见下表。

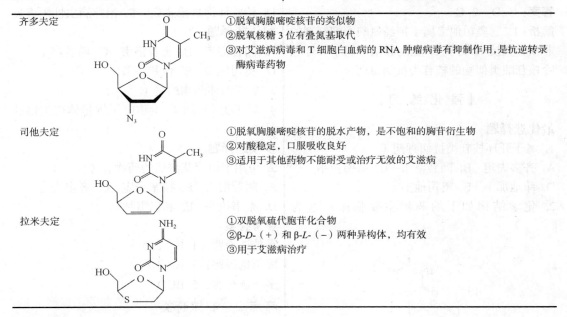

齐多夫定	①脱氧胸腺嘧啶核苷的类似物 ②脱氧核糖3位有叠氮基取代 ③对艾滋病病毒和T细胞白血病的RNA肿瘤病毒有抑制作用,是抗逆转录酶病毒药物
司他夫定	①脱氧胸腺嘧啶核苷的脱水产物,是不饱和的胸苷衍生物 ②对酸稳定,口服吸收良好 ③适用于其他药物不能耐受或治疗无效的艾滋病
拉米夫定	①双脱氧硫代胞苷化合物 ②β-D-（＋）和β-L-（－）两种异构体,均有效 ③用于艾滋病治疗

（2）开环核苷类抗病毒药物见下表。

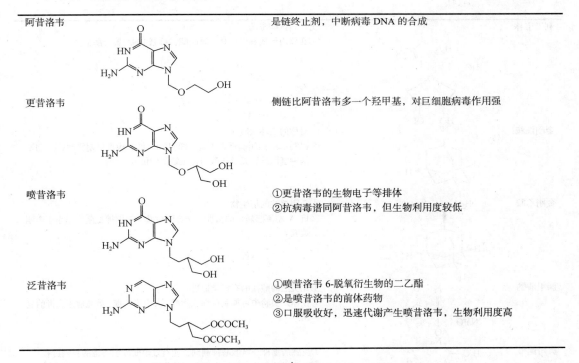

阿昔洛韦	是链终止剂,中断病毒DNA的合成
更昔洛韦	侧链比阿昔洛韦多一个羟甲基,对巨细胞病毒作用强
喷昔洛韦	①更昔洛韦的生物电子等排体 ②抗病毒谱同阿昔洛韦,但生物利用度较低
泛昔洛韦	①喷昔洛韦6-脱氧衍生物的二乙酯 ②是喷昔洛韦的前体药物 ③口服吸收好,迅速代谢产生喷昔洛韦,生物利用度高

【真 题 再 现】

配伍选择题

A. 氟尿嘧啶　B. 金刚乙胺　C. 阿昔洛韦　D. 奥司他韦　E. 拉米夫定

1. 属于神经氨酸酶抑制剂的非核苷类抗病毒药是（2016年,96）

2. 属于开环嘌呤核苷酸类似物的核苷类抗病毒药是（2016年，97）

答案：1. D 2. C

解析：1. 题奥司他韦属于神经氨酸酶抑制剂的非核苷类抗病毒药。2. 题阿昔洛韦属于开环嘌呤核苷酸类似物的核苷类抗病毒药。

【强 化 练 习】

最佳选择题

1. 属于开环核苷类抗病毒药（ ）

A. 齐多夫定 B. 阿昔洛韦 C. 奈韦拉平

D. 茚地那韦 E. 奥司他韦

2. 化学结构如下的药物主要临床用途为（ ）

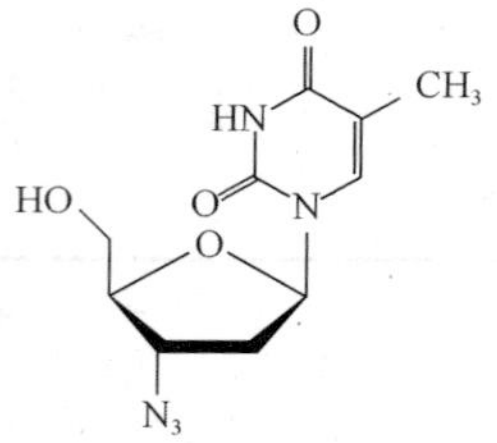

A. 治疗艾滋病 B. 治疗上呼吸道病毒感染

C. 治疗疱疹病毒性角膜炎

D. 治疗深部真菌感染 E. 治疗滴虫性阴道炎

配伍选择题

A. 阿昔洛韦 B. 更昔洛韦 C. 喷昔洛韦

D. 奥司他韦 E. 伐昔洛韦

3. 属于前体药物的是（ ）

4. 属于更昔洛韦的生物电子等排体衍生物的是（ ）

多项选择题

5. 可用于治疗艾滋病的药物有（ ）

A. 阿昔洛韦 B. 拉米夫定 C. 齐多夫定

D. 奈韦拉平 E. 利巴韦林

参考答案

最佳选择题：1. B 2. A

配伍选择题：3. E 4. C

多项选择题：5. BCD

考点2 非核苷类

非核苷类药物见下表。

利巴韦林	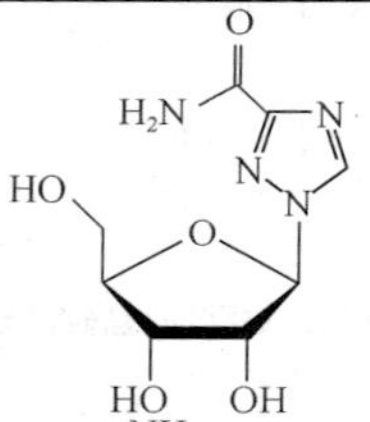	①广谱抗病毒药 ②在体内形成利巴韦林三磷酸酯，抑制 RNA 聚合酶
金刚烷胺	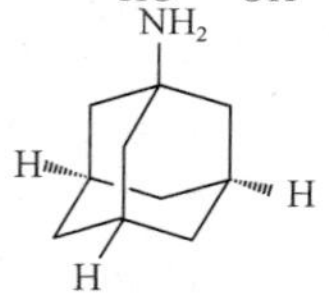	①对称的三环状胺 ②机制：a. 抑制病毒进入宿主细胞；b. 抑制病毒早期复制；c. 阻断病毒基因的脱壳及核酸向宿主细胞的侵入
金刚乙胺	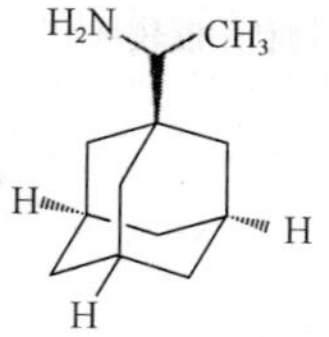	①金刚烷胺的衍生物 ②抗 A 型流感病毒的活性大于金刚烷胺，中枢神经副作用小于金刚烷胺
膦甲酸钠	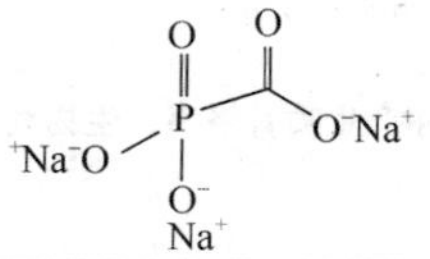	①无机焦磷酸盐的有机类似物 ②在体外实验中可抑制巨细胞病毒、人疱疹病毒、单纯疱疹病毒的复制
奥司他韦	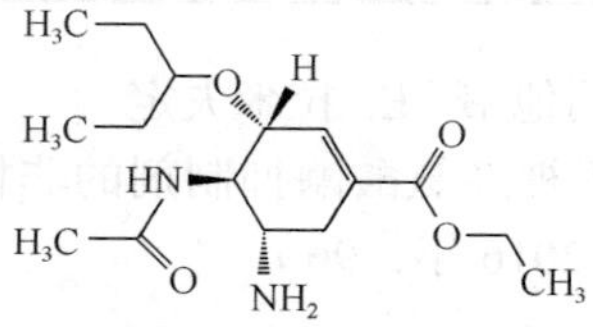	①流感病毒神经氨酸酶抑制剂，能有效阻断流感病毒的复制过程 ②对流感的预防和治疗发挥重要的作用

【真题再现】

多项选择题

属于非核苷类抗病毒药物（2015年，120）

A. 利巴韦林

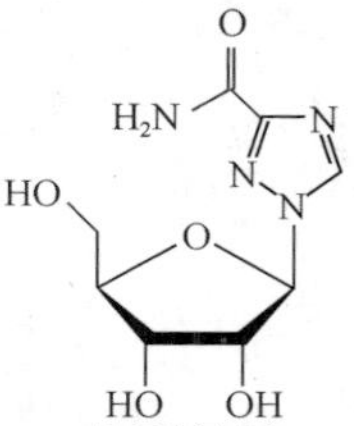

B. 金刚烷胺

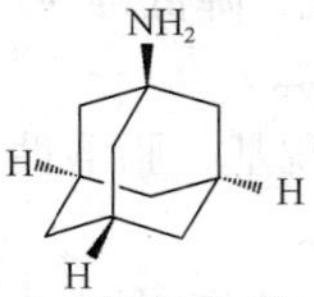

C. 齐多夫定

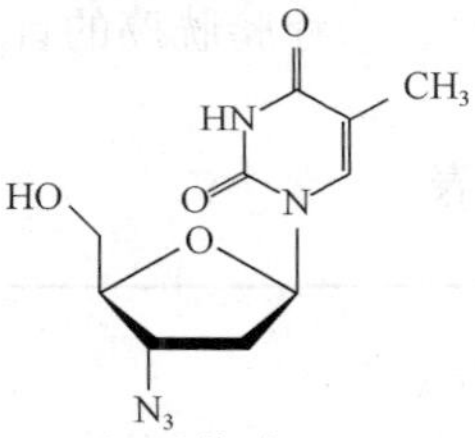

D. 奥司他韦

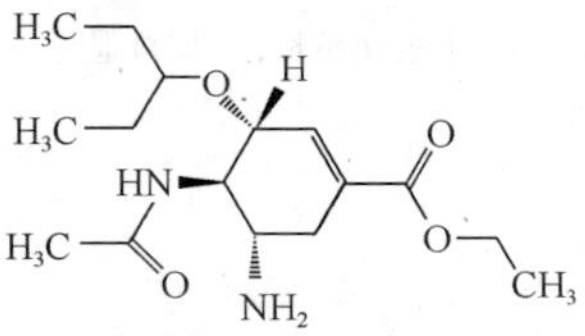

E. 更昔洛韦

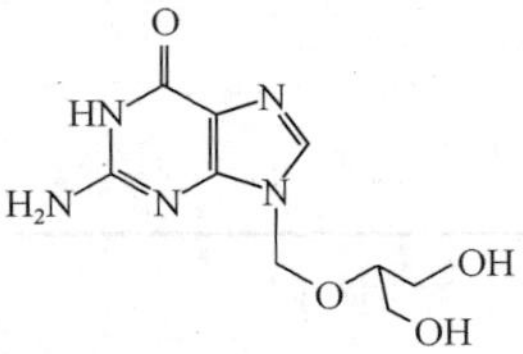

答案： ABD

解析： 非核苷类抗病毒药主要有利巴韦林、金刚烷胺、金刚乙胺、膦甲酸钠、奥司他韦。

【强化练习】

最佳选择题

1. 用于治疗甲型 H_7N_9 流感的首选药物是（　　）

A. 奥司他韦　　B. 金刚乙胺　　C. 膦甲酸钠

D. 利巴韦林　　E. 沙奎那韦

配伍选择题

A. 齐多夫定　　B. 阿昔洛韦　　C. 奈韦拉平

D. 茚地那韦　　E. 奥司他韦

2. 属于非开环核苷类抗病毒药（　　）

3. 属于非核苷类抗病毒药（　　）

4. 属于蛋白酶抑制剂（　　）

多项选择题

5. 属于非核苷的抗病毒药物有（　　）

A. 阿昔洛韦

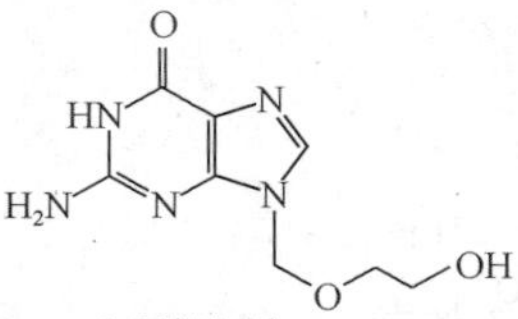

B. 金刚烷胺

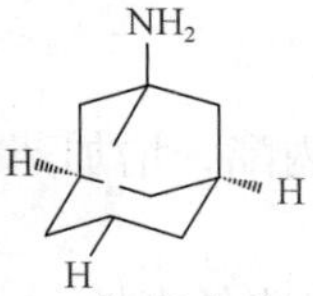

C. 齐多夫定

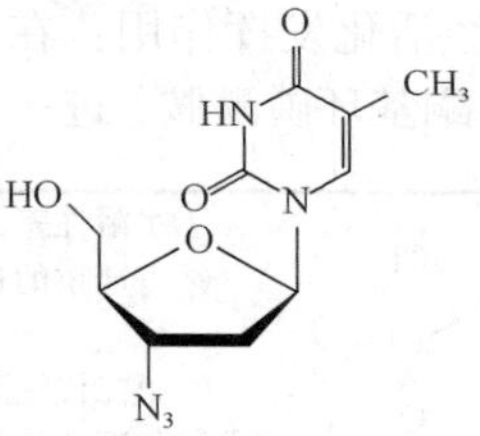

D. 奥司他韦

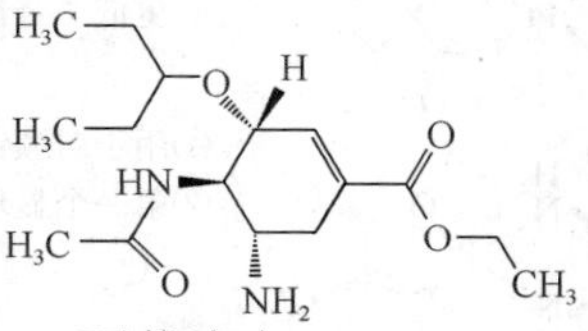

E. 更昔洛韦

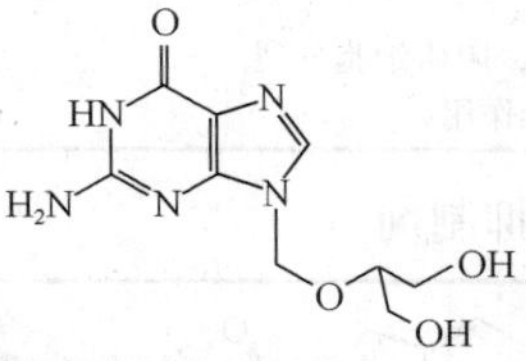

参考答案

最佳选择题：1. A

配伍选择题：2. A　3. C　4. D

多项选择题：5. BD

第九节　抗肿瘤药

考点1　直接影响DNA结构和功能的药物

1. 分类

（1）氮介类：环磷酰胺。

（2）乙撑亚胺类：塞替派。

（3）金属配合物：顺铂、卡铂、奥沙利铂。

（4）拓扑异构酶 I 抑制剂：羟喜树碱、伊立替康

（5）拓扑异构酶 II 抑制剂：依托泊苷、多柔比星、柔红霉素。

2. 主要药物

（1）氮芥类药物

环磷酰胺结构如下：

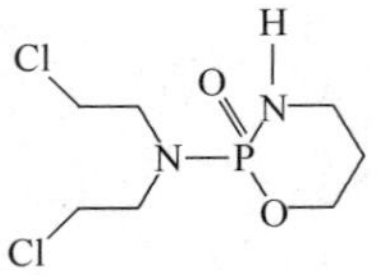

1）具有一个的环状磷酰胺内酯，增加药物对肿瘤组织选择性。

2）由于磷酰基的吸电性，可降低毒性。

3）体外无效，体内经活化发挥作用：在肝脏中代谢生成无毒的 4-酮基环磷酰胺，进一步氧化为无毒的羧酸化合物。

4）肿瘤细胞中缺乏正常组织所具有的酶，代谢生成丙烯醛和磷酰氮芥，磷酰氮芥可水解生成去甲氮芥而发挥作用。

（2）乙撑亚胺类药物

塞替派结构如下。

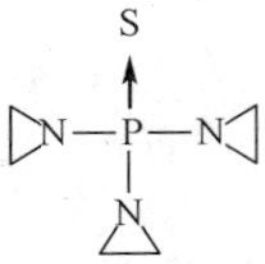

1）氮原子上用吸电子基取代，降低毒性。

2）为细胞周期非特异性药物。

3）含有体积较大的硫代磷酰基，脂溶性大，进入体内后迅速分布到全身。

4）前体药物，代谢成替哌发挥作用。

5）可直接注射入膀胱，治疗膀胱癌的首选药物。

（3）金属配合物见下表。

顺铂	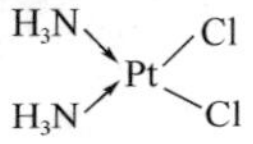	①水溶性差，仅注射给药 ②有严重的肾脏、胃肠道毒性、耳毒性、神经毒性
卡铂	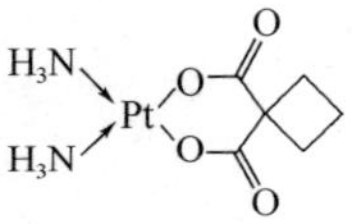	①第二代铂配合物 ②与顺铂的药动学差异：a.血清蛋白结合率低；b.半衰期更长；c.尿排泄量更低（肾毒性＜顺铂）
奥沙利铂	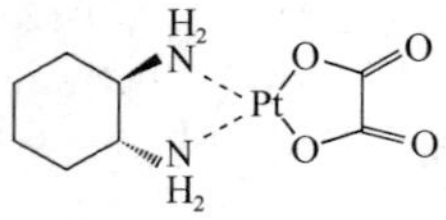	①用于对顺铂和卡铂耐药的肿瘤株 ②第一个显现对结肠癌有效的铂类 烷化剂

共性：
①使肿瘤细胞 DNA 复制停止，阻碍细胞分裂
②顺式有效，反式铂配合物无作用

（4）拓扑异构酶 I 抑制剂

羟喜树碱	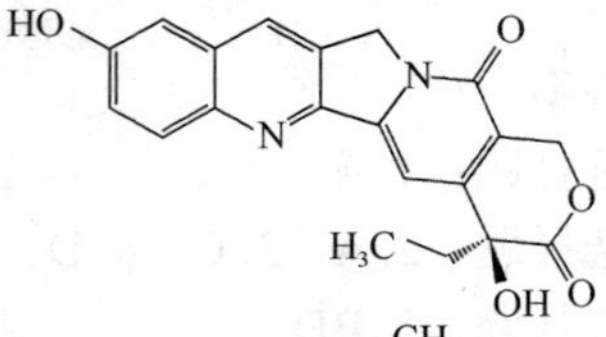	①喜树中分离得到 ②活性大于喜树碱，毒性小于喜树碱，很少引起血尿和肝肾功能损伤 ③不溶于水 ④治疗肠癌、肝癌和白血病
伊立替康	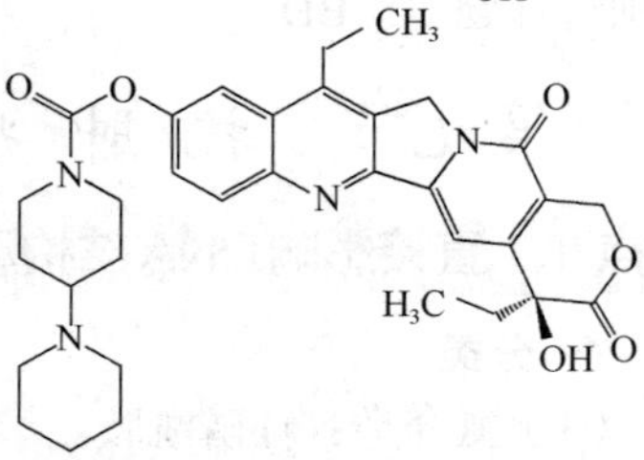	①半合成水溶性喜树碱衍生物 ②治疗小细胞、非小细胞肺癌、结肠癌、卵巢癌、子宫癌、恶性淋巴瘤等

（5）拓扑异构酶Ⅱ抑制剂见下表。

依托泊苷	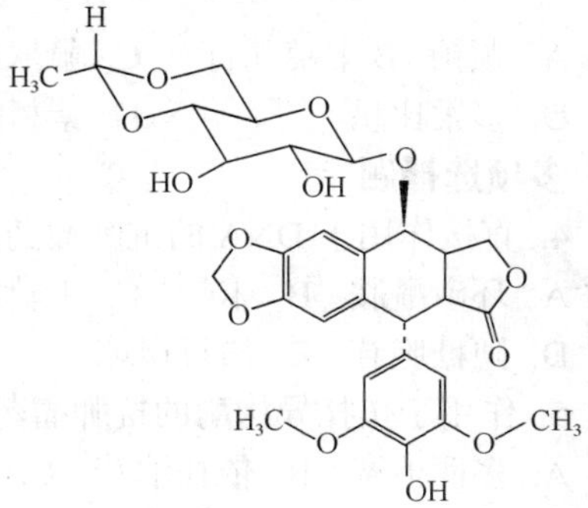	①鬼臼生物碱类,细胞周期特异性抗肿瘤药物影响 DNA 合成期（S 期）与 DNA 合成后期（G2 期） ②同类药物中毒性较低,用于治疗小细胞肺癌,对淋巴瘤、睾丸肿瘤等疗效突出 ③水溶性差,可引入磷酸酯结构制成前药（依托泊苷磷酸酯）,以增加水溶性
多柔比星	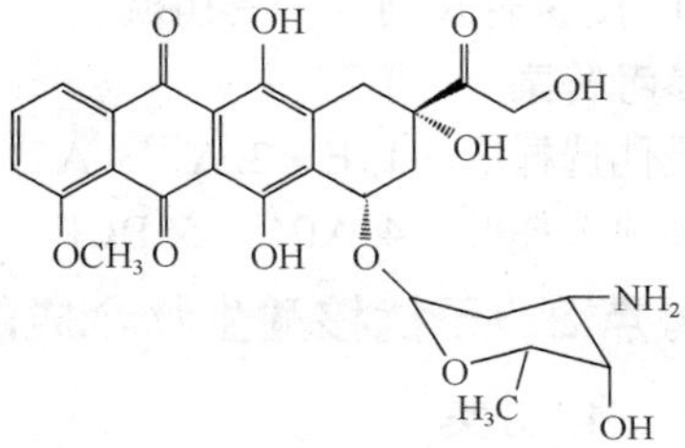	①蒽醌类抗肿瘤抗生素,又名阿霉素 ②广谱抗肿瘤药物,用于治疗乳腺癌、甲状腺癌、肺癌、卵巢癌、肉瘤等实体肿瘤 ③4'位羟基差向异构化得到表柔比星。
柔红霉素	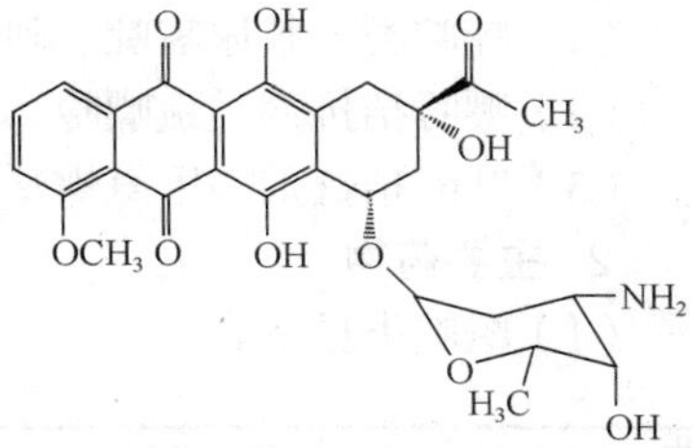	①蒽醌类抗肿瘤抗生素 ②主要用于治疗急性粒细胞白血病及急性淋巴细胞白血病

【真 题 再 现】

综合分析题

盐酸多柔比星,又称阿霉素,是光谱抗肿瘤药物其化学结构如下

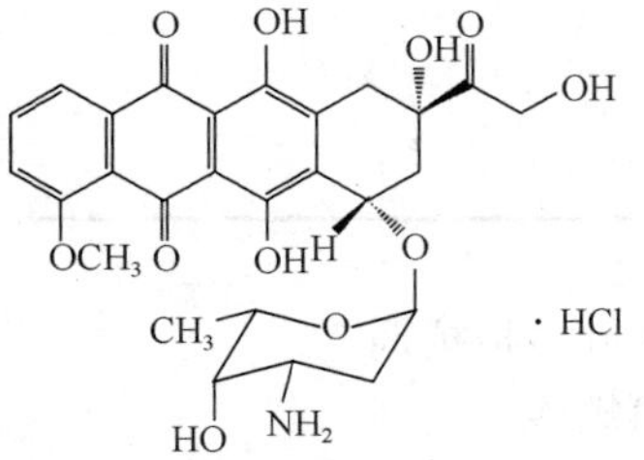

临床上,使用盐酸多柔比星注射液时,常发生骨髓抑制和心脏毒性等严重不良反应,解决方法之一是将其制成脂质体制剂。盐酸多柔比星脂质体注射液的辅料有 PEG-DSPRE,氢化大豆卵磷脂,胆固醇,硫酸铵,蔗糖,组氨酸等。

1. 盐酸多柔比星产生抗肿瘤活性的作用机制是（2016 年,107）
A. 抑制 DNA 拓扑异构酶Ⅱ
B. 与 DNA 发生烷基化
C. 拮抗胸腺嘧啶是生物合成
D. 抑制二氢叶酸还原酶
E. 干扰肿瘤细胞的有丝分裂

答案：1. A

解析：拓扑异构酶Ⅱ抑制剂分为：①鬼臼生物碱类：依托泊苷、替尼泊苷；②蒽醌类抗肿瘤抗生素：多柔比星、柔红霉素、表柔比星。

2. 盐酸多柔比星毒性作用主要是骨髓抑制和心脏毒性,产生这一毒性副作用的原因可能是（2016 年,108）
A. 在体内发生脱甲基化反应
B. 在体内容易进一步氧化,生产的醛基代谢物具有较大的毒性

C. 在体内发生醌环易被还原成半醌自由基，诱发脂质过氧化反应

D. 在体内发生氨基糖开环反应，诱发脂质过氧反应

E. 在体内发生脱水反应，代谢具有较大毒性

答案：2. C

解析：盐酸多柔比星在体内发生醌环易被还原成半醌自由基，诱发脂质过氧化反应。

【强 化 练 习】

最佳选择题

1. 不属于烷化剂类的抗肿瘤药物的结构类型是（　　）

A. 氮芥类　　　　B. 乙撑亚胺类

C. 亚硝基脲类　　D. 甲磺酸酸酯类

E. 硝基咪唑类

2. 烷化剂环磷酰胺的结构类型是（　　）

A. 氮芥类　　　　　B. 乙撑亚胺类

C. 甲磺酸酸酯类　　D. 多元卤醇类

E. 亚硝基脲类

3. 具有以下结构的化合物，与哪个药物性质及作用机制相同（　　）

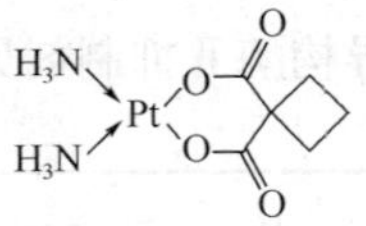

A. 顺铂　B. 卡莫司汀　　C. 氟尿嘧啶

D. 多柔比星　　　　　E. 紫杉醇

多项选择题

4. 直接作用于 DNA 的抗肿瘤药物有（　　）

A. 环磷酰胺　B. 卡铂　C. 卡莫司汀

D. 阿糖胞苷　E. 昂丹司琼

5. 作用于拓扑异构酶的抗肿瘤药物有（　　）

A. 多西他赛　B. 依托泊苷　C. 伊立替康

D. 长春瑞滨　E. 羟喜树碱

参考答案

最佳选择题：1. E　2. A　3. A

多项选择题：4. ABC　5. BCE

考点2　干扰核酸生物合成的药物

1. 分类

（1）嘧啶类：氟尿嘧啶、阿糖胞苷。

（2）嘌呤拮抗剂：巯嘌呤。

（3）叶酸拮抗剂：甲氨蝶呤。

2. 主要药物

（1）嘧啶类见下表。

氟尿嘧啶	①尿嘧啶抗代谢物
	②细胞内转化为有效的脱氧核糖尿苷酸后起效，干扰 DNA、RNA 的合成
	③抗瘤谱广，对绒毛膜上皮癌及恶性葡萄胎有显著疗效，是治疗实体瘤的首选药物
阿糖胞苷	①胞嘧啶抗代谢物
	②脱氧胞苷 2'-羟基衍生物
	③抑制 DNA 聚合酶，急性非淋巴细胞白血病首选

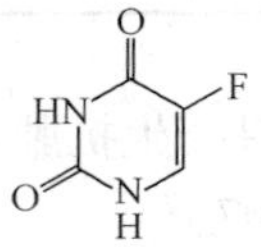

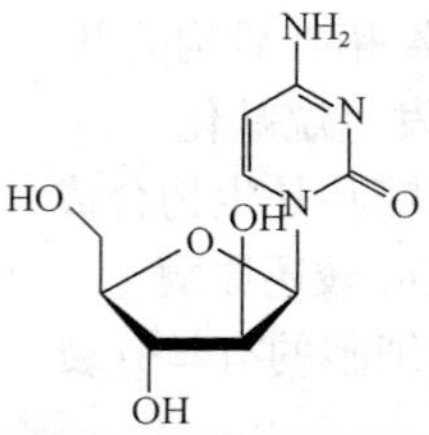

（2）嘌呤拮抗剂

巯嘌呤

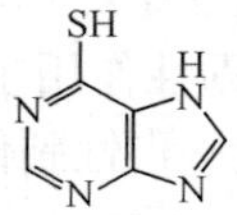

1）体内转变为有活性的 6-硫代次黄嘌呤核苷酸发挥作用，抑制 DNA 或 RNA 合成。

2）用于各种急性白血病的治疗，对绒毛膜上皮癌、恶性葡萄胎也有效。

（3）叶酸拮抗剂

甲氨蝶呤

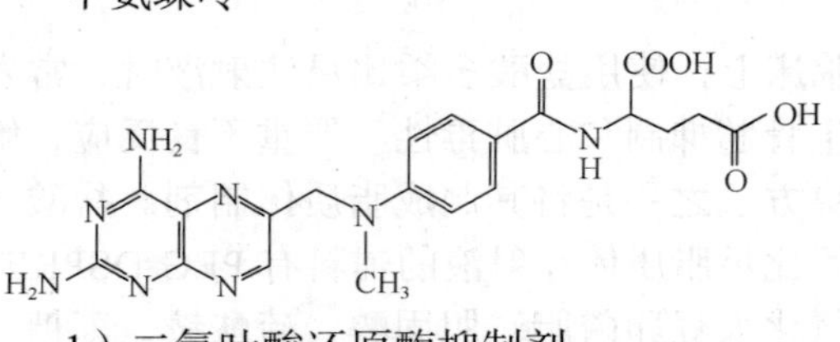

1）二氢叶酸还原酶抑制剂。

2）主要用于治疗急性白血病、绒毛膜上

皮癌及恶性葡萄胎。

　　3）中毒时，可用亚叶酸钙解救。

【强 化 练 习】

最佳选择题

1．属于嘌呤类抗代谢的抗肿瘤药物是（　　　）

A．米托蒽醌　B．紫杉醇　　C．巯嘌呤

D．卡铂　　　E．甲氨蝶呤

2．甲氨蝶呤中毒时可使用二氢叶酸钙进行解救，其目的是提供（　　　）

A．二氢叶酸　B．叶酸　C．四氢叶酸

D．谷氨酸　　E．蝶呤酸

配伍选择题

A．甲氨蝶呤　B．巯嘌呤　　C．依托泊苷

D．阿糖胞苷　E．氟尿嘧啶

3．属于尿嘧啶抗代谢的药物是（　　　）

4．属于胞嘧啶抗代谢的药物是（　　　）

5．属于嘌呤类抗代谢的药物是（　　　）

参考答案

最佳选择题：1．C　2．C

配伍选择题：3．E　4．D　5．B

考点3　抑制蛋白质合成与功能的药物

　　1．分类

　　（1）长春碱类：长春碱、长春新碱、长春瑞滨。

　　（2）紫杉烷类：紫杉醇、多西他赛。

　　2．主要药物

　　（1）长春碱类见下表。

长春碱	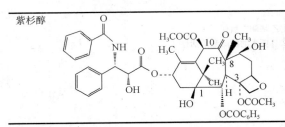	含吲哚环，对光热敏感，极易被氧化；对淋巴白血病有较好治疗作用
长春新碱		①疗效更好，神经毒性突出 ②与长春碱无交叉耐药现象 ③对光敏感
长春瑞滨		①长春碱衍生物 ②毒性小于其他长春碱类 ③对肺癌，尤其是非小细胞肺癌疗效好

　　（2）紫杉烷类见下表。

紫杉醇		①水溶性小，注射剂通常加入表面活化剂，会引起血管舒张、血压降低及过敏反应等副作用 ②广谱抗肿瘤，为治疗难治性卵巢癌及乳腺癌的有效药物之一

续表

| 多西他赛 | | 水溶性大于紫杉醇，毒性较小，抗瘤谱更广，对除肾癌、结、直肠癌以外的其他实体肿瘤都有效 |

【真题再现】

配伍选择题

A. 伊马替尼　B. 他莫昔芬　C. 氨鲁米特

D. 氟他胺　　E. 紫杉醇

属于有丝分裂抑制剂的抗肿瘤药是（2016年，98）

答案：E

解析：紫杉醇属于有丝分裂抑制剂的抗肿瘤药。

【强化练习】

最佳选择题

1. 以下属于作用于微管的抗肿瘤药物是（　　）

A. 来曲唑　　B. 依托泊苷　C. 伊立替康

D. 紫杉醇　　E. 顺铂

2. 以下属于抗有丝分裂的抗肿瘤药是（　　）

A. 来曲唑　　B. 长春新碱　C. 伊立替康

D. 依托泊苷　E. 顺铂

配伍选择题

A. 喜树碱　　B. 伊立替康　C. 多柔比星

D. 紫杉醇　　E. 阿糖胞苷

3. 直接抑制 DNA 合成的蒽醌类抗肿瘤药物是（　　）

4. 作用于 DNA 拓扑异构酶 I 的药物是（　　）

5. 阻止微管蛋白双微体聚合和诱导微管的解聚的抗肿瘤药物是（　　）

多项选择题

6. 以下属于植物药有效成分的抗肿瘤药是（　　）

A. 紫杉醇　　B. 吉非替尼　C. 长春碱

D. 秋水仙碱　E. 喜树碱

参考答案

最佳选择题：1. D　2. B

配伍选择题：3. C　4. A　5. D

多项选择题：6. ACDE

考点4　调节体内激素平衡的药物

1. 分类

（1）雌激素调节剂：他莫昔芬、托瑞米芬。

（2）雄激素拮抗剂：氟他胺。

2. 主要药物

（1）雌激素调节剂见下表。

| 他莫昔芬 | 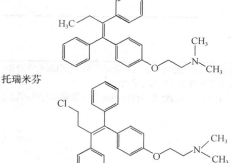 | ①三苯乙烯类抗雌激素
②药用顺式几何异构体
③代谢物 N-脱甲基他莫昔芬有活性 |
| 托瑞米芬 | | ①乙基侧链氯代
②具更强的抗雌激素活性 |

（2）雄激素拮抗剂

氟他胺结构如下：

1）非甾体类抗雄性激素

2）非甾类抗雄激素药物，用于前列腺癌或良性前列腺肥大

【真题再现】

配伍选择题

A. 伊马替尼　B. 他莫昔芬　C. 氨鲁米特

D. 氟他胺　　E. 紫杉醇

属于雌激素调节剂的抗肿瘤药是（2016年，99）

答案：B

解析：他莫昔芬属于雌激素调节剂的抗肿瘤药。

【强化练习】

配伍选择题

A. 氟他胺　　B. 他莫昔芬　C. 紫杉醇

D. 吉非替尼　E. 长春瑞滨

1. 属于雌激素调节剂的抗肿瘤药是（　　）

2. 属于雄激素拮抗剂的抗肿瘤药是（　　）

多项选择题

3. 以下哪些药物属于激素类抗肿瘤药（　　）

A. 氟他胺　　B. 他莫昔芬　C. 托瑞米芬

D. 吉非替尼　E. 长春瑞滨

参考答案

配伍选择题：1. B　2. A

多项选择题：3. ABC

考点5　靶向抗肿瘤药

主要药物见下表。

伊马替尼		用于治疗慢性粒细胞白血病和急性淋巴细胞白血病,部分患者出现耐药性
吉非替尼		①乙基侧链氯代 ②具更强的抗雌激素活性

作用机制：

酪氨酸激酶抑制剂：①直接抑制肿瘤增殖；②抑制肿瘤血管生长，间接抑制肿瘤细胞生长

【真题再现】

配伍选择题

A. 伊马替尼　B. 他莫昔芬　C. 氨鲁米特

D. 氟他胺　　E. 紫杉醇

属于酪氨酸激酶抑制剂的靶向抗肿瘤药是（　　）

答案：A

解析：伊马替尼属于酪氨酸激酶抑制剂的靶向抗肿瘤药。

【强化练习】

最佳选择题

1. 以下属于酪氨酸激酶抑制剂的靶向抗肿瘤

药是（　　）

A. 吉非替尼　B. 他莫昔芬　C. 氨鲁米特

D. 氟他胺　　E. 紫杉醇

配伍选择题

A. 埃罗替尼　B. 他莫昔芬　C. 氨鲁米特

D. 氟他胺　　E. 紫杉醇

2. 属于酪氨酸激酶抑制剂的抗肿瘤药是（　　）

3. 属于植物药有效成分的抗肿瘤药是（　　）

参考答案

最佳选择题：1. A

配伍选择题：2. A　3. E

考点6 放疗与化疗的止吐药

主要药物（XX司琼）见下表。

昂丹司琼	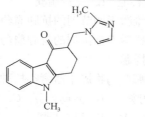	①含咪唑酮和2-甲基咪唑 ②强效、高选择性5-HT₃受体拮抗剂 ③无锥体外系副作用，毒副作用小
格拉司琼	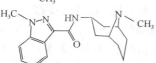	①选择性高，无锥体外系副作用 ②剂量小，半衰期长，每日注射一次
共性		作用机制：拮抗 5-HT₃受体 结构特点：有两部分组成：一是含吲哚甲酰胺或其电子等排体的结构，二是托品烷或类似的含氮双环

【强化练习】

最佳选择题

1. 可用于缓解癌症患者的恶心呕吐症状，辅助癌症患者治疗的药物是（ ）
A. 昂丹司琼 B. 紫杉醇   C. 依托泊苷
D. 氟他胺   E. 伊马替尼

多项选择题

2. 以下属于通过拮抗 5-HT₃ 受体使其成为抗肿瘤治疗中辅助使用的止吐药的是（ ）
A. 昂丹司琼 B. 紫杉醇   C. 格拉司琼
D. 氟他胺   E. 托烷司琼

参考答案

最佳选择题：1. A
多项选择题：2. ACE

单元测试

一、最佳选择题

1. 属于钾通道阻滞剂的抗心律失常药物是（ ）
A. 利多卡因 B. 胺碘酮   C. 普罗帕酮
D. 奎尼丁   E. 普萘洛尔

2. 下列药物中，结构中含有苯甲酸的是（ ）
A. 对乙酰氨基酚 B. 阿司匹林 C. 布洛芬
D. 吡罗昔康   E. 双氯芬酸

3. 与可待因表述不符的是（ ）
A. 吗啡的 3-甲醚衍生物
B. 具成瘾性，作为麻醉药品管理
C. 吗啡的 6-甲醚衍生物
D. 用作中枢性镇咳药
E. 在肝脏被代谢，约 8%转化成吗啡

4. 结构与 β 受体拮抗剂相似，但 β 受体拮抗作用较弱，临床用于心律失常的药物是（ ）
A. 普鲁卡因胺   B. 美西律
C. 利多卡因 D. 普罗帕酮 E. 奎尼丁

5. 具有旋光性，药用右旋体的是（ ）
A. 吡嗪酰胺 B. 乙胺丁醇 C. 异烟肼
D. 链霉素   E. 利福平

6. 不含有芳基醚结构的药物是（ ）
A. 胺碘酮   B. 美托洛尔 C. 美西律
D. 普萘洛尔 E. 普罗帕酮

7. 维拉帕米的结构是（ ）

A.

B.

C.

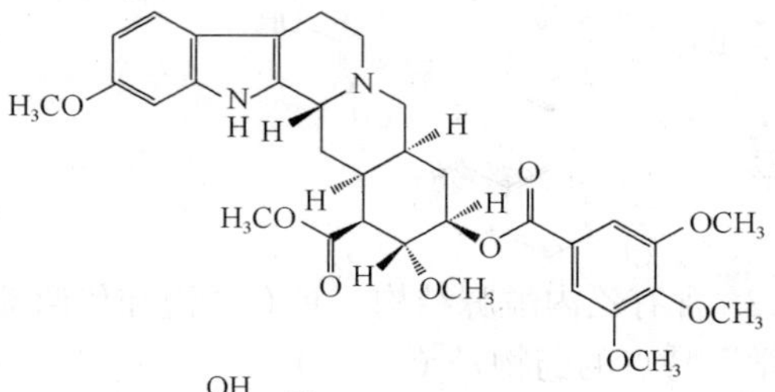

D.

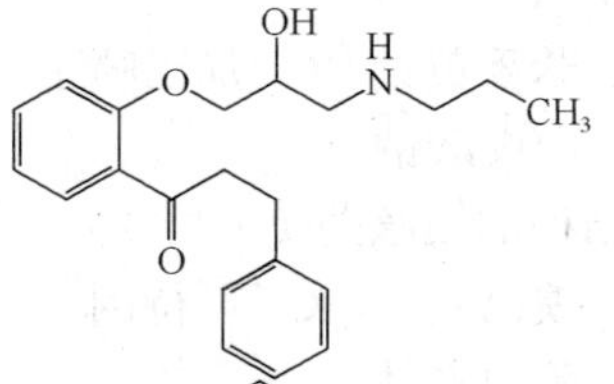

E.

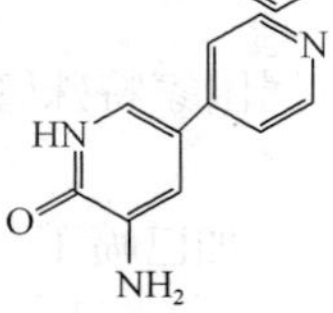

8. 下列药物中,哪个药物结构中不含羧基却具有酸性(　　)

A. 阿司匹林　B. 美洛昔康　C. 布洛芬

D. 吲哚美辛　E. 舒林酸

9. 血管紧张素转化酶抑制剂可以(　　)

A. 抑制体内胆固醇的生物合成

B. 抑制血管紧张素Ⅱ的生成

C. 阻断钙离子通道

D. 抑制磷酸二酯酶,提高 CAMP 水平

E. 阻断肾上腺素受体

10. 分子中含有 2 个手性中心,但只有 3 个光学异构体的药物是(　　)

A. 左氧氟沙星　　B. 乙胺丁醇　C. 氯胺酮

D. 氯霉素　　　　E. 麻黄碱

11. 下列结构药物主要用于(　　)

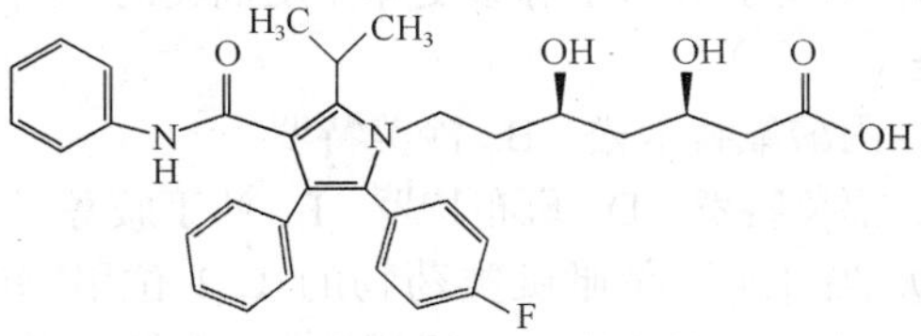

A. 抗高血压　　　　B. 降低血中甘油三酯含量

C. 降低血中胆固醇含量

D. 治疗心绞痛　　　E. 治疗心律不齐

12. 结构中不含咪唑环的血管紧张素Ⅱ受体拮抗剂是(　　)

A. 福辛普利　B. 氯沙坦　　C. 赖诺普利

D. 缬沙坦　　E. 厄贝沙坦

13. 以下药物属于全合成的 HMG-C.oA.还原酶抑制剂是(　　)

A. 洛伐他汀　B. 辛伐他汀　C. 氟伐他汀

D. 依那普利　E. 福辛普利

14. 化学结构中含有异丁苯基、丙酸的药物是(　　)

A. 萘普生　　B. 布洛芬　　C. 酮洛芬

D. 芬布芬　　E. 萘丁美酮

15. 祛痰药溴己新的活性代谢物是(　　)

A. 羧甲司坦　B. 右美沙芬　C. 氨溴索

D. 苯丙哌林　E. 乙酰半胱氨酸

16. 口服后可以通过血脑屏障进入脑脊液中的三氮唑类抗真菌药物是(　　)

A. 酮康唑　　B. 氟康唑　　C. 硝酸咪康唑

D. 特比萘芬　E. 制霉菌素

17. 黄体酮的化学结构为(　　)

A.

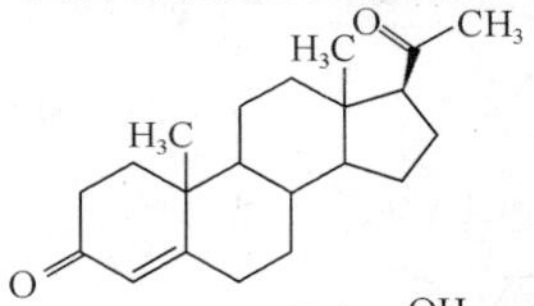

B.

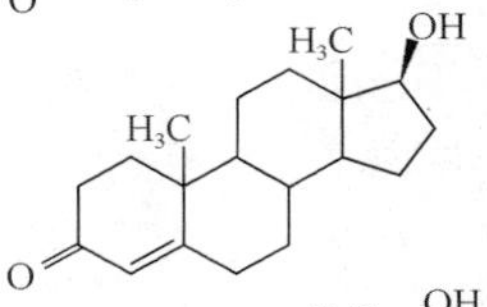

C.

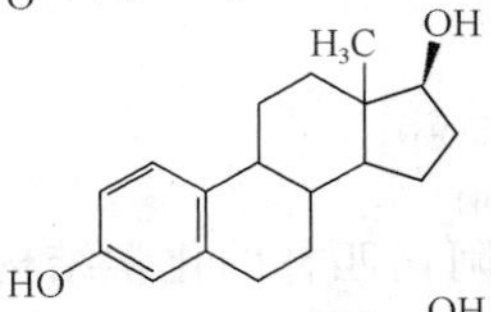

D.

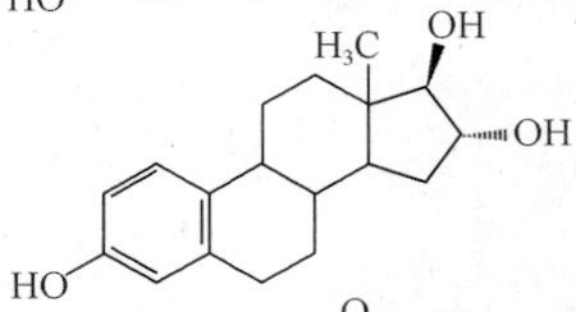

E.

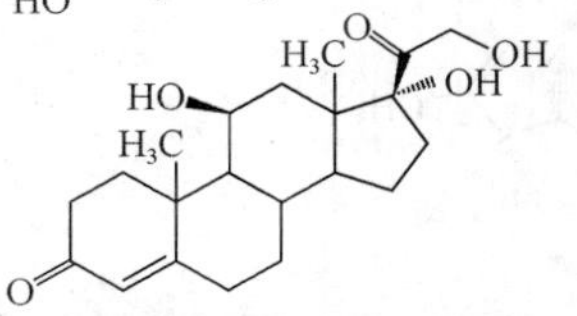

18. 奥美拉唑的作用机制是(　　)

A. 组胺 H_1 受体拮抗剂

B. 组胺 H_2 受体拮抗剂　　　C. 质子泵抑制剂

D. 乙酰胆碱酯酶抑制剂

E. 磷酸二酯酶抑制剂

19. 地尔硫草的母核结构为(　　)

A. 1,4-苯并二氮□　　　B. 1,5-苯并二氮草

C. 1，4-苯并硫氮杂䓬　　D. 1，5-苯并硫氮杂䓬

E. 二苯并硫氮杂䓬

20. 其左旋体有镇咳作用的药物是（　　　）

A. 纳洛酮　　B. 布托啡诺　C. 右丙氧芬

D. 苯噻啶　　E. 可待因

21. 非核苷类抗病毒药阿昔洛韦的化学结构式为（　　　）

A. 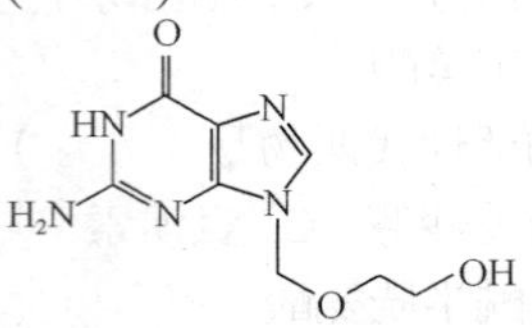 　　B.

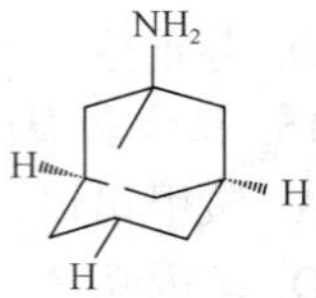

C.

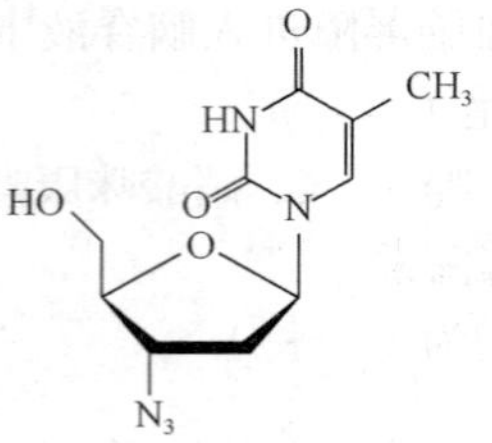

D.

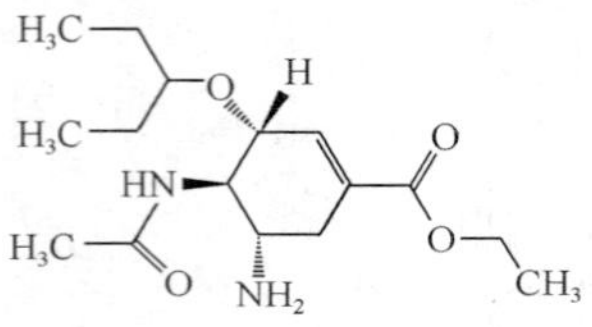

E.

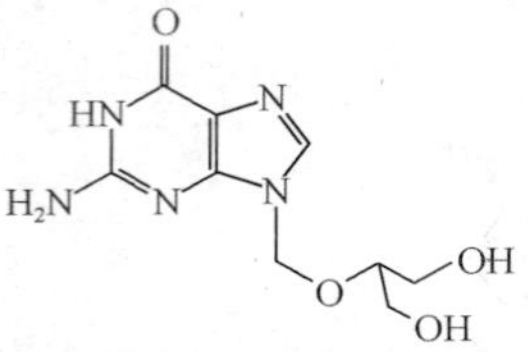

22. 解热镇痛抗炎药阿司匹林的化学结构为（　　　）

A.

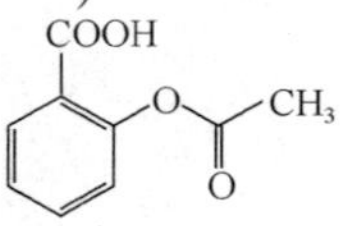

B.

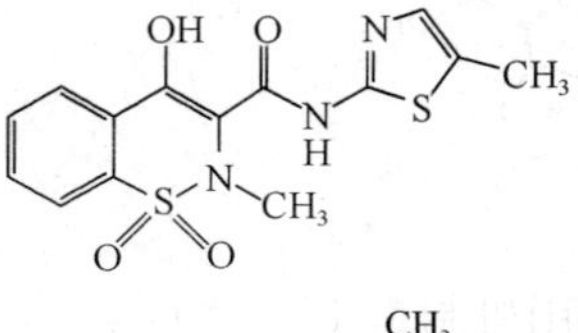

C.

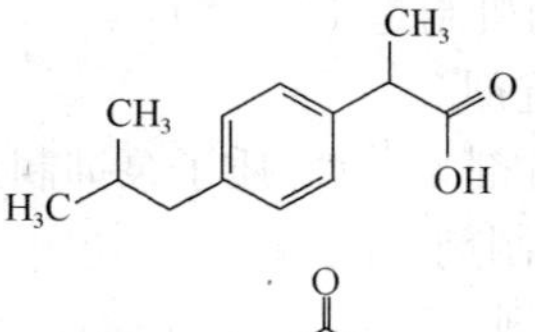

D.

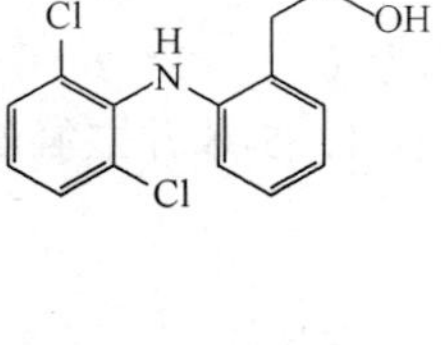

E.

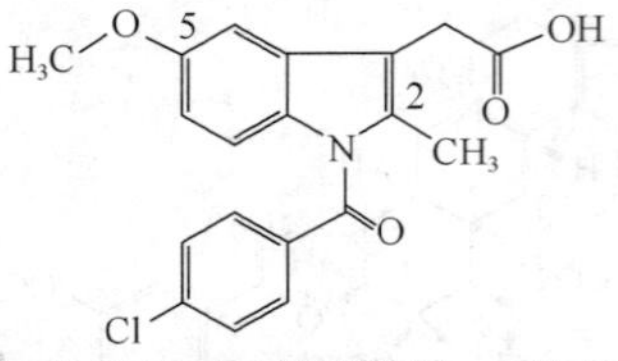

23. 含有乙内酰脲结构，具有"饱和代谢动力学"特点的药物是（　　　）

A. 苯巴比妥　　B. 苯妥英钠　C. 加巴喷丁

D. 卡马西平　　E. 丙戊酸钠

24. 具有苯吗喃结构的镇咳药（　　　）

A. 右美沙芬　　B. 溴己新　　C. 可待因

D. 羧甲司坦　　E. 苯丙哌林

25. 含有环状丙二酰脲结构，属国家特殊管理的精神药品是（　　　）

A. 丙戊酸钠　　B. 苯妥英钠　C. 加巴喷丁

D. 卡马西平　　E. 苯巴比妥

26. 对光敏感，易发生光歧化反应的药物是（　　　）

A. 卡托普利　　B. 利血平　　C. 氯丙嗪

D. 肾上腺素　　E. 硝苯地平

27. 烷化剂环磷酰胺的结构类型是（　　　）

A. 氮芥类　　　　B. 乙撑亚胺类

C. 甲磺酸酯类　　D. 多元卤醇类

E. 亚硝基脲类

28. 吗啡及合成镇痛药均具镇痛活性，是因为（　　　）

A. 具有相似的疏水性　　B. 具有相似的构型

C. 具有相同的药效构象

D. 具有相似的化学结构

E. 具有相似的电性性质

29. 不属于β肾上腺素受体激动剂类的平喘药是（　　　）

A. 丙酸氟替卡松　　B. 沙美特罗

C. 福莫特罗　　D. 班布特罗　　E. 沙丁胺醇

30. 当1，4-二氢吡啶类药物的 C-2 位甲基改为—$CH_2OCH_2CH_2NH_2$后活性得到加强，临床常用其苯磺酸盐的药物是（　　　）

A. 硝苯地平　　B. 尼群地平　　C. 尼莫地平

D. 氨氯地平　　E. 尼卡地平

31. 具有下列化学结构的药物是（　　　）

A. 头孢美唑　　B. 头孢哌酮　　C. 头孢噻肟

D. 头孢克肟　　E. 头孢曲松

32. 地西泮化学结构中的母核是（ ）

A. 1,4-二氮杂□环　　B. 1,5-苯并二氮□环

C. 二苯并氮杂□环　　D. 1,4-苯并二氮□环

E. 苯并硫氮杂□环

33. 吗啡结构中 17 位甲基被烯丙基取代后形成的具有阿片受体拮抗作用的药物是（ ）

A. 布洛芬　　B. 布桂嗪　　C. 右丙氧芬

D. 纳洛酮　　E. 曲马多

34. 属于单环 β-内酰胺类抗生素的药物是（ ）

A. 舒巴坦　　B. 氨曲南　　C. 克拉维酸

D. 磷霉素　　E. 亚胺培南

35. 以下药物不属于三环类抗精神失常药的是（ ）

A. 氯丙嗪　　B. 氯米帕明　　C.阿米替林

D. 奋乃静　　E. 氟西汀

36. 结构中含有咪唑烷二酮的药物是（ ）

A. 苯巴比妥　　B. 奥卡西平　　C. 硫喷妥钠

D. 丙戊酸钠　　E. 苯妥英钠

37. 硝酸甘油的分子结构为（ ）

A. 1,3-丙三醇二硝酸酯

B. 1,2,3-丙三醇三硝酸酯

C. 1,2-丙三醇二硝酸酯

D. 丙三醇硝酸酯　　E. 丙三醇硝酸单酯

38. 分子内有甾体结构的药物是（ ）

A. 丙酸倍氯米松　　B. 沙美特罗

C. 异丙托溴铵　　D. 扎鲁司特　　E. 茶碱

39. 属尿嘧啶抗代谢物的药物是（ ）

A. 甲氨蝶呤　　B. 巯嘌呤　　C. 依托泊苷

D. 阿糖胞苷　　E. 氟尿嘧啶

40. 下列有关喹诺酮抗菌药构效关系的描述错误的是（ ）

A. 吡啶酮酸环是抗菌作用必需的基本药效基团

B. 3 位 COOH 和 4 位 C=O 为抗菌活性不可缺少的部分

C. 8 位与 1 位以氧烷基成环，使活性下降

D. 6 位引入氟原子可使抗菌活性增大

E. 7 位引入五元或六元杂环，抗菌活性均增加

二、配伍选择题

A. 氯米帕明　　B. 舒必利　　C. 西酞普兰

D. 吗氯贝胺　　E. 文拉法辛

41. 5-羟色胺（5-HT）重摄取抑制剂（ ）

42. 5-羟色胺-去甲肾上腺素重摄取抑制剂（ ）

43. 阿托品的结构式为（ ）

44. 山莨菪碱的结构式为（ ）

45. 甲氧氯普胺的结构式为（ ）

A. 奥美拉唑　　B. 西咪替丁

C. 雷尼替丁　　D. 甲氧氯普胺

E. 法莫替丁

46. 结构中含有咪唑环的是（ ）

47. 结构中含有呋喃环的是（ ）

48. 结构中含有噻唑环的是（ ）

49. 结构中含有苯并咪唑环的是（ ）

50. 结构中含有芳伯胺的是（ ）

A. 阿米卡星　　B. 红霉素　　C. 多西环素

D. 阿昔洛韦　　E. 吡嗪酰胺

51. 抗结核药（ ）

52. 四环素类抗生素（ ）

53. 氨基糖苷类抗生素（ ）

54. 大环内酯类抗生素（ ）

A.

B.

C.

D.

E.

55. 依那普利的结构式为（　　）
56. 赖诺普利的结构式为（　　）
57. 福辛普利的结构式为（　　）
58. 卡托普利的结构式为（　　）
A. 抗肿瘤金属配合物　　B. 抗代谢药物
C. 抗肿瘤抗生素　　D. 抗肿瘤植物有效成分
E. 抗雌激素类药，用于治疗乳腺癌等
59. 他莫昔芬（　　）
60. 紫杉醇（　　）
61. 奥沙利铂（　　）
62. 多柔比星（　　）
A. 胰岛素　　B. 格列齐特　　C. 吡格列酮
D. 米格列醇　　E. 二甲双胍
63. 属于胰岛素分泌促进剂的是（　　）
64. 属于 α-葡萄糖苷酶抑制剂的是（　　）
65. 含有磺酰脲结构的药物是（　　）
A. 血管紧张素转化酶　　B. β 肾上腺素受体
C. 羟甲戊二酰辅酶 A 还原酶
D. 钙离子通道　　　E. 钾离子通道
66. 普萘洛尔的作用靶点是（　　）
67. 洛伐他汀的作用靶点是（　　）
68. 卡托普利的作用靶点是（　　）

69. 氨氯地平的作用靶点是（　　）
A. 来曲唑　　B. 依托泊苷　　C. 伊立替康
D. 紫杉醇　　　E. 顺铂
70. 作用于微管的抗肿瘤药物（　　）
71. 作用于微管的抗肿瘤药物（　　）
72. 作用于 DNA 拓扑异构酶 II 的抗肿瘤药物
（　　）

三、综合分析题

有一 45 岁妇女，近几日出现情绪低落、郁郁寡欢、愁眉苦脸，不愿和周围人接触交往，悲观厌世，睡眠障碍、乏力，食欲减退。
73. 根据病情表现，该妇女可能患有（　　）
A. 帕金森病　　B. 焦虑障碍　　C. 失眠症
D. 抑郁症　　　E. 自闭症
74. 根据诊断结果，可选用的治疗药物是
（　　）
A. 丁螺环酮　　B. 加兰他敏　　C. 阿米替林
D. 氯丙嗪　　　E. 地西泮
75. 该药的作用结构（母核）特征是（　　）
A. 含有吩噻嗪　　B. 苯二氮□
C. 二苯并庚二烯　　D. 二苯并氮□
E. 苯并呋喃

有一 60 岁老人，近日出现喘息、咳嗽、胸闷等症状，夜间及凌晨发作加重，呼吸较困难，并伴有哮鸣音。
76. 根据病情表现，该老人可能患有（　　）
A. 肺炎　B. 喉炎　C. 咳嗽　D. 咽炎　E. 哮喘
77. 根据诊断结果，可选用的治疗药物是
（　　）
A. 可待因　　B. 氧氟沙星　　C. 罗红霉素
D. 沙丁胺醇　　E. 地塞米松
78. 该药的主要作用机制（类型）是（　　）
A. β₂ 肾上腺素受体激动剂
B. M 胆碱受体抑制剂　C. 影响白三烯的药物
D. 糖皮质激素类药物　　E. 磷酸二酯酶抑制剂

四、多项选择题

79. 下列哪些药物分子中具有芳氧基丙醇胺结构（　　）
A. 美托洛尔　　B. 哌唑嗪　　C. 特拉唑嗪
D. 倍他洛尔　　E. 普萘洛尔
80. β-内酰胺抑制剂有（　　）

A. 氨苄西林　B. 克拉维酸

C. 头孢氨苄　D. 舒巴坦　　E. 阿莫西林

81. 下列药物中，属于红霉素衍生物的药物是（　　）

A. 阿奇霉素　B. 克林霉素　C. 柔红霉素

D. 克拉霉素　E. 罗红霉素

82. 通过阻滞钠通道发挥抗心律失常作用的药物是（　　）

A. 维拉帕米　　B. 美西律　　C. 胺碘酮

D. 普罗帕酮　E. 普鲁卡因胺

83. 用于抗心绞痛的药物有（　　）

A. 维拉帕米　　　　　B. 普萘洛尔

C. 单硝酸异山梨酯　D. 硝酸甘油　E. 氯沙坦

84. 属于二苯并氮□类的药物有（　　）

A. 硝西泮　　B. 奥卡西平　C. 地西泮

D. 卡马西平　E. 苯妥英钠

85. 左氧氟沙星具有哪些结构特征和作用特点（　　）

A. 结构中具有一个手性碳原子

B. 结构中含有吡啶并嘧啶羧酸

C. 抗菌活性比氧氟沙星强两倍

D. 水溶性比氧氟沙星大，易制成注射剂使用

E. 是已上市的喹诺酮类药物中毒副作用最小的药物

86. 具有抗心绞痛作用的钙拮抗剂有（　　）

A. 维拉帕米　B. 地尔硫□　C. 桂利嗪

D. 尼莫地平　E. 硝苯地平

87. 属于磺酰脲类的降血糖药物有（　　）

A. 格列齐特　B. 格列吡嗪　C. 瑞格列奈

D. 格列美脲　E. 氟尿嘧啶

88. 下列哪些药物常用作抗溃疡药（　　）

A. H₁ 受体拮抗剂　B. 质子泵抑制剂

C. β 受体拮抗剂　　D. H₂ 受体拮抗剂

E. 钙拮抗剂

89. 临床用于治疗哮喘的糖皮质激素药物有（　　）

A. 丙酸倍氯米松　B. 氢化可的松

C. 丙酸氟替卡松　D. 布地奈德

E. 曲安奈德

90. 具有抗艾滋病的药物有（　　）

A. 阿昔洛韦　B. 拉米夫定　C. 齐多夫定

D. 茚地那韦　E. 司他夫定

91. 下列钙拮抗剂中，存在手性中心的药物有（　　）

A. 硝苯地平　B. 尼莫地平　C. 非洛地平

D. 桂利嗪　　E. 氨氯地平

92. 属于 β 受体拮抗剂的是（　　）

A. 哌唑嗪　　B. 普萘洛尔　C. 拉贝洛尔

D. 比索洛尔　E. 特拉唑嗪

93. 阿米卡星结构中 α-羟基酰胺侧链构型与活性关系正确的是（　　）

A. *L*-（-）型活性最低　B. *L*-（-）型活性最高

C. *D*-（+）型活性最低　D. *D*-（+）型活性最高

E. *DL*-（±）型活性最低

94. 下列哪些药物可用于抗结核病（　　）

A. 异烟肼　　B. 呋喃妥因　C. 乙胺丁醇

D. 利福平　　E. 硫酸链霉素

95. 临床常用的降血脂药包括（　　）

A. ACE 抑制剂　　B. HMG-CoA 还原酶抑制剂

C. 苯氧乙酸类　D. 烟酸类　E. 二氢吡啶类

96. 通过拮抗血管紧张素 Ⅱ 受体而发挥降血压作用的药物是（　　）

A. 依那普利　B. 缬沙坦　　C. 地尔硫□

D. 厄贝沙坦　E. 赖诺普利

97. 无 19 位甲基的甾体药物有（　　）

A. 黄体酮　　B. 甲睾酮　　C. 左炔诺孕酮

D. 炔雌醇　　E. 炔诺酮

98. 与阿托品叙述不相符的是（　　）

A. 莨菪醇和莨菪酸结合成的酯

B. 左旋体作用强，但毒性大

C. 临床使用其左旋体

D. 临床使用其外消旋体　E. 含有季铵结构

99. 属于非开环的核苷类抗病毒药有（　　）

A. 齐多夫定　B. 阿昔洛韦　C. 拉米夫定

D. 司他夫定　E. 奈韦拉平

100. 下列药物中属于前体药物的（　　）

A. 洛伐他汀　B. 赖诺普利　C. 依那普利

D. 卡托普利　E. 福辛普利

101. 以下叙述与艾司唑仑相符的是（　　）

A. 为乙内酰脲类药物

B. 为苯二氮□类药物

C. 结构中含有 1，2，4-三唑环

D. 为咪唑并吡啶类镇静催眠药

E. 临床用于焦虑、失眠和癫痫大、小发作

参考答案

最佳选择题：1. B 2. B 3. C 4. B 5. B 6. A 7. B 8. B 9. B 10. B 11. C 12. D 13. C 14. B 15. C 16. B 17. A 18. C 19. D 20. C 21. A 22. A 23. B 24. A 25. E 26. E 27. A 28. C 29. A 30. D 31. E 32. D 33. D 34. B 35. E 36. E 37. B 38. A 39. E 40. C

配伍选择题：41. C 42. E 43. A 44. C 45. D 46. B 47. C 48. E 49. A 50. D 51. E 52. C 53. A 54. B 55. C 56. A

57. E 58. D 59. E 60. D 61. A 62. C 63. B 64. D 65. B 66. B 67. C 68. A 69. D 70. D 71. C 72. B

综合分析题：73. D 74. C 75. C 76. E 77. D 78. A

多项选择题：79. ADE 80. BD 81. ADE 82. BDE 83. ABCD 84. BD 85. ACDE 86. ABE 87. ABD 88. BD 89. ACD 90. BCDE 91. BCE 92. BCD 93. BC 94. ACDE 95. BCD 96. BD 97. DE 98. CE 99. ACD 100. ACE 101. BCE

模拟试卷（一）

（考试时间 150 分钟）

题型	最佳选择题	配伍选择题	综合分析选择题	多项选择题	总分
得分	40	60	10	10	120
得分					

一、最佳选择题。共 40 小题，每题 1 分。题干在前，选项在后。每道题的备选选项中，只有一个最佳答案，多选、错选或不选均不得分。

1. 关于药品命名的说法，错误的是（　　）
A. 药品可以申请商品名
B. 药品商品名可以申请专利和行政保护
C. 药品通用名是国际非专利药品名称
D. 制剂一般采用商品名加剂型名
E. 药典中使用的名称是通用名

2. 苯并嘧啶的化学结构和编号正确的是（　　）

A. 　B.

C. 　D.

E.

3. 下列属于化学的配伍变化的是（　　）
A. 溶解度的改变　B. 发生爆炸　C. 液化
D. 结块　　　　　E. 分散状态的改变

4. 两性霉素 B 注射液为胶体分散系统，若加入到含大量电解质的输液中出现沉淀，是由于（　　）
A. pH 改变引起　　B. 离子作用引起
C. 直接反应引起　　D. 盐析作用引起
E. 溶剂组成改变引起

5. （　　）是研究药物与机体（含病原体）相互作用及作用规律的学科。
A. 药物化学　B. 药剂学　　C. 药理学
D. 药效学　　E. 药物分析学

6. 盐酸普鲁卡因与生物大分子的键合形式不包括（　　）
A. 范德华力　B. 疏水性相互作用
C. 共价键　　D. 偶极、偶极作用
E. 静电引力

7. 下面手性药物的两个对映异构体之间具有等同的药理活性的是（　　）
A. 普罗帕酮　B. 氯苯那敏　C. 萘普生
D. 氨己烯酸　E. 扎考必利

8. 由酸性药物在体液中的解离程度公式可知，已知苯巴比妥的 pK_a 约为 7.4，在生理 pH 为 7.4 的情况下，其以分子形式存在的比例是（　　）
A. 30%　B. 40%　C. 50%　D. 75%　E. 90%

9. 关于药物的理化性质的说法，错误的是（　　）
A. 弱酸性药物子在酸性胃液中解离度低，易在胃中吸收
B. 药物的脂溶性越高，药物在体内的吸收越好
C. 药物的脂水分配系数值（lgP）用于恒量药物的脂溶性
D. 由于肠道比胃的 pH 高，所以弱碱性药物在肠道中比胃中容易吸收
E. 由于体内不同部位 pH 不同，所以同一药物在体内不同部位的解离度不同

10. 乳剂中分散的乳滴聚集形成疏松的聚集体，经振摇即能恢复成均匀乳剂的现象，称为乳剂的（　　）
A. 分层　B. 絮凝　C. 转相　D. 酸败　E. 破裂

11. 按崩解时限检查法检查，普通片剂应在多长时间内崩解（　　）

A. 15min　B. 30min　C. 60min　D. 20min　E. 10min

12. 有关植入剂的特点错误的是（　　　）

A. 定位给药　　　　B. 长效恒速作用

C. 减少用药次数

D. 适用于半衰期长的，尤其是不能口服的药物

E. 给药剂量小

13. 关于溶解度表述正确的是（　　　）

A. 溶解度系指在一定压力下，在一定量溶剂中溶解药物的最大量

B. 溶解度系指在一定温度下，在一定量溶剂中溶解药物的最大量

C. 溶解度指在一定温度下，在水中溶解药物的量

D. 溶解度系指在一定温度下，在溶剂溶解药物的量

E. 溶解度系指在一定压力下，在溶剂中溶解药物的量

14. 下列各项中，有关对经皮给药制剂的表述，错误的是（　　　）

A. 可以避免肝脏的首过效应

B. 不存在组织代谢与储库作用

C. 可以维持恒定的血药浓度

D. 大面积给药，可能对皮肤产生刺激性和过敏性

E. 根据治疗要求可随时终止给药

15. 下列片剂可避免肝脏的首过效应的是（　　　）

A. 泡腾片　　B. 分散片　　　C. 舌下片

D. 普通片　　E. 溶液片

16. 药物口服后的主要吸收部位是（　　　）

A. 胃　B. 口腔　C. 小肠　D. 直肠　E. 大肠

17. 以下不是第二信使有（　　　）

A. 环磷鸟苷　B. 二酰基甘油　　　C. 钙离子

D. 二氧化碳　E. 白三烯类

18. 酸化尿液可能对下列药物中肾排泄不利的是（　　　）

A. 水杨酸　　B. 葡萄糖　　C. 四环素

D. 庆大霉素　E. 麻黄碱

19. 去甲肾上腺素与血管平滑肌细胞的 α 受体结合，属于去甲肾上腺素的（　　　），而去甲肾上腺素引起的血管收缩、血压上升，为其（　　　）

A. 药效学　　药物作用的选择性

B. 药理效应　　药效学

C. 药理效应　　药物作用

D. 药物作用　　药理效应

E. 药物作用　　药物效应动力学

20. 抗酸药中和胃酸，用于治疗胃溃疡的作用机制是（　　　）

A. 影响酶的活性　　　　B. 干扰核酸代谢

C. 补充体内物质　D. 改变细胞周围的理化环境

E. 影响生物活性物质及其转运体

21. 利尿药环戊噻嗪、氢氯噻嗪、呋塞米、氯噻嗪的效价强度和效能见下图，对这四种利尿剂的效价强度和效能说法错误的是（　　　）

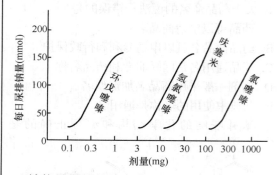

A. 效能最强的是呋塞米

B. 效价强度最小的是氯噻嗪

C. 效价强度最大的是环戊噻嗪

D. 氢氯噻嗪效价强度大于环戊噻嗪，小于氯噻嗪

E. 环戊噻嗪、氢氯噻嗪和氯噻嗪的效能相同

22. 普鲁卡因注射液中加入少量肾上腺素，肾上腺素使用药局部的血管收缩，减少普鲁卡因的吸收，使其局麻作用延长，毒性降低，属于（　　　）

A. 相加作用　B. 增强作用　C. 增敏作用

D. 生理性拮抗　　　　　E. 药理性拮抗

23. A、B 两种药物制剂的药物剂量-效应关系曲线比较见下图，对 A 药和 B 药的安全性分析，正确的是（　　　）

A. A 药的治疗指数和安全范围小于 B 药

B. A 药的治疗指数和安全范围大于 B 药

C. A 药治疗指数小于 B 药，A 药安全范围小于 B 药

D. A 药治疗指数小于 B 药，A 药安全范围等于 B 药

E. A 药治疗指数等于 B 药，A 药安全范围大于 B 药

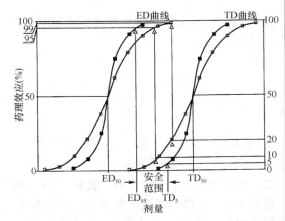

药物的治疗指数和安全范围

A 药物（■—■）的治疗指数与 B 药物（□—□）相同，但 A 药的安全范围比 B 药大

24. 药物的内在活性是指（　　）

A. 药物水溶性的大小

B. 药物脂溶性的强弱

C. 药物穿透生物膜的能力

D. 药物与受体亲和力的高低

E. 药物与受体结合后，激动受体产生效应的能力

25. 关于受体的叙述不正确的是（　　）

A. 受体的数量是有限的

B. 可与特异性配体结合

C. 拮抗剂与受体结合无饱和性

D. 受体与配体结合时具有结构专一性

E. 药物与受体的复合物可产生生物效应

26. 由于竞争性占据酸性转运系统，阻碍青霉素肾小管分泌，因而延缓青霉素的排泄使其发挥较持久效果的药是（　　）

A. 阿米卡星　B. 克拉维酸　C. 头孢哌酮

D. 丙磺舒　　　E. 丙戊酸钠

27. 西咪替丁与硝苯地平联用可以影响硝苯地平的代谢，使硝苯地平（　　）

A. 代谢速度不变　B. 代谢速度减慢

C. 代谢速度加快　D. 代谢速度先加快后减慢

E. 代谢速度先减慢后加快

28. 致畸作用属于（　　）

A. A 类反应　B. B 类反应　C. C 类反应

D. D 类反应　E. G 类反应

29. 药物警戒的主要工作内容不包括（　　）

A. 早期发现未知药品的不良反应及其相互作用

B. 发现已知药品的不良反应的增长趋势

C. 分析药品不良反应的风险因素和可能的机制

D. 对风险进行定性分析，发布相关信息，促进药品监督管理和指导临床用药

E. 对效益评价进行定量分析，发布相关信息，促进药品监督管理和指导临床用药

30. 叙述"药源性疾病防治的基本原则"错误的是（　　）

A. 严格掌握药物的适应证和禁忌证，选用药物要权衡利弊

B. 大力普及药源性疾病的防治知识

C. 对所用药物均实施血药浓度监测

D. 一旦发现药源性疾病，及时停药

E. 加强 ADR 的检测报告

31. 不属于精神活性物质的是（　　）

A. 烟草　B. 酒精　C. 麻醉药品

D. 精神药品　　　E. 放射性药品

32. 某药物的常规剂量是 50mg，半衰期为 1.386h，其消除速度常数为（　　）

A. 0.5h^{-1}　B. 1h^{-1}　C. 0.5h　D. 1h　E. 0.693h^{-1}

33. 关于生物利用度的说法不正确的是（　　）

A. 是药物进入体循环的速度和程度，是一个相对的概念

B. 根据选择的参比制剂的不同分为绝对生物利用度和相对利用度

C. 完整表达一个药物的生物利用度需要 t_{max}、C_{max} 和 AUC 三个参数

D. 生物利用度的程度是指与标准参比制剂相比，试验制剂中被吸收药物总量的相对比值

E. 与给药剂量和途径无关

34. 《中国药典》中"易溶"是指溶质 1g 在溶剂（　　）中溶解。

A. 不到 0.1ml　　B. 不到 0.5ml

C. 不到 1ml　D. 不到 10ml　E. 不到 100ml

35. 因为其能够较为准确地反映药物在体内的状况，在体内药物检测中最为常用的样本是

（　　　）

A. 血液　B. 尿液　C. 唾液　D. 胆汁　E. 胰液

36. 下列叙述中与地尔硫䓬不符的是（　　　）

A. 属于苯并硫氮杂类钙通道阻滞药

B. 分子结构中有两个手性碳原子，临床使用
（2S，3S）异构体

C. 口服吸收完全，且无首过效应

D. 体内主要代谢途径为脱乙基、N-脱甲基和
O-脱甲基

E. 临床用于治疗冠心病中各型心绞痛，也有减
缓心率的作用

37. 对正在发作的哮喘无效的平喘药是（　　　）

A. 布地缩松　B. 氨茶碱　　　C. 色甘酸钠

D. 沙丁胺醇　E. 肾上腺素

38. 阿米卡星结构属于（　　　）

A. 大环内酯类抗生素　　B. 四环素类抗生素

C. 氨基糖苷类抗生素　　D. 氯霉素类抗生素

E. β-内酰胺类抗生素

39. 主要用于治疗脑血管疾病的二氢吡啶类钙
通道阻滞剂药物是（　　　）

A.

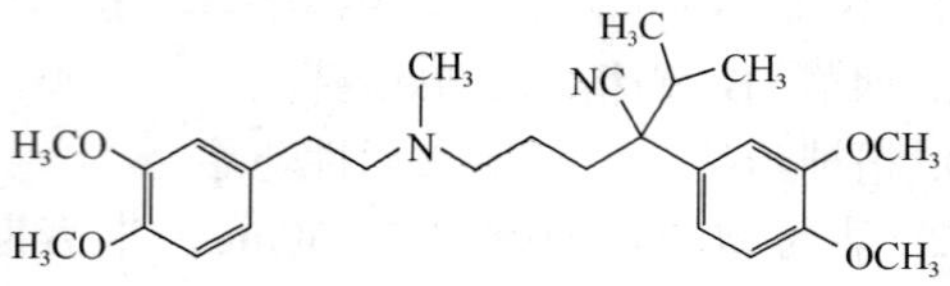

B.

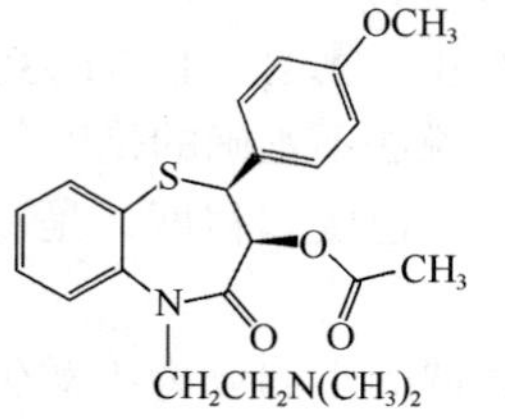

C.

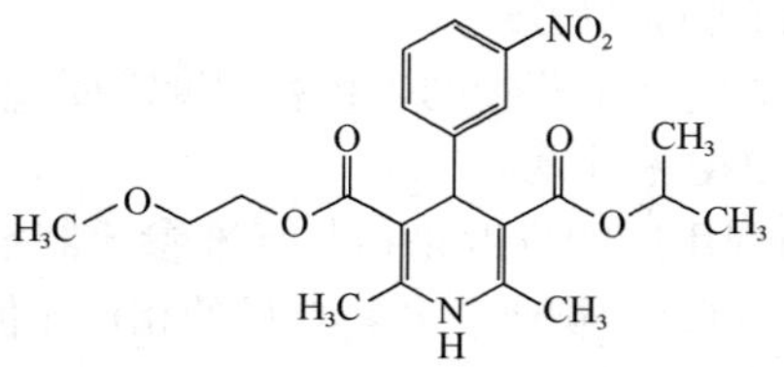

D.

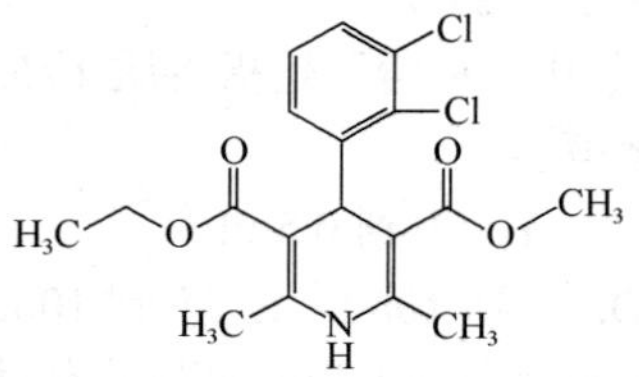

E.

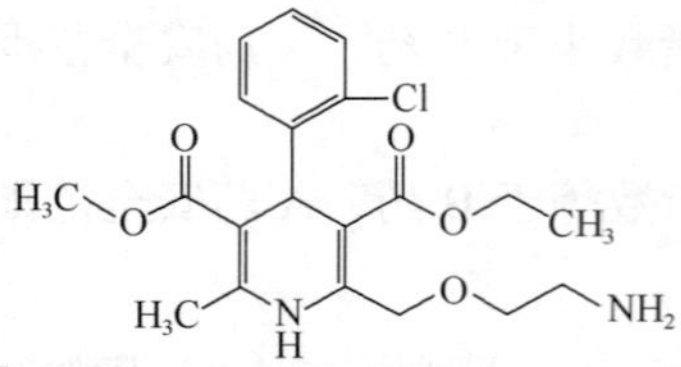

40. 与具有下列结构的化合物性质及作用机制
相同的药物是（　　　）

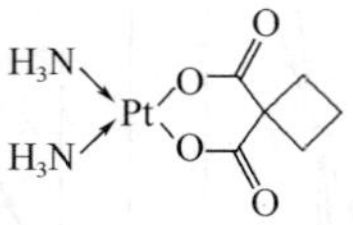

A. 多柔比星　B. 紫杉醇　　　C. 卡莫司汀

D. 顺铂　　　　E. 氟尿嘧啶

二、配伍选择题。共 60 题，每题 1 分。每
组若干题。备选项可重复选用，也可不选用。
每组题均对应同一组备选答案，每题只有一
个正确答案。

[41-42]

A. 甾体　B. 吩噻嗪环　C. 苯二氮䓬环

D. 苯环　E. 喹啉酮环

41. 氯丙嗪 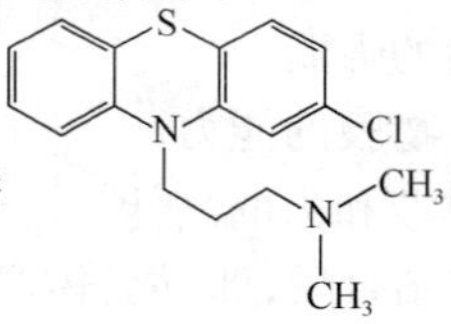 的母核结构是

（　　　）

42. 地西泮 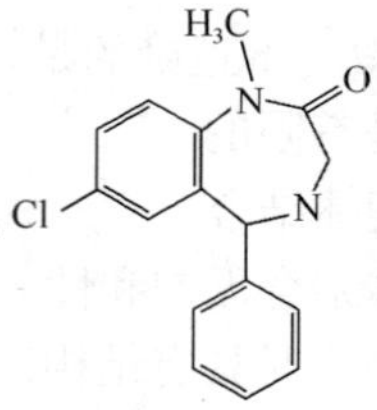 的母核结构是

（　　　）

[43-44]

A. 改变尿液 pH，利于药物代谢

B. 产生协同作用，增强药效

C. 减少或延缓耐药性的产生

D. 形成可溶性复合物，利于吸收

E. 利用药物的拮抗作用，克服某些不良反应

43. 吗啡与阿托品联用的目的是（　　　）

44. 阿莫西林与克拉维酸配伍联合使用的目的
是（　　　）

[45-46]

A. 普萘洛尔　B. 卡马西平　C. 雷尼替丁

D. 呋塞米　　E. 葡萄糖注射液

生物药剂学分类系统根据药物溶解性和肠壁渗透性的不同组合将药物分为四类

45. 体内吸收取决于胃排空速率（　　）

46. 体内吸收受渗透效率影响（　　）

[47-49]

A. 卤素　B. 羟基　C. 巯基　D. 硫醚　E. 酰胺

47. 二巯丙基可作为解毒药是因为含有（　　）

48. 可被氧化成亚砜或砜的是（　　）

49. 易与生物大分子形成氢键，增强与受体的结合能力的是（　　）

[50-51]

A. 沙丁胺醇　B. 氯霉素　　C. 马尿酸

D. 对氨基水杨酸　　　　E. 肾上腺素

50. 在体内发生Ⅱ相生物转化中主要以甲基化结合反应为主的为（　　）

51. 在体内发生Ⅱ相生物转化中主要以葡萄糖醛酸结合反应为主的为（　　）

[52-53]

A. 片重差异检查　B. 硬度检查

C. 崩解度检查　　D. 含量检查

E. 脆碎度检查

52. 凡已规定检查含量均匀度的片剂，不必进行（　　）

53. 凡已规定检查溶出度的片剂，不必进行（　　）

[54-55]

A. 物料中细粉太多，压缩时空气不能及时排出

B. 黏性力差，压缩压力不足

C. 增塑性物料或黏合剂使片剂的结合力过强

D. 片剂不崩解，颗粒过硬，药物的溶解度差

E. 片重差异超限、药物的混合度差、可溶性成分的迁移

54. 影响片剂溶出超限的主要原因是（　　）

55. 影响片剂崩解的主要原因是（　　）

[56-57]

A. 低分子溶液剂　B. 高分子溶液剂

C. 乳剂　D. 溶胶剂　　E. 混悬剂

56. 疏水胶体溶液（　　）

57. 由不溶性液体药物以小液滴状态分散在分散介质中所形成的多相分散体系（　　）

[58-60]

A. 维生素C 104g　B. 依地酸二钠　0.05g

C. 碳酸氢钠 49g　D. 亚硫酸氢钠　2g

E. 注射液用水加至 1000ml

上述维生素C注射液处方中

58. 用于络合金属离子的是（　　）

59. 调节 pH 的是（　　）

60. 抗氧剂是（　　）

[61-63]

A. 亲水性凝胶骨架材料　B. 不溶性骨架材料

C. 不溶性高分子材料　D. 肠溶性高分子材料

E. 增稠剂

61. 羟丙甲纤维素（HPMC）属于（　　）

62. 聚乙烯醇（PVA）属于（　　）

63. 羟丙甲纤维素酞酸酯（HPMCP）属于（　　）

[64-65]

A. 胃排空速率　　B. 肠肝循环

C. 首过效应　D. 代谢　E. 吸收

64. 单位时间内胃内容物的排出量（　　）

65. 药物从给药部位向循环系统转运的过程（　　）

[66-67]

A. 静脉注射给药　B. 吸入给药

C. 口腔黏膜给药　D. 皮内注射给药

E. 肌内注射给药

66. 注射吸收差，只适用于诊断与过敏性试验的是（　　）

67. 不存在吸收过程，可以认为药物全部被机体利用的是（　　）

[68-70]

A. 主动转运　B. 简单扩散　C. 易化扩散

D. 膜动转运　E. 滤过

68. 药物借助载体或酶促系统，有饱和现象，从膜的低浓度向高浓度一侧转运的药物转运方式是（　　）

69. 药物在细胞膜载体的帮助下，由膜的高浓度一侧向低浓度一侧转运，不消耗能量的药物转运方式是（　　）

70. 生物膜通过主动变形将某些物质摄入细胞

内或从细胞内释放到细胞外的过程是（   ）

[71-72]

A. 阈剂量　　B. 效能　C. 效价强度

D. LD_{50}　　　　　E. ED_{50}

71. 引起一半动物出现阳性反应的剂量是（   ）

72. 引起药物效应的最小药量是（   ）

[73-74]

A. 解离多，重吸收多，排泄慢

B. 解离多，重吸收少，排泄快

C. 解离少，重吸收多，排泄慢

D. 解离少，重吸收少，排泄快

E. 解离多，重吸收少，排泄慢

73. 弱碱性药物在碱性尿中（   ）

74. 弱碱性药物在酸性尿中（   ）

[75-76]

A. 降压作用增强　　B. 巨幼红细胞症

C. 抗凝作用下降　　D. 高钾血症

E. 肾毒性增强

75. 甲氨蝶呤合用复方磺胺甲噁唑，产生的相互作用可能导致（   ）

76. 补钾剂合用氨苯蝶呤，产生的相互作用可能导致（   ）

[77-78]

A. 药物因素　B. 精神因素　C. 疾病因素

D. 遗传因素　E. 时辰因素

影响药物作用的因素包括药物因素和机体因素，在机体因素中，有生理因素、精神因素、疾病因素、遗传因素、时辰因素等，直接或间接影响药物疗效和不良反应。

77. 某些遗传性葡萄糖-6-磷酸脱氢酶缺乏，当其服用对乙酰氨基酚时，可引起溶血性贫血，产生这种现象的原因属于（   ）

78. 肝硬化患者应用经肝灭活的药物应当减量慎用，这种影响药物作用的因素（   ）

[79-80]

A. 长期使用一种受体的激动药后，该受体对激动药的敏感性下降

B. 长期使用一种受体的激动药后，该受体对激动药的敏感性增强

C. 长期应用受体拮抗药后，受体数量或受体对激动药的敏感性增加

D. 受体对一种类型受体的激动药反应下降，对其他类型受体激动药的反应也不敏感

E. 受体只对一种类型受体的激动药的反应下降，而对其他类型受体激动药的反应不变

79. 受体增敏表现为（   ）

80. 异源脱敏表现为（   ）

[81-82]

A. 与受体具有很高亲和力和内在活性（α=1）的药物

B. 与受体有很高亲和力，但内在活性不强（α<1）的药物

C. 与受体亲和力较低，同时内在活性不强（α<1）的药物

D. 与受体有很高亲和力，但缺乏内在活性（α=0），与激动药合用，在增强激动药的剂量或浓度时，激动药的量-效曲线平行右移，但最大效应不变的药物

E. 与受体有很高亲和力，但缺乏内在活性（α=0），与激动药合用，在增强激动药的剂量或浓度时，E_{max}下降

根据药物与受体作用情况，将药物进行分类，

81. 部分激动药是（   ）

82. 竞争性拮抗药是（   ）

[83-85]

A. 后遗效应　　　B. 特异质反应

C. 继发性反应　　D. 停药反应　E. 首剂效应

83. 长期应用光谱抗生素，导致不敏感的细菌大量繁殖引发二重感染属于（   ）

84. 长期使用糖皮质激素，停药后引发原疾病的复发属于（   ）

85. 哌唑嗪按常规剂量开始治疗常可致血压骤降属于（   ）

[86-87]

A. 药物因素　B. 性别因素　C. 给药方法

D. 生活和饮食习惯　　E. 工作和生活环境

86. 胶囊壳染料可引起固定性药疹属于（   ）

87. 长期熬夜会对药物吸收产生影响属于（   ）

[88-90]

A. $C = A \cdot e^{-\alpha t} + B \cdot e^{-\beta t}$

B. $-\dfrac{dc}{dt} = \dfrac{V_m \cdot C}{K_m + C}$

C. $\lg \dfrac{dX_u}{dt} = -\dfrac{k}{2.303}t + \lg k_e \cdot X_0$

D. $\lg C = -\dfrac{k}{2.303}t + \lg C_0$ E. $C = \dfrac{k_0}{kV}(1 - e^{-kt})$

88. 双室模型静脉给药的血药浓度与时间的关系式为（ ）

89. 静脉滴注给药滴注过程中血药浓度与时间的关系式为（ ）

90. 非线性动力学体内药物变化速度的关系式为（ ）

[91-92]

A. 10～30℃　　　B. 不超过 20℃

C. 避光且不超过 25℃ D. 避光且不超过 20℃

E. 2～10℃

91. "阴凉处"是指（ ）

92. "凉暗处"是指（ ）

[93-95]

A. 质子泵抑制剂

B. 组胺 H_2 受体拮抗剂

C. 多巴胺 D_2 受体拮抗剂

D. 抗幽门螺旋杆菌

E. 外周性多巴胺 D_2 受体拮抗剂

93. 甲氧氯普胺属于（ ）

94. 奥美拉唑属于（ ）

95. 多潘立酮为较强的（ ）

[96-98]

A. （结构式）

B. （结构式）

C. （结构式）

D. （结构式）　E. （结构式）

96. 属于阿莫西林的化学结构是（ ）

97. 属于头孢羟氨苄的化学结构是（ ）

98. 属于舒巴坦结构的药物是（ ）

[99-100]

A. 苯巴比妥　B. 苯妥英钠　C. 阿普唑仑

D. 卡马西平　E. 地西泮

99. 在代谢过程中，具有"饱和药代动力学"特点的是（ ）

100. 在代谢过程中，主要代谢产物为环氧化物的是（ ）

三、综合分析选择题。共 10 题，每题 1 分。题干在前，试题在后。每道题的备选项中，只有一个最佳答案，多选、错选或不选均不得分。

[101-102]

已知普鲁卡因胺胶囊剂的 F 为 0.85，$t_{1/2}$ 为 3.5h，V 为 2.0l/kg。若保持 $6\mu g/ml$，每 4h 口服一次。

101. 则给药剂量 X_0 应该为（ ）

A. 11.2mg/kg　B. 14.6mg/kg　C. 5.1mg/kg

D. 22.2mg/kg　E. 9.8mg/kg

102. 该给药方案设计属于根据什么药动参数制订给药方案（ ）

A. 平均稳态血药浓度　B. 半衰期

C. 治疗指数　D. 血药浓度　E. 给药剂量

[103-104]

患者在使用盐酸异丙肾上腺素气雾剂时，对气雾剂阀门揿压与吸入协调性不足，阀门的揿压与吸气不同步，结果药物大部分停留在咽喉部。

103. 基于上述情况下列说法中不正确的是（ ）

A. 药物粒子到达的部位不影响疗效

B. 使用喷雾给药时，患者的呼吸量、给药频率和药物类型与气雾剂粒子到达呼吸道的部位相关

C. 一般快而短的吸气使药物粒子停留气管部位

D. 细而长的吸气可使药物到达深部如肺泡等

E. 支气管扩张剂和皮质激素类治疗哮喘的药物，要求到达下呼吸道

104. 有关气雾剂的叙述正确的是（ ）

A. 借助抛射剂的压力将内容物呈雾状物喷出

B. 抛射剂仅使用氯氟烷烃类

C. 借助手动泵的压力或其他方法将内容物呈雾状物释出

D. 用于呼吸系统疾病局部性疾病

E. 患者主动吸入雾化药物至肺部的制剂

[105-107]

近些年来，许多 30 多岁的年轻人患有糖尿病，不得不依靠注射胰岛素来降低血糖。说明糖尿病也往越来越年轻化的趋势发展。

105. 口服糖尿病治疗药物不包括（　　）

A. 胰岛素分泌促进剂　B. 胰岛素增敏剂

C. α-葡萄糖苷酶抑制剂　D. 醛糖还原酶抑制剂

E. HMG-CoA 还原酶抑制剂

106. 下列叙述的胰岛素分泌促进剂药物结构，错误的是（　　）

A. 甲苯磺丁脲为最早的磺酰脲类胰岛素分泌促进剂

B. 将甲苯磺丁脲分子中脲上丁基以八氢环戊烷并吡咯取代得到格列齐特，可使降血糖活性增加

C. 将甲苯磺丁脲分子中对位的甲基以烷基取代，可使该类药物吸收迅速，与血浆蛋白的结合率高，作用强且长效，毒性低

D. 格列美脲的结构是脲上取代基为甲基环己基，甲基处在环己烷的平伏键上，阻碍了像格列喹酮等其他药物分子环己烷上的羟基化反应，因此具有高效、长效降血糖作用

E. 将甲苯磺丁脲分子中脲上的取代基更换为环己基，有显著的降血糖活性

107. 下列非磺酰脲类胰岛素分泌促进剂药物的叙述中，不正确的是（　　）

A. 非磺酰脲类胰岛素是一类具有氨基羧酸结构的新型口服降糖药

B. 该类药物显著较其他口服降糖药起效迅速，作用时间长

C. 那格列奈基本结构为氨基酸，决定了该药毒性很低，降糖作用良好

D. 瑞格列奈的优势构象与格列本脲及格列美脲相似，这种优势构象是产生药效的基础

E. 米格列奈的降血糖作用较瑞格列奈和那格列奈更强，给药后起效更为迅速，而作用时间更短

[108-110]

洛美沙星结构如下：

对该药进行人体生物利用度研究，采用静脉注射与口服给药方式，给药剂量均为 400mg，静脉给药和口服给药的 AUC 分别为 40μg·h/ml 和 36μg·h/ml。

108. 基于上述信息分析，洛美沙星生物利用度计算正确的是（　　）

A. 相对生物利用度为 55%

B. 绝对生物利用度为 55%

C. 相对生物利用度为 90%

D. 绝对生物利用度为 90%

E. 绝对生物利用度为 50%

109. 根据喹诺酮类抗菌药构效关系。洛美沙星关键药效基团是（　　）

A. 1-乙基，3-羧基　　　　B. 3-羧基，4-酮基

C. 3-羧基，6-氟　　　　　D. 6-氟，7-甲基哌嗪

E. 6，8-二氟代

110. 洛美沙星是喹诺酮母核 8 位引入氟，构效分析，8 位引入氟后，使洛美沙星（　　）

A. 与靶酶 DNA 聚合酶作用强，抗菌活性减弱

B. 药物光毒性减少

C. 口服生物利用度增加

D. 消除半衰期 3～4 小时，需一日多次给药

E. 水溶性增加，更易制成注射液

四、多项选择题。共 10 题，每题 1 分。每题的备选项中，有 2 个或 2 个以上符合题意，错选、少选均不得分。

111. 药用辅料种类繁多，在不同剂型中作用不同，可按（　　）等进行分类

A. 来源　B. 形态　C. 作用和用途

D. 制法　E. 给药途径

112. 污染热原的途径有（　　）

A. 从原料中带入　　　　B. 从溶剂中带入

C. 从容器、用具、管道和装置等带入

D. 制备过程中的污染　　E. 包装时带入

113. 胶囊剂的特点包括（ ）

A. 能掩盖药物不良嗅味，提高药物稳定性

B. 可弥补其他固体剂型的不足

C. 可将药物水溶液密封于软胶囊，提高药物的生物利用度

D. 可延缓药物的释放和定位释药

E. 生产自动化程度较片剂高，成本低

114. 关于混悬剂的说法，正确的有（ ）

A. 制备成混悬剂后可产生一定的长效作用

B. 毒性或剂量小的药物不应制成混悬剂

C. 沉降容积比小说明混悬剂稳定

D. 絮凝度越大，混悬剂越稳定

E. 干混悬剂有利于解决混悬剂在保存过程中的稳定性问题

115. 微球根据靶向性原理可分为（ ）

A. 普通注射微球 B. 特殊注射微球

C. 栓塞性微球 D. 磁性微球

E. 生物靶向性微球

116. 与药物在体内的分布有关的因素是（ ）

A. 血-脑屏障 B. 药物的理化性质

C. 组织器官的血流量 D. 肾脏功能

E. 药物的血浆蛋白结合率

117. 给药方案个体化方法包括（ ）

A. 比例法 B. 一点法 C. 两点法

D. 多元法 E. 重复一点法

118. 以下属于凡例中的内容的有（ ）

A. 正文 B. 通则 C. 项目与要求

D. 名称与编排 E. 检查方法和限度

119. 影响药物效应的因素包括（ ）

A. 年龄和性别 B. 体重 C. 给药时间

D. 病理状态 E. 给药剂量

120. 属于核苷类抗病毒药物的是（ ）

A. 司他夫定 B. 齐多夫定 C. 阿昔洛韦

D. 利巴韦林 E. 泛昔洛韦

参考答案

最佳选择题：1. D 2. E 3. B 4. D 5. C 6. D 7. A 8. C 9. B 10. B 11. A 12. D 13. B 14. B 15. C 16. C 17. D 18. A 19. D 20. D 21. D 22. B 23. E 24. E 25. C 26. D 27. C 28. E 29. D 30. C 31. E 32. A 33. E 34. D 35. A 36. C 37. C 38. C 39. C 40. D

配伍选择题：41. B 42. C 43. E 44. C 45. A 46. C 47. C 48. D 49. E 50. E 51. B 52. A 53. C 54. C 55. B 56. C 57. D 58. B 59. C 60. B 61. A 62. E 63. C 64. A 65. C 66. C 67. A 68. A 69. C 70. D 71. E 72. A 73. C 74. B 75. B 76. D 77. D 78. C 79. C 80. D 81. B 82. C 83. C 84. C 85. B 86. A 87. D 88. A 89. E 90. C 91. B 92. D 93. C 94. C 95. C 96. B 97. A 98. E 99. B 100. D

综合分析题：101. A 102. A 103. A 104. C 105. E 106. C 107. B 108. D 109. B 110. C

多项选择题：111. ACE 112. ABCD 113. ABD 114. ABDE 115. ACDE 116. ABCE 117. ABE 118. ABCDE 119. ABCDE 120. ABCE

模拟试卷（二）

（考试时间 150 分钟）

题型	最佳选择题	配伍选择题	综合分析选择题	多项选择题	总分
得分	40	60	10	10	120
得分					

一、最佳选择题。共 40 小题，每题 1 分。题干在前，选项在后。每道题的备选选项中，只有一个最佳答案，多选、错选或不选均不得分。

1. 含有吩噻嗪环结构的药物是（　　）
A. 氢化可的松

B. 环丙沙星

C. 地西泮

D. 氯丙嗪

E. 阿昔洛韦

2. 体内如含有芳环的药物主要会发生（　　）
A. 还原代谢　B. 氧化代谢　C. 水解代谢
D. 甲基化代谢　　　　E. 开环代谢

3. 维生素 C 的主要降解途径是（　　）
A. 水解　B. 氧化　C. 异构化
D. 聚合　E. 脱羧

4. 关于配伍变化表述错误的是（　　）
A. 两种药物配合使用，应该避免一切配伍变化
B. 配伍禁忌系指可能引起治疗作用减弱甚至消失，或导致副作用增强的配伍变化
C. 配伍变化包括物理的、化学的和药理学的三方面的变化
D. 药物的配伍变化又称疗效的配伍变化
E. 药物相互作用包括药动学和药效学的相互作用

5. 把含乳酸盐的葡萄糖注射液加入到 5%硫喷妥钠 10ml 中会产生沉淀是由于（　　）
A. 溶剂组成改变　B. 离子作用
C. 盐析作用　D. pH 改变　E.缓冲容量

6. 新药研究开发过程中的 II 期临床试验为初步药效学评价试验，其选取的受试者数应为（　　）
A. 大于 10 例　B. 大于 30 例　C. 大于 100 例
D. 大于 300 例　　　E. 大于 500 例

7. 将噻吗洛尔（pKa9.2，lgP=-0.04）制成丁酰噻吗洛尔（lgP=2.08）的目的是（　　）
A. 改善药物的水溶性　B. 提高药物的稳定性
C. 降低药物的毒性反应
D. 增加药物的脂溶性，改善药物的吸收性
E. 增加药物对特定部位的选择性

8. 在药物分子中，增加亲水性应引入的基团为

（　　）

A. 烃基　B. 羟基　C. 苯基　D. 卤素　E. 酯基

9. 下列药物中，属于手性药物的是（　　）

A. 阿昔洛韦

B. 乙胺丁醇

C. 别嘌醇

D. 普鲁卡因

E. 阿司匹林

10. 下列组分全部为片剂常用的崩解剂是（　　）

A. 淀粉、L-HPC、HPC

B. HPMC、PVP、L-HPC

C. PVPP、HPC、CMS-Na

D. CCNa、PVPP、CMS-Na

E. 干淀粉、L-HPC、CMC-Na

11. 下列关于片剂特点的叙述中错误的是（　　）

A. 体积较小，其运输、贮存、携带及应用都比较方便

B. 片剂生产的机械化、自动化程度较高

C. 产品的性状稳定，剂量准确，成本及售价都较低

D. 可以制成不同释药速度的片剂而满足临床医疗或预防的不同需要

E. 具有靶向作用

12. 按照《中国药典》的有关规定，需在3分钟内崩解或溶化的片剂是（　　）

A. 普通片　　B. 分散片　　C. 糖衣片

D. 可溶片　　E. 肠溶衣片

13. 制备复方碘溶液时，加入碘化钾是作为（　　）

A. 助溶剂　　B. 增溶剂　　C. 消毒剂

D. 极性溶剂　E. 潜溶剂

14. 药物在一定比例混合溶剂中溶解度大于在单一溶剂中的溶解度的现象是（　　）

A. 絮凝　B. 增溶　C. 助溶　D. 潜溶　E. 盐析

15. 静脉注射用脂肪乳中的精制大豆磷脂是（　　）

A. 乳化剂　　B. 等渗调节剂　　C. 还原剂

D. 抗氧剂　　E. 稳定剂

16. 制备易氧化的药物注射剂应加入的抗氧剂是（　　）

A. 碳酸氢钠　B. 氯化钠　　C. 枸橼酸钠

D. 依地酸二钠　　E. 焦亚硫酸钠

17. 关于包合物的表述错误的是（　　）

A. 包合物是由主分子和客分子加合而成的分子囊

B. 包合过程是物理过程

C. 药物被包合后，可提高稳定性

D. 包合物具有靶向性

E. 包合物可提高药物的生物利用度

18. 难溶性药物速释型固体分散体的叙述错误的是（　　）

A. 载体材料提高了药物的可润湿性

B. 载体材料为水溶性

C. 载体材料提高了药物分子的再集聚性

D. 载体材料对药物有抑晶作用

E. 载体材料保证了药物的高度分散性

19. 被动靶向制剂包括（　　）

A. 糖基修饰脂质体　　B. 脂质体

C. 免疫脂质体　D. 靶向脂质体　E. 修饰微球

20. 下列各项中，不属于靶向制剂的特点的是（　　）

A. 可提高药物在作用部位的治疗浓度

B. 使药物具有专一药剂活性

C. 增加药物对靶组织的指向性和滞留性

D. 降低药物对正常细胞的毒性

E. 提高药物制剂的生物利用度

21. 以 PEG6000 为基质制备滴丸剂时，不能选用的冷凝液是（　　）
A. 轻质液状石蜡　　B. 重质液状石蜡
C. 二甲硅油　D. 水　E. 植物油

22. 下列不适合制成缓控释制剂的药物是（　　）
A. 降压药　B. 抗心绞痛药　C. 抗生素
D. 抗哮喘药　E. 抗溃疡药

23. 利用扩散原理达到缓控释作用的方法不包括（　　）
A. 制成包衣小丸　B. 制成微囊
C. 制成植入剂　D. 制成不溶性骨架片
E. 制成渗透泵片

24. 血浆蛋白结合率不影响药物的下列哪一种生物药剂学过程（　　）
A. 吸收　B. 分布　C. 代谢　D. 排泄　E. 消除

25. 影响口腔黏膜给药制剂吸收的最大因素是（　　）
A. 口腔黏膜　B. 角质化上皮和非角质化上皮
C. 唾液的冲洗作用　　D. pH　E. 渗透压

26. 不存在吸收过程的给药途径是（　　）
A. 静脉注射　B. 腹腔注射　C. 肌内注射
D. 口服给药　E. 肺部给药

27. 排泄药物及其代谢物的最主要器官（　　）
A. 肾脏　B. 肝脏　C. 胆囊　D. 皮肤　E. 脑

28. 有关影响分布的因素，下列不正确的是（　　）
A. 药物的理化性质　　B. 循环与血管透过性
C. 药物有血浆蛋白结合的能力
D. 药物与组织的亲和力　E. 给药途径和剂型

29. 属于对因治疗的药物作用方式是（　　）
A. 聚乙二醇 4000 治疗便秘
B. 应用解热镇痛药治疗感冒引起的发热
C. 用抗高血压药降低高血压患者的血压
D. 应用硝酸甘油缓解心绞痛的发作
E. 青霉素治疗脑膜炎奈瑟菌引起的流行性脑脊髓膜炎

30. 受体的性质不包括（　　）
A. 饱和性　B. 特异性　C. 依赖性
D. 可逆性　E. 灵敏性

31. 反复使用具有依赖性特征的药物，产生一种适应状态，中断用药后产生的一系列强烈的症状或损害的现象是（　　）
A. 耐药性　　B. 耐受性　C. 成瘾性
D. 戒断综合征　E. 快速耐受性

32. 关于药物剂量对药物作用的影响，表述不正确的是（　　）
A. 剂量不同，机体对药物的反应程度不同
B. 给药剂量越大，药物作用越强
C. 同一药物剂量大小和药物不良反应密切相关
D. 不同个体对同一药物的反应性存在差异
E. 同一药物在不同剂量时，作用强度不同，用途也不同

33. 一些药物能够增加肝微粒体酶的活性，即具有酶诱导作用，下列哪种药物属于此类型（　　）
A. 苯巴比妥　B. 氯霉素　　C. 西咪替丁
D. 异烟肼　　E. 甲硝唑

34. 联合用药时，在药效学方面的体现，叙述错误的是（　　）
A. 可能使作用减弱
B. 可能产生拮抗对某些治疗产生不利影响
C. 可能使作用增强
D. 产生协同皆对治疗有利
E. 对药物的血药浓度无明显影响

35. 药物的特异性作用机制不包括（　　）
A. 激动或拮抗受体　　B. 影响离子通道
C. 改变细胞周围环境的理化性质
D. 影响自身活性物质
E. 影响神经递质或激素分泌

36. 长期应用光谱抗生素如四环素，致使白色念珠菌等真菌大量繁殖，引起白色念珠菌等的二重感染，此反应属于（　　）
A. 继发性反应　　B. 特异质反应
C. 毒性反应　D. 副反应　E. 后遗效应

37. 在含量测定采用 HPLC 的品种项下，常利用下列哪个参数进行鉴别（　　）
A. t_0　B. t_R　C. W　　D. h　　E. σ

38. 某药厂现有 400 件药品，需要对其进行取样检验，对该药品进行鉴别时发现其具有与三氯化铁试液反应显翠绿色的特性，则该药品可能是（　　）
A. 肾上腺素　　　B. 司可巴比妥钠

C. 阿司匹林　D. 普鲁卡因　E. 维生素 B_1

39. 临床治疗药物监测的前提是体内药物浓度的准确测定，在体内药物分析中最为常用的样本是（　　）

A. 尿液　B. 唾液　C. 血液　D. 脏器　E. 组织

40. 通过稳定肥大细胞而预防各型哮喘发作，从而在临床上主要用于预防支气管哮喘的药物是（　　）

A.

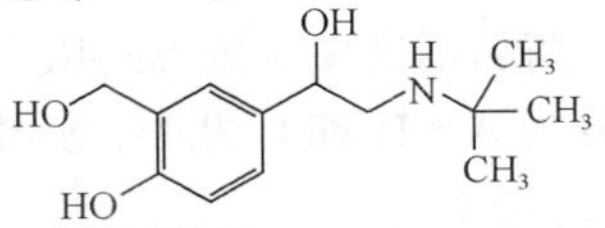

沙丁胺醇

B.

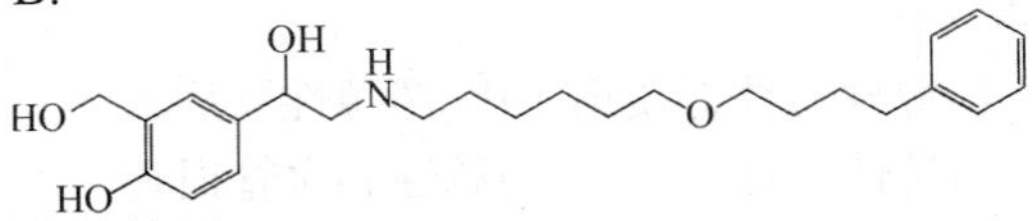

沙美特罗

C.

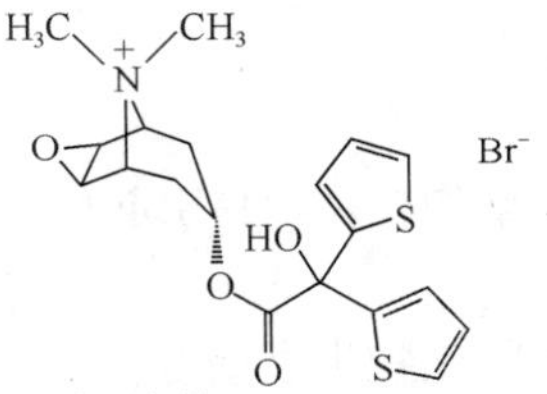

噻托溴铵

D.

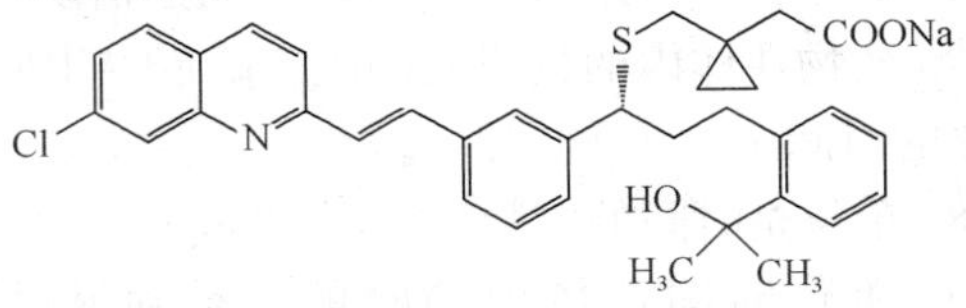

孟鲁司特

E.

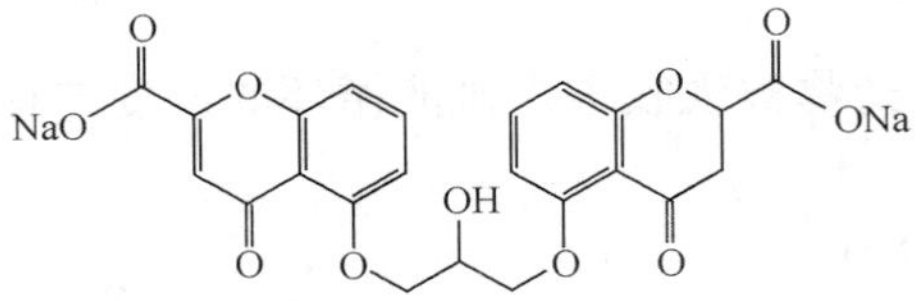

色甘酸钠

二、配伍选择题。共 60 题，每题 1 分。每组若干题。备选项可重复选用，也可不选用。每组题均对应同一组备选答案，每题只有一个正确答案。

[41-42]

A. 水杨酸　　B. 麻黄碱　　　C. 胍乙啶
D. 奎宁　　　E. 地西泮

41. 在胃中易吸收的药物是（　　）

42. 在消化道难以吸收的药物是（　　）

[43-46]

A. N-去烷基再脱氨基
B. 酚羟基的葡萄糖醛苷化
C. 亚砜基氧化为砜基或还原为硫醚
D. 羟基化与 N-去甲基化
E. 双键的环氧化再选择性水解

43. 吗啡的代谢（　　）

44. 地西泮的代谢（　　）

45. 卡马西平的代谢（　　）

46. 舒林酸的代谢（　　）

[47-48]

A. 共价键　　　　　B. 氢键
C. 离子-偶极和偶极-偶极相互作用
D. 范德华引力　　E. 疏水性相互作用

47. 磺酰胺类利尿药与碳酸酐酶的结合，形成的主要键合类型是（　　）

48. 阿托品与受体的作用，形成的主要键合类型是（　　）

[49-52]

A. ζ电位降低　B. 分散相与连续相存在密度差
C. 微生物及光、热、空气等作用
D. 乳化剂失去乳化作用　E. 乳化剂类型改变
（造成下列乳剂产生变化的原因）

49. 分层（　　）

50. 转相（　　）

51. 酸败（　　）

52. 絮凝（　　）

[53-54]

A. 免疫脂质体　　　B. 长循环脂质体
C. 热敏脂质体　　　D. 半乳糖修饰的脂质体
E. 甘露醇修饰的脂质体

53. 脂质体表面连接上某种抗体或抗原的是（　　）

54. 脂质体用 PEG 修饰的是（　　）

[55-58]

A. 单纯扩散　B. 膜孔转运　C. 促进扩散
D. 主动转运　E. 膜动转运

55. 大多数有机弱酸或有机弱碱在消化道内转运的机制是（　　）

56. 水溶性小分子的吸收转运机制（　　）

57. K^+、Na^+、I^-的膜转运机制（　　）

58. 蛋白质和多肽类药物的转运机制（　　）

[59-61]

A. 效能　B. 治疗指数　C. 效价强度

D. 安全范围　　　　　E. 最小有效量

59. LD_5 与 ED_{95} 之间的距离（　　）

60. 相对剂量或浓度引起等效反应的是（　　）

61. ED_{50} 与 LD_{50} 的比值叫做（　　）

[62-64]

A. 解热、镇痛药抑制体内前列腺素的生物合成

B. 抗酸药中和胃酸，可用于治疗胃溃疡

C. 磺胺类抗菌药通过抑制敏感细菌体内叶酸的代谢而干扰核酸的合成

D. 胺碘酮通过影响 K^+ 等通道发挥抗心律失常药

E. 胰岛素治疗糖尿病

62. 补充体内物质（　　）

63. 影响细胞离子通道（　　）

64. 改变细胞周围环境的理化性质（　　）

[65-67]

A. 增强作用　B. 药理性拮抗作用

C. 相加作用　D. 生理性拮抗作用

E. 化学性拮抗作用

65. 阿托品可拮抗乙酰胆碱的作用是（　　）

66. 鱼精蛋白解救肝素过量引起的出血是（　　）

67. 阿司匹林与对乙酰氨基酚合用的作用是（　　）

[68-69]

A. 耐受性　　B. 依赖性　　C. 耐药性

D. 药物依赖性　　　　　E. 特异质反应

68. 连续用药后，可使机体对药物产生生理/心理的需求称为（　　）

69. 连续用药后，机体对药物的反应性降低称为（　　）

[70-71]

A. 药物因素　B. 精神因素　C. 疾病因素

D. 遗传因素　E. 时辰因素

70. 可待因在 CYP2D6 弱代谢型人群中难以代谢成吗啡，故镇痛作用极低，产生这种现象的原因属于（　　）

71. 肝硬化患者在应用肝灭活的药物如氯霉素时，应当减量慎用，这种影响药物作用的因素（　　）

[72-73]

A. 促进微生物生长引起的不良反应

B. 家族遗传缺陷引起的不良反应

C. 取决于药物或赋形剂的化学性质引起的不良反应

D. 特定给药方式引起的不良反应

E. 药物对人体呈剂量相关的不良反应

依据新分类方法，药品不良反应按不同反应的英文名称首字母分为 A～H 和 U 九类，其中：

72. D 类不良反应是指（　　）

73. F 类不良反应是指（　　）

[74-76]

A. 药源性急性胃溃疡　B. 药源性肝病

C. 药源性耳聋　D. 药源性心血管损害

E. 药源性皮肤病

74. 强心苷易引起（　　）

75. 异烟肼易引起（　　）

76. 氨基糖苷类抗生素如新霉素易引起（　　）

[77-80]

A. 生物利用度　　B. 生物半衰期

C. 表观分布容积　D. 速率常数　E. 清除率

77. 药物在体内的量或血药浓度降低一半所需要的时间（　　）

78. 单位是时间的倒数，如 min^{-1} 或 h^{-1}（　　）

79. 单位时间从体内消除的含药血浆体积（　　）

80. 药物被吸收进入血液循环的速度与程度（　　）

[81-85]

A. 单室单剂量血管外给药血药浓度-时间关系式

B. 单室单剂量静脉滴注给药血药浓度-时间关系式

C. 单室单剂量静脉注射给药血药浓度-时间关系式

D. 非线性药动学血药浓度-时间关系式

E. 表示某口服制剂的绝对生物利用度

81. $C = C_0 e^{-kt}$ 是（　　）

82. $C = \dfrac{k_a F X_0}{V(k_a - k)}(e^{-kt} - e^{-kt})$ 是（　　）

83. $F = \dfrac{AUC_T}{AUC_{iv}} \times 100\%$ 是（　　）

84. $C = \dfrac{k_0}{kV}(1 - e^{-kt})$ 是（　　）

85. $-\dfrac{dC}{dt} = \dfrac{V_m \cdot C}{K_m + C}$ 是（　　）

[86-88]

A. 1.5～2.5g　B. ±10%　C. 1.95～2.05g

D. 百分之一　E. 千分之一

86. 《中国药典》规定"精密称定"时，指称取重量应准确至所取重量的（　　）

87. 取用量为"约"若干时，指该量不得超过规定量的（　　）

88. 称取"2.0g"指称取重量可为（　　）

[89-91]

A. 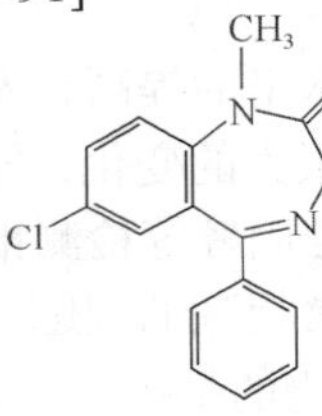 　B.

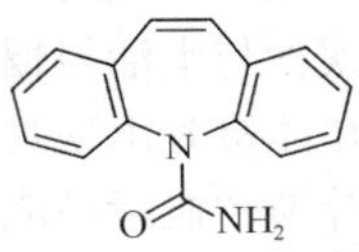

C. 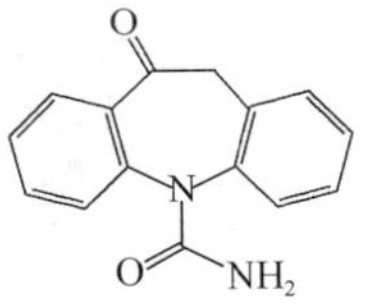 　D.

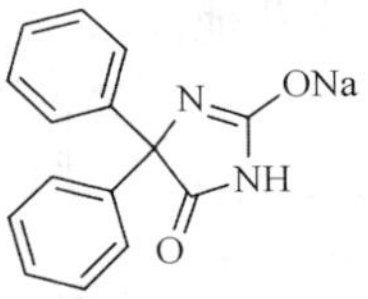

E.

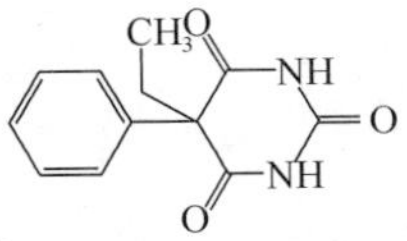

89. 属于卡马西平的化学结构为（　　）

90. 属于苯巴比妥的化学结构为（　　）

91. 属于地西泮的化学结构为（　　）

[92-93]

A. 美洛昔康　B. 别嘌醇　　C. 丙磺舒

D. 布洛芬　　E. 舒林酸

92. 非甾体抗炎药含磺酰胺基的是（　　）

93. 抗痛风药含磺酰胺基的是（　　）

[94-97]

A. 格列美脲　B. 氢化可的松　C. 普罗帕酮

D. 维拉帕米　E. 胺碘酮

94. 属于芳烷基胺类的钙通道阻滞剂的是（　　）

95. 属于钾通道阻滞剂的药物是（　　）

96. 属于磺酰脲类降血糖药物是（　　）

97. 属于肾上腺糖皮质激素类的甾体激素类药物是（　　）

[98-100]

A. 齐多夫定

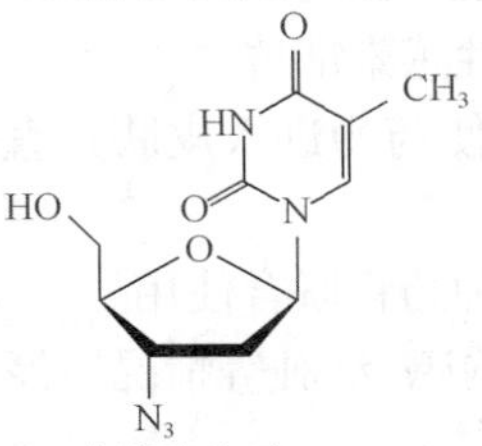

B. 氟尿嘧啶

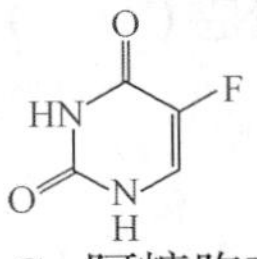

C. 阿糖胞苷

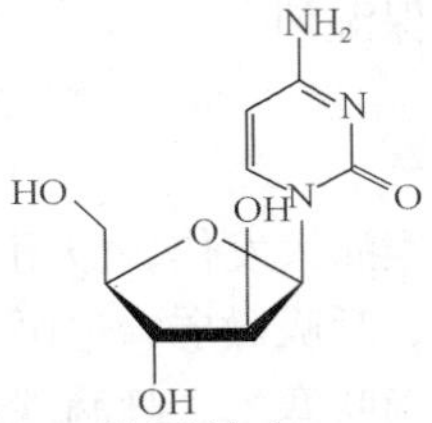

D. 奥司他韦

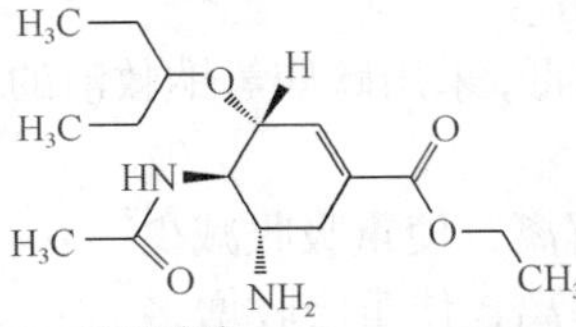

E. 巯嘌呤

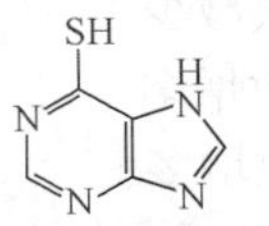

具有以上化学结构的药物主要临床用途为：

98. 治疗艾滋病（　　）

99. 治疗甲型 H7N9 流感的首选药物（　　）

100. 治疗实体瘤的首选药物（　　）

三、综合分析选择题。共 10 题，每题 1 分。题干在前，试题在后。每道题的备选项中，只有一个最佳答案，多选、错选或不选均不得分。

[101-103]

　　为了治疗手足癣，患者使用水杨酸乳膏。水杨酸乳膏的处方如下：水杨酸 50g，硬脂酸甘油酯 70g，硬脂酸 100g；白凡士林 120g，液状石蜡 100g，甘油 120g；十二烷基硫酸钠 10g，羟苯乙酯 1g，蒸馏水 480ml。

101. 针对患者使用情况下列做法错误的是（ ）

A. 清洗皮肤，擦干，按说明涂药

B. 用于已经糜烂或继发性感染部位

C. 轻轻按摩给药部位，使药物进入皮肤，直到药膏或乳剂消失

D. 使用过程中，不可多种药物联合使用

E. 药物用药部位如有烧灼感、红肿等情况应停药

102. 处方中十二烷基硫酸钠的作用是（ ）

A. 乳化剂　　B. 油相　C. 保湿剂

D. 防腐剂　　E. 助溶剂

103. 处方中羟苯乙酯的作用是（ ）

A. 乳化剂　　B. 油相　C. 保湿剂

D. 防腐剂　　E. 助溶剂

[104-105]

患者，女性，9 岁，因癫痫大发作，服用过量的苯巴比妥而引起昏迷，呼吸微弱，送医院急救。采取人工呼吸、静滴呋塞米、静滴碳酸氢钠等措施进行救治。

104. 苯巴比妥过量中毒，采用碳酸氢钠救治的目的是（ ）

A. 碱化尿液，促进解离，使重吸收减少

B. 碱化尿液，减少解离，使重吸收增多

C. 酸化尿液，促进解离，使重吸收减少

D. 酸化尿液，减少解离，使重吸收增多

E. 碱化尿液，促进解离，使重吸收增多

105. 癫痫患儿长期服用苯巴比妥，需适量补充维生素 D，原因是苯巴比妥与维生素 D 之间有（ ）

A. 增强作用　　　　B. 相加作用

C. 生化性拮抗作用　　D. 生理性拮抗作用

E. 药理性拮抗作用

[106-108]

结核病患者对治疗结核病的药物异烟肼的反应不一样，有些个体较普通个体代谢缓慢，使药物分子在体内停留的时间延长。

106. 造成上述情况的原因是（ ）

A. 基因多态性　　B. 生理因素

C. 酶诱导作用　　D. 代谢反应的立体选择性

E. 给药剂量的影响

107. 药物分子在体内停留的时间延长，产生的不良反应不包括（ ）

A. 步态不稳或麻木针刺感

B. 烧灼感或手指疼痛（周围神经炎）

C. 食欲不佳、异常乏力或软弱

D. 恶心或呕吐（肝毒性的前驱症状）

E. 快速心室率的心房颤动的心功能不全

108. 有关异烟肼片的说法不正确的是（ ）

A. 异烟肼与其他抗结核药联合，适用于各型结核病的治疗

B. 一般为普通片

C. 用药期间注意检查肝功能

D. 癫痫病史者慎用　　E. 一般为棕红色片

[109-110]

随着时代的发展，生活水平的提高，人们的饮食与生活习惯也发生了很大的变化，导致了在体检时出现甘油三酯、胆固醇等检测指标的升高，血脂高成了人们经常提到的问题。

109. 下列属于调节血脂类药物的是（ ）

A. 辛伐他汀

B. 卡托普利

C. 氯沙坦

D. 硝苯地平

E. 普萘洛尔

110. 下列选项中错的叙述 HMG-CoA 还原酶抑制剂调节血脂药物的是（　　）

A. HMG-CoA 还原酶抑制剂分子中都含有 3，5-二羟基羧酸药效团

B. 3，5-二羟基的绝对构型对产生药效有至关重要的作用

C. 3，5-二羟基羧酸的 5 位羟基有时会和羧酸形成内酯，该内酯须经水解后才能有效，可看做前体药物

D. 普伐他汀是在辛伐他汀的基础上将内酯开环成 3，5-二羟基戊酸，通常与钠成盐

E. 环 A 部分的十氢化萘环与酶活性部位结合是必需的

四、多项选择题。共 10 题，每题 1 分。每题的备选项中，有 2 个或 2 个以上符合题意，错选、少选均不得分。

111. 下列有关药物辅料的作用，说法正确的是（　　）

A. 赋予药物与剂型相适应的形态

B. 使制备过程顺利进行

C. 调节药物作用　D. 可以改变药物疗效

E. 降低药物毒副作用

112. 液体制剂若配伍不当，在配制和贮藏过程中可能产生的沉淀包括（　　）

A. 复分解产生沉淀　　B. 水解产生沉淀

C. pH 改变产生沉淀　D. 生物碱盐溶液的沉淀

E. 中性反应产生沉淀

113. 根据药物的解离常数（pK_a）可以决定药物在胃和肠道中的吸收情况，下列药物易在肠道中吸收的是（　　）

A. 苯巴比妥（弱酸 $pK_a=7.4$）

B. 阿司匹林（$pK_a=3.5$）

C. 地西泮（弱碱 $pK_b=3.4$）

D. 苯唑西林（$pK_a=2.76$）

E. 奎宁（弱碱 $pK_a=8.4$）

114. 增加了药物分子水溶性的结合反应包括（　　）

A. 与氨基酸的结合反应　B. 乙酰化结合反应

C. 与葡萄糖醛酸的结合反应

D. 与硫酸的结合反应　E. 甲基化结合反应

115. 泡腾片中的有机酸一般用（　　）

A. 枸橼酸　　　B. 酒石酸　　　C. 富马酸

D. 草酸　　　　E. 羧酸

116. 属于微囊的特点的是（　　）

A. 提高药物的稳定性

B. 掩盖药物的不良臭味

C. 使液态药物固态化

D. 减少药物的配伍变化

E. 使药物与囊材形成分子胶囊

117. 骨架型缓、控释制剂有（　　）

A. 骨架片　　B. 压制片　　C. 泡腾片

D. 生物黏附片　　E. 骨架型小丸

118. 下列关于影响药物胃肠道吸收的生理因素，说法正确的是（　　）

A. 药物在胃肠道中的稳定性　　B. 胃排空

C. 食物　　　D. 循环系统的转运

E. 胃肠液的成分

119. 关于药物的基本作用和药理效应特点，正确的是（　　）

A. 具有选择性　　B. 使机体产生新的功能

C. 具有治疗作用和不良反应两重性

D. 药理效应有兴奋和抑制两种基本类型

E. 通过影响机体固有的生理、生化功能而发挥作用

120. 沙丁胺醇具有的特征包括（　　）

A. 结构中有酚羟基，容易被氧化

B. 不易透过血脑屏障，但可进入胎盘屏障

C. 对 β_2 受体具有较高的选择性

D. 结构中含有叔丁氨基结构

E. 具有旋光性

参考答案

最佳选择题 1. D　2. B　3. B　4. A　5. E　6. C　7. D　8. B　9. B　10. D　11. E　12. B　13. A　14. B　15. A　16. E　17. D　18. C　19. B　20. B　21. D　22. C　23. E　24. A　25. C　26. A　27. A　28. E　29. B　30. C　31. D　32. B　33. A　34. D　35. B　36. A　37. B　38. A　39. C　40. E

配伍选择题 41. A　42. C　43. B　44. D

45. E　46. C　47. B　48. C　49. B　50. E
51. C　52. A　53. A　54. B　55. A　56. B
57. D　58. E　59. D　60. C　61. B　62. C
63. D　64. E　65. B　66. E　67. C　68. D
69. A　70. D　71. C　72. D　73. B　74. D
75. B　76. C　77. B　78. D　79. E　80. A
81. C　82. A　83. E　84. B　85. D　86. E
87. B　88. C　89. B　90. E　91. A　92. A

93. C　94. D　95. E　96. A　97. B　98. A
99. E　100. D
综合分析题101. B　102. A　103. D　104. A
105. C　106. A　107. E　108. E　109. A　110. D
多项选择题111. ABCE　112. ABCD　113. CE
114. ACD　115. ABC　116. ABCD　117. ADE
118. BCDE　119. ACDE　120. ABCDE